肿瘤全程关护
Cancer Care Cycle

李秋萍　林　毅　编著

科学出版社

北　京

内 容 简 介

全书按照"全程关护"的理念，体现以肿瘤患者为中心，关注他们在整个治疗周期中不同阶段的特定需求，包括预防、筛查、诊断、治疗到健康管理和监测的各个环节。本书分为 6 篇，即预防篇、筛查篇、诊断篇、治疗篇、健康管理篇和监测篇，内容涵盖面广，实用性强，具有一定的前瞻性。本书可作为护理学专业学生的教科书，也可作为肿瘤专科护士规范化培训及解决临床肿瘤护理问题的参考书。

图书在版编目(CIP)数据

肿瘤全程关护/李秋萍,林毅编著.—北京:科学出版社,2016.9
ISBN 978-7-03-049670-6

Ⅰ.肿…　Ⅱ.①李…②林…　Ⅲ.肿瘤学－护理学　Ⅳ.R473.73

中国版本图书馆 CIP 数据核字(2016)第 200283 号

责任编辑:马　莉　马晓伟 / 责任校对:李　影
责任印制:肖　兴 / 封面设计:龙　岩

科学出版社 出版
北京东黄城根北街 16 号
邮政编码:100717
http://ww.sciencep.com

天津市新科印刷有限公司 印刷
科学出版社发行　各地新华书店经销
*

2016 年 9 月第　一　版　开本:787×1092　1/16
2016 年 9 月第一次印刷　印张:19 3/4
字数:468 000

定价:58.00 元
(如有印装质量问题,我社负责调换)

作者简介

李秋萍,江南大学无锡医学院教授,硕士研究生导师。自 1986 年以来一直从事护理教育与临床护理工作。历任中华护理学会华东护理分会理事,中华护理学会江苏省护理分会护理教育专业委员会委员,中华护理学会无锡市分会常务理事,江苏省高等医药教育研究会医学人文素质教育专业委员会常务理事,Community leader of the Pi Iota Chapter,Sigma Theta Tau International,Honor Society of Nursing;《中华护理教育杂志》和《中华现代护理杂志》编委,*Psycho-oncology* 和 *European Journal of Oncology Nursing* 杂志审稿专家。近年来,在国内外专业杂志上发表学术论文 90 余篇(其中 SCI 论文 20 篇),主编、参编护理专业教材 12 部(其中主编 6 部,副主编 2 部),编写专著 3 部。

林　毅,江南大学无锡医学院讲师。1999 年以来一直从事护理教育与临床护理工作。在国内外专业杂志上发表学术论文 20 余篇,参编护理专业教材 3 部,副主编、参编专著 3 部。

前　言

随着社会的发展和人们健康意识的增强,肿瘤患者对医疗护理服务水平的需求日益增长。根据世界卫生组织(WHO)对肿瘤治疗和姑息治疗的定义,肿瘤的治疗时间从肿瘤确诊开始,不仅持续到肿瘤患者的生命终点,还延续至患者去世之后亲属的居丧期。肿瘤治疗的参与者,不仅是临床医生和患者本人,还包括患者的亲友及各级医疗机构。肿瘤治疗的内容,不仅是医学的,还包括社会、心理及精神等多维度的干预。肿瘤治疗的场所,不仅是在医院病房,还包括家庭和社区,亦有可能是跨地域的其他医疗机构。

在此背景下,本书在编写过程中按照"全程关护"的理念,体现以肿瘤患者为中心,关注他们在整个健康关护周期中不同阶段的特定需求,包括从预防、筛查、诊断、治疗到健康管理和监测的各个环节。本书分为6篇,即预防篇(第1~2章)、筛查篇(第3~4章)、诊断篇(第5~8章)、治疗篇(第9~15章)、健康管理篇(第16~19章)和监测篇(第20~21章)。内容编排方面尽量体现"全程关护"的以下特点。①以患者为中心:创新的"全程关护"理念,回归患者和医护人员的本质需求,其关护内容不仅是身体的,还包括社会、心理及精神等多方面内容。②时间跨度长:按照"全程关护"理念,对肿瘤患者的关护应该包括整个生命周期,即从预防到治疗,再到康复及监测的整个过程。对家属的关心则应延续至患者去世之后的居丧期。③关护人员多:肿瘤关护对象,不仅是肿瘤患者本人,还包括患者的亲友及肿瘤相关专业人员。

本书内容涵盖面广、实用性强,具有一定的前瞻性。希望本书的出版不仅可以作为肿瘤专科护士规范化培训及解决临床肿瘤护理问题的参考书,也可作为肿瘤患者及其家属随时了解、解决肿瘤疾病全程中相应的护理问题。

本书在编写过程中,许多护理同仁及专家均给予了较大的帮助。特别是科学出版社编辑、无锡市人民医院徐英华护士长在内容编排方面提供了非常宝贵的建议,在此表示诚挚的谢意。本书在编写过程中参阅了国内外的著作及文献并摘引了有关资料,一并表示衷心的感谢。

对于欠妥之处,祈请指正。

李秋萍　林　毅

2016 年 7 月

目　录

第一篇　预　防　篇

第二篇　筛　查　篇

第三篇　诊　断　篇

第四篇　治　疗　篇

第五篇 健康管理篇

第一篇

预 防 篇

第 1 章

概　　论

　　肿瘤(tumor,neoplasm)是人体器官组织的细胞在外来和(或)内在有害因素的长期作用下所产生的一种以细胞过度增殖为主要特点的新生物。这种新生物与受累器官的生理需要无关,不按正常器官的规律生长,丧失正常细胞的功能,破坏了原来的器官结构,有的可以转移到其他部位,危及生命。这种新生物常常表现为局部的肿块。肿瘤是一类常见病、多发病。在我国,随着人口老龄化,肿瘤的发病率和病死率都在增加。

第一节　肿瘤的概念及流行病学特点

一、肿瘤的概念

　　肿瘤是机体在各种致瘤因素作用下,局部组织的细胞在基因水平上失去了对其生长的正常调控,导致其克隆性异常增生所形成的新生物,常表现为局部肿块(mass)。应该注意的是,有些肿瘤性疾病(例如血液系统的恶性肿瘤:白血病)并不一定形成局部肿块。另一方面,临床上表现为"肿块"者也并不一定都是真正的肿瘤,如炎性假瘤等。致瘤因素(tumorigenic agent)是指可以导致肿瘤形成的因素。致癌物(carcinogen)是可以导致恶性肿瘤形成的物质的统称。

(一)肿瘤性增殖与非肿瘤性增殖的区别

　　与肿瘤性增殖相对应的概念是非肿瘤性增殖(non-neoplastic proliferation),如正常生理状态下的细胞增殖(细胞的自然更新),组织损伤、修复、炎症时发生的细胞增殖(因组织反应、修复所致)。区分肿瘤性增殖和非肿瘤性增殖,具有重要意义。

　　1. 非肿瘤性增殖　①为机体生存所需;②所增生组织能够分化成熟;③能够恢复原来正常组织的结构和功能;④增殖到一定限度就不再继续。

　　2. 肿瘤性增殖　①与机体不相协调,对机体有害;②增生一般是克隆性;③瘤细胞具有异常的形态、代谢和功能,并在不同程度上失去了分化成熟的能力;④细胞生长旺盛,失去控制,具有相对自主性,即使致瘤因子不存在仍能持续生长。

(二)良性肿瘤与恶性肿瘤的区别

　　良性肿瘤和恶性肿瘤的生物学特点有明显区别,对机体的影响差别甚大。一般来说,良性肿瘤生长缓慢,肿瘤周围都有完整的包膜,与周围组织界限清楚,完全切除后,一般不会复发,更不会发生转移,所以除了生长在身体特别重要的部位(如脑、脊髓等)外,对人体危害不大;恶性肿瘤生长迅速,可转移到身体其他部位,还会产生有害物质,破坏正常器官结构,使机体功能失调,如不及时发现、诊断和治疗,常危及生命。若将恶性肿瘤误诊为良性,可能延误治疗,或者治疗不彻底。相反如把良性肿瘤误认为恶性,可能导致治疗过度,损伤正常的细胞和组织。良性肿瘤与恶性肿瘤的区别见表 1-1。

表 1-1 良性肿瘤与恶性肿瘤的区别

项目	良性肿瘤	恶性肿瘤
分化程度	分化好,异型性小	分化不好,异型性大
核分裂象	无或少,不见病理性核分裂象	多,可见病理性核分裂象
生长速度	缓慢	较快
生长方式	膨胀性或外生性生长	浸润性或外生性生长
继发改变	少见	常发生出血、坏死、溃疡等
转移	不转移	可转移
复发	不复发或很少复发	易复发
对机体影响	较小,局部压迫和阻塞	较大,破坏组织、出血、坏死、合并感染、恶病质

某些组织类型的肿瘤,除了有典型的良性肿瘤和恶性肿瘤之分,还存在一些组织形态和生物学行为介于两者之间的肿瘤,称为交界性肿瘤(borderline tumor)。有些交界性肿瘤有发展为恶性肿瘤的倾向;有些的恶性潜能尚难以确定,有待通过长时间随访进一步了解其生物学行为。

瘤样病变(tumor-like lesions)或假肿瘤样病变(pseudo-neoplastic lesions)是指本身不是真性肿瘤,但其临床表现或组织形态类似肿瘤的病变。一些瘤样病变甚至容易被误认为是恶性肿瘤,因此,认识这一类病变在鉴别诊断时予以充分考虑是十分重要的。

(三)肿瘤与癌症的区别

根据字面意思,肿瘤看起来和"癌症"很像,但两者涵盖的范围是不同的。"肿瘤"包括良性肿瘤和恶性肿瘤,而"癌症"则专指恶性肿瘤。恶性肿瘤从组织学上可以分为两类:一类由上皮细胞发生恶变的称为癌,如肺上皮细胞发生恶变就形成肺癌,胃上皮细胞发生恶变就形成胃癌等;另一类由间叶组织发生恶变的称为肉瘤,如平滑肌肉瘤、纤维肉瘤等。这是"肿瘤"与"癌症"最主要的区别。

(四)肿瘤再认识

为更好地理解肿瘤,有必要对以下两方面作简要阐述。

1. **肿瘤只是慢性病** 早在 2006 年,世界卫生组织公布,昔日"绝症":癌症(恶性肿瘤)改称为慢性疾病。所谓慢性病,就是病理变化缓慢、病程长、短期内不能治愈或终身不能治愈的疾病。也许很多人还记得几十年前高血压脑病、糖尿病高渗昏迷等可以迅速夺取生命,当时的情形和现在人们对肿瘤的恐惧是一样的,但随着医学的进步,人们对高血压、糖尿病的认识的深入及防病意识的增强,高血压脑病、糖尿病高渗昏迷等急危重症发生率已经明显下降,很多高血压、糖尿病患者长期生存。肿瘤的治疗也和高血压、糖尿病等其他慢性病一样,是可以预防、可以治疗的,相信总会有一天人们会意识到,肿瘤并不是面目狰狞的恶魔。

国内学者于 2008 年出版了《癌症只是慢性病》一书,该书的出版与相关的"癌症只是慢性病"的新观念,在国内掀起了一场声势浩大的"癌症认识革命"。依据这一观念,人们循此新共识:"癌症只是慢性病",平素注重防范,改变不良生活方式,优化个性与心理,重视癌前病变的防治;一旦发现了癌症,讲究合理、综合治疗;如对老年患者和中晚期患者,贯穿姑息治疗于始终,也许人们面对癌症就会像今天面对炎症与冠心病一样,多了一分自信与从容,少了一分恐惧与盲目,自然也就有了更好的生活质量和更长久的生存时间。

2. 与肿瘤做朋友　《不要和癌症抗争,要跟它做朋友》一书是韩国首尔医院院长韩万青亲身传授送走癌症的秘密!作者在 1998 年接到了肝癌通报,之后虽然幸运地通过手术摘除了肿瘤,但是继而转移到肺部,成为生存率只有 5% 的晚期癌症患者。在同事医生都不看好的情况下,周围的各种民间秘方和代替疗法给作者带来了很大的诱惑。但是后来作者坚决抵制诱惑还是坚信现代医学的信念实现了奇迹般的癌症康复。从 1998 年发现癌症到此书出版(2013年),步入 80 岁的作者,身体依然非常健康。

在克服了晚期癌症之后也一直成功维持自己健康的作者在他的书中为广大患者传达了希望的信息:癌症不是死亡通知书,你也可以活得更久,更幸福!作者以自己的亲身经历为广大的患者介绍了他的"癌症朋友论"。正如书中所描述:"如果癌症这位朋友没有找上我,我的人生可能会是另外一副模样。但有一点是肯定的,那就是不会像现在这样活得这么健康。癌症虽然让我经历了好几个人生生死难关,但也让我领悟了之前忽视的道理,而且让我懂得了平时应该多注意保持健康。癌症是一位值得感谢的朋友。"

韩医师讲述了自己经历癌症治疗期间的经验、智慧。他面对癌症的态度给我们的启发是:当遭遇癌症的时候,我们可以选择从紧张的生活里脱身,从恐惧中走出来,接纳自己。不和癌症抗争,并不是放弃治愈,而是不再让自己处于面对癌症的恐惧和焦虑之中。并不是去否认癌症带来的极大压力,而是在压力之下,正确认识我们面临的疾病威胁。

二、肿瘤的流行病学特点

世界卫生组织(WHO)估计,恶性肿瘤的发病率及病死率在全世界范围内都处于较高水平,2012 年全球恶性肿瘤的新发病例数和病死例数分别为 1410 万和 820 万。国家癌症中心对 2015 年全国肿瘤登记中心收集的全国各登记处上报的 2012 年恶性肿瘤登记资料进行分析估计,全国 2012 年新发恶性肿瘤病例约 358.6 万例,病死病例数 218.7 万例。按此推算,每天每分钟有 6.8 人被诊断为恶性肿瘤,4.2 人死于恶性肿瘤。

(一) 发病率

表 1-2 所示为 2012 年我国恶性肿瘤不同地区(城市与农村)、不同性别的发病情况。全国恶性肿瘤发病率为 264.85/10 万(男性 289.30/10 万,女性 239.15/10 万),累积率(0—74 岁)为21.82%。城市地区发病率为 277.17/10 万,农村地区发病率为 251.20/10 万。城市与农村相比,发病率和累积发病率均高于农村。无论城市或农村,男性发病率和累积发病率均高于女性。

表 1-2　我国注册恶性肿瘤发病情况(2012 年)

地区	性别	新发病例(万)	发病率(/10 万)	累积发病率(0—74 岁)(%)
总体	两者	358.6	264.85	21.82
	男性	200.8	289.30	25.39
	女性	157.9	239.15	18.32
城市	两者	197.3	277.17	21.91
	男性	106.2	292.31	24.71
	女性	91.1	261.39	19.28

续表

地区	性别	新发病例(万)	发病率(/10 万)	累积发病率(0—74 岁)(%)
农村	两者	161.3	251.20	21.67
	男性	94.6	286.00	26.14
	女性	66.8	214.28	17.14

从年龄别发病率分析:恶性肿瘤发病率在 0—39 岁组处于较低水平,40 岁以后开始快速升高,80 岁年龄组时达到高峰。总体而言,城乡年龄别发病率变化趋势相似。

从主要恶性肿瘤发病情况分析:全国恶性肿瘤发病第 1 位的是肺癌,每年新发病例约70.5 万,其次为胃癌、肝癌、结直肠癌和食管癌。男性发病第 1 位为肺癌,每年新发病例约47.0 万,其次为胃癌、肝癌、食管癌和结直肠癌;女性发病第 1 位的为乳腺癌,每年新发病例约27.3 万,其次为肺癌、结直肠癌、胃癌和宫颈癌。

城市地区恶性肿瘤发病第 1 位的是肺癌,每年发病约 37.8 万,其次为结直肠癌、胃癌、女性乳腺癌和肝癌。城市男性恶性肿瘤发病第 1 位的是肺癌,其次为胃癌、肝癌、结直肠癌和食管癌;城市女性恶性肿瘤发病第 1 位的是乳腺癌,其次为肺癌、结直肠癌、甲状腺癌和胃癌。

农村肿瘤登记地区发病首位恶性肿瘤无论男女均为肺癌,每年发病约 32.7 万,农村合计的前 5 位依次为肺癌、胃癌、食管癌、肝癌和结直肠癌。农村男性发病前 5 位为肺癌、胃癌、肝癌、食管癌和结直肠癌;女性发病前 5 位为肺癌、乳腺癌、胃癌、食管癌和结直肠癌。

排名前 10 位的主要恶性肿瘤:肺癌、胃癌、肝癌、结直肠癌、食管癌、女性乳腺癌、甲状腺癌、宫颈癌、脑瘤和胰腺癌约占全部新发病例的 75%。

(二)病死率

我国居民因恶性肿瘤死亡的概率是 13%,即每 8 位死亡者中,就有 1 位死于恶性肿瘤。表 1-3 所示为 2012 年我国恶性肿瘤不同地区(城市与农村)、不同性别的死亡情况。全部地区恶性肿瘤病死率为 161.49/10 万(男性 198.99/10 万,女性 122.06/10 万),累积病死率(0—74岁)为 12.61%。城市地区病死率为 159.00/10 万,农村地区恶性肿瘤病死率为 164.24/10万。城市地区病死率和累积率均略低于农村。无论城市还是农村,男性病死率和累积病死率均高于女性。

表 1-3　我国注册恶性肿瘤死亡情况(2012 年)

地区	性别	死亡病例(万)	病死率(/10 万)	累积病死率(0—74 岁)(%)
总体	两者	218.7	161.49	12.61
	男性	138.1	198.99	16.57
	女性	80.6	122.06	8.66
城市	两者	113.2	159.00	11.70
	男性	70.6	194.37	15.30
	女性	42.6	122.14	8.18
农村	两者	105.5	164.24	13.63
	男性	67.5	204.06	17.99
	女性	38.0	121.98	9.21

从年龄别病死率分析:恶性肿瘤年龄别病死率在45岁以前处于较低水平,45岁年龄组开始快速升高,80岁年龄组左右达到高峰。总体而言,年龄别病死率在多数年龄组上城市地区低于农村地区。

从主要恶性肿瘤死亡情况分析:全国恶性肿瘤死亡第1位的是肺癌,每年死亡病例约56.9万,其次为肝癌、胃癌、食管癌和结直肠癌。占男性病死率第1位的恶性肿瘤为肺癌,每年死亡病例约38.7万,其次为肝癌、胃癌、食管癌和结直肠癌;占女性病死率第1位的恶性肿瘤为肺癌,每年死亡病例约18.3万,其次为胃癌、肝癌、结直肠癌和食管癌。

城市合计及男性恶性肿瘤病死率排第1位的为肺癌,其次依次为肝癌、胃癌、结直肠癌和食管癌,城市女性恶性肿瘤病死率排第1位的为肺癌,其次为胃癌、结直肠癌、肝癌和乳腺癌。农村肿瘤登记地区合计及男性恶性肿瘤病死率排第1位的是肺癌,其次为肝癌、胃癌、食管癌和结直肠癌。农村女性恶性肿瘤病死率排第1位的是肺癌,其次为胃癌、肝癌、食管癌和结直肠癌。

排名前10位的主要恶性肿瘤:肺癌、肝癌、胃癌、食管癌、结直肠癌、胰腺癌、乳腺癌、脑瘤、白血病和淋巴瘤约占全部肿瘤死亡病例的80%。

综上所述,从病种分析:肺癌是"众癌之首",居全国恶性肿瘤发病第1位,其次为胃癌、结直肠癌、肝癌和食管癌,前10位恶性肿瘤占全部恶性肿瘤发病率的75%。居全国恶性肿瘤病死率第1位的仍是肺癌,其次为肝癌、胃癌、食管癌和结直肠癌。病死率最高者男女均为肺癌。男性其他主要高病死率癌症包括肝癌、胃癌、食管癌和结直肠癌;女性其他主要高病死率癌症包括胃癌、肝癌、结直肠癌和乳腺癌。排名前10位的主要恶性肿瘤死亡病例占全部肿瘤死亡病例的80%。

(三)地域分布

数据显示我国恶性肿瘤发病地域分布明显,其中,食管癌高发区主要集中在河南、河北等中原地区;胃癌高发区主要集中在西北及沿海各省市,如上海、江苏、甘肃、青海等较为突出;肝癌高发区集中在东南沿海及东北吉林等地区。

恶性肿瘤发病率之所以分布不均,与当地人种家族聚居的现象不无关系。而且与当地的土壤、水质,比如哪种微量元素的含量偏高偏低,另外还有文化传统、饮食习惯的影响,如一些地方喜欢吃腌菜和咸鱼等,这些可能与肿瘤发病有关。专家指出,为减少恶性肿瘤的发生,除了要有健康的饮食习惯,如低盐、低油,少食腌制食品外,还要坚持锻炼,每年坚持体检等。各地要加强肿瘤登记制度,以利于对地方数据进行相关分析,并为预防恶性肿瘤的发生提供依据。以下以浙江省2012年为例对浙江省恶性肿瘤流行情况进行分析。

1. 发病率与病死率 浙江省恶性肿瘤发病率比全国高,病死率比全国低。根据浙江省癌症中心的最新统计,2009年,浙江省恶性肿瘤的发病例数为30 613例,恶性肿瘤发病粗率(即发病率)为320.20/10万,相比全国的285.91/10万,浙江省要高于全国。但是从病死率看,浙江省癌症病死粗率为176.97/10万,低于全国的180.54/10万。

2009年,浙江省登记地区发病前10位的肿瘤依次为:肺癌(57.63/10万)、胃癌(38.54/10万)、结直肠癌(34.00/10万)、肝癌(30.89/10万)、乳腺癌(22.94/10万)、食管癌(14.53/10万)、甲状腺癌(11.42/10万)、胰腺癌(9.62/10万)、宫颈癌(9.39/10万)和淋巴瘤(9.12/10万)。病死率前10位的肿瘤依次为:肺癌(48.87/10万)、肝癌(30.00/10万)、胃癌(27.23/10万)、结直肠癌(12.94/10万)、食管癌(11.76/10万)、胰腺癌(8.25/10万)、白血病(4.64/10万)、淋巴瘤(4.30/10万)、脑肿瘤(3.83/10万)和乳腺癌(3.49/10万)。

浙江省居民恶性肿瘤的发病率比全国高,病死率比全国低,分析其原因,可能与浙江省属于沿海经济发达地区,大家健康意识较强,身体不舒服的时候,尽早到医院检查,这就提高了肿瘤的筛出率。早发现早治疗,治疗效果更好。而有些经济欠发达的地区,生活质量不高,身体有病也是能熬就熬,不去医院检查,肿瘤的发现率低,病死率增高。

2. 年龄及性别　浙江人45岁后癌症发病率急剧上升,男性病死率高于女性。从浙江省每个年龄组的恶性肿瘤发病率看,2009年,处于0－34岁的浙江居民恶性肿瘤发病率处于较低水平,从35岁组后上升明显,45岁组以后上升急剧,到80岁组达到高峰。男性发病在30－50岁组中均低于女性,45岁以后上升幅度急剧,50岁超过女性。女性上升比较平缓。50岁组以后男女恶性肿瘤年龄别发病率的差异随着年龄增加而明显增大,男性越来越高。

从年龄段来看恶性肿瘤的病死率。40岁以上恶性肿瘤病死率上升明显,80岁组达到高峰。男性40岁组以后病死率高于女性,上升幅度急剧,在80岁组达到高峰。女性上升比较平缓,在85岁组达到高峰。45岁组以后男女恶性肿瘤年龄别病死率的差异,随着年龄增加而明显增大,男性也是比女性高。

3. 恶性肿瘤病种　浙江人最该提防的癌症是肺癌,其发病率和病死率都比全国高。2009年,浙江省肺癌的发病率和病死率都比全国水平要高。推测其原因可能与环境中的有害气体、汽车尾气这些因素有关。另外,肺癌是个65岁以上年龄高发的肿瘤。根据2009年杭州市疾病预防控制中心的数据,杭州市居民(大杭州范围,包括区县市)平均期望寿命达到80.26岁,比2008年的79.78岁提高了0.48岁,而浙江省居民的平均寿命也有79岁左右,高出全国平均水平好几岁。高龄老人多了,得肺癌的人也会多,所以浙江省肺癌的比例比其他省市要高。

浙江省甲状腺癌增长最快,全国的恶性肿瘤排名中,甲状腺癌的发病率为第10位,在浙江省,甲状腺癌发病率为第7位。2009年,浙江省甲状腺癌发病率为11.42/10万,与2006年甲状腺癌发病相比,男性发病率由2.22/10万增长为5.49/10万,女性发病率由9.80/10万增长为17.43/10万。"说明浙江省甲状腺癌,特别是女性甲状腺癌发病增长速度较快,甲状腺癌的防控是肿瘤预防控制面临的新问题。"甲状腺癌可能与饮食因素,比如高碘或缺碘饮食、放射线接触史、雌激素分泌增加、遗传因素或由其他甲状腺疾病转变而来。浙江省经济比较发达,人们工作生活压力较大,有更多的机会接触到辐射,都有可能导致甲状腺癌高发。

浙江省乳腺癌、宫颈癌的发病率排名都比全国高。乳腺癌在全国恶性肿瘤发病率中排名第6位,浙江省排名第5位;宫颈癌在全国排不进前10位,浙江省排名第9位。乳腺癌和雌激素的长期刺激、病毒、增生、遗传、家族史和放射线接触史有关。浙江人比较有健康意识,现在媒体上经常讲乳腺癌的事情,去医院做相关检查的女性越来越多,这也是浙江省登记乳腺癌发病率高的原因之一。而宫颈癌是唯一一个病因明确的恶性肿瘤,它的发病和人乳头瘤病毒(HPV)相关,过早性行为、多个性伴侣、免疫缺陷和病毒感染都可以导致感染HPV。业界有专家认为,宫颈癌高发和一个地区的经济发达、思想开放程度有关,越是开放的生活方式,宫颈癌越是高发。

第二节　肿瘤"全程关护"的概述及特点

一、肿瘤"全程关护"概述

1. "全程关护"的理念　"全程关护"(care cycle)是指对于某一具体疾病,运用整体化的观念来设计并提供对该疾病管理过程的完整的解决方案。即以患者为中心,关注他们在整个健康关护周期中不同阶段的特定需求,包括从预防、筛查、诊断、治疗到健康管理和监测的各个环节,见图1-1。

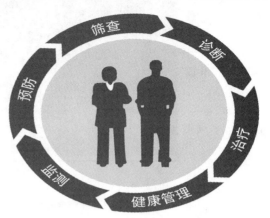

图1-1　全程关护理念示意图

　　"全程关护"的理念是由国际领先的医疗解决方案供应商飞利浦率先提出的,"全程关护"倡导以患者为中心,把患者和专业医疗人员的需求纳入到对疾病的前期预防、早期筛查、医院诊疗、个人日常保健、家庭护理、康复管理等各个环节,通过创新的解决方案,充分满足患者和专业医疗人员在整个周期各个环节的不同需求,意在有效改善患者的健康水平和生活质量,显著降低患者的就医成本,提高全社会的医疗效率。

　　"全程关护"理念的提出,延展了医疗的范畴,使得医疗保健服务的提供不再局限于医院内的诊断和治疗这两个节点上,而是根据医疗保健服务的特性和需求,为患者和医疗人员提供一个完整的、涵盖医疗保健全周期所有环节的最佳健康解决方案的先进理念。只有当整个医疗保健体系的各个环节都以患者为中心有效地运转起来,通过有意义的、简单的创新解决方案,才能使人们少生病,少生大病,提高疾病的预防和治疗效率,降低医疗成本,提高健康生活质量,促进社会和谐发展。

　　2. 全程关护与肿瘤健康管理　　全程关护的六个环节与WHO癌症控制(Cancer Control：Knowledge into Action)行动的内容是相一致的。WHO和国际癌症研究机构,即WHO的癌症专门机构,与联合国其他组织和伙伴在国际癌症预防和控制领域开展合作。WHO呼吁其所有会员国通过制定和加强癌症控制规划强化防治癌症的行动。其出版物"癌症控制：将知识转化为行动,WHO有效规划指南"含有六部分：计划(Planning)、预防(Prevention)、早期筛查(Early detection)、早期诊断和治疗(Diagnosis and treatment)、姑息治疗(Palliative care)、政策指引和支持(Policy and advocacy)。

　　为此,本书将"全程关护"的理念应用于肿瘤患者的护理实践过程,即肿瘤全程关护。全书按照"全程关护"的理念,体现以肿瘤患者为中心,关注他们在整个健康关护周期中不同阶段的特定需求,包括从预防、筛查、诊断、治疗到健康管理和监测的各个环节。

二、肿瘤"全程关护"的特点

　　1. 以人为中心　　创新的"全程关护"理念回归患者和医护人员的本质需求,正在逐步演变为未来医疗保健的发展趋势。图1-2所示为肿瘤全程关护涉及人员生活质量不同维度示意图。不仅关爱患者,同时应注重对患者家属及专业人员的关护。肿瘤治疗的内容,不仅仅是身体的,还包括社会、心理及精神等多维度的干预。

　　2. 时间跨度长　　按照全程关护理念,对肿瘤患者的关护应该包括整个生命周期,即从预防到治疗,再到康复及监测的整个过程。根据世界卫生组织(WHO)对肿瘤姑息治疗的定义,肿瘤的治疗时间从肿瘤确诊开始,不仅持续到肿瘤患者的生命终点,还延续至患者去世之后亲

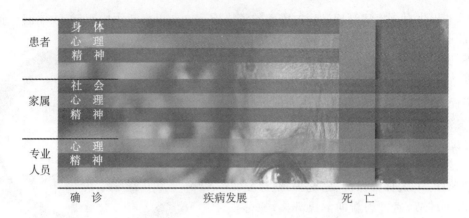

图 1-2 肿瘤全程治疗涉及人员生活质量维度示意图

属的居丧期,见图 1-3。

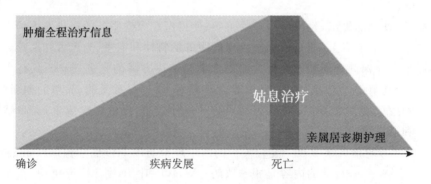

图 1-3 肿瘤全程关护整体模式示意图

3. 参与人员多 除以上提到参与者外,肿瘤治疗还涉及各级医疗机构。肿瘤治疗的场所,不仅仅是在医院病房,还包括家庭和社区,亦有可能是跨地域的其他医疗机构,见图 1-4。因此,建立一个完善的、覆盖"全程关护"各环节的多层次医疗渠道的体系显得尤为迫切和必要。如在大医院的网络体系外,建立完善的社区医疗中心及家庭康复中心。

4. 信息量大 由以上分析可见,肿瘤全程关护涉及不同人员、不同机构等之间的信息交流,具有信息量大、信息结构复杂等特点(图 1-5)。但目前一般的信息采集依然是由多个部门(个人)采集和记录,包括患者和亲属,记录彼此不能相互连接。因此,提高数据流动性(data liquidity)在肿瘤全程关护中具有重要意义。数据流动性是指所有肿瘤治疗和康复的参与者,在肿瘤治疗全程的各个环节数据的可获得性及可利用度。通过提高数据流动性,可以保证一个肿瘤患者的信息在不同医院间、医院与患者间、医生与不同卫生机构、患者亲属与卫生机构的信息共享,提高肿瘤治疗决策和干预及疗效评价的及时性和针对性,使患者获得最佳的治疗和医疗服务。

可喜的是,中国新医改方案也提出了医疗信息化的走向,提出以患者为中心,以患者信息获取、交流为目的的完整的医院信息系统建设,从而实现医疗服务资源最优的整合和最大的协同效应。

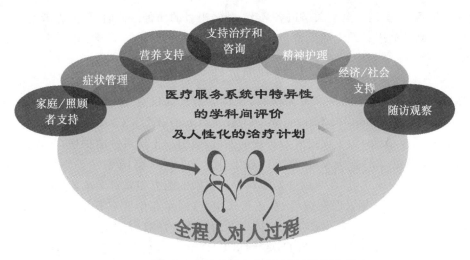

图 1-4 肿瘤全程关护的医疗多学科间团队服务模式

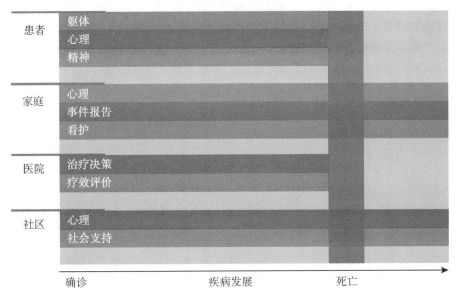

图 1-5 肿瘤全程关护信息需求示意图

第三节 肿瘤专科护理的形成与发展

一、肿瘤护理的概念

肿瘤护理(oncology nursing)是一门关于肿瘤预防、护理、康复的专科护理学科。按照"全程关护"的理念,肿瘤护理应体现以肿瘤患者为中心,关注他们在整个健康周期中不同阶段的特定需求,包括从预防、筛查、诊断、治疗到健康管理和监测的各个环节。其主要目的是即使不能治愈肿瘤患者,也要通过全程关护的各环节,减轻患者的痛苦。同时,发挥患者的自身潜能,最大限度地提高肿瘤患者的生活质量。

二、国际肿瘤护理发展概况

肿瘤护理,作为护理学的一个专门学科,被世界所公认仅有 40 余年的历史。20 世纪 70 年代,国际抗癌联盟(Union for International Cancer Control,UICC)和美国抗癌协会(American Cancer Society,ACS)为了促进肿瘤护理的发展,吸引护士从事肿瘤护理,联合开展肿瘤专科护士培训,鼓励更多的护士从事肿瘤护理工作。1974 年,美国癌症护理学会(Oncology Nurse Society,ONS)成立,旨在规范肿瘤专科护理实践的能力和教育要求,建立肿瘤专科护理的资格论证系统。1978 年,《癌症护理》杂志正式出刊,同年在伦敦召开了第 1 届国际肿瘤护理会议,以后每 2 年举行一次,推动了肿瘤护理学的发展。1984 年,国际肿瘤护士协会(International Society of Nurses in Cancer Care,ISNCC)成立。其基本任务是:推动和发展国际肿瘤事业,传播肿瘤理论与知识,组织召开国际肿瘤护理会议,出版杂志和通讯,促进信息交流,与其他国际组织密切协作,提供咨询。

欧洲等其他国家也先后成立肿瘤护理专业学术团体和组织,这些组织的建立对促进本国家和地区肿瘤护理技术规范与发展起到重要作用。英国于 1999 年在肿瘤峰会上首次强调肿瘤护理的重要性及发展肿瘤专科护理的必要性。2003 年,美国肿瘤护理协会、美国护理协会、美国护理学院协会、国家护理委员会共同提出了肿瘤专科护士的工作内容、角色功能、知识准备及核心能力、资格认证,完善了肿瘤专科护士的发展。

国际肿瘤护理学会特别重视提高肿瘤患者的生活质量,并着力于开展临床研究,如对肿瘤患者常见症状和放、化疗反应等开展临床观察,并通过临床科研阐明其机制。其指导思想是:即使不能使患者治愈,也要尽量减轻患者的痛苦,提高患者的生活质量,鼓励和帮助患者重返社会。

三、国内肿瘤护理发展概况

在 20 世纪中期之前,我国几乎没有独立肿瘤科,肿瘤疾病的治疗与护理均包含在内、外、妇、儿学科之内。1931 年,国内最早的肿瘤专科医院:上海中比镭锭治疗院成立。20 世纪 50 年代至 20 世纪 70 年代,北京、天津等地相继成立了肿瘤医院和肿瘤研究所。20 世纪 80 年代后,随着肿瘤发病率提高,肿瘤专科医院以前所未有的速度在全国各大城市建立起来,各综合医院也相继建立了肿瘤科。肿瘤专科护理队伍随之扩大,业务素质亦有了明显提高。20 世纪末,民办肿瘤医院、临终关怀医院、康复医院逐渐增多,以满足肿瘤患者治疗康复各阶段的需要。

1986 年,我国肿瘤护理前辈张慧兰教授作为我国代表首次参加第 4 届国际肿瘤护理会议;张惠兰教授于 1988 年(第 5 届国际肿瘤护理会)被评选为国际肿瘤护士协会理事。1987 年,中华护理学会外科护理专业委员会成立了肿瘤护理专业组,标志着肿瘤护理成为护理学一门分支学科的地位在国内被认可。1989 年,中华护理学会正式成立了肿瘤护理专业委员会,各省市护理学会也陆续成立了肿瘤护理专业委员会,并积极开展学术交流,活跃了肿瘤专科学术气氛。1990 年,中华护理学会肿瘤专业委员会成为国际肿瘤护士协会集体会员,成为当年中华护理学会唯一参加国际组织的专业委员会。1991 年,在第 10 届亚太国际肿瘤会议上首次组织了肿瘤护理专题会议和中日双边肿瘤护理研讨会。2008 年 3 月,我国学者姜永亲在第 30 届美国肿瘤护理年会上获得了"国际肿瘤护理贡献奖"。2009 年,天津市肿瘤医院的王琦当选为第 13 届国际肿瘤护士协会理事,使我国连续多年拥有亚洲在国际肿瘤护士协会的唯一理事席位。

近年来,国内学者在肿瘤相关国际期刊,如 *Cancer Nursing*(《肿瘤护理》),*European Journal of Oncology Nursing*(《欧洲肿瘤护理杂志》)等发表论文逐渐增多,同时在国际护理会议进行论文交流的机会也逐年增加。通过这些多种形式的与国际肿瘤护理团体的交流、合作,对我国肿瘤护理事业的发展,如临床护理、心理护理、肿瘤康复、肿瘤护理研究等领域,起到了很好的促进作用。

第四节 肿瘤专科护理的主要内容及特点

一、肿瘤专科护理的主要内容

肿瘤专科护理的主要责任和义务:针对肿瘤患者制定个体化的计划;与肿瘤学科团队密切合作,达到可以实现的健康目标;与肿瘤同事和其他医务人员分享知识和经验;研究和识别肿瘤相关的问题;开展肿瘤研究改善肿瘤患者的治疗;创造支持性环境,给肿瘤患者希望和士气;治疗期间提供患者和家属希望得到的信息;密切监护患者的进展;记录患者的抗肿瘤药物或特殊治疗的反应。依据全程关护的各环节,包括从预防、筛查、诊断、治疗到健康管理和监测,肿瘤专科护理的主要内容可概括如下。

1. 预防 积极宣传防癌知识,开展癌症预防、治疗、康复知识教育,促进人们建立健康的生活方式,以预防癌症的发生。

2. 筛查 通过适当的健康教育,帮助识别恶性肿瘤的早期信号,开展防癌普查,对高危人群注重跟踪调查。

3. 诊断 对于确定诊断的患者,应及时对患者及其家属实施及时、适当的心理支持,以帮助他们度过这一特殊时期。

4. 治疗 为肿瘤患者提供直接照护及系统的护理和有效的症状管理,如预防和减轻化学治疗(化疗)、放射治疗(放疗)等引起的并发症和不良反应。为肿瘤患者家属,尤其是家庭照顾者提供支持、鼓励和指导家属在照顾患者的同时,注重自身健康状况,做好自我照护。

5. 健康管理 为患者康复过程中提供连续的关怀和照护,如对患者实施身体、心理、社会、文化、精神等方面的全面立体式照护。为患者提供治疗后的整体康复指导,如身体功能的康复、心理和社会适应等,提高肿瘤患者的生活质量。康复期患者的照顾多由家属完成,应注重家属的指导和支持服务。

6. 监测 调动可利用的社会资源,为肿瘤患者提供各方面的支持,鼓励和帮助患者重返社会。对于病情恶化或终末期患者,应指导和实施临终关怀服务,保护患者的尊严,减轻患者的痛苦。同时应做好家属的支持和指导服务,包括居丧期家属的心理支持。

二、肿瘤专科护理的特点

(一)独立的专业实践领域

随着肿瘤发病率的增多及肿瘤疾病的特殊性,如肿瘤的预防保健、筛查、早期诊断治疗和康复、姑息治疗、临终关怀等整个治疗护理过程具有独特的专业理论和操作规范,促使我国肿瘤护理已初步形成独立的专业实践领域。肿瘤疼痛控制或管理、肿瘤化疗护理、肿瘤放疗护理等领域不仅专业性强,也是护理学实践的重要领域之一。在我国,肿瘤护理不仅形成了以护理程序为基础的整体护理模式和以患者健康为中心的护理理念,同时,以全程关护理念的肿瘤护理也逐渐受到学者们的关注。如广西壮族自治区肿瘤防治研究所开展了"肿瘤患者全程关护护理模式的建立与实施"项目的研究。该项目提出把肿瘤患者院前、院中、院后三个阶段的护理过程演变成一个系统综合、科学序贯的有机整体,超越肿瘤治疗单一生物医学模式概念的传统定式和临床行为学思维,突破常规护理的传统观念,拓展和延伸护理的内涵,打破以往护理只针对患者住院阶段或某一具体诊疗过程的传统思维,适应肿瘤护理需求的特点,通过设置相应的制度机制、工作平台和载体,把常规的医学护理与人文关怀、心理干预、营养指导和康复教育有机整合并在具体的护理实践中加以实施。形成肿瘤患者院前科学指导、院中高效治疗和护理、院后跟踪干预的全程关护护理模式框架,形成从疾病诊断评估到院后随访干预的全程护理规范。

(二)综合的多学科合作

随着现代医学的发展、护理模式的转变,肿瘤护理实践范围和专业内容也随之不断扩展和延伸。如前所述,肿瘤全程关护涉及肿瘤治疗和护理的内容,不仅仅是身体的,还包括社会、心理及精神等多维度的干预。从时间跨度方面,按照全程关护理念,对肿瘤患者的关护应该包括整个生命周期,即从预防到治疗,再到康复及监测的整个过程。可见,肿瘤护理学不仅涉及护理学、病理学、药理学、基础医学等,还与心理学、社会学、伦理学、营养学、康复医学、老年医学等学科密切相关。因此在学习肿瘤护理学的过程中,应注重与多学科的有机结合,不断适应护理模式的转变与更新,夯实基础,提高技能,为患者提供科学、优质的全程护理服务。同时,肿瘤专科护士应加强团队协作,为肿瘤专业人员提供必要的支持和专科指导。

(三)全面的身体、心理、社会及精神关护

肿瘤的诊断及治疗对患者的影响不仅是身体的,还包括心理、社会及精神等多方面的。肿瘤不仅影响患者的正常生理功能,也可造成其形象改变及在家庭、社会中角色的转变,从而影响患者心理、社会、精神、情感等方面的稳定性。如长期的负性情绪可加重患者的恐惧、焦虑、抑郁、愤怒、绝望等心理反应,严重影响患者的康复过程。在临床工作中,医护人员应该为患者创造良好的治疗和康复环境,加强心理沟通,遵循"整体健康观"理念,不仅重视身体健康,而且重视心理、精神和社会适应,强调建立健康的行为活动,在疾病治疗康复中充分发挥自身潜力,尽可能帮助其提高生活质量。

(四)全程的延续性关护

按照全程关护理念,对肿瘤患者的关护应该包括整个生命周期,即从预防到治疗,再到康复及监测的整个过程。依据WHO提出的"健康"新理念,帮助恶性肿瘤患者恢复到自身的最佳健康状态,并努力提高生活质量,如指导术后功能锻炼、再造器官自理训练、恢复自理能力、适应家庭和社会角色改变等,鼓励和帮助患者重返社会。对终末期肿瘤患者,则以提供舒适、

改善环境、减轻痛苦为主要目的,通过临终关怀,使患者保持良好的功能和较高的生活质量,维护临终患者的尊严,帮助患者平静、无痛苦、有尊严地走完生命的旅程。

(五)拓宽的肿瘤护理服务范畴

1. **护理服务对象的拓展**　肿瘤的诊断及治疗不仅影响患者,同时影响其家属,尤其是家庭照顾者。使得家属同样经历着心理应激和适应阶段,家属所经历的压力水平等于甚至高于肿瘤患者本身。因此,应注重对患者及家属提供整体护理服务。

2. **护理服务范围的延伸**　肿瘤护理服务范围正从医院走向社区、家庭,应建立联系网络,采取多渠道、多方式,为患者及家属提供个性化的护理服务。

3. **参与肿瘤的三级预防**　我国对癌症的防治日趋重视,肿瘤专科护士不仅参与对民众的防癌健康知识宣教,并深入厂矿、机关、学校进行大面积普查,对乳腺癌、胃癌、妇科肿瘤等的早诊断、早治疗发挥了重要作用。

第五节　肿瘤专科护士的现状与发展趋势

一、肿瘤专科护士现状

随着医学科学和诊疗技术的飞速发展及患者对护理服务需求的不断提高,护理专科化发展已成为临床护理发展的方向。众所周知,近年来肿瘤发病率的迅速上升,随着肿瘤治疗新技术、新方法的相继出现,对临床肿瘤专科护理人员提出了更高的要求,护理人员迫切需要更新知识。

1. **肿瘤专科护理起步晚**　从 20 世纪 60 年代起,护士参与食管癌高发区流行病学和病因学调查、宫颈癌普查普治、乳腺癌筛查及指导女性自检等,随之,护士在癌症预防和控制中越来越显示出重要的作用。2001 年,中山大学肿瘤中心、中山大学护理学院、香港造口治疗师学会和香港大学专业进修学院联合创办了国内第一所造口治疗师学校——中山大学造口治疗师学校。开始培养从事造口护理、伤口护理、失禁护理的造口治疗师,以提高临床护士对造口、伤口及失禁护理的理论知识、临床技能及独立处理问题的能力。

2. **肿瘤专科护士人才稀缺**　肿瘤专科护士相关领域包括:患者血管通路的选择、癌症患者的营养支持、癌痛控制护理、造口护理(包括造口、伤口、失禁)、癌症术后功能康复训练(乳腺癌、喉癌)、临终关怀、临床试验研究等。我国目前面临着肿瘤专科方面护士人才稀缺,这种稀缺不仅体现在数量上,在质量上也亟待提升。如何提高护士对肿瘤患者的护理内涵和肿瘤护理专业水平,是当前肿瘤护理人员面临的主要问题。

面对肿瘤专科护士的培养、培训速度远不能满足临床工作的现状,各地开展和推广了不同形式的肿瘤专科护士的培养:系统培训;举办各级各类继续教育学习班;召开各级学术会议;开展肿瘤护理科研和肿瘤护理教育。

二、肿瘤专科护士职责

专科护士的概念:在某一特定专科领域、具有熟练的护理技术和知识、并完成专科护士所需要的教育课程,考试合格者被认定为专科护士。"前专业"的护理:护士为看护,护理的责任是"呵护"和料理患者。专业护理:护士是患者生命的保护神、监督者、协调者、组织者和教育者。

中华人民共和国国家卫生和计划生育委员会(原卫生部)颁布的《中国护理事业发展规划纲要》中提出,要首先发展肿瘤患者护理等五类专科护士。"万金油"式的护士,远不能适应现代医疗卫生事业发展的需要。肿瘤护理是一门关于肿瘤的预防、护理、康复的专科护理学科。肿瘤专科护士首先必须承担专科护士的5个基本职责:临床护理、临床管理、教育顾问、护理顾问及临床研究。肿瘤专科护士的发展处于萌芽和探索阶段,为适应肿瘤学科的迅速发展和人民健康的需求,护理工作的职责范围与功能已经远远超过了传统领域。因此,肿瘤专科护士应运而生。其职责范围包括:为肿瘤患者提供护理康复指导和照护,并发挥患者的自身潜能,最大限度地提高肿瘤患者的生活质量。

三、肿瘤专科护士发展趋势

由于肿瘤已成为多发病,临床各科几乎都收有肿瘤患者,综合医院多建有肿瘤科,各省市都建立了肿瘤医院,从事肿瘤护理的护士队伍迅速扩大,而接受肿瘤专科护理知识培训的程度却存在很大差别。大部分护士未接受过系统的专科培训,仅凭一般的护理技能从事肿瘤专科护理工作,这在很大程度上存在着医疗风险,亦阻碍了肿瘤专业化发展速度。因此,加强肿瘤专科护士的培养已成为必然。《中国护理事业发展规划纲要》将肿瘤专科护士列入五年规划,也给肿瘤专科护理发展及肿瘤专科护士的培养提供了难得的契机。

目前,肿瘤专科护士专业化发展需要解决好以下问题。

(1)护士人力不足问题。

(2)护理专业的定位问题。

(3)培养护士科学的、专业的工作方法问题。

(4)护士分层次使用问题。

(5)专科护士和护士长角色重复问题。

第 2 章

肿瘤的预防

世界卫生组织(WHO)估计,恶性肿瘤的发病率及病死率在全世界范围内都处于较高水平,2012 年,全球恶性肿瘤的新发病例数和死亡病例数分别为 1410 万和 820 万。WHO 顾问委员会于 1981 年提出:"1/3 的肿瘤是可以预防的,1/3 的肿瘤如能早期诊断是可以治愈的,另外 1/3 的肿瘤是可以减轻痛苦、延长寿命的。"越来越多的证据表明,加强对肿瘤的预防是降低肿瘤发病率和病死率的有效手段。

第一节　肿瘤的预防概述

从 20 世纪开始,世界范围内的努力使肿瘤预防取得很大进步。在 20 世纪上半叶,美国的恶性肿瘤病死率由第 7 位上升至第 2 位,其原因部分可用人口老龄化解释,同时也表明生活方式的改变对于肿瘤的流行影响较大,如大量吸烟导致肺癌的发病率急剧上升。在 20 世纪后半叶,由于生活水平的提高,西方国家的人口病死率明显下降,然而,当时恶性肿瘤的治疗手段有限,使得肿瘤防治重点从肿瘤控制转向肿瘤预防,以期能通过有效的预防措施减少恶性肿瘤的发病率和病死率。

一、肿瘤三级预防

根据肿瘤发生、发展的不同时期,将肿瘤预防分为三级。

1. 一级预防　又称病因学预防,是消除或减少可能的致瘤因素,防止恶性肿瘤的发生。其目的是通过控制或避免危险因素的暴露或增加机体对危险因素的抵抗能力(如免疫或化学预防),以降低恶性肿瘤的发病率。

一级预防首先需要确定危险因素并评估其对疾病风险的影响,包括对个体和整体人群水平的影响。一旦确立某种危险因素与肿瘤有因果关系,采用有效办法以消除或减少这种风险就显得尤其重要。最有效的一级预防,也被称为"初始预防",是针对整个人群采取的预防措施,这些措施可避免有促使肿瘤风险升高的社会、经济、文化和生活方式的产生。如目前发现肺癌与吸烟关系密切,对其有效的初始预防即需要强有力的政府监管和财政措施,制止烟草推广和禁烟。

一级预防可针对整个人群和高危人群而分别采取人群策略和高危险人群和高风险个体策略。人群策略是使整个人群受益,而不需要确定高风险个体。高风险个体策略的目标是保护高度易感个体,这对于极高危人群非常有效,如器官移植患者非常容易患非黑色素皮肤癌。一级预防措施对其所针对的人群效果显著,如器官移植患者减少阳光暴晒和使用防晒霜等,但由于在整个人群中高风险人群只占很少比例,因此对于整个人群中疾病的发生率影响很小。

此外,肿瘤一级预防还可以通过增加个体对危险因素的抵抗能力以减少恶性肿瘤发病风险,包括免疫治疗和化学预防。目前在疫苗的研发方面做了很多工作,以防止某些特定的致瘤传染性病原体感染,如人乳头瘤病毒(HPV)、乙肝病毒(HBV)等,或者增加机体对肿瘤特异性抗原的免疫反应。

2. 二级预防　又称临床前预防或"三早预防",即早发现、早诊断、早治疗。其目的是早期发现恶性肿瘤,以便给予早期有效的治疗,提高治愈率和减少疾病严重并发症的发生。恶性肿瘤如能早发现、早诊断、早治疗,可收到较好的治疗效果,提高远期生存率。

世界卫生组织(WHO)专家提出了恶性肿瘤的"十个"早期征兆,如身体出现硬结或肿块、食管有异物感、持续性消化不良、久治不愈的溃疡、原因不明的大便带血、干咳或痰中带血、无痛性血尿、不规则阴道出血、原因不明的体重减轻或低热等。如发生这些症状应高度警惕,立刻检查治疗。

3. 三级预防　又称临床预防或康复性预防,通常指在接受根治性手术或放射治疗后,预防疾病的局部区域复发和(或)远处转移。三级预防包含各种辅助治疗,如化疗、放疗及内分泌治疗,以延长无病生存期。三级预防所采取的辅助治疗,很难与疾病的治疗区分开,但与全身治疗有症状的疾病阶段不同,辅助治疗通常有明确的定义,限于术前或术后数周期的治疗时间,然后停止治疗,定期随访患者。

有些学者提到"三级预防"时,认为还包括康复治疗,提高患者生活质量。然而WHO专家则指出:通过成功预防患者的痛苦,如疼痛、治疗所带来的不良反应和后遗症等,而维持生活质量为恶性肿瘤预防"四级水平"。此外,由以上概念不难看出,肿瘤"二级预防"和"三级预防"实际上并不能预防疾病的发生,称为"预防"名不符实。然而,由于长期三级预防概念的普遍使用,在分析这些相关概念时需要特别关注。可见,肿瘤的三级预防概念尚有待进一步完善。

二、肿瘤"全程关护"与肿瘤三级预防的关系

前已述及,"全程关护"的理念是指对于某一具体疾病,运用整体化的观念来设计并提供对该疾病管理过程的完整的解决方案。肿瘤全程关护,即以肿瘤患者为中心,关注他们在整个健康关护周期中不同阶段的特定需求,包括从预防、筛查、诊断、治疗到健康管理和监测的各个环节。肿瘤全程关护的相关护理内容与肿瘤三级预防的对应关系见表2-1。本章内容主要关注肿瘤全程关护中的预防环节。

表 2-1　肿瘤全程"关护"与肿瘤三级预防的关系

肿瘤全程关护	肿瘤护理内容	肿瘤三级预防
预防	积极宣传防癌知识,开展癌症预防、治疗、康复知识教育,促进人们建立健康的生活方式,以预防癌症的发生	一级预防
筛查	通过适当的健康教育,帮助识别恶性肿瘤的早期信号,开展防癌普查,对高危人群注重跟踪调查	二级预防
诊断	对于确定诊断的患者,应及时对患者及其家属实施及时、适当的心理支持,以帮助他们度过这一特殊时期	二级预防

续表

肿瘤全程关护	肿瘤护理内容	肿瘤三级预防
治疗*	为肿瘤患者提供直接照护及系统的护理和有效的症状管理,如预防和减轻化学治疗(化疗)、放射治疗(放疗)等引起的并发症和不良反应 为肿瘤患者家属,尤其是家庭照顾者提供支持,鼓励和指导家属在照顾患者的同时,注重自身健康状况,做好自我照护	二级预防*
健康管理	为患者康复过程中提供连续的关怀和照护,如对患者实施身体、心理、社会、文化、精神等方面的全面立体式照护 为患者提供治疗后的整体康复指导,如身体功能的康复、心理和社会适应等,提高肿瘤患者的生活质量 康复期患者的照顾多由家属完成,应注重家属的指导和支持服务	三级预防*
监测	调动可利用的社会资源,为肿瘤患者提供各方面的支持,鼓励和帮助患者重返社会 对于病情恶化或终末期患者,应指导和实施临终关怀服务,保护患者的尊严,减轻患者的痛苦 做好家属的支持和指导服务,包括居丧期家属的心理支持	三级预防

* 肿瘤全程关护治疗阶段的内容在肿瘤三级预防中的二级预防与三级预防之间有交叉现象,即早期治疗属二级预防。

第二节　肿瘤预防方法学

如上所述,肿瘤预防的目的是通过控制或避免危险因素的暴露或增加机体对危险因素的抵抗能力(如免疫或化学预防),以降低恶性肿瘤的发病率。研究表明,约 40% 的恶性肿瘤可以通过改变一些危险因素预防。本节将主要探讨肿瘤危险因素评估及肿瘤预防计划的方法学问题。

一、肿瘤高危因素与风险评估

(一)危险因素的定义、分类及致病条件

1. 危险因素的定义　肿瘤危险因素是指可以调节肿瘤发生的因素。

2. 危险因素的分类　依据是否可以改变,可将危险因素分为可更改因素和不可改变的因素两大类。可更改因素包括行为因素和环境因素;不可改变的因素包括生物因素和遗传因素。

3. 危险因素的致病条件　危险因素的致肿瘤作用与以下条件有关:①暴露时间;②暴露强度;③与其他因素累积或协同;④发展演变。

(二)危险因素的确定方法

1. 流行病学研究　通过不同的统计学方法进行的观察性流行病学研究结果表明,可改变的生活方式或环境暴露与某些肿瘤的发生有关联。

2. 随机对照干预试验　设计随机对照干预试验以检测是否改变预设因素确实能减少肿瘤的发病率和病死率。

3. 肿瘤模型 动物或者体外肿瘤模型的前瞻性实验研究,可评估化学品的潜在致瘤性;或者研究暴露或避免接触环境因素的影响,以评估肿瘤将来的发生或进展。

4. 分子遗传学研究 通过分子遗传学研究可确定调节肿瘤发生的遗传因子。

5. 生物分析 通过生物分析各种预测模型的方法以评估化学致癌物,如公差分布型(对数、概率和 gamma 多命中分布等)或者 Cohen 和 Ellwein 生物基础模型等。

(三)危险因素的危险度量化方法

1. 绝对危险测定 该测定在确定的人群或亚组中患肿瘤的实际风险或发生率。以此显示人群中共同的状况如何。

2. 终身肿瘤风险 指个体在其一生中患肿瘤的机会。通常情况下,"终身"风险假设的寿命为 85 岁。

3. 调整后风险率 指经过如年龄、性别等调整后的风险率。调整后风险率通常被用于比较不同时间或组间的率,可通过调整数据使可能影响结论的组间的重要特征更相似。

4. 相对危险(RR) 相对危险度用风险比表示。用于比较具有某些特性或者暴露组与不具有这些特性或者非暴露组之间肿瘤发生的风险。

5. 优势比(OR) 用于比较肿瘤患者组与非肿瘤对照组中某种暴露因素或具有某种特征的机会。

6. 危险差或率差 是两组人群间基于一个重要特征或暴露的实际肿瘤发病风险或率,减去彼此的危险或率的比值。

7. 人群分布危险测算 可归因于某种特定因素或暴露的肿瘤的比例。

(四)个体对危险因素的易感性及其影响因素

1. 易感性的确定方法 个体对危险因素的易感性可通过以下方法确定:①在统计学基础上,使用相对危险度可以确定和定量评估人群亚组对危险因素的易感性;②比较暴露与未暴露于某种危险因素的肿瘤发生的相对危险度;③在不同人群或试验组引起相同反应水平的危险因素的强度或暴露次数;④不同人群在相同暴露下的效应起始时间。

2. 易感性及其影响因素 很多因素会影响个体患肿瘤的风险或增加其易感性。包括:①涉及参与许多致瘤化学物质的代谢酶表达的个体差异;②通过影响诱导和降低突变率的能力,如 DNA 修复能力的降低和肿瘤风险之间呈现出一致的正相关;③编码调控细胞生长、分化和衰老的各种调节蛋白的相关基因存在特异性遗传变化;④由于某些疾病导致的"获得性"易感性会增加肿瘤的风险,如 EB 病毒、HPV、乙肝和丙肝病毒感染、炎性疾病如溃疡性结肠炎等。

(五)环境因素和遗传因素的相互作用

遗传因素在所有肿瘤的发病中都起到重要作用。外部影响因素与遗传因素通过不同的组合方式相互作用以构建和(或)增强致肿瘤物质或危险因素的作用通路。

(1)环境暴露和遗传因素对疾病的发生都是必需的。

(2)环境暴露足以引起肿瘤发生,而遗传因素增强了对相关暴露的应答或易感性;遗传因素本身并不会对疾病造成任何影响。

(3)环境暴露增强遗传因素的作用,遗传因素在非暴露情况下也会产生不良影响。

(4)影响可能由环境因素或遗传因素产生,但遗传因素增加了环境暴露的影响。

(5)两种因素自身都足以导致肿瘤发生,但二者之间依然有相互作用。

(六)肿瘤风险预测模型

值得注意的是,某个体是否患某种肿瘤的风险受多种危险因素复杂的相互作用和影响,依据个体是否暴露于某特定的因素,可以建立复杂的数学预测模型。如1981年Doll和Peto发表的恶性肿瘤死亡风险估计表成为恶性肿瘤预防的里程碑,该风险表评估不同因素在恶性肿瘤死亡风险中的权重,从而指导潜在的预防措施。

对于不同的肿瘤有几个不同的肿瘤风险预测模型,最著名的是Gail乳腺癌风险预测模型和国立癌症研究所(NCI)的黑色素瘤风险评估工具。这些模型通过确定肿瘤高危个体,促进肿瘤临床试验的设计,形成风险-获益指数,估算肿瘤的公众负担和费用等,为评估肿瘤风险和预后提供了重要的途径。

此外,预测模型还有助于评价治疗和干预措施。准确评估中、高危个体的肿瘤风险,确定肿瘤患者预后,对于控制肿瘤所导致的痛苦和减少因肿瘤导致的死亡至关重要。然而,模型估计只是概率统计,计算得出的"肿瘤高危"群体并不一定就会患肿瘤,"低危"人群也可能会患肿瘤。同时,每个模型都是基于特定人群获得的资料,通常其有效性检测也是在该特定人群中进行的,因此其结果只适用于该群体中的个体。

二、肿瘤预防计划及其评估

肿瘤预防的主要目的是通过减少肿瘤发病率,以期达到最终降低肿瘤病死率的目的。预防肿瘤的常见方式包括:①改变生活方式或饮食习惯以减少对危险因素的暴露;②确定有肿瘤遗传倾向的个体,对其进行癌前病变和早期肿瘤的筛查;③用天然或合成物质进行化学预防以降低肿瘤发生风险或减少肿瘤复发。

(一)肿瘤预防计划的定义及研究类型

随着对肿瘤模型和改变危险因素可行性的不断深入的研究,肿瘤应对的思维方式越来越多地从肿瘤治疗向肿瘤预防转移。

1. 肿瘤预防计划的定义　指在促进易感人群行为和非行为改变,以减少肿瘤发生危险或肿瘤进展的计划。

2. 肿瘤预防计划研究类型　包括以下两大类。①行为研究:主要指针对个体的一些可以预防肿瘤的行为,如戒烟所进行的研究。②药物研究:主要针对可以预防肿瘤的物质(如药物、维生素、矿物质或食物补充剂等)进行的研究。

(二)肿瘤预防研究向预防计划的转化

基本上所有的预防计划都是源于细胞和分子生物学基础研究,通过以下方式逐步从预防研究向预防计划转化。

(1)在风险确认基础上提出的假设。

(2)动物模型和体外实验中方法学的形成。

(3)对特高危人群或患病人群进行控制干预。

(4)对有肿瘤发生风险的中、高危人群进行试验。

(5)可实施策略和风险-获益监控的形成。

(6)对普通人群进行大规模的区域性或全国性项目计划。

(三)形成预防计划策略的主要步骤

(1)确认可能增加肿瘤风险的暴露因素。

（2）确定危险人群,可利用一些国家数据库进行选择和确定。

（3）确定肿瘤的易患遗传因素,通过筛查发现癌前病变或早期发现肿瘤。

（4）建立动物模型并以此为依据推断人类肿瘤的预防。

（5）在人群中进行化学预防试验。

（6）预防性行为干预试验将加强那些可降低肿瘤风险的行为。

（7）建立和维持肿瘤登记制度及肿瘤组织储藏库,已供将来研究需要。

（8）在合适的和易感人群中建立有效且恰当的关于肿瘤风险的对话机制,并向其推荐降低肿瘤风险的相关策略。

（四）评估肿瘤风险及其预防策略所采用的研究类型

1. 观察研究

（1）横断面研究:指在某一特定时间点对特定人群进行的研究,以评估有风险暴露个体和患肿瘤个体之间是否存在关联性。

（2）队列研究:对暴露于相似危险因素的人群进行前瞻性随访研究,以评估其肿瘤发生的风险。

（3）病例-对照研究:将肿瘤患者与非肿瘤患者进行配对,以回顾性方式比较暴露因素是否为危险因素。

2. 干预性研究

（1）描述性研究:依据研究者个人的经验(会增加观察偏倚)或来自参照中心的工作(有很强的选择偏倚)和非人群登记,可以得到一些关于肿瘤预防的信息,但由于缺少对照组,有时会得出不合情理的推论。

（2）随机对照试验:随机对照试验(RCT)可以纠正或消除选择偏倚和其他偏倚。RCT可以评估某个因素与安慰剂比较的作用或者几个因素联合作用的效果。当需要评估多个因素时,RCT的各个研究组设计可能有以下不同情况。①平行设计:不同研究组间只有一个相同的处理因素,且平行进行。②交叉设计:不同研究组的人群进行交换。③析因设计:不同研究组采用不同的处理因素,但这些因素不仅独立而且也相互影响。④自适应相位设计:采用不同处理因素的各研究组,按照显效或者失败的时间定期评估,根据评估结果,有一个或几个研究组需要终止,其中的人群分散到剩下的试验组中。

（3）病例队列研究:队列研究可提供肿瘤一级预防策略有效的间接证据。这些研究结果可以得到降低肿瘤病死率的推论,但却不能证实这个推论。队列研究中潜在的原则和观察偏倚可能导致推论无效,使得其作为预防策略的基本证据效力低于随机对照试验。

总之,随着将肿瘤控制模式由肿瘤治疗向肿瘤预防的转移,肿瘤预防领域发展迅速,期望能以此降低肿瘤发病率和病死率。

第三节 肿瘤的致病因素及预防措施

大量的研究结果表明,控制及消除危险因素和(或)致病因素是肿瘤预防最具有成本-效益的措施。我国肿瘤预防的主要任务是加强流行病学调查和分析,鉴别肿瘤危险因素和致病因素,提高人群的防癌能力,最终达到降低恶性肿瘤的发生率的目标。然而,对肿瘤致病因素进行有效的预防与控制,任务依然十分艰巨。其原因如下:首先,缺乏对肿瘤预防重点人群的了解,如在不同性别、不同年龄阶段开展肿瘤预防的最佳时间及相应手段。其次,即使在相同性别、相同年龄组的人群中,将其暴露于相同危险因素,人群肿瘤发生的概率仍有很大差别。因此,如何区别和明确不同人群遗传差异,确定高危人群,仍然是肿瘤研究领域的重要课题。本节对肿瘤致病因素的预防也只是依据目前的证据趋势而定,其内容主要包括减少和消除肿瘤危险因素、建立健康的生活方式、化学预防剂的应用和控制与生殖因素有关的肿瘤高危因素等四个方面。

一、减少和消除肿瘤危险因素

(一)控制化学致癌因素

证据表明,有些化学物质与肿瘤的发生、发展具有关联性,如接触苯可增加急性白血病发病的危险性;有些化疗药物,如烷化剂和拓扑异构酶Ⅱ抑制药可增加继发其他恶性肿瘤的危险性,尤其是急性髓样白血病;非竞争性雌激素替代治疗和某些选择性雌激素受体调节药,如他莫昔芬,可中度增加子宫内膜癌发病的危险性等。因此,应加强对已明确的环境化学致癌物的检测、控制和消除,制定其环境浓度标准,防治环境污染。尽力去除或取代与职业接触相关的职业化学致癌因素,不能去除这些因素时,需要提供有效的职业防护措施;对经常接触化学致癌因素的员工,应做到定期体检,及时诊治。

(二)控制物理致癌因素

物理致癌因素主要包括各种电离辐射,如紫外线、X线、高频电流、微波、噪声、慢性机械刺激和物理损伤等。青春期接触放射线可使患甲状腺癌的危险性增加。接受放射性治疗的患者可导致照射部位局部或邻近部位处于恶变的高危状态。日光暴露是导致皮肤恶性肿瘤的重要危险因素之一。接触其他类型辐射,尤其是电离辐射,同样可增加恶性肿瘤发病的危险性。因此,应避免长期日光暴晒,或通过屏蔽防护、距离防护等措施尽量减少和消除环境中的物理致癌因素对机体的影响。同时,应避免和减少接触放射线的时间,尤其是妊娠期女性尽量不进行诊断性照射。

《国家职业卫生标准》对已确认的致癌物质规定了职业接触限值。应禁止和控制致癌性物质的生产和使用;尽力以非致癌物质或危害较少的物质取代致癌物质;加强卫生监督和监测,使生产环境的暴露浓度控制在法定卫生标准以内。肿瘤的发生是一个多病因、多步骤的复杂过程,通过认识和鉴定环境中的致癌物,了解致癌物在肿瘤发生机制中的作用对肿瘤预防和治疗都具有关键性的意义。去除或减少环境中的致癌物是降低肿瘤发生风险最有效的方法之一。医务人员在临床工作中应做好职业防护,减少不必要的接触和暴露。

(三)控制生物致癌因素

证据表明,HIV感染与卡波西肉瘤和某些非霍奇金淋巴瘤的发生相关。人乳头瘤病毒(HPV)感染是女性宫颈癌的重要致病因素。乙型肝炎病毒(HBV)和丙型肝炎病毒(HCV)感染是肝细胞癌常见的致病因素。EB病毒感染与移植术后淋巴瘤、Burkitt淋巴瘤和鼻咽癌相关。幽门螺杆菌感染不仅是消化性溃疡的病因之一,也有可能增加胃癌和淋巴瘤发病的危险性。

对生物致病因素的预防措施包括切断传播途径、接种疫苗、根治感染等。如通过切断母婴传播、保证输血安全及新生儿接种HBV疫苗等措施,可控制HBV感染,预防肝癌的发生;通过分餐制和避免交叉感染方式减少幽门螺杆菌感染和及时治疗幽门螺杆菌感染等手段,可预防胃癌的发生。

二、建立健康的生活方式

近年来,生活方式与肿瘤发生、发展的关系逐渐成为肿瘤危险因素的研究热点。随着"生活方式癌"这一概念的提出,改变生活方式,建立良好的生活习惯已成为预防肿瘤发生的有效手段。

(一)"生活方式癌"的含义

随着生活水平的提高、生活方式的改变、社会的转型使人类逐步摆脱了营养不良和传染性疾病,然而,大量慢性非传染性疾病又出现在人类面前,癌症就是其中之一。人类不健康的衣食住行都有引起癌变的可能,如抽烟、酗酒、经常熬夜等,这种癌症就是"生活方式癌"。"生活方式癌"主要是从预防学角度提出的新概念,目的在于倡导建立健康的生活方式,树立防癌意识。这一概念告诉人们,癌症是可以预防的,也是可以治愈的;但如果按照现行的保健观念,一定要等到感觉症状非常明显或病痛难忍时才到专科医院检查或再去治疗,这时的癌症已发展到中期或晚期。治疗不仅变得非常困难,而且代价也将会更高。

(二)"生活方式癌"的现状

世界卫生组织的研究报告显示,"生活方式癌"占癌症患者的比例高达80%。比如肺癌与吸烟有关,酗酒、经常熬夜、吃夜宵等与肝癌、胃癌、食管癌等关系密切,而长期静坐不运动则是直肠癌的高危因素,乳腺癌则与高脂肪、高蛋白饮食相关,性生活紊乱的女性患宫颈癌的比率较高等。

证据表明,生活方式的改变,的确可以改变癌症发生的概率。以女性恶性肿瘤的发生为例,据统计,新中国成立初期,上海市女性恶性肿瘤中排序第1的宫颈癌,现在已降至第8位。医学院校在进行临床教学时已很难找到活着的晚期宫颈癌的病例,只能给学生看资料照片;而过去极少见的乳腺癌现在却上升到了第1位,这是生活方式的改变影响女性恶性肿瘤排序发生变化的最生动的例子。因为宫颈癌的发生与生孩子多、性行为混乱或18岁以前发生过性行为有关;而乳腺癌的发生则与营养过剩、哺乳过少有关。

生活方式的不同还使城市与农村的恶性肿瘤排序有所不同。在农村,发病率居高的是胃癌与食管癌;而在大城市却是肺癌、直肠癌。上海市民中,结直肠癌的发病率在各种恶性肿瘤发病率的顺序中已从第6位升至第4位,发病数净增3倍,其发病与近年来脂肪进食的增幅恰成正比。1998年,美国首次出现恶性肿瘤病死率下降趋势,因为美国人更早更多地意识到了恶性肿瘤与生活方式的关系,通过改变不良生活方式,如饮食习惯、戒烟等,肿瘤发病就会逐步减少。

(三)"生活方式癌"的高风险习惯

衣、食、住、行都可能会引发"生活方式癌",其中以饮食与恶性肿瘤的关系最为密切。高脂肪、高热量膳食,可致乳腺癌、结直肠癌、胰腺癌、前列腺癌;高盐、真菌污染及腌制、熏烤煎炸食品,可致胃癌、肝癌、鼻咽癌;乙醇,虽然至今尚未被证实为致癌物质,但已证实为促癌物质,患病毒性肝炎后继续饮酒的个体与肝炎后不再饮酒的个体相比,前者患肝癌的危险性高出2倍。此外,某些生活习惯和行为方式也会引发恶性肿瘤,如口腔不洁易患口腔癌症;不洁性生活可致阴茎癌或宫颈癌;长期吸烟与被动吸烟、厨房空气污染,可致肺癌、胃癌、喉癌、膀胱癌等。

生活环境的改变会给人带来喜、怒、哀、乐等不同的情绪变化。医学专家认为,这也与恶性肿瘤的发生有关系,比如性格忧郁的个体和饭后时常生闷气的人易患胃癌;脾气暴躁的个体则易患肝癌等。

依据江苏省人民医院的统计表明,2009 年肺癌患者比往年增加,病区约 30％的恶性肿瘤患者为肺癌病例。从临床情况分析,肺癌的患病情况与性别没有必然趋势,以前以男性居多。可引起肺癌的不良生活方式:除去大气污染外,吸烟是肺癌的重要因素。但现在随着环境污染、汽车尾气等原因,女性肺癌患者也在增多。

调查显示,20 多岁的年轻人正值花季年龄却患上胃癌,并且,这些年轻患者平时由于年轻力壮,偶有上腹部不适、隐痛等症状时也不加注意,小病拖成大病后才来就医,而到医院一查就已经是癌症中晚期、失去最佳治疗时机。可引起胃癌的不良生活方式也在发生改变:由过去认为的黄曲霉素、亚硝酸盐导致的胃癌病例正在呈下降趋势,但不良生活方式又导致新的胃癌高发人群。如喜吃烟熏、油炸和烘烤食物,暴饮暴食,进食过快,进食时情绪紧张,饮酒过度,新鲜蔬菜、膳食纤维进食过少,高蛋白高脂肪食物进食过多等都会诱发胃癌。

(四)"生活方式癌"的预防措施

预防"生活方式癌",就必须切断不良生活方式与"癌"的通道,具体而言有如下预防措施。

1. 调整膳食结构和饮食习惯　如上所述,衣、食、住、行等不良生活方式中,其中以饮食与恶性肿瘤的关系最为密切。人类恶性肿瘤中约有 1/3 与膳食不当有关。流行病学调查表明,不良的饮食习惯,如三餐无规律、喜食烫食、辣食及其他刺激性食物,或暴饮暴食等,都是食管癌、胃癌、肝癌等消化道肿瘤的高危因素。食物原料中未清洗的农药、化肥等污染物;食物在加工制作时添加的防腐剂、人工甘味剂(糖精等)、着色剂(红色二号、奶油黄)及保存剂(抗氧化剂)等添加剂;变质发霉食物中可能含有的黄曲霉素;高温烟火熏烤食品中所含有的苯并芘等均可能诱发恶性肿瘤。因此,可通过减少食品原料及其加工过程中的污染、建立合理的膳食结构、采用适当的食物保存及烹调方式、改变不良的饮食习惯等措施预防肿瘤的发生。

具体措施包括:减少不必要的食品添加剂的应用;饮食多元化,以谷类为主,多食新鲜蔬菜、瓜果类食物,适当进食富含膳食纤维的食物;常吃豆类及奶类制品,适量食用禽、鱼、蛋、瘦肉等;避免食用发霉、变质食物,少食烟熏、腌制、油炸、烧烤类食物,多吃蒸、煮类食物;养成良好的饮食习惯,饥饱适当,避免食用过硬、过烫食物,避免暴饮暴食。有学者提出以下饮食防癌"十要"。

(1)要吃新鲜的花生米、黄豆、玉米、油脂等粮油食物。

(2)要多吃新鲜的绿叶蔬菜、水果、菇类等。

(3)要多吃含维生素 A 和维生素 B 的食物。

(4)要多吃含粗纤维多的食物,如胡萝卜、芹菜、莴苣等蔬菜,可减少直肠癌的发生。

(5)要少吃脂肪、肉类和那些使身体过于肥胖的食物。

(6)要少吃腌制的食品、亚硝酸盐处理过的肉类、熏制食物及泡菜等,可减少胃癌的发生。

(7)要少喝含乙醇的饮料,以防喉癌、食管癌。

(8)要少用辛辣调味品,如肉桂、茴香、花椒、肉豆蔻等。

(9)要适当控制热能的摄入,可明显降低直肠癌的发病率。

(10)要合理进补能提高人体免疫功能的某些滋补品,如人参、蜂王浆等,有直接抑制癌的功效。

2. 控制吸烟　有些肿瘤致病危险因素可被人为改变,如接触烟草中的致癌物等。人为可改变的恶性肿瘤危险因素中,最常见的是吸烟,吸烟已被明确证实是头颈部肿瘤、食管癌、胃癌、膀胱癌、胰腺癌和呼吸道肿瘤的致病因素之一。资料表明,20—26 岁开始吸烟,肺癌的发生率比非吸烟者高 10 倍,15—19 岁开始吸烟,肺癌的发生率比非吸烟者高 15 倍,如果小于 15 岁开始吸烟,则肺癌的发生率比非吸烟者高 17 倍,说明开始吸烟年龄越小,成年后发生肺癌的机会越大。戒烟后的恶性肿瘤发病风险度逐渐下降,5 年后可保持在比一般人略高的水平。控制吸烟可减少 80% 以上的肺癌和 30% 的总恶性肿瘤病死率。故全民开展控烟活动,对预防肺癌等与烟草相关疾病、提高人群健康水平及降低国家疾病负担具有重大意义。

控制吸烟涉及个体及社会不同层面:个体干预主要是改变个人的吸烟习惯,如鼓励戒烟;社会干预包括公共场所的戒烟,甚至政策的改变等。我国已经签署了《国际烟草控制框架公约》,应积极制定并实施“国家烟草控制行动计划”。其主要内容包括:加强烟草控制中的综合性立法建设,如提高烟草制品的税率,禁止各种直接或间接的烟草广告及赞助、促销活动,提高烟草警示程度,扩大禁烟的公共场所,禁止向未成年人销售香烟等制定完整的传播策略,通过媒体开展强有力的控烟健康教育;开展综合性社区干预活动,控制烟草流行,如创建无烟家庭、无烟学校及无烟单位,开展戒烟竞赛活动,开展社区健康促进项目等。

3. 节制饮酒　少量饮酒可以促进血液循环、疏通血管,但大量饮酒则对健康不利。经常饮酒者患恶性肿瘤的危险性比不饮者增加 2～3 倍。此外,既吸烟又饮酒的个体,烟酒可产生协同作用,致使恶性肿瘤的危险性成倍增加。研究表明,过量饮酒与头颈部癌、食管癌、胃癌、肝癌等肿瘤的发生有关。饮酒增加恶性肿瘤发生可能的机制如下。①酒里所含酒精,化学名叫乙醇,酒精是一种有机溶剂,它能促使人体消化道血管扩张,溶解消化道黏膜表面的黏液蛋白,从而使致癌物容易被人体吸收,发生致癌作用。②酒精能降低肝脏的解毒功能。肝脏是人体分解毒素的重要器官,少量的毒素或致癌物通过肝脏分解。大量饮酒可导致酒精性肝炎和肝硬化,引起肝脏的解毒功能降低,致癌物即可发挥致癌作用。③抑制人体免疫系统,降低人体的免疫功能,加强致癌物的活化。④现在,酒精又增加了一个新罪状:酒精能够促进结肠癌细胞的肝转移,并在结肠癌肝转移的小鼠模型中获得了实验学证据。这一研究成果由韩国大田大学医学院东方医院、肝脏和免疫中心的研究人员发现,并发表在 *Cancer Research* 上。由于 50% 的结直肠癌患者会发生肝转移,并有 2/3 的结直肠癌患者最终死于肝转移,这一研究成果证实了饮酒对于结直肠癌患者的危害。节制饮酒的预防措施可以通过控制饮酒量、改饮低度酒等。世界癌症基金会建议常规饮酒人群中,男性饮酒量应每日低于 2 份,女性每日不超过 1 份(1 份酒含 10～15g 乙醇)。

4. 适量运动,保持健康体重　“护士健康研究”和“妇女健康饮食生活研究”均表明,体育运动可降低罹患乳腺癌和直肠癌 50% 的相关危险度。积极参加体育运动,如有氧运动,保持健康体重,可以减少恶性肿瘤发病率和病死率。有氧运动是指个体在不缺氧的情况下进行的运动,如慢跑、跳舞、做广播操、打羽毛球等。专家指出,当有氧运动使心率在 110～130/min 时,可加速人体血液循环,促进组织新陈代谢,同时加速有害物质的排出,可有效地预防癌症。2012 年美国癌症协会《癌症预防的营养与运动指南》建议保持健康体重,坚持日常锻炼,成年人每周至少要参加 150min 中等强度锻炼或 75min 高强度锻炼,减少坐卧不动的时间,如看电视、使用电脑等活动。运动防癌要注意:①运动之前做全面的身体检查,以便根据自己的健康状况,合理选择运动项目,制定适当的运动量;②制订运动计划时应遵从循序渐进的原则,如动作由简到繁、时间由短到长、运动强度由弱到强等,切忌操之过猛,急于求成;③运动中应避免发生意外,如果遇到身体不适,如胸闷、心慌、头晕等,应马上停止运动、就地休息静养;④当精神不佳时,应适当减少运动量,不要勉强按原来的计划完成,以免过于疲劳。

5. 增强主动防护意识　积极健康的生活方式为现代文明社会注入了新鲜血液,把亚健康拒之门外,增强机体免疫力,建立起预防恶性肿瘤的天然屏障。在提倡健康生活方式的同时,还应提倡注意口腔卫生以防止口腔癌、舌癌;注意性生活卫生以预防宫颈癌、阴茎癌;注意心理平衡,保持乐观心态,从而增强机体抗癌能力。

资料表明,C 型性格或行为模式是一种与肿瘤的发生有关的行为模式,C 型行为又称作"肿瘤易发性行为"。其核心行为特征是退缩和防御,心情不够开朗,容易压抑和自我克制,表面上处处依顺、谦和善忍、回避矛盾,内心却是强压怒火,爱生闷气。研究表明 C 型行为可促进癌前病变恶化。C 型行为者宫颈癌、胃癌、结直肠癌等的发生率比非 C 型行为者高 3 倍左右,并易发生恶性肿瘤的转移。可见,保持乐观和精神健康,是身体健康的基石,也是远离恶性肿瘤的有效途径之一。生活中做到尽量微笑面对生活,学会知足常乐,正确对待矛盾冲突,消除精神及心理压力。因为精神压力和心理压力的减小,可保持体内的正平衡状态,稳定或提高免疫功能,从而达到增强机体防病抗病能力,减少肿瘤或其他疾病的发生的目的。

三、化学预防剂的应用

肿瘤的化学预防是指应用化学药物预防肿瘤的发生或使肿瘤细胞分化逆转,从而达到预防肿瘤的目的。正在研究的化学预防剂有维生素类,如叶酸、维生素 A、维生素 C 及维生素 E 等;矿物质,如硒、钼、钙等;天然品,如胡萝卜素、硫氰酸等。此外,他莫昔芬可用于预防乳腺癌,对高危女性可降低 30% 乳腺癌的发病率。有证据表明,非甾体类抗炎药可通过降低家族性腺瘤息肉患者息肉的大小和数目,进而降低结肠癌的发病率。

四、控制与生殖因素有关的肿瘤高危因素

目前认为早婚、早育、多产、性生活紊乱可能与宫颈癌有关;另外有些通过性传播的病毒,如人类乳头瘤病毒、疱疹病毒可增加患宫颈癌的危险。某些有致癌性的药物,包括激素类药物(雌激素、雄激素、抗雌激素药等)也是导致生殖系统肿瘤的高发因素,如绝经期女性广泛应用雌激素可诱发子宫内膜癌及乳腺癌的发生。

目前,通过致病因素的预防降低肿瘤的发病率已取得初步成效。①随着宫颈癌病因研究取得的重大突破,宫颈癌已成为全球发病率下降最快的恶性肿瘤之一。②随着 HPV 疫苗的研制成功,宫颈癌有可能成为第一个通过疫苗接种而全面控制的人类肿瘤。③自 HBV 疫苗问世和实施疫苗接种以来,乙型肝炎的自然传播和流行得到了有效遏制,有可能降低肝炎所致肝癌的发生率。④通过根除幽门螺杆菌感染,有望降低胃癌的发病率与病死率。

总之,在预防肿瘤过程中,不仅要注意减少和消除肿瘤危险因素,同时要注意建立健康的生活方式,如合理饮食、注重生活中的细节、消除恐癌心理、保持良好精神状态等。护理人员可通过对重点人群进行预防肿瘤健康教育,使人们自觉改变不良饮食、卫生等生活习惯和行为,增强主动防护意识,以达到自我保健和预防肿瘤的目的。

第二篇

筛查篇

第 *3* 章

肿瘤筛查概论

　　肿瘤筛查主要是针对特定高危人群筛查早期肿瘤或癌前病变的方法,以利早期发现肿瘤病灶,并通过早期诊断抓住对肿瘤患者治疗的最佳时期,使肿瘤患者得到及时治疗而康复痊愈,或达到延长患者生命,提高其生活质量的目的。资料表明,不少肿瘤如能早期发现,现有的医疗水平就能做到大幅度提高其治疗效果,并改善预后。如局限于胃黏膜层的胃癌,手术切除后 5 年生存率可达到 92.5%,如果发现较晚,则难以治愈。

第一节　肿瘤筛查的概念及现状

一、肿瘤筛查的概念

(一)肿瘤筛查的定义与分类

　　肿瘤筛查是指通过特定的检测方法对人群进行检查,把外表健康人群中可能患有肿瘤和无肿瘤的人群区分开来,对尚未识别的肿瘤或缺陷做出提示。肿瘤筛查是一次性的,当对一定的人群反复进行筛查时,则称为检测。

　　肿瘤筛查可依据筛查对象的范围分为整群筛查,又称普查和选择性筛查。由于肿瘤普查需要在大范围人群中进行,其结果是不仅需耗费大量人力、物力,且检出率不高。尤其是当查出假阳性或临界性病变时常被施以不必要的诊断检查或过度治疗,而对假阴性又易丧失警惕。因此,当前国际上对肿瘤全面普查的必要性尚存争议。一般主张对高危人群进行选择性或针对性筛查。肿瘤筛查本身虽然不具有诊断意义,但可期望通过对筛查试验阳性或有可疑发现者进一步的诊断程序能早期发现肿瘤患者,经早期治疗达到预防肿瘤发生或减缓肿瘤造成的残疾和死亡,使患者获得较好的预后和生活质量。

(二)肿瘤筛查的要点

　　1. 定位恶性肿瘤类型　恶性肿瘤虽然种类繁多,但是居于前 10 位的高发病率恶性肿瘤占全部恶性肿瘤发病率的 75% 以上,若抓住了这些肿瘤的筛查和早期诊断工作,将有利于控制恶性肿瘤高发的局面。如本书第 1 章所述:全国恶性肿瘤发病第 1 位的是肺癌,其次为胃癌、肝癌、结直肠癌和食管癌。男性发病第 1 位为肺癌,其次为胃癌、肝癌、食管癌和结直肠癌;女性发病第 1 位的为乳腺癌,其次为肺癌、结直肠癌、胃癌和宫颈癌。

　　2. 定位高危人群　一般来说并不主张对整个人群进行肿瘤筛查,高危人群才是肿瘤筛查的目标人群。若进行筛查或检测针对的不是高危人群或患有疾病的个体,大多数的受检者不仅不会有受益,而且还有可能忍受一些不良反应,这将带来严重的伦理学后果。

在流行病学范围内,肿瘤的高危人群是指那些有发生肿瘤的高度危险的人群。即在肿瘤的高危人群中发生肿瘤的可能性远远高于一般人群。高危人群的界定是相对的,不同的地区,不同的肿瘤,其高危人群可能有很大不同。例如长期吸烟和在污染城市长期生活的高龄人群就是肺癌的高危人群;从未生育或首次妊娠在 35 岁以后、有良性乳腺疾病的肥胖女性及母亲或姐妹中有患乳腺癌者,均属乳腺癌高危人群;年龄在 35~55 岁,有乙型肝炎病史或乙型肝炎标志物阳性者为主要的肝癌高危人群;喜欢吃肉喝酒的 50 岁以上的男性是肠癌的高危人群等。在高危人群中重点强调的是年龄、生活居住环境、生活方式、遗传及饮食习惯等。

3. 采取确切手段　肿瘤筛查应采取相应确切的手段,如肺癌采取胸部低剂量 CT;胃肠道肿瘤采用内镜检查,如胃镜或肠镜;乳腺癌则采取超声＋钼靶 X 线等。其实,各地政府近年来已经开展了各种恶性肿瘤早诊断、早治疗的项目。例如,目前在全国很多城市开展的"城市癌症早诊断、早治疗项目"就是用这些确切的手段,在常见肿瘤高危人群中开展免费的筛查。

4. 重视适当间隔　肿瘤筛查过程中科学、适当的间隔也是必要的。如对作为肝癌的高危人群的乙肝患者,参加肝癌的筛查应该 1 次/6~8 个月,以避免每年 1 次可能会出现筛查间期的病情延误;而结肠癌的高危人群进行结肠镜检查后如无异常,可以间隔 5~10 年再重复检查。

(三)肿瘤筛查的评估

1. 对某种筛查方法(病例发现的方法)的评估标准　可包括其有效性、可靠性、收益、成本、可接受性和随访服务等。

尤其是关于检测的有效性,依据检测的阴性和阳性结果可得到四类结果(表 3-1)。因此,通常将真正的诊断问题(一个人在特定诊断条件下患病的概率是多少)被简化为在阳性结果中患病的概率,而与阳性程度无关。这种概率(即阳性预测值)只是使用阳性结果中的平均患病概率,如果把结果的特异性考虑在内,可能与真实情况相差甚远。

表 3-1　貌似健康人群中真正患病者的分类

筛查结果	貌似健康人群中真正患病者的分类	
	病例	非病例
阳性	患病且检查结果阳性 (真阳性)	无病但检查结果阳性 (假阳性)
阴性	患病但检查结果阴性 (假阴性)	无病且检查结果阴性 (真阴性)
总计	不明疾病的所有病例数	所有非病例

敏感性:患病且检查结果阳性人数/人群中所有患病人数;特异性:无病且检查结果阴性人数/人群中所有无病人数。

基于这种过于简单化的诊断观念的筛查策略(及对筛查策略的评估)会得到错误的结果,从而导致治疗过度或治疗不足。例如,乳腺钼靶摄片显示出明显的病灶,即大的球状病变伴微小钙化灶,与分别检出这些病灶其乳腺癌概率是不同的。采用一种共同的方式来解读和推理(所有阳性试验是等同的)是不可靠的。

2. 随机对照试验(RCT)评估　除了强调对筛查过程的评估(有效性、可靠性、可接受性、收益、提高早期患者的诊断率、检查费用及不良反应等)外,有研究者确信筛查计划应通过干预试验研究进行评估,最好是 RCT。以确定筛查计划能否对所筛查疾病的发病率和病死率的下降产生影响。但其设计中的问题是:"早期诊断"这一提法是存有争议的,而且只有早期发现的疾病才能得到早期治疗。因此,通常对于诊断过程的评估不是根据后续治疗结果进行的。

与根据治疗结果对未经筛选的人群进行筛查相比,所有根据 RCT 进行的评估都引起了疑惑和争论,因为筛查计划并不包含早期治疗。然而,早期治疗应该是恰当的,同时可改善病例病死率和减少并发症的产生。由于时间的偏倚的存在,即从早期到晚期的疾病进展时间,对早期治疗和晚期治疗患者的生存期进行比较是没有意义的。但是,在确定任何一个筛查计划前,应该对健康结果这一最重要的标准进行比较。

一旦确认了早期治疗的有效性,应该明确筛查发现的早期病例并代表所有早期病例中的随机样本,尤其是当筛查是在一定时间内完成时更是如此。与生长快的恶性肿瘤相比,有较长潜伏期的恶性肿瘤更容易被筛查发现。提示筛查发现的病例可能预后更好。

此外,筛查发现病例与其他病例病死率的差异也受病程长短偏倚影响,如筛查能选择性发现死亡较慢的病例。然而,对于筛查发现的病例是选择早期治疗还是在出现症状后治疗更好尚无统一认识,如前列腺癌患者的警惕观察等待策略。很显然,这种选择需要对患者根据其阳性结果是否进行治疗的健康预后进行比较。

最后,在筛查中发现的有些病变有可能不会发展成浸润性癌,死亡是风险竞争的结果。这种特例可见于在老年人中发现的某种潜伏期很长的恶性肿瘤,如前列腺癌。这种结果的出现与肿瘤作为一种疾病的发展是相一致的。

3. 早期肿瘤发展的三种"势"　肿瘤作为一种疾病,其疾病发展结局存在 3 种不同的发展可能,即"势"(图 3-1)。

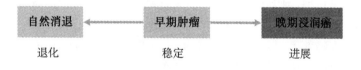

图 3-1　早期肿瘤进展的"势"

(1)稳定:第一种是早期肿瘤可以稳定十几年甚至几十年不进展或进展非常缓慢。如早期前列腺癌 5 年生存率可达 95%,发生远处转移的概率低于 10%,甚至少数晚期发生远处转移的前列腺癌也可长期生存。

(2)退化:第二种是早期肿瘤可以自然消退,估计其发生率可能为 1/14 万。以神经母细胞瘤、恶性黑色素瘤、肾癌和绒毛膜癌最为常见,这 4 种恶性肿瘤约占全部自发性消退恶性肿瘤的 50%。

(3)进展:第三种是早期肿瘤继续恶化并出现远端转移进展至晚期浸润癌。如胰腺癌经根治后 5 年生存率仍不到 5%,约 86% 的肺癌患者在确诊后 5 年内死亡,大部分胃癌患者 5 年生存率约为 20%。

尽管肿瘤发展存在以上 3 种不同的"势",但由于肿瘤之恶使得人们通常以为只有第 3 种可能存在,即认为早期肿瘤继续恶化并出现远端转移进展至晚期浸润癌。因此,目前国内外广泛推广的肿瘤筛查却有可能人为地改变早期肿瘤自然发展的"势",比方说一个肿瘤的自然发展是趋于长期稳定或自然退化,如果肿瘤筛查确定为第3种势从而进行一系列不必要的治疗,势必会对患者造成伤害甚至带来严重的后遗症。因此,全面、客观地对筛查效果进行评估就显得尤其重要。

二、肿瘤筛查的现状

我国在20世纪60年代至70年代开始进行了大规模的恶性肿瘤普查研究,包括食管癌、肺癌、肠癌和鼻咽癌等常见恶性肿瘤。20世纪80年代后,人们开始认识到普查和筛查的区别,并重视定期筛查的效果评价研究,如对鼻咽癌、肝癌和宫颈癌筛查的研究结果提示,筛查能延长鼻咽癌患者的生存期、降低肝癌病死率和宫颈癌的发病率。尽管部分恶性肿瘤筛查研究取得成果,但在筛查研究中仍存在严重问题,导致我国目前尚缺乏能真正在人群中广泛推广实施的恶性肿瘤筛查方案或计划。

(一)肿瘤筛查存在的主要问题

1. 对筛查概念的认识不足 筛查不同于一次性的群体普查,实践证明,一次性普查对恶性肿瘤的早期诊断、早期治疗效果有限。在普查发现的病例中,大部分是累积下来的晚期病例,只有小部分是早期新发病例。只有通过筛查和检测(定期筛查),才能将每个筛查间隔中新发病例尽早发现、早期治疗。一次性普查花费大,无法在人群中长期推广实施。但目前仍有文献将一次性普查研究当作筛查,并把普查结果作为在一般人群进行筛查的推广依据,这显然是不合适的。

2. 筛查效果评价停留在早诊率指标 筛查的效果评价不能只用早诊率和生存率指标进行评价,病死率才是评价筛查效果的硬指标和核心指标。筛查的目的是预防疾病造成的残疾和死亡,早期发现不是目的,而是希望通过早期发现、早期治疗,使患者获得较好的预后。若筛查后提高了肿瘤的早诊率,但无有效的治疗手段,肿瘤患者的预后得不到改善,筛查达不到实际成效。生存率虽然可以反映患者预后的改善,但不能排除领先时间偏倚和长度偏倚的干扰,即不能准确反映筛查的效果。只有病死率不受各种干扰因素影响,真正反映筛查效果。现在有许多文献报道筛查能早期发现病例,但报道筛查人群病死率下降的却不多。

3. 筛查效率低、缺乏成本-效果分析 筛查效果评价需要作成本-效果分析。筛查费用是相当大的,我国恶性肿瘤发病率在265/10万左右,发现1例早期病例或延长1个人1年寿命的筛查费用可以达到5000~10 000元。因此必须对筛查方案做成本-效果评价,寻找优化筛查方案,降低成本。降低成本最有效的措施是针对高危人群进行筛查。如果筛查人群恶性肿瘤患病率能达到1%,甚至10%以上,筛查成本将大大下降。高危人群的确定可以通过健康教育、问卷调查、危险度评价、特殊人群筛查等方法进行鉴别。

筛查方案不是一个简单的临床诊断方法,而是一个完整的鉴别诊断程序。一个筛查方案的提出必须经筛查效果评价和优化方案研究,提出一个完整的筛查程序,包括筛查人群的定义(年龄、性别、职业、地区等)、高危人群的鉴别(问卷调查或自评)、筛查的频度、时间间隔、初筛检查方法、精确筛检方法和进一步诊断程序、确诊后的规范治疗和随访等。方案中涉及的每一步都必须给实际操作者提供决策依据和判断标准,才可能成为可行的筛查方案。

4. 让健康人群主动参加筛检 筛查必须从被动接受检测转变为主动要求筛检才能提高筛查效率。目前,恶性肿瘤筛查研究中,受检人群一般均为被动接受检测,而不是主动参加。

人群参与率低,无法有针对性地对高危人群进行筛检,导致筛查效率低。

(二)肿瘤筛查的研究方向

1. 社区医疗服务与恶性肿瘤筛查相结合　随着社区医疗改革的逐步完善,社区医疗服务体系的逐步形成,恶性肿瘤筛查必然成为社区医疗服务体系的工作内容。如何将肿瘤筛查与社区医疗服务日常工作及社区肿瘤防治网相结合,是肿瘤筛查研究的一项新内容。在医疗保障制度改革的形势下,可以通过健康教育和宣传,让人们认识到定期筛检比发病后治疗成本更低,从而主动地进行定期筛检,将大大提高筛查效果,真正提高人群健康水平。

2. 高危人群的筛选和自我评价　肿瘤筛查的成本-效果可以随着被筛查人群的患病率增高而提高。因此,如何有效鉴别高危人群便成为提高筛查成本-效果、使筛查切实可行的重要研究内容。对高危人群的鉴别可依据恶性肿瘤病因学和发病危险因素研究的相关资料,以使其更具科学性。如何在操作层面,将相关研究成果进行总结归纳,整理成评分表,再通过健康教育和宣传,使居民掌握自我评分方法,达到居民自我鉴别患恶性肿瘤的危险性,变被动接受为主动参与筛查,做到自我决策或寻求医生协助选择合适的筛查方案。这样将大大提高筛查的成本-效果和可行性。

3. 筛查的成本-效果分析和优化方案筛选　筛查方案的评价必须经过成本-效果分析。筛查可能降低恶性肿瘤病死率,但如果降低 1 例死亡的代价是 10 万或 100 万元,卫生决策者可能要考虑别的成本-效果更好的方法。因此筛查效果评价必须进行成本-效果分析,模拟研究在成本-效果分析中可以起重要作用。

(三)对肿瘤筛查效果的正确认识

1. 肿瘤筛查的不良事件　需要注意的是,越来越多的证据已证实肿瘤筛查可能会引起一系列不良事件。如一些假阳性病例引起的不必要的心理压力,一些根本不必要做的检查和治疗。因此,在加强对恶性肿瘤筛查的研究的同时,如尽早提出优化、可行的筛查方案供推广实施,应尽量避免让肿瘤筛查成为一场只讲利不谈弊的宣传运动。

2. 肿瘤筛查对总体病死率的影响不确定　发表于 BMJ 杂志上的报告指出,没有足够的证据证明肿瘤筛查可以挽救生命,同时该报告呼吁未来的研究应评估肿瘤筛查对总体病死率的影响,而不是单独针对特定疾病病死率的影响。根据俄勒冈健康与科学大学的研究人员 Vinay Prasad 报道,尽管大多数研究发现肿瘤筛查可减少特定疾病的病死率,但很少有研究表明肿瘤筛查可降低总体病死率,甚至有研究发现肿瘤筛查可导致整体病死率有增加的趋势。此外,作者指出当肿瘤筛查同时与特定疾病病死率和总体病死率相关时,对特定疾病病死率的影响将会更大。

在这项报道中,Prasad 及其同事提出了大多数研究将目标确定在特定疾病病死率而非总体病死率的两个关键的因素,他们表示这些研究在确定总体病死率上"动力不足",只是做出一些假设和对不确定益处的评估,而不是一个真正的科学评估。同时,该研究团队认为任何特定疾病病死率的降低都可能与肿瘤筛查病死率的负面影响相抵消。这种"非目标死亡"可能与筛查假阳性结果、过度诊断和偶然结果相关。作者以前列腺特异性抗原(PSA)筛查为例,每年均有上百万的人接受 PSA 筛查,然而这种方法通常会导致假阳性结果,并与住院率和病死率有关,有研究指出前列腺癌筛查与心脏病和自杀风险有关。作者指出,由于过度诊断带来的危害,肿瘤筛查对总体病死率的影响比对疾病的发现复杂得多。

3. 对肿瘤筛查益处认识的夸大　尽管科学研究存在不足,Prasad 及其同事指出,公众对肿瘤筛查益处的认识具有夸大的趋势,人们没有意识到肿瘤筛查可能造成的伤害。作者引用了一项乳腺癌筛查调研数据,68%的女性认为乳腺癌钼靶 X 线筛查会降低患乳腺癌的风险,62%的调查者认为筛查使乳腺癌风险降低一半,75%的调查者则认为成像检测可阻止 1%的女性死于乳腺癌。然而,研究人员指出,曾有研究阐述了乳腺钼靶筛查并没有减少乳腺癌的死亡。

究其对肿瘤筛查益处认识的夸大的原因,作者认为肿瘤筛查支持者主要集中在对筛查益处的推动,而没有过多考虑筛查带来的危害。研究人员表示,"在没有确定筛查对病死率的影响之前,不应擅自影响人们的决定,医生必须对筛查的不确定性以诚相告;我们鼓励卫生保健提供者对筛查的局限性坦诚相告,筛查的危害是肯定有的,筛查对病死率的影响也是不确定的,人们做决定时应该谨慎"。

尽管如此,目前在缺乏对恶性肿瘤有效的病因预防措施的情况下,早期发现和早期诊断便成了许多恶性肿瘤唯一的防治措施。随着我国医疗卫生事业改革,尤其是将疾病防治的重点从疾病治疗向预防的转移、社区医疗服务体系的开展和健全等,将使恶性肿瘤筛查的意义更为突出,实施更有基础。然而,医生和患者都应明确肿瘤筛查的利益和不足,从而决定是否进行相关的肿瘤筛查。这样才可使肿瘤筛查做到趋利避害,真正达到改善人群健康水平,延长人群寿命,提高人群生活质量的目标。

第二节 肿瘤筛查的方法

肿瘤筛查的方法有很多,体检中各项血液检查,B 超、X 线胸片、胃镜和肠镜、肛门直肠指检,妇科体检中的巴氏涂片等都是常用的筛查肿瘤的方法。对于特殊人群要增加一些特殊检查方法,并且要定期检查才比较有效。

一、常用肿瘤筛查项目

1. **血液检查** 是肿瘤筛查中较为常用的重要手段,如检测血液中各种肿瘤标志物指标是否升高,可用于发现、鉴别各种恶性肿瘤。如:甲胎蛋白 AFP 可查原发性肝细胞癌、生殖腺胚胎性肿瘤。癌胚抗原 CEA 明显升高时,常见有结肠癌、胃癌、肺癌、胆管癌。

常见的肿瘤标志物包括:甲胎蛋白(AFP),癌胚抗原(CEA),糖原蛋白(CA125、CA153、CA19-9、CA724、CA242、CA211),铁蛋白(Fer),神经元特异性烯醇化酶(NSE),前列腺特异性抗原(PSA),组织多肽抗原(TPA),人绒毛膜促性腺激素(hCG)等。需要指出的是,尽管肿瘤标志物可以用于肿瘤的检测,但目前还没有哪一种肿瘤标志物能够对某一种肿瘤完全特异。其原因可能在于恶性肿瘤细胞具有幼稚性,尤其是分化程度比较低的肿瘤细胞,可以同时或在不同时期产生不同的肿瘤标志物,因此,多数肿瘤标志物缺乏器官特异。

2. **B 超** 利用彩色多普勒成像技术,可清晰地发现全身大多数器官是否有肿块及病变。

3. **X 线胸片** X 线穿过人体后,因器官、组织密度不同呈现影像,由此可直接显示肺部肿瘤,也可通过肺气肿、阻塞性肺炎、胸水等间接性改变寻找胸部肿瘤。

4. **胃镜和肠镜** 既可直接观察胃、肠黏膜的色泽、血管纹理、腺体开口形态,来识别有无病变,也可对可疑病灶做活检确诊。

5. **肛门直肠指检** 大致可以确定距肛缘 7~10cm 的肛门、直肠有无病变和病变的性质。

6. 妇科体检中巴氏涂片 采用巴氏染色的方法,可检测早期宫颈癌,检出率为 60%～70%。

二、肿瘤筛查模式

在进行肿瘤筛查过程中,可依据参与筛查对象的具体情况选用不同的筛查项目,即选用不同筛查模式。

(1)长期吸烟或接触有毒有害气体史,定期胸部 X 线检查和多种肿瘤标志物,如 CEA、NSE、TPA 的联合检查。

(2)中年女性定期做红外线乳腺扫描检查和肿瘤标志物(CEA、CA15-3、TPA)联合检查。肿块明显则作乳腺穿刺查肿瘤细胞。

(3)35 岁以上女性及人乳头瘤病毒感染(HPV)是宫颈癌的高风险人群,应定期做阴道脱落细胞学检查,或薄层细胞制片技术检查(TCT)和肿瘤标志物(CA125、TPA)联合检查。在阴道镜下做病理活检进行确诊。

(4)处于肝癌高发区,或有慢性病毒性肝炎(特别是乙肝和丙肝),建议做 B 超、乙肝五项标志物和肿瘤标志物(AFP,AFU)联合检查。

(5)处在鼻咽癌高发区者,应定期做病毒检查,必要时做穿刺细胞学检查及病理活检来确诊。

(6)有慢性胃病史者可做胃镜及肿瘤标志物(CEA、CA72-4、CA19-9、CA242)联合检查。电镜下取胃黏膜组织活检确诊。

(7)胰腺癌临床容易误诊,疑为胰腺癌应做 B 超及肿瘤标志物(CEA、CA19-9、CA125、CA50)联合检查。

(8)持续便血者可选做肿瘤标志物(CEA、CA19-9、CA50)联合检查,可通过直肠组织活检确诊。

(9)疑为卵巢癌者,可做 B 超及肿瘤标志物(CEA、CA125、CA19-9)联合检查;亦可腹腔镜取卵巢组织活检确诊。

(10)中老年男性易患前列腺癌,可进行肿瘤标志物,前列腺特异性抗原(PSA)的检查。

(11)伴有头晕,低热,面色苍白、贫血、肝、脾及淋巴结肿大、出血或出血点者,做血常规和血细胞涂片检查是最简便实用的。如血常规检查中提示有血液系统恶性肿瘤,可进一步进行骨髓穿刺并做相关细胞学检查。

本节只是大体介绍常用肿瘤筛查项目及其应用模式,详细情况将在下一章中结合具体肿瘤,如乳腺癌、宫颈癌、食管癌等的筛查进行介绍。

第4章

常见肿瘤的筛查

一般认为,作为被筛查的肿瘤需要符合以下条件:①该肿瘤较为常见,而且预后严重,即有高病死率;②有可检出的临床前期,一些肿瘤在临床前期即已发生播散的倾向,不能作为筛查的对象;③具有敏感、特异、经济、安全、方便且易被接受的筛查方法;④对筛查阳性者有进一步的确诊方法;⑤对早期发现的病例实施有效的治疗,能提高治愈率或生存率。本章内容将选择排在男性和女性发病前 5 位的恶性肿瘤为例进行探讨。依据流行病学资料,男性发病前 5 位的依次为肺癌、胃癌、肝癌、食管癌和结直肠癌;女性发病前 5 位的依次是乳腺癌、肺癌、结直肠癌、胃癌和宫颈癌。

第一节 肺 癌

一、肺癌筛查的意义

肺癌是目前全球发病率最高的肿瘤,其癌症相关的病死率也居首位。肺癌是我国发病率最高的恶性肿瘤,每年新发病例和死亡病例分别为 60 万和 49 万左右。占所有肿瘤死亡人数的 26.85%,居肿瘤死因的首位。美国哈佛大学公共卫生学院根据中国现有的数据和情况曾做出报告,在未来的 30 年,中国因肺癌致死的人数将高达 1800 万,这意味着每分钟会有 1 人死于肺癌。之所以肺癌有这么高的病死率,主要是因为临床上近 80% 的患者到了晚期才能确诊。

早期肺癌常常没有临床症状,当患者出现症状并就诊时肺癌已至进展期。研究显示:肺癌的预后与其发现时的临床分期密切相关,I_A 期患者 5 年生存率约为 60%,而 Ⅱ～Ⅳ 期患者 5 年生存率仅为 5%～40%。而当出现远处转移后其生存率只有不到 5%。因此肺癌筛查和早期诊断对降低肺癌的病死率、延长患者的生存期具有重要的意义。

二、肺癌筛查的高危人群

(一)肺癌筛查的对象

2013 版美国国立综合癌症网络(NCCN)肺癌指南将正在吸烟或曾吸烟者列为高危人群,并未对高危人群进行详细说明。2012 版 NCCN 肺癌指南将低剂量 CT(low-dose computed tomography,LDCT)筛查的高危人群列为:年龄＞55 岁,烟龄≥30 包/年(pack-years)。美国癌症协会(American Cancer Society,ACS)等肺癌诊治指南也未对肺癌筛查高危人群进行明确和全面界定。

（二）肺癌筛查的影响因素

1. 年龄　50 岁以下肺癌发病率较低,60 岁以上肺癌发病率急剧上升。

2. 高危因素　吸烟是肺癌高危因素中最应关注的危险因素。随着年龄、每天抽烟数量及抽烟年数的增加,肺癌发病率会随之升高。

3. 高发地域　云南省是我国乃至全世界肺癌的高发区之一。肺癌高发区一般属于产燃煤地区,可能由于烟煤和焦煤的使用导致肺癌高发。

4. 其他肺部疾病　如肺气肿、支气管肺炎等肺部疾病也与肺癌的发生有关。

5. 其他　家族史、职业因素等。

结合 NCCN、ACS 肺癌诊治指南,国内学者提出肺癌筛查的高危人群如下:①年龄＞50岁,正在吸烟或戒烟少于 15 年,并且烟龄≥30 包/年(pack-years,PKS);②患者有肺气肿、支气管肺炎等其他肺部疾病;③居住在产煤区人群,如云南东部等;④有肺癌家族史及曾患过其他肿瘤者;⑤职业高危者,如暴露于石棉、重金属等人群。

三、肺癌筛查方法

（一）痰细胞学检查

痰细胞学检查具有取材简洁、方便、无创等优点,是传统的早期发现肺癌的一种重要手段。其特异性高,文献报道在 98% 以上,但敏感性较差,平均仅为 66%。易受肿瘤分型、分期、送检次数及痰标本取材方法等诸多因素影响。近年来液基细胞学也应用于痰细胞学检查,它除去了黏液红细胞杂质等非有效成分,提高了肿瘤细胞阳性检出率。液基薄层细胞涂片检测痰中脱落细胞的敏感性较传统痰涂片提高了 24.5%。但液基细胞学痰涂片在除去杂质的同时,也改变了肿瘤细胞的排列方式,不利于病理分类。临床上很少单独应用痰细胞学检查筛查肺癌。

（二）胸部 X 线

X 线胸片因其经济、射线量小、方便、无创等优势,成为肺癌检查最常用的工具之一。Meta 分析结果表明:X 线胸片诊断肺癌的汇总特异度为 93%(93%～93.3%),说明其误诊率为 7%,适用于肺癌诊断。但其汇总灵敏度仅为 25%(22%～28%),漏诊率很高(75%)。可能与 X 线胸片分辨率低,纵隔、心脏、横膈、肋骨等掩盖病变部位,使某些肺部结节被漏诊。由于胸部 X 线检查敏感性均较低,漏诊率高,不适用于肺癌筛查。

（三）低剂量螺旋 CT(LDCT)

欧美和日本自 20 世纪 90 年代后以低剂量螺旋 CT(LDCT)为主要检查方法的大型普查项目均显示,肺癌筛查恶性检出率在 1%～2%,早期肺癌检出率 80% 以上,5 年甚至 10 年生存率达 80% 以上,预期 10 年生存率可达 88%。目前 LDCT 技术上日趋成熟,扫描辐射剂量约为 2.0 mSV,明显低于常规 CT,是最有效的肺癌筛查手段。

国内由复旦大学附属肿瘤医院牵头联合多家三级甲等综合性医院、疾病预防控制中心及社区卫生服务中心,在上海社区高危人群中开展 LDCT 筛查肺癌的初步结果显示:筛查总人数 11 332 人,筛查明确诊断恶性肿瘤 29 例,其中原发性肺癌为 27 例,筛查原发性肺癌发病率为 238.26/10 万;0～Ⅰ期共 22 例,占原发性肺癌的 81.48%。该研究结果明确了肺癌高危人群,确立了上海社区肺癌高危人群遴选方法和筛查路径,建立了早期肺癌的影像学确诊流程和标准,切实提高了早期诊断率。此外,肺癌患者生存得以延长,生活质量得以改善。在提高早期肺癌发现率的同时,还获得了巨大的社会效益,免去了中晚期肺癌治疗所需的高昂代价。

LDCT 具有高敏感度和可操作性等优势,但费用较高投入大,难以成为筛查手段。但鉴于其敏感性及特异性,依然有很好的应用前景,有可能成为未来肺癌筛查的首要选择,如有学者建议对肺癌高危人群进行每年 1 次的 LDCT 筛查,最少 3 年,直至肺癌诊断成立。

(四)支气管镜检查

CT 或 LDCT 并不能检查出肺癌病灶侵袭前的病理变化,目前,确定支气管内细胞是否癌变应用最广泛的技术是荧光纤维支气管镜(LIFE),它是基于正常和癌变细胞的荧光不同,利用这点可以用支气管镜来确定是否发生了上皮内瘤变。一个多中心联合试验表明,在普通的支气管镜检查中加入 LIFE,检查的敏感性从 37.3% 提高至 75%。但由于 LIFE 是通过监测病变的总血流量来判断病变性质,导致其难以区分炎症改变与上皮内瘤变,进一步导致假阳性增多。支气管镜检查还包括诸如修正自荧光技术、光学相干断层扫描和共聚焦荧光显微镜。这些支气管镜都对肺癌早期细胞学变化的检查有着独特的优势。但是这些技术目前尚处于试验阶段,其对肺癌的筛查与诊断的准确性尚待研究证实。

支气管镜检查成本高且对周围型肺癌检出率低,同时相对不易被患者接受,目前仅适用于部分临床肺癌可疑病例的确诊,尚不能用于肺癌筛查。

(五)血清生物学标志物

癌胚抗原(CEA)、组织多肽抗原(TPA)、神经特异性烯醇化酶(NSE)、糖原抗原(CA153、CA19-9、CA125)等是肺癌早期诊断常用的指标,但其因缺乏敏感性、特异性等,对肺癌的筛查意义不大,尤其是作为单一指标使用时;但它却为基因组学及蛋白组学作为筛查的手段提供了思路。

近年来,相当一部分肺癌筛查研究把注意力放在了对癌基因、抑癌基因、端粒酶、甲基化的脱氧核糖核酸(DNA)及微小核糖核酸(micro-RNA)等范畴上。如 micro-RNA 与肺癌的生长、侵袭及扩散有着密切的联系,提供了肺癌筛查可能的另一种手段。通过检测体液(如血液、痰液等)中的 micro-RNA(miRNAs 检测),以达到早期发现肺癌的目的。

与其他筛查一样,肺癌筛查也存在自身的问题,如辐射的危害、较高的假阳性率、过度诊断所造成的经济负担、追加检查的并发症风险、如何界定高危人群等。资料表明,肺癌筛查可使肺癌的病死率降低 20%,其效果远远优于当今的任何治疗手段,而且随着新的风险模型的应用,肺癌的检出率也得到了提高。LDCT 和 miRNAs 检测结合可使假阳性率降低至 3.6%,这既弥补了 LDCT 的不足,又为肺癌筛查提供了新的思路。虽然肺癌筛查目前仍有许多问题需要研究,但毫无疑问的是肺癌筛查将会在肿瘤防治中占有重要地位。

第二节 食 管 癌

一、食管癌筛查的意义

在全球范围内,食管癌的发病率在恶性肿瘤中居第 8 位,病死率为第 6 位。我国属于食管癌最高发国家之一,依据《2011 中国肿瘤登记年报调查》结果,我国食管癌发病率和病死率分别为 20.85/10 万和 16.24/10 万,分别居于恶性肿瘤发病及死因顺位的第 6 位和第 4 位。因此,提高我国食管癌诊疗水平是艰巨而紧迫的医学研究难题。

目前,超过 90% 的食管癌患者确诊时已进展至中晚期,患者生活质量低,总体 5 年生存率不足 20%。而仅累及黏膜层和黏膜下浅层的早期食管癌通常经内镜下微创治疗即可根治,不仅可取得与外科手术相当的疗效,且具有创伤小、痛苦少、恢复快的优势,患者 5 年生存率可超过 95%。在加强食管癌筛查、提高早期病变检出率和诊断率的基础上,进行内镜下早期治疗,是改善食管患者预后、节约国家医疗资源、减轻家庭和社会负担的有效途径。

二、食管癌筛查的高危人群

根据我国国情、食管癌危险因素及流行病学特征,符合以下第 1 条和 2～6 条中任一条者应列为食管癌高危人群。

(1)年龄超过 40 岁。

(2)来自食管癌高发区。

(3)有上消化道症状。

(4)有食管癌家族史。

(5)患有食管癌前疾病或癌前病变者。

(6)具有食管癌的其他高危因素,如吸烟、重度饮酒、头颈部或呼吸道鳞癌等。

三、食管癌筛查方法

依据近期《中国早期食管癌筛查及内镜诊治专家共识意见》,内镜及病理活检是目前诊断早期食管癌的金标准。内镜下可直观地观察食管黏膜改变,评估癌肿状态,拍摄或录制病变影像资料,并可通过染色、放大等方法评估病灶性质、部位、边界和范围,一步到位地完成筛查和早期诊断。

内镜下食管黏膜碘染色加指示性活检的组合操作技术已成为我国现阶段最实用有效的筛查方法。电子染色内镜等内镜新技术在早期食管癌筛查中的应用价值尚处评估阶段,既往使用的食管拉网细胞学检查和上消化道钡剂等筛查方法因诊断效能及接受度等问题,已基本被淘汰。

按照《中国癌症筛查及早诊早治指南》(试行),以上方案属最佳方案,即直接开展内镜筛查,应用内镜检查及碘染色,同时进行指示性活检。这种方法的技术性要求比较强,以保证筛查的准确性和可靠性,需培养一支技术熟练、经验丰富的医技人员。然而,这种方法成本较高,建议在经济情况较好的食管癌高发地区开展。另一推荐方案为初级方案,即采用细胞学初筛与内镜检查确诊相结合的方案。首先开展细胞学拉网初筛,对细胞学诊断为 SSI 或 ASCUSN(美国液基细胞学标准)以上者,再进行内镜检查做出组织学诊断。该方案虽然所选初筛方法敏感度和特异度相对较低,但操作简单,可大大降低筛查成本,可在一定程度上浓聚高危人群,适用于卫生资源欠缺的食管癌高发地区。

食管癌筛查和早诊早治的最终目标是发现早期病例并进行相应治疗,从而最终降低人群的发病率和病死率。然而,有研究资料显示,虽然在食管癌高发区人群中存在着相当数量的癌前病变及早期食管癌患者,但是对其检出率并不理想。因此,建议在食管癌筛查中,应注重提升专业人员的内镜操作水平及加强群体健康宣教两方面。如专业人员在进行食管癌内镜筛查的过程中应该严格按照相关规范进行,并通过各种途径提高内镜及病理人员的诊断水平,避免漏诊。同时,应对高发地区的高危人群恶性肿瘤综合防治进行定期健康宣传,提高群众的防癌意识。

第三节 胃 癌

一、胃癌筛查的意义

胃癌是最常见的恶性肿瘤之一,其发病率和病死率在全球常见恶性肿瘤中分别占第 4 位和第 2 位,全世界每年因胃癌死亡约 73.8 万人,总的 5 年生存率仅约 20%。我国属于胃癌高发国家,每年胃癌新发病例约 40 万例,死亡约 35 万例,新发和死亡病例均占全世界胃癌病例的 40%。可见,胃癌是一种严重威胁人民健康的疾病,降低胃癌的发病率和病死率是亟待解决的重大公共卫生问题。

胃癌的预后与其诊治时机密切相关,如早期胃癌在内镜下即可获得根治性治疗,5 年生存率超过 90%;而进展期胃癌,即使接受了以外科手术为主的综合治疗,5 年生存率仍低于 30%,且患者生活质量低,给国家和家庭带来沉重的负担。可见早期胃癌的筛查,不仅可大大节约医疗资源,还可提高患者的生活质量。然而,目前我国早期胃癌的诊治率不足 10%,远低于日本(70%)和韩国(50%)。中国癌症预防与控制规划纲要(2004－2010)明确指出,癌症的早期发现、早期诊断和早期治疗是降低病死率和提高生存率的主要策略。因此,在胃癌高危人群中进行胃癌筛查,同时结合内镜早诊早治,是改变我国胃癌诊治严峻形势的高效,且可行的途径。

二、胃癌筛查的高危人群

根据我国国情和胃癌流行病学,符合第 1 条和第 2～6 条中任一条者均应列为胃癌高危人群。

(1)年龄超过 40 岁,男女不限。

(2)胃癌高发地区人群。

(3)Hp 感染者。

(4)既往患有慢性萎缩性胃炎、胃溃疡、胃息肉、手术后残胃、肥厚性胃炎、恶性贫血等胃癌前疾病。

(5)胃癌患者一级亲属。

(6)存在胃癌其他高危因素,如高盐腌制饮食、吸烟或重度饮酒等。

三、胃癌筛查方法

(一)血清胃蛋白酶原(pepsinogen,PG)检测

PG 主要在胃底部表达,是胃蛋白酶的前体在酸性环境下被激活转化为具有生物活性的胃蛋白酶。根据其生化和免疫学的特性可将 PG 分为 PG Ⅰ 和 PG Ⅱ。证据表明,PG Ⅰ 和 PG Ⅱ 与胃癌发病具有相关性。国内胃癌高发区对胃癌筛查采用血清 PG Ⅰ 浓度 $\leqslant 70\mu g/L$,且 PG Ⅰ/PG Ⅱ $\leqslant 7.0$ 为临界标准。根据血清 PG 检测和 Hp 抗体检测结果可有效对患者的胃癌患病风险进行分层,并依据其分层决定是否进一步检查策略(表 4-1)。根据胃癌风险分级,A 级患者可不行内镜检查,B 级患者至少每 3 年行 1 次内镜检查,C 级患者至少每 2 年行 1 次内镜检查,D 级患者应每年行 1 次内镜检查。

表 4-1　胃癌风险分级

项目	A 级	B 级	C 级	D 级
PG	−	−	+	+
Hp	−	+	+	−
胃镜检查	不需要	每 3 年 1 次	每 2 年 1 次	每年 1 次

(二)胃泌素 17(gastrin-17,G-17)检测

血清 G-17 检测可反映胃窦部黏膜萎缩情况,其水平取决于胃内酸度和胃窦部 G 细胞数量。因此,高胃酸及胃窦部萎缩患者的空腹血清 G-17 浓度较低。与血清 PG 检测相结合,血清 G-17 浓度检测可用于诊断胃窦(G-17 水平降低)或仅局限于胃体(G-17 水平升高)的萎缩性胃炎。因此,建议联合检测血清 G-17、PG Ⅰ、PG Ⅰ/PG Ⅱ比值和 Hp 抗体,以增加评估胃黏膜萎缩范围和程度的准确性。

(三)上消化道钡剂检查

日本自 1960 年起应用 X 线钡剂检查行胃癌筛查。最初检查应用 8 组小 X 线片,如有异常再行更详细的 11 组 X 线片检查;若 X 线钡剂检查发现可疑病变,如胃腔直径减小、狭窄、变形、僵硬、压迹、龛影、充盈缺损、黏膜褶皱变化等则行进一步内镜检查。然而,随着内镜技术的快速发展,内镜检查已基本取代 X 线钡剂检查,成为最常用的胃癌检查手段。在我国,结合医院实际情况,可酌情考虑使用上消化道 X 线钡剂检查胃癌筛查。

(四)内镜筛查

内镜及其活检是目前诊断胃癌的金标准,尤其是对平坦型和非溃疡性胃癌的检出率高于 X 线钡剂等方法。然而内镜检查依赖设备和内镜医师资源,且内镜检查费用相对较高,具有一定痛苦,患者接受程度较差,即使对于日本等发达国家而言,尚未采用内镜行大规模胃癌筛查。因此,采用非侵入性诊断方法筛选出胃癌高风险人群,继而进行有目的的内镜下精查是较为可行的诊断策略。

胃癌虽然在我国属于常见肿瘤,但受限于经济水平及医疗条件的差异,加之普通人群又缺乏对胃癌的相关认识,我国开展自然人群普查胃癌的难度较大。可以首先在胃癌高发地区开展高危人群筛查,并加强相关知识的宣传,改变不良饮食习惯,鼓励亚健康人群主动参加筛查,以提高胃癌的 5 年生存率、改善预后、提高患者的生活质量。

第四节　大　肠　癌

一、大肠癌筛查的意义

大肠癌,又称结直肠癌(Colorectal cancer,CRC)是我国常见的恶性肿瘤。在西方发达国家结直肠癌发病率居恶性肿瘤的第 2~3 位,随着国人生活水平的不断提高和饮食习惯,如高热量、高蛋白、低纤维饮食结构的改变,大肠癌发病率日渐提高,大肠癌的发病率也逐年增高,已跃居第 3~5 位,特别是在大城市增幅则更快。大肠癌患者预后主要由恶性肿瘤确诊时间,即确诊时手术分期决定,而系统正规的筛查可以发现癌前病变及早期阶段大肠癌,随之进行有效治疗从而阻止病变进展。由于早期大肠癌常无临床症状,出现症状就诊时往往已是晚期,5

年生存率约 30%。若能早期发现,多数患者可通过手术切除 5 年生存率可达 97%。在我国,Ⅰ期大肠癌的诊断比例仅 5%,超过 60% 的大肠癌患者被确诊时已经处于中晚期。因此,通过开展无症状人群的筛查、发现早期癌及癌前病变并进行干预治疗,是降低大肠癌发病率、提高患者生存率和降低病死率的重要方法。

二、大肠癌筛查的高危人群

大肠癌经初筛后结肠镜检查的筛查方案目标为 50—74 岁人群,对目标人群进行高危因素问卷调查和免疫法大便隐血检测大便 2 次,符合下列任一条者,即为大肠癌高危人群。

(1)大便隐血阳性。

(2)一级亲属有大肠癌病史。

(3)本人有肠道腺瘤史。

(4)本人有癌症史。

(5)符合下列 6 项之任意 2 项者:①慢性腹泻;②慢性便秘;③黏液血便;④慢性阑尾炎或阑尾切除史;⑤慢性胆囊炎或胆囊切除史;⑥长期精神压抑。

三、大肠癌筛查方法

(一)大肠癌的筛查模式

目前国际上主要存在两种大肠癌筛查模式:自然人群筛查和伺机性筛查。

1. 自然人群筛查 也称为无症状人群筛查,它是由国家政府部门组织,以社区为单位,以年龄为纳入条件进行的大规模筛查。自然人群筛查不但能检出早期癌症,降低患者的病死率,更可以通过筛查发现癌前期病变,降低受筛查人群的发病率。其缺点在于大多数无症状人群对筛查的依从性较低,需指定专门的工作人员进行组织实施,总体费用较高。由于自然人群筛查所需医疗资源及花费成本较高,并不适合我国目前的国情及医疗条件。

2. 伺机性筛查 又称"机会性筛查""个体筛查"或"个案检查"。是一种临床筛查,可以是受检者主动找医生,也可以是医生根据受检者的危险水平决定是否筛查。伺机性筛查是患者和医师的面对面筛查,经过医师的宣传讲解患者依从性较自然人群筛查高,更适合我国目前基本国情,成为现在国内外较多筛查者推荐的模式。研究显示,伺机性筛查可提高受检人群的依从性可以更多地发现早期癌及癌前疾病提高大肠肿瘤的检出率,从而提高大肠癌治愈率。但其缺点在于是否可以降低大肠癌发病率目前尚无法判断。

(二)大肠癌的筛查方法

目前大肠癌筛查方法主要包括粪便检测和结肠结构性检测两大类。前者包括粪便隐血检测、粪便脱落细胞及其基因检测;后者则包括乙状结肠镜、全结肠镜、结肠气钡双重造影、CT 结肠成像(CTC)、结肠胶囊内镜 CCE 检查。其中常用的方法为问卷调查粪便隐血检测和结肠镜检查。

1. 问卷调查粪便隐血试验 大肠癌早期一般缺乏特异症状,当患者出现腹痛、腹部包块、排便习惯及大便性状异常、贫血或血便时,多已进入大肠癌晚期阶段。通过问卷调查可根据大肠癌的相关危险因素将筛查对象分为高危人群和普通人群,基于结直肠癌高危因素调查可发现较多结直肠癌前病变。

粪便排泄物检测方法较多,其中以粪便隐血试验(FOBT)最为常用。FOBT 分为免疫法和化学法两种,其中以免疫法 FOBT 效果较好。免疫法 FOBT 不易受所进食物及药物的影响,对下消化道出血性病变检测较化学法更敏感。研究显示,FOBT 与问卷调查联合使用可将需要进行筛查的人员比例精简 85%。

2. 结肠镜　结肠镜检查包括乙状结肠镜及全结肠镜检查。通常所提到的结肠镜检查是指全结肠镜检查。资料表明,乙状结肠镜检查可使受检部位结直肠癌的病死率降低 60%～80%。随着人群年龄的增长,远端结直肠癌的发病率有降低趋势,但结直肠癌有随年龄增长向结肠近端移动的趋势,由于乙状结肠镜的受检部位仅限于远端结直肠(直肠以脾曲为界),因此,乙状结肠镜筛查方法具有局限性。

全结肠镜是诊断结直肠癌的金标准,也是降低结直肠癌发生率及病死率的一种有效的方法。全结肠镜的这种保护性作用源于可以镜下发现并切除息肉等大多数结直肠癌的癌前病变。全结肠镜检查是对每一种结直肠癌筛查方法作最后评价的决定性手段,在检查中发现病变者可取活检进行活组织学检查,以明确病变性质。

3. 双重气钡造影、CTC、CCE　双重气钡造影可用于检查全肠道,但是至今仍缺乏有关其可降低结直肠癌病死率的研究报道,并且其敏感性低。因此,在筛查工作中应用较少。

CTC 为无创性检查,有助于早期大肠病变的检出,对不能耐受结肠镜检查者有独到优势,但其不能对病变进行活检,对细小或扁平病变可存在假阴性,或因粪便可出现假阳性等。

CCE 有安全无侵入性等特点,德国学者研究显示与传统结肠镜相比,CCE 不仅能有效评估结肠病变,还可提高大肠癌筛查的依从性。CCE 为患者提供了一种低风险、少痛苦的检查手段,但是费用问题可能会成为其广泛应用的瓶颈。

需要指出的是,虽然大量资料证明,大肠癌的早期筛查是有效的。但各国的数据均显示人群对筛查的依从性低,这也正是导致大肠癌筛查效率低的一个重要影响因素。影响依从性因素较多,如健康意识差、经济收入低、检查费用昂贵、肠道准备麻烦、害怕并发症、质疑医师技术、恐癌心理、缺乏医患沟通等。可见,任何的筛查项目都不是仅仅依靠筛查的过程,还需要被筛查人群对筛查工作的认可及对医务工作者的信任。可喜的是,目前国内外已有研究探讨如何提高大肠肿瘤筛查依从性,从而提高筛查效率。

总之,结直肠癌筛查已被证实能降低结直肠癌的发病率和病死率,并在发达国家广泛开展。当今大肠癌筛查方法中,结肠镜仍占主导地位,但其对近端结肠癌漏诊率较高,且对人体有一定侵袭性,价格相对较贵。考虑到我国目前大肠癌筛查尚未完全普及,粪隐血试验和肠镜检查参与率较低,故当今研究热点是发掘出提高检出准确性和人群依从性的同时,可减少不必要的结肠镜检查的筛查方法,从而提高大肠癌总体筛查效率。在结直肠癌筛查模式中,伺机性筛查适合我国基本国情及医疗条件,并在我国多地作为主要的结直肠肿瘤筛查模式。目前存在的各种筛查方法虽然较多,但仍需多中心的研究和临床试验来证明其敏感性和特异性,当今社会迫切需要新型侵袭性更小和敏感性更高的大肠癌及癌前病变的筛查方法。

第五节　肝　　癌

一、肝癌筛查的意义

据 2009 年世界卫生组织统计,我国原发性肝癌(HCC)发病患者数及死亡人数分别占全球总发病患者数和死亡人数的 50％ 和 55％。在中国,原发性肝癌发生率在常见的恶性肿瘤中居第 3 位,病死率在所有恶性肿瘤中居第 2 位。HCC 起病隐匿,但进展迅速,临床确诊时大多数已进展至晚期或发生远处转移,5 年生存率较低。因此,对 HCC 高危人群进行筛查对于降低 HCC 病死率具有重要意义。

目前国际上已有可供借鉴参考的肝癌治疗指南,主要包括:《美国国家综合癌症网(NC-CN)的肝癌临床实践指南》;《美国肝病研究协会(AASLD)肝癌临床治疗指南》;《英国胃肠病学会(BSG)治疗指南》;《美国外科学院(ACS)制定的共识》;《中国专家也根据国情制定了原发性肝癌规范化诊治专家共识》。以上指南均十分强调 HCC 的早期筛查和早期监测,均以循证医学证据作为依据,可信度较高。

二、肝癌筛查的高危人群

肝癌高危人群包括:乙肝、丙肝病毒感染者及嗜酒者等。由于肝肿瘤体积平均每 6 个月要加倍,因此对于高危人群一般每 6 个月进行一次检查。由于女性发病相对较晚,中国癌症筛查及早诊早治指南认为可在男性 35 岁、女性 45 岁时开始高危人群的筛查。

三、肝癌筛查方法

早期肝癌筛查方法有多种,20 世纪 70 年代以来,检测血清甲胎蛋白(AFP)含量是筛查肝癌的最好办法。从 20 世纪 80 年代开始,超声显像(B 超)被应用于肝癌筛查,解决了 AFP 阴性患者的早期发现问题。若将该两种手段同时应用于肝癌筛查,可发现 95％ 以上的早期肝癌。

目前国际上广泛应用于人群筛查的是 AFP 和超声显像。其中,超声显像在肝癌早期发现中越来越受到重视。因为单独采用 AFP 作为筛查的方法,将会遗漏 50％ 小于 3cm 的肝癌。超声检查可检测到直径 1～2cm 的小肝癌,其灵敏度取决于肿瘤的回声类型,检查医生的经验及显像仪的质量。因此,理想的筛查方案是联合应用甲胎蛋白(AFP)和腹部超声(US),可以极大地降低漏诊率,但如果经济条件不允许,可以单独用腹部超声筛查。已被检测出的疑似患者可应用超声显像、计算机断层扫描(CT)、磁共振(MRI)、血管造影、病理学检查等方法明确诊断。

值得注意的是,B 超对筛查病灶直径小于 2 cm 的 HCC 存在困难,在早期 HCC 筛查和诊断方面并不具有优势。因此,近年来不断涌现出许多新的血清学诊断标志物,目前已知 AFP-L3（％）、GPC3、DCP 和 GP73 等均被应用于 HCC 筛查与诊断。这些血清肿瘤标志物在 HCC 筛查和早期诊断方面都有其优势和局限性。因此,未来的研究重点是在血清 AFP＜20μg/L 的 HCC 或 B 超肝脏结节直径＜2cm 的肝硬化患者中,寻找新的标志物或不同相关肿瘤标志物的组合。

此外,近年来 HCC 表观遗传学研究也是热点之一。越来越多的证据表明,miRNA 在肿瘤的发生发展中具有显著的作用,并可能成为对癌症诊断和预后强大的生物标志物。microR-NA-122(miR-122)是肝中最丰富的 microRNA,占所有 miRNA 总数的 70％ 左右。miR-122 的表达丢失与肝癌分化分型、侵袭和肝内转移相关。lncRNA 作为激活子或抑制子参与细胞分化和个体发育的过程。因此,随着新技术的应用和多学科的协作,通过探索 miRNA 和 ln-cRNA 的相互作用能为 HCC 的筛查和早期诊断提供新的生物标志物。

四、肝癌高危人群分级筛查管理

按目前绝大多数指南推荐,HCC 的筛查周期为 6 个月,然而,临床发现,这种筛查周期可能对一些肝癌极高危人群会降低早期肝癌诊断率,而对于肝癌发生风险极低的高危人群可能也是医疗成本的浪费。因此,有专家建议对肝癌高危人群应采用分级筛查管理,即将 HCC 高危人群分为低危、高危及极高危 3 个层次,采取不同的筛查策略可能更符合卫生经济学策略。具体如下。

1. 低危人群　其临床特征包括:①HBV 携带者;②慢性病毒性肝炎[HBV 和(或)HCV]经抗病毒治疗持续病毒学应答者;③自身免疫性肝炎及酒精性或非酒精性脂肪性肝炎,肝功能持续正常者。

建议每 12 个月检查肝脏 B 超和 AFP。

2. 高危人群　其临床特征包括:①男性年龄>40 岁或女性年龄>50 岁,慢性乙型肝炎,并且病毒载量>2000U/ml 或患者有肝癌家族史;②HBV 相关性代偿期肝硬化,但多次检查 DNA 阴性,或抗病毒治疗持续病毒学应答者;③酒精性或非酒精性脂肪性肝炎、肝硬化代偿期;④慢性病毒性肝炎伴代谢综合征。

建议每 6 个月检查肝脏 B 超和 AFP,有条件者可增加 AFP-L3、GPC3、GP73、DCP 等检查项目。上述患者如果 B 超检查发现直径<1cm 肝脏结节病灶,则建议按极高危人群肝癌的筛查管理。

3. 极高危人群　其临床特征包括:①HBV 相关性肝硬化,有肝癌家族史,或男性年龄>50 岁肝硬化患者且 HBV DNA 阳性或丙氨酸氨基转移酶(ALT)持续异常;②肝硬化,B 超显示肝脏结节直径<2cm,高度和(或)低度增生结节,或肝脏不典型增生结节直径<1 cm;③肝硬化,HBV DNA 前 C 区 A1762T/G1764A 双突变,或抗病毒耐药相关的 rtA181T、rtL80I、rtN236T 基因突变;④失代偿期肝硬化或肝硬化曾发生过失代偿事件,或肝硬化合并糖尿病、肥胖、酗酒。

建议每 3 个月筛查肝脏 B 超和 AFP,有条件的亦可增加 AFP-L3、GPC3、GP73、DCP 等检查项目;6~12 个月进行 CT 和(或)MRI 检查。如果 AFP 升高,但未达到诊断水平,除排查其他可能引起 AFP 增高的情况,则将筛查间隔时间缩短至 1~2 个月。

尽管 HCC 的血清学标志物及表观遗传学研究取得了很大进展,但对于 HCC 的早期诊断与筛查仍有很长的路要走。对于肝硬化患者等 HCC 高危及极高危人群,探讨更适合的新筛查方案,是降低肝硬化及肝癌病死率的关键。

第六节　乳　腺　癌

一、乳腺癌筛查的意义

乳腺癌是最常见的女性恶性肿瘤,位居全球女性发病和死亡第 1 位。据国际癌症研究中心(International Agency for Research on Cancer,IARC)报告,2008 年全球女性新发乳腺癌 138 万例,占女性恶性肿瘤发病的 22.9%;死亡 46 万例,占女性恶性肿瘤死亡的 13.7%。中国乳腺癌总病死率在 20 世纪 70-90 年代初曾表现出一定的下降趋势,但中青年女性年龄别病死率上升明显,致使中国城乡女性在之后的十几年内,其年龄别发病率和病死率及绝对人数都呈现出明显的增长趋势。2010 年《中国乳腺疾病调查报告》指出,中国乳腺癌发病率的增长速度高出西方国家 1~2 个百分点,呈现出明显的年轻化趋势,每年约有 20 余万女性罹患乳腺癌;2003－2009 年,中国城市乳腺癌病死率增长了 38.91%。

目前对乳腺癌仍缺乏有效的病因学预防手段,因此对乳腺癌的筛查和早期诊断就显得尤为重要。大量研究表明,筛查的实施是近年来欧美各国乳腺癌病死率下降的主要原因之一。如美国 SEER (Surveillance Epidemiology and End Results)的数据显示,美国自 1975 年前开展乳腺癌筛查和早期诊断以来,1975－2006 年非浸润癌发病率从 5.8/10 万上升至 32.5/10 万,浸润癌发病率则呈先升后降趋势,乳腺癌的病死率持续下降。合理的筛查能够早期发现乳腺癌,提高治愈率,增加"保乳"手术的机会,减少术后辅助治疗,节省医疗费用,提高患者生活质量。为此,WHO 已将乳腺癌列为应开展人群筛查的癌症类别之一。

二、乳腺癌筛查的高危人群

依据中国抗癌协会乳腺癌诊治指南与规范(2015 版),乳腺癌高危人群的定义如下。

(1)有明显的乳腺癌遗传倾向者。

(2)既往有乳腺导管或小叶中重度不典型增生或小叶原位癌患者。

(3)既往行胸部放疗的淋巴瘤患者。

遗传性高危人群:遗传性乳腺癌-卵巢癌综合征基因检测标准。

(1)具有血缘关系的亲属中有 BRCA1/BRCA2 基因突变的携带者。

(2)符合以下 1 个或多个条件的乳腺癌患者:①发病年龄≤45 岁;②发病年龄≤50 岁并且有 1 个具有血缘关系的近亲也为发病年龄≤50 岁的乳腺癌患者和(或)1 个或 1 个以上的近亲为任何年龄的卵巢上皮癌、输卵管癌、原发性腹膜癌患者;③单个个体患 2 个原发性乳腺癌,并且首次发病年龄≤50 岁;④发病年龄不限,同时 2 个或 2 个以上具有血缘关系的近亲患有任何发病年龄的乳腺癌和(或)卵巢上皮癌、输卵管癌、原发性腹膜癌;⑤具有血缘关系的男性近亲患有乳腺癌;⑥合并有卵巢上皮癌、输卵管癌、原发性腹膜癌的既往史。

(3)卵巢上皮癌、输卵管癌、原发性腹膜癌患者。

(4)男性乳腺癌患者。

(5)具有以下家族史:①有血缘关系的一级或二级亲属中符合以上任何条件;②有血缘关系的三级亲属中有 2 个或 2 个以上乳腺癌患者(至少有 1 个发病年龄≤50 岁)和(或)卵巢上皮癌、输卵管癌、原发性腹膜癌患者。

三、乳腺癌筛查方法

(一)乳腺 X 线检查

(1)乳腺 X 线检查对降低 40 岁以上女性乳腺癌病死率的作用已经得到了国内外大多数学者的认可。

(2)建议每侧乳房常规应摄 2 个体位,即头足轴(CC)位和侧斜(MLO)位。

(3)乳腺 X 线影像应经过≥2 位专业放射科医师独立阅片。

(4)乳腺 X 线筛查 40 岁以上亚洲女性准确性高。但乳腺 X 线对年轻致密乳腺组织穿透力差,故一般不建议对 40 岁以下、无明确乳腺癌高危因素或临床体检未发现异常的女性进行乳腺 X 线检查。

(5)常规乳腺 X 线检查的射线剂量低,不会危害女性健康。

(二)乳腺临床体检

(1)单独作为乳腺癌筛查的方法效果不佳,尚无证据显示该方法可以提高乳腺癌早期诊断率和降低病死率。

(2)一般建议作为乳腺 X 线筛查的联合检查措施,可能弥补乳腺 X 线筛查的遗漏。

(三)乳腺自我检查

(1)不能提高乳腺癌早期诊断检出率和降低病死率。

(2)由于可以提高女性的防癌意识,故仍鼓励基层医务工作者向女性传授每月 1 次乳腺自我检查的方法,绝经前女性应建议选择月经来潮后 7～10 天进行。

(四)乳腺超声检查

(1)单独作为乳腺癌筛查的措施尚有待证实。可能对致密型乳腺的筛查有价值。

(2)可以作为乳腺 X 线筛查的联合检查措施,或乳腺 X 线筛查结果为 BI-RADS-0 级者的补充检查措施。

(五)乳腺核磁共振(MRI)检查

(1)可作为乳腺 X 线检查、乳腺临床体检或乳腺超声检查发现的疑似病例的补充检查措施。

(2)设备要求高,价格昂贵,检查费时,需静脉注射增强剂。

(3)可与乳腺 X 线联合用于某些乳腺癌高危人群的乳腺癌筛查。

(六)其他检查

目前的证据不支持近红外线扫描、核素扫描、导管灌洗等检查作为乳腺癌筛查方法。

四、乳腺癌筛查指南

(一)筛查分类

分为机会性筛查(opportunistic screening)和群体普查(mass screening)2 种。机会性筛查是女性个体主动或自愿到提供乳腺筛查的医疗机构进行相关检查;群体普查是社区或单位实体有组织地为适龄女性提供乳腺筛查。

(二)一般人群女性乳腺癌筛查指南

1. 20—39 周岁　不推荐对非高危人群进行乳腺筛查。

2. 40—49 周岁

(1)适合机会性筛查。

(2)每年 1 次乳腺 X 线检查。

(3)推荐与临床体检联合。

(4)对致密型乳腺推荐与 B 超检查联合。

3. 50—69 周岁

(1)适合机会性筛查和人群普查。

(2)每 1～2 年 1 次乳腺 X 线检查。

(3)推荐与临床体检联合。

(4)对致密型乳腺推荐与 B 超检查联合。

4. 70 周岁或以上

(1)适合机会性筛查。

（2）每 2 年 1 次乳腺 X 线检查。

（3）推荐与临床体检联合。

（4）对致密型乳腺推荐与 B 超检查联合。

（三）乳腺癌高危人群筛查意见

建议提前进行筛查（40 岁前），筛查间期推荐每半年 1 次，筛查手段除了应用一般人群常用的临床体检、B 超、乳房 X 线检查之外，可以应用 MRI 等新的影像学手段。

（四）按国情的筛查建议

综合我国国情及女性乳腺生理特点、乳腺癌发病模式，有学者提出我国乳腺癌筛查现状有 3 点较为重要。

1. **筛查年龄提前**　我国女性腺体比较致密，发病高峰相对西方女性提前 5 年左右。所以对于非高危人群，一般推荐 B 超、钼靶和临床体检相结合的方式进行筛查；筛查年龄建议从 40 岁开始，每 2 年 1 次。

2. **因地制宜采取不同筛查模式**　如机会性筛查适用于大中城市自我选择的职业女性，可自行赴各地经考核具有资质的医疗单位，按统一操作流程、方案、标准的乳腺手检、超声及 X 线摄片的乳腺健康检查。建立统一的乳腺信息档案。群体筛查可按其适用群体再细分为集团性筛检和社区基层筛检两种。前者适用于团体单位的适龄女性至各有资质的医院按年龄分层筛检。后者则适用于农村或社区卫生院集体筛检。对可疑的高危对象可转至区域性防治网的上级医疗单位作进一步诊治。

3. **加强对落后地区的乳腺癌筛查与健康宣教**　我国经济、文化发展的地域性差异较大，城市女性的受教育程度远远高于乡镇及农村女性，科普的宣传力度和医疗资源在地区间也存在较大差异。在临床上，初次就诊时即出现局部晚期乳腺癌甚至远处转移的 Ⅳ 期乳腺癌的患者，往往是乡镇和农村的老年女性。同时，在各种媒体上，时而出现一些不科学、不严谨的所谓科普，导致城市女性尤其年轻知识女性对乳腺健康过度关注，存在频繁体检、过度乳腺活检等一系列成本效益较低、不符合卫生经济学原则的现状。与此相反，农村老年女性由于科普宣传不到位、医疗资源相对紧缺、自身文化程度偏低等因素，部分患者就诊时已处于相对晚期的阶段，未能得到及时的筛查和诊治。因此，加强在落后地区和广大农村地区的乳腺癌筛查应当是乳腺癌科普、筛查工作的重点。

总之，乳腺癌筛查是涉及面颇广的系统工程，也是阻遏乳腺癌危害的良策。自 2009 年中国医疗改革方案明确指出：对农村适龄女性进行两癌（宫颈癌和乳腺癌）免费筛查以来，中国许多地区已经陆续启动了两癌筛查工作，但乳腺癌的筛查仍不够规范和成熟，主要原因在于缺乏适合中国女性的、具有较高成本-效果的推荐筛查方案。因此，有必要尽快建立既符合中国具体国情、又具有良好的卫生经济学效益的乳腺癌筛查最适方案。

第七节　宫　颈　癌

一、宫颈癌筛查的意义

据世界卫生组织（WHO）统计，2012 年全世界有超过 50 万的宫颈癌新发病例，其中超过 85% 的病例来自发展中国家，而超过 26 万的宫颈癌患者死亡，其中近 90% 是发展中国家女性,宫颈癌已成为发展中国家女性恶性肿瘤患者病死率最高的恶性肿瘤。我国宫颈癌发病率已高居世界第 2 位,仅次于智利,其发病率是发达国家的 6 倍。据全国肿瘤登记中心(NCCR)统计,我国 2011 年有超过 8.7 万例新发宫颈癌,其中超过 2.3 万例宫颈癌患者死亡。可见,中国女性宫颈癌发病率高、病死率高,且近年来宫颈癌的发病率有明显上升和年轻化的趋势。

需要注意的是,宫颈癌每年约 50 万的新发病例只是冰山一角,据估计,全球宫颈癌高度癌前病变的女性达 1000 万例,低度癌前病变的有 3000 万例。由于宫颈癌存在一个较长、可逆转的癌前病变期,从宫颈癌前病变发展到宫颈浸润癌需要 10~15 年的时间。通过筛查宫颈癌是目前唯一可以早发现并能治愈的妇科恶性肿瘤,因此,早期筛查发现宫颈癌前病变是防治宫颈癌的关键环节。

二、宫颈癌筛查的高危人群

(1)HPV 感染是重点管理高危人群。

(2)其他高危人群包括:无规律的筛查、吸烟、性活跃、初次性生活<16 岁、早产、多产、口服避孕药、与阴茎癌或性伴侣曾患宫颈癌的高危男子性接触者。

三、宫颈癌筛查方法

(一)细胞学检查

1. 巴氏涂片　巴氏涂片采用特有的取样器刮取宫颈上皮细胞,经过涂片固定、染色等步骤制片后进行观察诊断。具有简便、损伤小、费用低的特点。传统巴氏细胞学检查自 1941 年被引入临床以来,作为常规筛查项目在全世界范围内广泛推行,使得宫颈癌及其癌前病变早期检出率发生了质的提高,大大降低了宫颈癌的发病率和病死率。如资料显示,接受巴氏涂片筛查的人群子宫颈浸润癌的发病率降低了 70%~90%,而未筛查人群的发病率变化不大。然而,有统计分析表明巴氏涂片的灵敏度却仅为 29%~56%,其准确性受诸多因素的影响导致假阴性率为 5%~40%。因此临床上往往需要进行复查或结合其他方法提高其灵敏度。

2. 液基薄层细胞学检查　液基薄层细胞学检查(Thin-Cytologic Test,TCT)是细胞制片技术的重大改进,是国际上较先进的一种宫颈癌细胞学检查技术。目前 TCT 普遍采用宫颈细胞学分类(The Bethesda System,TBS)为诊断标准,该标准将细胞形态的观察结果进行量化分级并与临床诊断对应联系,使诊断结果更为客观准确。与传统的宫颈刮片巴氏涂片检查相比明显提高了标本的满意度及宫颈异常细胞检出率,克服巴氏细胞学的假阴性率高的问题。

3. 计算机辅助细胞学检测系统(computer-assisted cytologic test,CCT)　CCT 系统采用"脑神经网络模拟"技术识别涂片上的每个细胞,挑选可疑的异常细胞图像,由病理学专家进行复验后,按照 Bethesda 报告系统做出诊断性报告,尤其适用于异常细胞分布较少的涂片。CCT 是阅片技术的进步,避免肉眼观察导致的人为主观误差和大工作量时疲劳所引起的差错,大大降低假阴性率,适用于大样本的宫颈癌普查工作。经临床反复证实,CCT 检测可有效降低细胞学检查的假阴性率,该方法有望逐步取代传统的巴氏涂片法。

(二)人类乳头瘤病毒(HPV)检测

由于 HPV 感染会造成宫颈上皮细胞的不典型增生病变,导致细胞形态与结构异常,HPV 检测已逐步成为宫颈癌筛查的一种辅助手段。目前对 HPV 检测方法包括细胞形态学检测、斑点印迹法、聚合酶链反应(PCR)、Southern 杂交法、原位杂交法和杂交捕获法(Hybrid Capture,HC)等。细胞学方法特异性和敏感性较低,斑点印迹法具有放射性,PCR法特异度低、假阳性率较高,原位杂交法复杂,不适宜临床大规模使用。目前,较为公认的敏感度和特异度高的方法是由美国FDA批准应用于临床的第二代杂交捕获技术(Hybrid captureⅡ,HCⅡ),HCⅡ检测HPV敏感性可达88%~100%,阴性预测值高达99%。

美国癌症协会在综合大量研究结果基础上,推荐30岁以上女性应将HPV-DNA检测列入宫颈癌筛查项目,并建议将传统细胞学检查和HPV-DNA检测联合应用于宫颈癌筛查。联合检测建议如下:①如果这两种检查结果都是阴性,建议3年后再检查;②如果HPV-DNA检查阳性,而细胞学检查阴性,不建议立即进行阴道镜活检,可半年后重新进行这两项检查;③如果再有任何一项异常,则可行阴道镜下活检确诊,这样可以避免不必要的检查和过度治疗。

对全世界超过4万余例女性的宫颈癌筛查研究表明,HPV-DNA检测与传统细胞学检查这两种方法的联合应用,对于宫颈癌阴性的预测价值高达99%。因此,HPV-DNA检测作为宫颈细胞学检查的辅助手段有助于筛选宫颈癌的高危人群,从而早期诊断宫颈癌。需要强调的一点,高危型HPV在年轻女性中的感染往往是暂时性的,因此,不建议30岁以下女性进行HPV检测的筛查。

(三)阴道镜检查

阴道镜检查主要用于观察下生殖道的子宫颈、阴道和外阴病变。由于阴道镜在强光源照射下可将宫颈阴道部位上皮放大10~40倍,直接观察宫颈表面上皮及血管形态结构,借以观察肉眼看不到的微小病变;又可在阴道镜定位下做活组织检查,从而提高阳性检出率,协助临床及早发现宫颈癌前病变和癌变。研究表明,阴道镜检查对宫颈癌前病变(CIN)的诊断准确性接近80%。

阴道镜检查的适应证包括:①有可疑病史,如接触性出血、阴道不规则出血、白带有血丝;②细胞学检查阳性或可疑,巴氏Ⅲ级及以上;③细胞学检查正常,但肉眼观察可疑,如宫颈肿物、糜烂较重,白斑或有宫颈癌家族史;④高危型人乳头瘤病毒(HPV)阳性;⑤宫颈、阴道及外阴病变治疗后复查和评估。

阴道镜检查的优点在于其属于无创性检查,患者依从性高,可多次重复检查,会诊疑难病例,适于追踪随访。其缺点或不足在于阴道镜检查的准确性通常受操作者的经验和专业技术水平影响;而且阴道镜设备价格昂贵,在边远地区和基层单位尚不能广泛应用。另外,阴道镜检查也存在局限性,如不能看到子宫颈管内的病变,在诊断老年女性绝经后萎缩的子宫颈管内的病变,或对鳞柱交界缩入子宫颈管内不易暴露时,则无法做阴道镜的评价。

(四)肉眼醋酸/碘实验VIA/VILI筛查技术

VIA/VILI是在宫颈表面涂抹醋酸或碘液后,无放大条件下直接肉眼观察宫颈上皮对醋酸或碘液的反应。是一种经济有效的筛查方法,适宜在农村地区推广。能使更多的贫困地区的女性及时得到宫颈癌的早诊早治。资料表明,VIA/VILI在宫颈癌筛查中的灵敏性和特异性分别为70.9%和74.3%。

综上所述,宫颈癌筛查的任何一种方法均有其局限性,将多种筛查方法相结合不失为理想的筛查方案。目前国际上通用的方法为三阶梯诊断步骤,即细胞学检查—阴道镜检查—组织学检查。一般将宫颈细胞学检查与HPV-DNA检测相结合,设为一线预筛。只有预筛HPV呈阳性的患者才需进一步行阴道镜检查,通过镜下定位进行活体组织病理诊断。

四、宫颈癌筛查指南推荐

(一)国外指南推荐

2012 年美国妇产科医师学会(ACOG)、美国癌症协会(ACS)、美国阴道镜及宫颈病理协会(ASCCP)、美国临床病理协会(ASCP)等更新了宫颈癌筛查指南,建议无论性生活开始的年龄或是否有其他行为相关的危险因素,宫颈癌筛查应从 21 岁开始,对 21 岁以前的女性不应进行筛查。新指南提出女性筛查需遵循以下原则。

(1)21—29 岁的女性细胞学检查间隔时间由过去的 2 年延长至 3 年。

(2)在 30—65 岁无高危因素的女性中,若细胞学及 HPV 检测 2 项检查均为阴性,可将筛查间隔时间延长至 5 年,若仅行宫颈细胞学检查,则筛查间隔时间仍为 3 年。新指南中将 HPV 联合细胞学检查作为 30 岁以上女性的最佳筛查策略。有高危因素的女性则可增加频次,每年行 1 次细胞学检查。

(3)若近 20 年没有 CIN2+以上的宫颈病变史,且近 10 年筛查阴性(连续 3 次细胞学筛查阴性或连续 2 次 HPV 联合细胞学筛查阴性),可将终止筛查的年龄提前至 65 岁。

(4)因良性病变(无宫颈 CIN2+或宫颈癌病史)而行子宫切除术的女性不需要再进行筛查。

(二)我国现状及合理筛查建议

1. 宫颈癌的筛查建议

(1)对<21 岁的女性,不进行宫颈癌筛检。

(2)对 21—29 岁(已有性生活)的女性,每年进行 1 次宫颈细胞涂片检查。

(3)对 30—65 岁的女性,每 5 年进行 1 次宫颈细胞涂片+HPV 检测。

(4)对<30 岁的女性,不建议行 HPV 检测。

(5)在>65 岁的女性中,有连续 3 次细胞学检查阴性,或连续两次细胞学检查阴性,且近 10 年 HPV 检测阴性(要求最近一次检测在 5 年内)者,可停止筛检。

(6)在任何年龄,因宫颈癌行子宫切除术和宫颈切除者,不再行宫颈癌筛检。

(7)不使用骨盆双手检查进行宫颈癌筛查。

2. 依国情合理筛查　我国各地经济发展、医疗条件、资源配置程度及医务人员专业水平参差不齐,不可能都达到新指南的水平。对于基层医院而言,新指南具有规范筛查的特殊意义。在实际筛查过程中,可根据各地卫生资源状况和个人所需,合理选择筛查方案与技术手段。

在我国经济发达地区,伴随宫颈癌早期筛查技术的广泛应用,宫颈癌发病率下降趋势较明显。同时,由于富裕地区的人群总体健康意识较高,会每年检查身体,及早处理,有效地预防了宫颈癌的发生。但在卫生资源匮乏的农村偏远地区,由于保健意识落后,医疗水平滞后,造成中国女性宫颈癌的发病率居高不下。因此,应加强广大农村地区人群的健康教育与健康促进,促进目标人群积极参与,提高筛查人群覆盖面以保证宫颈癌防治的效果。

目前,国内进行的宫颈癌普查方法仍然沿用传统的巴氏涂片,操作简便易行,对技术人员及实验设备要求不高,且检查成本较低,然而假阴性率及误诊率较高,故适用于经济落后地区大规模人群的宫颈癌筛查。虽然有很多医院也开展了液基细胞学检查法(TCT),但多为自费项目,不在体检或普查范围内,且 TCT 检查受取材、制片方法、染色技巧及诊断者主观性影响大。值得关注的是,我国各地医疗水平发展不平衡,基层医院普遍存在 TCT 检查灵敏度低、漏诊率高的现象。而 HPV 检测虽提高了筛查的敏感度,但特异度有所下降,且 HPV 检测成本高,实验室设备要求也很高,一般不适合于大规模筛查。

综合上述情况,目前我国可能需结合妇科体检、巴氏涂片、TCT、HPV 检测多种手段,根据各地的经济水平及医疗条件,个体化来开展宫颈癌筛查。可喜的是,经过半个多世纪的努力,宫颈癌病因及自然病程已相对明确,有了较为成熟的干预手段。宫颈癌疫苗是全球第一支可以预防癌症的疫苗,对 70％的宫颈癌有显著预防效果。从 2006 年以来,全球已有 160 多个国家上市。然而,在宫颈癌疫苗在我国广泛应用前,通过宫颈癌筛查以发现和治疗宫颈癌前病变及早期宫颈癌,依然是减少宫颈癌发生、改善其预后的重要手段。

附:宫颈癌 HPV 疫苗应用介绍

宫颈癌是我国 15－44 岁女性中的第二大高发癌症,每年约有 13 万新发病例。但同时宫颈癌也是目前唯一的病因明确、可早发现、早预防的癌症。研究表明,99.7％的宫颈癌与高危型人乳头瘤病毒(HPV)感染有关。2016 年 7 月 17 日,葛兰素史克(GSK)宣布该公司旗下的人乳头状瘤病毒(HPV)疫苗(16 型和 18 型)Cervarix(希瑞适®)获得中国食品药品监督管理总局(CFDA)的上市许可,成为国内首个获批的预防宫颈癌的 HPV 疫苗。

一、HPV 感染与癌症的关系

2008 年,德国科学家哈拉尔德·楚尔·豪森因揭示宫颈癌与 HPV 感染有关,获得了诺贝尔生理学或医学奖。然而,高危型人乳头状瘤病毒(HPV)不仅会诱发宫颈癌,而且还会诱导其他癌症的发生(附图 4-1)。

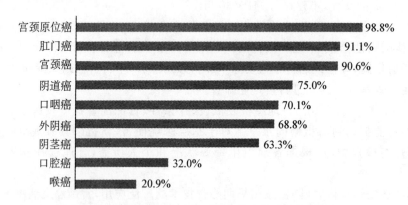

附图 4-1　HPV 基因在 9 种不同癌症中的分布比例情况

二、HPV 疫苗应用小常识

1. HPV 感染率　HPV 感染非常普遍,性活跃期妇女 HPV 感染率占 50％～80％。

2. HPV 疫苗安全性　从这 8 年几千万人的使用来看,它经受住了考验。至于更加远期的安全性,还需要时间来回答。

3. 接种后保护期　美国疾控中心的数据是 6 年,而且保护效果并不随着时间的推移而减弱。6 年的数据主要是因为该疫苗上市才 8 年,是否有更长的保护期甚至终身有效也只有留给时间来回答。

4. 接种疫苗与宫颈癌筛查的关系　接种过 HPV 疫苗依然要定期做宫颈癌筛查,因为 HPV 疫苗并不能预防所有高危型 HPV。HPV 有 100 多种亚型,其中 HPV 16 和 18 是最主要的高危型 HPV,目前我国的 HPV 疫苗主要是针对这两型 HPV。

5. 适合接种人群　针对国内已经研制上市的 HPV 16 型和 18 型疫苗,适合接种的年龄是 9—25 岁。一般来说,没有性生活前接种最理想,接种越早,抗体越高,预防效果也越好。有过性生活以后也可以接种 HPV 疫苗,基本随时都可以接种。只是由于性生活一旦开始,感染 HPV 的机会会大大增加,导致注射疫苗的性价比降低。

6. 接种 HPV 疫苗与妊娠的关系　由于没有足够的数据支持,目前并不推荐孕妇接种 HPV 疫苗。目前没有发现 HPV 疫苗对胎儿的不利影响,因此,若在疫苗接种的 6 个月内发现妊娠,不用担心胎儿的健康,但是建议妊娠期停止继续注射尚未注射的疫苗。接种完 HPV 疫苗以后可以妊娠,无需等待。

7. 疫苗注射次数　HPV 疫苗通常分 3 次给药注射,共需要 6 个月左右的时间完成,即:开始的第 1 次;第 2 个月注射第 2 次;6 个月后注射第 3 次。

(健康时报,2016.7.18)

第三篇

诊 断 篇

第 5 章

肿瘤诊断概论

恶性肿瘤是最难诊断也是最难治愈的疾病之一。恶性肿瘤的到来,会使一个幸福美满的家庭失去往日的宁静温馨,使一个生机勃勃、乐观向上的个体从此踏上与"肿瘤君"抗争的艰难道路,因此恶性肿瘤的诊断可谓关系重大,马虎不得。

第一节　肿瘤诊断的概念及现状

一、肿瘤诊断的概念

肿瘤诊断的定义与分类如下。

1. 肿瘤诊断的定义　肿瘤诊断是指根据肿瘤发生的不同部位和性质,对患者的临床表现和体征进行综合分析,结合实验室检查和影像学、细胞病理学检查通常能做出明确诊断。对恶性肿瘤的分期有助于合理制定治疗方案,正确地评价疗效和判断治疗预后。国际抗癌联盟提出的 TNM 分期法是目前广泛采用的分期方法。

2. 肿瘤诊断的分类　依据不同诊断方法可将肿瘤诊断大致分为以下几种:临床诊断、实验室诊断、影像学诊断、病理学诊断、免疫学诊断、生物化学诊断和基因诊断。各种肿瘤诊断技术,其目的和作用不尽相同,但都是围绕以下 4 个诊断模式进行的。

(1)定位:即明确肿瘤所在组织或器官的位置,原发于什么位置? 有无邻近浸润? 有无远处扩散? 理论上定位诊断是可以做到的,目前 PET-CT 在这方面比较出类拔萃,箭头所指、高代谢高亮度的区域一般都是问题所在点。

(2)定性:即确定是否为恶性肿瘤,明确其组织学类型和分化程度,病理组织学和细胞学诊断是肿瘤诊断的"金标准",是最有权威性的定性诊断。所有结节、占位病变务必尽最大努力获得"金标准"。

(3)分期:即了解病变范围,确定局限于原发部位还是已发生浸润转移,分期诊断较为专业,老百姓一般只能了解到"早期、早中期、中晚期、晚期",或者"Ⅰ期、Ⅱ期、Ⅲ期、Ⅳ期",准确分期对判断预后、决定治疗原则很有帮助。

(4)标志物诊断:寻找出有助于肿瘤基因诊断、反映病情变化、并能判断疗效、预测复发和预后的标志物。近年来靶向药物在肿瘤治疗上战功赫赫,肺癌的 EGFR、ALK、淋巴瘤 CD20、乳腺癌 ER、PR、HER-2 等,这些高新技术指导下的新诊断技术非常重要,只是费用高昂,好多医院尚未开展。

此外,也有些病例难以做到上述 4 种诊断模式,如年龄太大、病情过重等,只能采取临床诊断。临床诊断是指医生根据临床体征、化验检查结果,从病史发展变化的特点和规律,与非肿瘤性疾病进行鉴别后作出的肿瘤诊断。临床诊断结果主要取决于初诊医生的责任感和医疗水平。

二、肿瘤诊断的现状

(一)肿瘤诊断较晚

资料表明,不少肿瘤如能早期发现和诊断,现有的医疗水平就能做到大幅度提高其治疗效果,并改善预后。如局限于胃黏膜层的胃癌,手术切除后 5 年生存率可达到 92.5%,如果发现较晚,则难以治愈。但由于多数恶性肿瘤早期均缺乏特异性症状,当出现典型症状时病情一般均已进入晚期,因此,目前临床对恶性肿瘤的诊断一般均处于晚期阶段。

(二)提高肿瘤早期诊断的途径

如何采取有效方法尽早诊断肿瘤是目前肿瘤实践及研究领域需要解决的重要课题。前述肿瘤筛查篇相关内容即是早期发现肿瘤的有效途径之一,除此之外,还应注意以下几方面。

1. 健康体检 健康体检是维护健康的重要手段,同时也是肿瘤早期发现的重要途径之一。随着生活水平的不断提高,越来越多的人群更注重健康检查,在检查项目方面也越来越重视对肿瘤方面的检查,如肺部 X 线、大便隐血试验、脏器的超声检查、宫颈涂片检查、血甲胎蛋白及其他肿瘤标志物的检查等,这些均有助于肿瘤的早期发现。

2. 随访癌前状态及癌前病变 人体的某些病变,如乳腺增生性纤维囊性变、慢性萎缩性胃炎及胃溃疡、家族性多发性大肠息肉、慢性迁延性肝炎、慢性溃疡性结肠炎、慢性宫颈糜烂、各部位长期不愈合的溃疡和瘢痕、部分不典型增生病变等,容易演变为肿瘤,称为癌前状态,在病理学上称为癌前病变。对这些癌前状态定期随访检查,有助于在较早时期发现其恶变,这也是肿瘤早期发现的途径之一。

3. 肿瘤早期"危险信号"知识的普及 在无任何症状的亚临床期发现并诊断肿瘤是肿瘤早期发现工作所追求的目标,但对肿瘤早期"危险信号"的识别,也有助于早期肿瘤的及时确诊。常见肿瘤早期"危险信号"如下。

(1)全身任何部位出现肿物或肿大的淋巴结,没有明显的红、肿、热、痛而进行性增大,要考虑是否患淋巴肉瘤或转移癌。

(2)黑痣逐渐增大,表面有龟裂渗液或糜烂;原有毛的痣突然脱毛、增大或糜烂,要考虑是否为黑痣变成黑色素瘤。

(3)皮肤慢性溃疡久治不愈,在其边缘又长出菜花状肿物,要考虑是否患皮肤癌。

(4)皮下原有肿物突然生长变快,且不伴有疼痛,不活动,应考虑是否为恶性纤维组织瘤。

(5)皮肤及黏膜反复点状出血,或有口腔溃疡及进行性贫血和发热,要考虑是否患白血病。

(6)不明原因进行性面色苍白(贫血),要考虑是否患胃肠道肿瘤、白血病或多发性骨髓瘤。

(7)偏头痛,单侧耳鸣,并有颈部肿块,要考虑是否患鼻咽癌。

(8)顽固性头痛,无发热发冷,站立时疼痛较轻,卧时加重,咳嗽、排便、喷嚏时疼痛加剧,要考虑是否患脑肿瘤。

(9)偏盲或进行性失明,嗅觉、味觉改变,步态不稳,要考虑是否患脑肿瘤。

(10)由于锐牙及坏损的残牙经常刺激舌边,局部出现溃疡、硬结,经治不愈,要考虑是否患舌癌。

（11）原有咳嗽，近期咳嗽规律改变，或出现频繁呛咳，伴咳血痰，胸部固定部位痛，要考虑是否患肺癌。

（12）不明原因的声音嘶哑，并日益加重，治疗效果不佳，要考虑是否患喉癌，或其他部位恶性肿瘤转移，压迫喉返神经。

（13）吞咽时，食物通过食管有短暂停留或不顺，逐渐发展到吃干硬食物有困难者，要考虑是否患食管癌。

（14）原有胃病史，疼痛规律突然改变，且有胃胀、厌食、消瘦等表现，或最近发现胃部不适及臭味气体，出现贫血，应考虑是否患胃癌。

（15）原有肝炎病史，或嗜酒史，近期发现右上腹部可触及质硬肿块，要考虑是否患肝癌。

（16）上腹部顽固性疼痛，平卧或仰卧疼痛加重，坐起上身向前屈或屈曲下肢可使疼痛减轻，要考虑是否患胰腺原发肿瘤或其他部位恶性肿瘤转移至胰腺。

（17）表现为胃部不适，体重减轻，背部沉重不适，但胃部检查未发现异常者要考虑胰腺癌。

（18）无发热、无疼痛、无肝炎症状，出现巩膜及皮肤黄染，且进行性加剧，持续 1 个月以上，要考虑是否患胰头癌或壶腹癌。

（19）大便习惯改变，次数增加，伴有黏液血便，或大便形状变扁变细，治疗效果不佳，要考虑是否患乙状结肠癌或直肠癌。

（20）无热、无痛、血尿，间歇发作，要考虑是否患肾癌或膀胱癌。

（21）性交后阴道出血、白带有污血、阴道流出米汤样分泌物、绝经 1~2 年后又出现阴道出血，要考虑是否患宫颈癌或子宫内膜癌。

（22）原有包茎及包皮过长，龟头表面变厚、粗糙、脱屑或形成结节性肿物无明显疼痛感觉，要考虑是否患阴茎癌。

（23）老年人排尿困难、尿流变细、尿意频数、夜尿增多，要考虑是否患前列腺癌。

（24）长期外阴部瘙痒、糜烂，以后发展到溃疡，或者结节状或菜花状肿物者，要考虑是否患外阴癌。

（25）平卧时特别是清晨睡醒后小腹部可触及肿块，要考虑是否患卵巢肿瘤。

（26）四肢某一大关节附近有一固定位置疼痛，随后出现肿胀及肿块，治疗无效，要考虑是否患骨的恶性肿瘤或骨膜肉瘤。

（27）乳腺出现肿块，进行性增大，与皮肤粘连，皮温增高，呈橘皮样改变。乳头内陷，乳腺外形改变，有肿物隆起。乳头、乳晕糜烂，经久不愈且向外扩展，要考虑是否患乳腺癌。

（28）无原因的进行性消瘦、低热、乏力、面色灰暗应考虑患恶性肿瘤，要做全面检查。

需要注意的是，出现以上各种恶性肿瘤"危险信号"，或有了这些症状，并不等于就患了恶性肿瘤，因为其他良性疾病也可以发生这些症状。但有了这些症状应该及时就医，进行检查以尽早明确诊断。

第二节　肿瘤的病理诊断方法、分类及分期

目前，肿瘤的生化、免疫及影像诊断等虽有了很大的发展，但对肿瘤性质的确定，仍然主要依赖病理学诊断，即所谓肿瘤诊断的"金标准"。所有结节、占位病变务必尽最大努力获得"金标准"。

一、肿瘤的病理诊断方法

病理检查是诊断肿瘤最准确最可靠的一种方法。它是将患病器官的分泌物制成涂片,或直接取下病灶小块组织制成切片或印片,放置显微镜下观察其细胞形态、结构等,确定肿瘤的性质。病理学诊断通常分为组织病理学诊断和细胞病理学诊断两部分。

(一)肿瘤组织病理学诊断

组织病理学诊断,又称活体组织检查(biopsy)简称"活检",分为术前、术中和术后活检。是指通过从患者体内切取、钳取或穿刺等取出病变组织,进行病理学检查的技术。这是诊断病理学中最重要的部分,对绝大多数送检病例都能做出明确的组织病理学诊断,被作为临床的最后诊断。

活检的组织病理学诊断一般过程是肉眼观察送检的标本→取材→(固定、包埋)→制成薄切片→进行苏木素-伊红(HE)染色→在光学显微镜下观察。通过对病变组织及细胞形态的分析、识别,再结合肉眼观察及临床相关资料,做出相关疾病的诊断。但对一些疑难、罕见病例,还需要在上述的常规检查基础上,再通过组织化学、免疫组织化学、电子显微镜或分子生物学等技术进行辅助诊断。

组织病理学诊断不仅可判断肿瘤的良、恶性及其预后,更重要的是为治疗提供可靠的依据。但组织病理诊断也有其局限性。因其活检标本、大体取材和切片检查均属抽样检查,最终在光镜下见到的仅是病变的极小部分,有时不能代替整个病变。另外病理诊断是否可靠也与病理标本的选取有关。有时也有假阴性的结果。对临床诊断与病理诊断不符者,应及时复查病理诊断,若病理诊断确切无误,可考虑病理标本的选取是否得当。必要时重新取材,再次病理诊断。以免造成误诊,贻误治病时机。

(二)肿瘤细胞病理学诊断

细胞学(cytology)检查是指通过对患者病变部位脱落、刮取和穿刺抽取的细胞,进行病理形态学的观察并做出定性诊断。细胞学的标本可以是来自生殖道、呼吸道、消化道、泌尿道等分泌、排泄物中的脱落细胞,也可以是经穿刺抽取的胸、腹、心包腔、关节腔、脑脊髓膜腔液体中的脱落细胞,还可以是经各种内窥镜刷涂片、印片采集的细胞,或经细针吸取(FNA)技术(针外径 0.6~0.9mm)直接或在 B 超、X 线引导下穿刺吸取出的全身各组织器官病变处的细胞等,将这些细胞直接或经离心沉淀等方法处理后涂片、固定、染色,在光镜下观察、诊断。一般几小时内即可出结果。主要目的是判定有无肿瘤细胞,是良性还是恶性。

细胞学检查的优点如下。①取材范围广,损伤很小或无损伤,经济、快速、安全。②常有较高的阳性率(主要用于区别良、恶性,如对许多恶性肿瘤的阳性率可达 70%~90%)。③尤其适用于大规模的肿瘤普查,可对人体多种恶性肿瘤(尤为各器官的恶性肿瘤)起到初筛作用。其局限性是:假阴性和假阳性比较高,主要用于对肿瘤病变的定性(良、恶性),而进一步判定肿瘤类型、亚型、浸润、转移等一般均有困难。因而仅是一种初步的定性诊断。因此,对细胞学阳性(恶性)的患者,在做损害较大的治疗之前,要尽可能地做活检来印证细胞学诊断,并进行分类和分型等;而对细胞学阴性者,临床高度疑为恶性肿瘤,或者再多做几次细胞学检查或做活检等其他检查,以防漏诊。

二、肿瘤的命名与分类

肿瘤的命名与分类是肿瘤病理诊断的重要内容,对于临床实践十分重要。医护人员必须了解肿瘤病理诊断名称的含义,正确地使用它们。在医护人员与患者的交流中,也需要适当地给患者解释这些诊断名称的含义,使他们对所患疾病有恰当的认识。

(一)肿瘤的命名

命名原则:组织/细胞类型+生物学行为。

1. 肿瘤命名的一般原则

(1)良性肿瘤命名:组织/细胞类型+"瘤",例如:腺上皮的良性肿瘤,称为腺瘤;平滑肌的良性肿瘤,称为平滑肌瘤。

(2)恶性肿瘤命名

1)癌:来源于上皮组织的恶性肿瘤。组织起源+"癌"。例如:鳞状上皮的恶性肿瘤称为鳞状细胞癌,简称鳞癌。

2)未分化癌:形态或免疫表型可以确定为癌,但缺乏特定上皮分化特征的癌。

3)肉瘤:间叶组织来源的恶性肿瘤。组织起源+"肉瘤"。例如:纤维肉瘤。间叶组织包括:纤维、脂肪、肌肉、脉管(血管、淋巴管)、骨、软骨组织等。

4)未分化肉瘤:形态或免疫表型可以确定为肉瘤,但缺乏特定间叶组织分化特征的肉瘤。

5)癌肉瘤:同时具有癌和肉瘤两种成分的恶性肿瘤。

6)癌症:泛指所有的恶性肿瘤,包括癌、肉瘤等。

2. 肿瘤命名的特殊情况　除了上述一般命名原则以外,有时还结合肿瘤的形态特点命名,如呈乳头状生长并有囊形成的腺瘤,称为乳头状囊腺瘤;形成乳头状及囊状结构的腺癌,称为乳头状囊腺癌。

由于历史的原因,有少数肿瘤的命名已经约定俗成,不完全依照上述原则。

(1)母细胞瘤:有些肿瘤的形态类似于某种幼稚细胞或组织。良性者如骨母细胞瘤;恶性者如神经母细胞瘤、髓母细胞瘤和肾母细胞瘤等。

(2)白血病、精原细胞瘤等:虽称为"病"或"瘤",实际上都是恶性肿瘤。

(3)有些恶性肿瘤,既不叫癌又不叫肉瘤,而直接称为恶性……瘤:如恶性畸胎瘤、恶性黑色素瘤、恶性脑膜瘤、恶性神经鞘瘤等。

(4)有些恶性肿瘤以起初描述或研究该肿瘤的学者的名字命名,如尤因(Ewing)肉瘤、霍奇金(Hodgkin)淋巴瘤等。

(5)有些肿瘤以肿瘤细胞的形态命名:如透明细胞肉瘤、肺燕麦细胞癌、骨巨细胞瘤等。

(6)"……瘤病":指肿瘤多发的状态,如神经纤维瘤病、脂肪瘤病、血管瘤病等。

(7)畸胎瘤:畸胎瘤是卵巢生殖细胞肿瘤中常见的一种,来源于生殖细胞,分为成熟畸胎瘤(即良性畸胎瘤)和未成熟性畸胎瘤(恶性畸胎瘤)。良性畸胎瘤里含有很多种成分,包括皮肤、毛发、牙齿、骨骼、油脂、神经组织等;恶性畸胎瘤分化欠佳,没有或少有成形的组织,结构不清。

(二)肿瘤的分类

肿瘤的分类主要依据肿瘤的组织类型、细胞类型和生物学行为,分为:上皮组织、间叶组织、淋巴造血组织、神经组织、其他肿瘤(表 5-1),每一类中又有良性、交界性、恶性这三大类。

表 5-1　常见肿瘤的分类

组织来源	良性肿瘤	恶性肿瘤
一、上皮组织		
鳞状上皮	乳头状瘤	鳞状细胞癌
基底细胞		基底细胞癌
腺上皮	腺瘤	腺癌
尿路上皮(移行细胞)	尿路上皮乳头状瘤	尿路上皮癌
二、间叶组织		
纤维组织	纤维瘤	纤维肉瘤
脂肪组织	脂肪瘤	脂肪肉瘤
平滑肌组织	平滑肌瘤	平滑肌肉瘤
横纹肌组织	横纹肌瘤	横纹肌肉瘤
血管	血管瘤	血管肉瘤
淋巴管	淋巴管瘤	淋巴管肉瘤
骨	骨瘤	骨肉瘤
软骨	软骨瘤	软骨肉瘤
滑膜	滑膜瘤	滑膜肉瘤
间皮	间皮瘤	恶性间皮瘤
三、淋巴造血组织		
淋巴组织		淋巴瘤
造血组织		白细胞
四、神经组织和脑脊膜		
胶质细胞	胶质瘤	恶性胶质瘤
神经细胞	节细胞神经瘤	神经母细胞瘤,髓母细胞瘤
脑脊膜	脑膜瘤	恶性脑膜瘤
神经鞘细胞	神经鞘瘤	恶性神经鞘瘤
五、其他肿瘤		
黑色素细胞	黑痣	恶性黑色素瘤
胎盘滋养叶细胞	葡萄胎	恶性葡萄胎,绒毛膜上皮癌
生殖细胞		精原细胞瘤,无性细胞瘤
性腺或胚胎残件中的全能细胞	畸胎瘤	恶性畸胎瘤

注:由于篇幅所限,交界性肿瘤未列出。

三、肿瘤的生长与转移扩散

(一)肿瘤的生长方式

肿瘤的生长方式可分为:膨胀性生长、外生性生长和浸润性生长 3 种。

(二)肿瘤生长速度

不同肿瘤的生长速度差别很大。良性肿瘤生长一般较缓慢,肿瘤生长的时间可达数年或数十年。恶性肿瘤生长较快,特别是分化较差的肿瘤,可在短时间内形成明显的肿块。

(三)肿瘤生长过程

肿瘤生长过程可分为 6 个阶段。

　　1. 癌前病变　某些具有癌变潜在可能性的病变,如长期存在即有可能转变为癌。癌前病变可分为获得性的和遗传性的两类。以下是常见的获得性癌前病变:大肠腺瘤、乳腺纤维囊性病、慢性胃炎与肠上皮化生、慢性溃疡性结肠炎、皮肤慢性溃疡、黏膜白斑。应当注意,癌前病变并不是一定会发展为恶性肿瘤。

　　2. 非典型增生　是癌前病变的形态学改变。指细胞增生并出现异型性,但还不足以诊断为癌。根据异型性的大小和累及范围,非典型增生分为轻、中、重三级。轻度非典型增生可以恢复正常;中重度非典型增生则较难逆转。

　　3. 原位癌　指异型增生的细胞在形态和生物学特性上与癌细胞相同,并累及上皮的全层,但没有突破基底膜向下浸润,有时也称上皮内癌。原位癌是一种早期癌,如果早期发现和积极治疗,可防止其发展为浸润癌。

　　上皮内瘤变:指上皮从非典型增生到原位癌这一连续的过程。将轻度非典型增生称为上皮内瘤变Ⅰ级,中度非典型增生称为上皮内瘤变Ⅱ级,重度非典型增生和原位癌称为上皮内瘤变Ⅲ级。因为重度非典型增生和原位癌二者实际上难以截然划分,而且其处理原则基本一致,所以均称为上皮内瘤变Ⅲ级。

　　4. 浸润癌　癌细胞已由发生的部位向周围生长。

　　5. 局部区域性淋巴结转移　癌细胞由发生的组织沿淋巴管转移至淋巴结。

　　6. 远处播散　肿瘤细胞已随血液流动转移到远处器官,并生成新的肿瘤。

(四)转移和扩散的途径

　　1. 直接蔓延　随着肿瘤的不断增大,肿瘤细胞常连绵不断地沿组织间隙、淋巴管、血管或神经包膜侵入并破坏邻近的正常器官或组织,并继续生长。

　　2. 淋巴转移　肿瘤细胞侵入淋巴管后,随淋巴液转移到淋巴结,在淋巴结内形成转移瘤,是常见的转移方式。区域淋巴结转移一般发生于原发瘤的同侧,也可偶尔达到对侧,位于身体中线的肿瘤可转移到一侧或双侧淋巴结。

　　3. 血行转移　指瘤细胞侵入血管后,随血流转移到全身各处。侵入人体静脉系统的肿瘤,先转移到肺,再经心脏扩散到全身各脏器。消化道的恶性肿瘤常入侵门静脉系统再转移至肝脏。血行转移是肉瘤转移的重要途径。

　　4. 种植性转移　指发生于胸腹腔等体腔内器官的恶性肿瘤累及浆膜时,瘤细胞可以脱落,像播种一样种植在体腔器官的表面,形成多个转移性肿瘤。

　　种植性转移常见于腹腔器官的恶性肿瘤。浆膜腔的种植性转移常伴有浆膜腔积液,可为血性浆液性积液。体腔积液中可含有不等量的肿瘤细胞。抽取体腔积液做细胞学检查,可以发现恶性肿瘤细胞,是诊断恶性肿瘤的重要方法之一。

　　肺癌也常在胸腔内形成广泛的种植性转移。脑部的恶性肿瘤,如小脑的髓母细胞瘤亦可经脑脊液转移至脑的其他部位或脊髓,形成种植性转移。

　　值得注意的是,手术也可能造成医源性种植性转移。虽然其可能性较小,但应尽量避免。

四、肿瘤的分级与分期

　　恶性肿瘤的分级(grade)是描述其恶性程度的指标。病理学上,根据肿瘤细胞分化程度、异型性及核分裂象的数目等对恶性肿瘤进行分级。一般采用3级分级法,Ⅰ级为高分化,分化良好,恶性程度低;Ⅱ级为中分化,中度恶性;Ⅲ级为低分化,恶性程度高。有些恶性肿瘤也采用低级别(low grade)和高级别(high grade)的 2 级分级法。

　　肿瘤的分期(stage)代表恶性肿瘤的生长范围和播散程度,肿瘤分期有多种方案。国际上广泛采用 TNM 分期系统(表 5-2)。T 指肿瘤原发灶的情况,依次为 $T_1 \sim T_4$ 表示。Tis 代表原位癌。N 指局部淋巴结受累情况,N_0 表示淋巴结未受累,随着淋巴结受累程度和范围的增加,依次用 $N_1 \sim N_3$ 表示。M 指血道转移(代表远处转移),M_0 无血道转移,有血道转移用 M_1 或 M_2。肿瘤的分级与分期不是对等的概念。

表 5-2　TNM 与分期的对应关系

分期	T_0	T_1	T_2	T_3	T_4	M_1
N_0 期	0	I	II A	III A	III B	IV
N_1 期	II A	II A	II B	III A	III B	IV
N_2 期	III A	III A	III A	III A	III B	IV
N_3 期	III B	III B	III B	III B	III B	IV
M_1 期	IV	IV	IV	IV	IV	

　　如分期需要参考组织学分级时,用 G 表示,G_1 为高分化,G_2 为中分化,G_3 为低分化,G_4 为未分化。

　　肿瘤的分级和分期是制定治疗方案和估计预后的重要指标。医学上常用"5 年生存率"(5-year survival rate)、"10 年生存率"(10-year survival rate)等统计指标来衡量肿瘤的恶性生物学行为和对治疗的反应,这些指标与肿瘤的分级与分期有密切的关系。一般来说,分级和分期越高,生存率越低。

第三节　常见肿瘤诊断的方法

　　肿瘤诊断的目的在于确定有无肿瘤及明确其性质,恶性肿瘤者应进一步了解肿瘤的范围与程度,以便拟定治疗方案及估计预后。在诊断方法与步骤方面除一般病史与体检、实验室诊断外,对不同肿瘤尚可用不同的特殊方法,如各种影像诊断的方法及肿瘤标记的测定等。总体来讲,目前仍缺乏理想的特异性强的肿瘤早期诊断方法,尤其对深部肿瘤的早期诊断更为困难。结合病史、体检及各种检查的综合诊断是当前早期诊断的有效方法。

一、病　　史

采集病史时应注意以下三方面。

(一)年龄

　　一般认为,儿童肿瘤多为胚胎性肿瘤或白血病;青少年肿瘤多为肉瘤,如骨、软组织及淋巴造血系统肉瘤。癌多发生于中年以上,但青年癌肿患者往往发展迅速,常以转移灶或继发症状为主诉,应加以注意,以免误诊。

(二)病程

　　一般良性肿瘤患者病程较长,恶性肿瘤者较短。但良性肿瘤伴有出血或感染时可突然增大,如发生恶变迅速增长。低度恶性肿瘤者一般发展较慢,如皮肤基底细胞癌及甲状腺乳头状癌。老年患者的恶性肿瘤发展速度相对较慢。儿童患者则发展迅速。

(三)个人史及过去史

1. 癌前病变或相关疾病　有的恶性肿瘤具有明显的癌前期病变或相关疾患的病史。如乙型肝炎与肝癌相关,EB病毒反复感染与鼻咽癌有关,乳头瘤病毒与子宫颈癌有关,萎缩性胃炎、慢性胃溃疡、胃息肉等与胃癌有关,肠道腺瘤性息肉与大肠癌有关等。

2. 行为与环境　注重个体行为与环境相关的情况,如是否存在长期吸烟、饮酒、饮食习惯或职业因素等相关的接触史或暴露史。

3. 家族史或遗传史　有些肿瘤具有家族多发史或遗传史,应注意采集相关内容,如胃癌、大肠癌、食管癌、乳腺癌、鼻咽癌等。

二、体 格 检 查

(一)全身体检

除肿瘤局部及全身一般常规检查外,应注意肿瘤转移多见部位的淋巴结,如颈、腋下、腹股沟等部位。同时,对腹内肿瘤要做直肠指诊。

(二)局部检查

1. 肿块的部位　明确肿块所在解剖部位,有助于分析肿块的组织来源与性质,并鉴别炎症、增生或畸形所引起的肿块。

2. 肿瘤的性状　肿瘤大小、形状、软硬度、表面温度、血管分布、有无包膜及活动度,有助于分析诊断。

3. 区域淋巴结或转移灶的检查　不同器官的恶性肿瘤要注意检查易发转移部位的体表淋巴结。如乳腺癌应检查腋下与锁骨上淋巴结;咽部肿瘤需自上而下检查颈部深群淋巴结;肛管或阴道癌须检查腹股沟淋巴结。

三、实验室检查

(一)常规检查

包括血、尿及粪便常规检查。一般肿瘤患者可伴贫血及大便隐血。白血病血象明显异常。大肠肿瘤可有黏液血便或大便隐血阳性。泌尿系统肿瘤可见血尿。恶性肿瘤患者常可伴血沉加快。这类阳性结果可为诊断提供线索。

1. 化疗患者的血常规检查　一般抗肿瘤化疗药物在肿瘤细胞和正常细胞之间缺乏明显选择性,即在杀灭或抑制肿瘤细胞的同时,也损伤正常细胞,对于增殖活跃、代谢旺盛的细胞。如骨髓细胞等的损伤更为严重。因此定期检查化验血常规,有利于了解化疗药物对患者骨髓的损伤情况,掌握化疗的适应证。

化疗后一般先出现白细胞减少,尤其是粒细胞下降;继之出现血小板减少。当血小板少于 $50\times10^9/L$ 时提示有出血的危险,而血小板低于 $20\times10^9/L$ 时,则容易发生出血,如中枢神经系统、胃肠道或呼吸道出血。当化疗后出现白细胞少于 $4\times10^9/L$,血小板少于 $80\times10^9/L$ 时,需要结合病情适当调整化疗,并慎重执行。

2. 化疗患者的肝、肾功能检查　化疗药物在体内不仅需要通过肝脏代谢后经肾脏排泄,同时化疗药物对人体的毒性作用可以直接影响肝、肾等器官的功能。化疗前后进行肝、肾功能检查,可以了解化疗药物对肝脏、肾脏的损伤情况,如有异常应谨慎使用化疗药物,必要时给予相应治疗。

(二)肿瘤标志物检查

肿瘤标志物是指表达或表达水平与肿瘤相关的分子,包括:①理化致癌物导致细胞癌变后的细胞产物;②病毒介导在正常细胞产生的表达特异的分子标志物;③体细胞或生殖细胞突变的表达产物(分子标志物)。肿瘤标记物种类较多,如蛋白质、酶、碳水化合物、DNA、RNA、免疫球蛋白或糖蛋白等。一般可分为肿瘤特异与肿瘤相关标志物两大类。前者是指只在肿瘤细胞或不同组织类型的肿瘤细胞表达而在正常细胞不表达,如肿瘤特异抗原或种系细胞突变的基因(BRCA 1、BRCA2 及 APC 基因等)。肿瘤相关标志物是指在不同肿瘤间均有表达及正常组织的某些细胞类型,如不典型增生、欠分化的尚不属肿瘤细胞的变异表达,如 PSA 在前列腺癌及前列腺增生均可表达,仅表现为表达量的差异。肿瘤标志物大多属肿瘤相关抗原,可分为分化抗原、癌胚抗原及克隆抗原等。相关实验室检查如下。

1. **血清学检查** 指用生化方法测定人体中由肿瘤细胞产生的分布在血液、分泌物或排泄物中的肿瘤标志物质,如某些酶、糖蛋白、激素和代谢产物等。由于恶性肿瘤在生化上并无质的差异,仅存在量的差别,因而特异性较差。但可作为辅助诊断,在某些情况下具有一定的价值。常用血清学检查如下。①碱性磷酸酶:肝癌、骨肉瘤时可出现血清碱性磷酸酶可升高。②乳酸脱氢酶:肝癌及恶性淋巴瘤时可表现为血清乳酸脱氢酶增高。③α-酸性糖蛋白:肺癌患者可出现 α-酸性糖蛋白增高。④激素:产生激素的器官发生肿瘤时,血中相应激素分泌会增加。

2. **免疫学检查** 主要检查来自体内肿瘤的胚胎抗原、相关抗原及病毒抗原。常用的胚胎性抗原包括:①癌胚抗原(CEA)。结肠癌、肝癌、肺癌、乳腺癌均可增高。②α-胚胎抗原(AFP)。肝癌及畸胎瘤均可增高。AFP 是用于肝细胞癌患者普查、诊断、判断疗效和预测复发的检验项目的首选。③肿瘤相关抗原。抗 EB 病毒抗原的 IgA 抗体(VCA-IgA 抗体)对鼻咽癌较特异,鼻咽癌者血清 VCA-IgA 阳性率为 90％ 左右,而正常人群仅为 6％～35％,因此可用于鼻咽癌筛查。

3. **流式细胞分析术(FCM)** FCM 是用以了解细胞分化的一种方法,分析染色体倍体特性、DNA 倍体类型、DNA 指数等,结合肿瘤病理类型用以判断肿瘤恶性程度及推测其预后。

4. **基因诊断** 基因诊断是利用核酸中碱基排列具有特异序列的特征,根据有无特定序列以确定是否有肿瘤或癌变的特定基因存在,从而做出诊断。

四、影像学检查

(一)X 线检查

1. **透视与平片** 平片是检查肺肿瘤、骨肿瘤的首选方法,钼钯 X 线可检查软组织肿瘤,如乳腺癌。

2. **造影检查**

(1)应用对比剂:如钡剂做钡剂与灌肠,用碘剂做造影,主要用于消化道。

(2)器官造影:可经口服、静脉注射或内镜下插管,注入碘剂等对比剂,可观察肾盂、输尿管、胆囊、胆管、胰管的形态。

(3)血管造影:显示患肿瘤器官或肿瘤的血管图像。

(4)空气造影:用于脑室、纵隔、腹膜后、腹腔等肿瘤。

（二）超声检查

利用正常组织与病变组织对声抗阻和衰减率的不同,以取得不同的超声反射波型来进行诊断。该方法简便而无痛苦,广泛应用于肝、胆、胰、脾、肾、颅脑、子宫、卵巢、甲状腺、乳腺等疾病诊断。超声引导下进行穿刺活检,成功率可达 80%～90%。

（三）电子计算机断层扫描（CT）

应用计算机图像处理技术,显示肿瘤横切面图像,参考密度与 CT 值,判断肿瘤的部位与性质。CT 已广泛应用于脑、肝、胰等部位的肿瘤检查。其检查特点是:①图像清晰,诊断效果好;②具有高度灵敏的分辨力,较常规 X 线摄影的敏感性大 100 倍,可以发现直径 1cm 以上的病变,对早期肿瘤的诊断有很大价值;③为横断面成像,没有影像重叠。

（四）放射性核素显像（ECT）

ECT 基本原理是利用放射性核素或放射性药物引入人体作放射源,通过信息采集,计算机处理、重建图像,显示"靶器官"的血液动态变化几个断面的影像。常用的放射性核素有: ^{131}碘、^{198}金、^{99m}锝、^{67}镓、^{87}锶、^{197}汞、^{111}铟等 10 余种。有的放射性核素分布于正常组织,肿瘤在扫描图上显示放射性稀疏或冷区图像;有的放射性核素分布于肿瘤细胞组织内,肿瘤在扫描图上显示放射密集区或热区图像。若依据不同的"靶器官"选择不同的放射性药物引入体内。即可据此确定脏器内是否有肿瘤存在,并对肿瘤位置、大小、范围、血流供应、功能及组织形态有无变化等进行判断。因此,ECT 对肿瘤临床诊断、病程分期、拟定治疗方案、疗效随访、预后评估等方面均表现出其实用价值。

（五）正电子发射计算机断层显像-X 线计算机体层成像（PET-CT）

PET-CT 原理:PET-CT 是一种无创性的分子显像技术,PET-CT 将功能代谢显像（PET）和解剖结构显像（CT）两种先进的影像技术有机结合,同步取得人体生理代谢功能和解剖结构的信息,为疾病的"定位""定性""定量""定期"等诊断提供了有力的技术保障。PET-CT 在肿瘤诊断治疗中的作用可包括:①肿瘤的早期诊断和良、恶性鉴别;②确定各类恶性肿瘤的分期和分级;③治疗效果和预后评估;④早期鉴别恶性肿瘤复发、对恶性肿瘤进行再分期等。

（六）磁共振成像（MRI）

MRI 是利用人体内大量存在的氢原子核中的质子在强磁场下,激发氢质子共振,产生的电磁波被接收线圈接收并进行空间定位,形成 MRI 图像,显示人体组织的生理或病理状态下的图像,以供临床诊断参考,对神经系统及软组织图像更为清晰。

五、内 镜 检 查

内镜检查在肿瘤诊断中占有非常重要的地位。内镜可直接观察肿瘤或病变,并可取细胞或组织行病理学检查诊断,还可作某些 X 线造影,摘除小的病变或息肉。常用的内镜有支气管镜、胃镜、结肠镜、膀胱镜、纤维鼻咽镜、喉镜、纵隔镜等。内镜与超声波、微波、激光等高新技术结合使用,可进一步提高内镜在肿瘤诊断中的作用。

1. 与超声显像技术结合 在内镜上装上超声探头,在脏器腔内进行超声显像,可以避免体外超声由于内脏组织相互重叠、遮盖所造成的影像不清等现象。例如超声纤维胃镜对于判别肿瘤浸润深度、鉴别早期胃癌与进行期胃癌,确定肿瘤与周围脏器的关系、为诊断提供更加直接、准确和清晰的图像画面,同时可以录像反复播放。

2. 与电视摄像技术结合　电子内镜是在镜头上安一个微型电子摄像机,通过传输和光电信号转换,在电视荧屏上显示出真实图像。克服了纤维内镜只能在目镜上观察的片面性与局限性。

3. 与光敏技术结合　光敏技术又称光化学技术或光动力学技术,其对肿瘤的诊断原理是利用血卟啉类物质具有肿瘤亲和性和光敏感性,在一定波长的激光照射下会发出荧光。此技术对浅表食管、胃等空腔脏器肿瘤的诊断较有价值。

以上是对肿瘤的常见诊断方法的介绍,其中肿瘤病理学检查方法参见本章第二节相关内容,了解更多关于肿瘤的常见诊断方法有利于更准确地对肿瘤的早期症状的判断,对病情的治疗也起到了关键性的作用。

第**6**章

常见肿瘤的早期识别信号及诊断

据统计,我国大、中城市居民的许多死亡原因中,恶性肿瘤是第一位死因,在农村的各项死因中,恶性肿瘤是第二位死因。对中、老年人来说恶性肿瘤是常见病、多发病。对早期恶性肿瘤患者的治疗有 80%～90%可以治愈;但是,晚期的恶性肿瘤,在治疗后 5 年生存率则大为减少。众所周知,早期恶性肿瘤患者的治疗要比晚期患者的治疗节省许多人力、财力和时间。早期恶性肿瘤患者治疗后,不仅提高了生存率,同时也提高了患者的生活质量。因此,对恶性肿瘤患者要争取早期发现、早期诊断和早期治疗。

第一节 肺 癌

肺癌大多起源于支气管黏膜上皮,因此也称支气管肺癌。肺癌是目前全球发病率和病死率均居首位的肿瘤。在我国,肺癌也是发病率最高的恶性肿瘤,每年新发病例和死亡病例分别为 60 万和 49 万左右,占所有肿瘤死亡人数的 26.85%,居肿瘤死因的首位。

一、肺癌早期警号

1. **咳嗽** 咳嗽是典型的肺癌表现,约占肺癌首发症状的 45%,尤以中心型肺癌多见。因癌肿长在支气管肺组织上,通常会产生呼吸道刺激症状而发生刺激性咳嗽,大多表现为干咳或有少量白色泡沫痰,易被误以为伤风感冒。

2. **咯血** 早期肺癌约有半数以上有咯血,以此为首发症状者约占 20%。通常为痰中带血点、血丝或间断地少量咯血,大量咯血者少见,一般仅见于少数支气管腺瘤病例。其机制是肿瘤导致炎症、坏死、毛细血管破损时会有少量出血,往往与痰混合在一起,呈间歇或断续出现。很多肺癌患者就是因咯血或血痰而就诊的。

3. **低热** 长时间持续性低热是肺癌的早期症状之一。由于肿瘤堵塞支气管后导致阻塞性肺叶存在,程度不一,轻者仅有低热,重者则有高热,用药后可暂时好转,但很快又会复发。

4. **胸痛** 胸痛这一临床表现是十分常见的,往往会在早期肺癌患者身上出现。肺癌早期胸痛较轻,主要表现为闷痛、隐痛、部位不一定,与呼吸的关系也不确定。如胀痛持续发生则说明癌症有累及胸膜的可能。

5. **肩痛** 肺癌病灶往往会累及患者肩背出现疼痛。肺外围型肺癌常向后上发展,侵蚀胸膜,累及肋骨和胸壁组织,从而引起肩背痛。这类患者很少有呼吸道症状。

6. **声嘶** 声音嘶哑常常伴随咳嗽症状之后出现,亦是肺癌常见的早期症状之一,是肺癌转移灶压迫喉返神经所致。由于肺癌的转移灶在早期即可出现,转移灶的生长速度有时比原发灶更快,因此转移灶的临床表现可先于原发灶出现。

7. 关节痛　若是突然出现不明原因的关节痛务必及时就医。由于肺癌细胞可产生某些特殊的内分泌激素(异源性激素)、抗原和酶,这些物质可作用于骨关节部位,而致骨关节肿胀疼痛,常累及胫、腓、尺、桡等骨及关节,指(趾)末端往往膨大呈杵状指,X线摄片检查可见骨膜增生。

二、肺癌的早期诊断

肺癌的早期诊断一般依靠详细的病史询问、体格检查和相关的辅助检查,进行综合判断,大多数的肺癌患者可以得到确诊。临床上,医生会依据患者的具体情况选择相应的检查手段。

1. X线检查　X线检查是肺癌诊断首选的影像学检查方法,具有普及性、低辐射、高敏感等优点。通过X线检查可以了解肺癌的部位和大小。早期肺癌病例X线检查虽尚未能显现肿块,但可能看见由于支气管阻塞造成的局部肺气肿、肺不张或病灶邻近部位的浸润性病变或肺部炎变。

2. CT检查　可显示薄层横断面结构图像,避免病变与正常组织互相重叠,密度分辨率高,特别是对于上叶前、后段,右中叶及两下叶背支气管的显影较优越,应用三维重建仿真内镜技术可显示支气管腔狭窄及突向腔内的肿块。采用增强薄层扫描可清晰显示肿瘤与心脏大血管的关系,受侵犯的血管可表现受压移位、管腔变窄或闭塞、管壁不规则。

3. MRI检查　MRI检查的优点在于不需显影剂就可以区分血管和实性结构;可以在矢状和冠状平面显示纵隔的解剖。但MRI存在检查时间长、影像受呼吸运动影响、清晰度较差等缺点。与CT比较,在诊断原发性肺癌或肺结节方面并无明显差异,但发现纵隔和胸壁浸润方面优于CT。

4. PET检查　PET利用转化细胞蓄积氟脱氧葡萄糖(FDG)计算肿块代谢率。PET可以发现早期原发性肺癌转移癌灶,指导临床分期及选择手术适应证和制定手术方案、切除范围;术后PET检查也可判断手术是否达到根治,定期复查可及早发现转移及复发病灶。

5. 支气管镜检查　支气管镜检查是肺癌检查中非常重要的方法。通过支气管镜可直接窥察支气管内膜及管腔的病理变化情况。窥见癌肿或癌性浸润者,可采取组织供病理切片检查,或吸取支气管分泌物做细胞学检查,以明确诊断和判定组织学类型。

6. 细胞学检查　病理细胞学检查包括痰脱落细胞学检查、纤维支气管镜检查及经皮肺穿刺活检等。其中痰脱落细胞学检查是获得病理学诊断最简单、经济、有效的方法,阳性率在60%~80%,一般认为中心型肺癌痰检阳性率较周围型肺癌高,前者痰细胞学检查的阳性率可达70%~90%,后者则仅为50%左右。小细胞肺癌细胞学诊断与病理组织学诊断符合率最高,鳞癌次之,腺癌最低。因此,痰细胞学检查阴性者不能排除肺癌的可能性,多次痰细胞学检查可提高阳性率。

三、肺癌的鉴别诊断

肺癌的鉴别诊断除病史、症状和体征外,在很大程度上有赖于X线和内镜检查,而最后诊断需经组织病理学诊断证实。肺癌需与其他肺部病变作鉴别。

(一)肺结核

肺癌和肺结核的诊断相互混淆最多。肺结核球、肺门淋巴结结核、急性粟粒性结核、空洞形成、胸腔积液等各种结核病变,都很近似肺癌。

1. 肺结核球　多见于年轻患者,病情发展缓慢,多无症状。病灶位于结核好发部位,如上叶尖后段或下叶背段,其边界清楚,有时含有钙化点,周围常有卫星灶。若有空洞形成,则多为中心空洞,洞壁较薄、规则,痰中可找到结核菌。这些特点与周围型肺癌可以鉴别。

2. 肺门淋巴结结核　易与中央型肺癌混淆,但肺门淋巴结结核多见于儿童或青年,多有发热等结核中毒症状,结核菌素实验强阳性,抗结核治疗有效。

3. 急性粟粒性结核　应与弥漫性细支气管肺泡癌相鉴别。前者患者年龄较轻,有发热等全身中毒症状,X 线胸片上见分布均匀、细小、密度较淡的粟粒结节,两侧对称,常伴毒血症。而弥漫性细支气管肺泡癌两肺见大小不等结节状播散病灶,边界清,密度深,进行性发展扩大,临床上有进行性呼吸困难。根据临床和实验室资料综合判断鉴别诊断并不难。

(二)肺部炎症

1. 支气管肺炎　早期肺癌产生的阻塞性肺炎,易被误诊为支气管肺炎。支气管肺炎发病急骤,患者常伴高热,咳大量黄痰。X 线片上表现为边界模糊的片状或斑点状阴影,密度不均匀,且不局限于一个肺段或肺叶。经 2～4 周抗感染治疗后症状好转,肺部阴影吸收较快,少见咯血,而癌性阻塞性肺炎表现为炎性浸润吸收缓慢且不完全,多见咯血。但最可靠的鉴别方法是做痰液脱落细胞学检查或支气管镜检查。

2. 肺脓肿　应与癌性空洞相鉴别。肺脓肿起病急,急性期有明显感染症状,寒战,高热、咳嗽,咳大量脓臭痰,X 线片上空洞壁较薄,内壁光滑,常有液平面,周围有炎症改变。支气管造影空洞多可充盈,并常伴有支气管扩张。而癌性空洞先有肺癌症状,如慢性咳嗽,反复痰中带血,然后咳嗽加剧,脓痰增多。X 线胸片见癌肿块影有偏心空洞、壁厚、洞壁凹凸不平。痰液细胞学检查与支气管镜可做进一步鉴别。

3. 支气管扩张症　肿瘤生长在下叶支气管引起阻塞性肺炎,并出现咳嗽、咳痰、痰中带血,在 X 线片上有下叶炎症阴影时,须与支气管扩张症区别。但支气管扩张症的咳嗽时间更长;而肿瘤导致的阻塞性肺炎,病程较短。结合支气管造影可做出诊断。

(三)纵隔淋巴肉瘤

可与中心型肺癌混淆。纵隔淋巴肉瘤生长迅速,临床上常有发热和其他部位表浅淋巴结肿大,而咳痰和痰中带血等呼吸道症状少见。对放疗高度敏感,小剂量照射后即可见到块影缩小。纵隔镜检查有助于明确诊断。

(四)肺部其他良性肿瘤

如错构瘤、纤维瘤、软骨瘤等也可引起支气管阻塞和肺部块状阴影。但是一般肺部良性肿瘤病程较长,生长缓慢,症状较少;X 线胸片上见肿块边缘清晰,密度均匀,多无分叶状。若生长在支气管管腔内可有明显症状,但病程较长与肺癌不同。

第二节　食　管　癌

我国是食管癌的高发区,以河南省发病最高,其次为江苏、山西、河北、福建、陕西等。发病年龄以高年龄组为主,35 岁以后随年龄增长其发病逐渐增多。然而,食管癌高发地区的发病年龄和死亡年龄均较低发地区提前 10 年左右。

<h1 style="text-align:center">一、食管癌早期警号</h1>

食管癌不像其他肿瘤早期无明显症状,超过 90% 的食管癌患者早期症状比较明显,比较容易检查确诊。建议患者根据自身症状尽早确诊、早治疗。

1. 吞咽有梗阻感　超过 50% 的食管癌患者早期有这种症状,表现为咽下食物时,食管内像有气体阻挡一样,常被形容为"压气"或"噎气"。出现该症状的原因并非食管肿瘤导致的机械梗阻,而是由于肿瘤部位的炎症水肿,在吞咽食物时刺激病变食管产生痉挛所致。这一症状,一般情况下不经治疗可自行消失,但相隔数日甚至数月可再次出现。症状出现的频度逐渐增加,梗咽感的程度也日渐加重。

2. 剑突下或上腹部疼痛　疼痛一般表现为隐隐作痛,开始时间歇性出现,多在咽下食物时出现,即吞咽时痛感;食后减轻或消失,无反酸。疼痛程度与黏膜病变的范围和程度相一致。疼痛部位可位于咽部、胸骨后或上腹部,这与肿瘤发生在上段、中段或下段有关。多在咽下食物时出现烧灼样、针刺样和牵拉摩擦样疼痛,进食粗糙食物、热食或刺激性食物,如辣椒、醋或大蒜等时明显。起初症状轻微,发作时间短暂,若遇饮食不当或情绪激动,症状可反复出现。

3. 食道内异物感　约 1/5 的食管癌患者在吞咽时会有这种感觉,类似于某种异物,如蔬菜叶、米粒或花椒壳样东西等附着在食管壁上,吐不出、咽不下的感觉。食管癌的这种早期表现与食管壁上的癌肿刺激深层神经有关。

食道癌晚期的典型症状为进行性吞咽困难,由不能咽下固体食物发展到液体食物也不能咽下。与此同时,患者还可能会伴有贫血、消瘦等症状。

<h1 style="text-align:center">二、食管癌的早期诊断</h1>

对于具有以上各种表现,尤其是吞咽困难且年龄在 40 岁以上者,在证实为良性病变之前,应定期检查和复查,以免漏诊及误诊。

1. 食管黏膜脱落细胞检查　该检查方法具有操作方便、安全,患者痛苦小,准确率在 90% 以上,是食管癌大规模普查的重要方法。但要注意:①对食管癌有出血及出血倾向者,或伴有食管静脉曲张者应禁忌作食管拉网细胞学检查。②对食管癌 X 线片上见食管有深溃疡或合并高血压、心脏病及晚期妊娠者,应慎行食管拉网脱落细胞检查。③对全身状况差,过于衰弱的患者应先改善患者一般状况后再做检查。④合并上呼吸道及上消化道急性炎症者,应先控制感染再行检查。

食管黏膜脱落细胞检查结合 X 线钡剂检查可作为食管癌的诊断依据,使大多数患者免受食管镜检查痛苦。但食管狭窄有梗阻时,不能使用此法,应进行食管镜检查。其操作方法是用双腔塑料管线套网气囊细胞采集器吞入食管内,通过病变处后充气膨胀气囊,再缓缓拉出气囊,取套网擦取物涂片做细胞学检查。

2. X 线钡剂检查　该检查是诊断食管癌的重要手段之一,可为研究早期食管癌提供可靠资料,结合细胞学和食管内镜检查,可以提高食管癌诊断的准确性。食管癌 X 线钡剂检查不但要确定病灶部位、长度及梗阻程度,还需要判断食管病灶有无外侵及外侵范围。

3. 食管 CT 检查　CT 检查可清晰地显示食管与邻近纵隔器官的关系,但难以发现早期食管癌。将 CT 与 X 线检查相结合,有助于食管癌的诊断和分期水平的提高。正常食管与邻近器官分界清楚,食管厚度不超过 5mm,如食管壁厚度增加,与周围器官分界模糊,则表示食管病变存在。此外,CT 检查还可充分显示食管癌病灶大小、肿瘤外侵范围及程度,有助于确定手术方式及制定放疗计划等。

4. 内镜检查　纤维食管镜已经广泛用于食管癌的诊断。食管镜检查可以直接观察肿瘤大小、形态和部位,为临床医生提供治疗的依据,同时也可在病变部位做活检或镜刷检查。食管镜检查与脱落细胞学检查相结合,是食管癌理想的诊断方法。

三、食管癌的鉴别诊断

食管癌的鉴别诊断除病史、症状和体征外,在很大程度上有赖于 X 线和内镜检查,而最后诊断需经组织病理学诊断证实。食管癌需与食管良性及其他恶性肿瘤作鉴别。

1. 食管贲门失弛缓症　本病以女性多见,病程较长。其主要特征是食管缺乏蠕动,食管下括约肌高压和对吞咽动作的松弛反应减弱,使食物不能正常通过贲门。可表现为间歇性咽下困难、食物反流和下端胸骨后不适或疼痛,无进行性发展。X 线吞钡检查见贲门梗阻呈梭状或鸟嘴状,边缘光滑,食管下段明显扩张,吸入亚硝酸异戊酯后,钡剂迅速进入胃内。

2. 胃食管反流病　胃食管反流病是指胃十二指肠内容物反流入食管引起的病症。可表现为反胃、胃灼热、吞咽性疼痛及吞咽困难。反流物进入食管可导致食管黏膜慢性炎症。内镜检查可见有黏膜炎症、糜烂或溃疡,但无肿瘤证据。

3. 食管良性狭窄　一般由腐蚀性或反流性食管炎所致,也可因长期留置胃管、食管损伤或食管胃手术引起。X 线吞钡可见食管狭窄、黏膜消失、管壁僵硬,狭窄与正常食管段逐渐过渡、边缘整齐、无钡影残缺征。内镜检查可确定诊断。

4. 癔球症　患者多为女性,时有咽部球样异物感,进食时消失,常由精神因素诱发,无器质性食管病变。

5. 其他　尚需与食管平滑肌瘤、食管裂孔疝、食管静脉曲张、纵隔肿瘤、食管周围淋巴结肿大、左心房明显增大、丰动脉瘤外压食管造成狭窄而产生的吞咽困难相鉴别。其鉴别主要依据食管镜或 X 线钡剂检查。

第三节　胃　　癌

我国属于胃癌高发国家,每年胃癌新发病例约 40 万例,死亡约 35 万例,新发和死亡病例均占全世界胃癌病例的 40%。可见,胃癌是一种严重威胁人民健康的疾病,降低胃癌的发病率和病死率是亟待解决的重大公共卫生问题。

一、胃癌早期警号

近半数早期胃癌患者没有临床症状,仅部分有轻度消化不良,如上腹部隐痛不适、轻微饱胀、疼痛、恶心等症状,但这些症状并非胃癌特有,也可见于慢性胃炎、溃疡病、功能性消化不良,甚至正常人偶尔也会出现。

1. 上腹部饱胀不适　有一种说不清的模糊状闷胀感,常无明显诱因,多在安静时出现,活动、精神分散时消失,饮食调节效果欠佳。74% 的患者有此症状。"胃部不适"是一种模糊概念,但在所有的首发症状中遥遥领先,占第一位。

2. 上腹部疼痛　开始为间歇性隐痛,继之逐渐加重且较持久。疼痛虽可忍受,但不易缓解或短时间缓解后又出现。据资料统计有此症状者占 87.7%。疼痛可表现为轻度胃部疼痛、有时心窝部隐隐作痛,起初常被诊断为胃炎或溃疡病并加以治疗,症状可能暂时缓解。如病变发生在胃窦部,可发生十二指肠功能改变,出现节律性疼痛,类似溃疡病的症状,也易被误诊为十二指肠溃疡而延误治疗。但这些症状都会在一段时间后复发。因此,凡是有上腹部疼痛症状,如又伴有其他高风险因素,或在治疗后反复发作者,应提高警惕,做进一步检查,以期及早发现并及早治疗。

此外,若出现原有慢性胃病的疼痛规律发生改变,如以前空腹痛或进食后痛的规律性明显,近期规律性消失,或原来治疗有效的药物效果不佳。有一年以上未行 X 线钡剂或胃镜复查。此时应提高警惕,及时就诊。

3. 其他消化系统症状 约 1/3 的患者出现食欲缺乏、厌食、恶心呕吐、食后胃胀、嗳气、泛酸等消化不良症状,也是一组常见而又缺乏特异性的胃癌早期信号。这些表现通常找不出诱因,可首先出现食欲缺乏,继而对自己喜爱的食物也无兴趣,尤其厌恶肉类或油腻食物,更换菜谱后效果仍欠佳,或虽有改善,又出现食欲缺乏,有时伴反酸、嗳气或消化不良,有这些表现的占 68%。因与胃炎、溃疡病症状类似而易被忽视。

4. 出血、贫血 大便隐血阳性或黑粪、隐血阳性,是胃癌较常见症状之一。常易误认为溃疡出血,而且出血量小,呈间歇性时不易引起注意。在早期胃癌中占 50%~65%。凡无胃部疾病的老年人,一旦出现黑粪更应警惕胃癌的可能。如粪便呈柏油状,大便隐血试验持续阳性,特别是在一般饮食控制或服用胃病药物后出血不易好转时,是早期胃癌很重要的表现之一。因慢性失血,患者常伴有贫血。因此,有此症状者应及时就诊,并进行胃镜或上消化道钡剂 X 线等检查,以明确诊断。

5. 乏力、消瘦 患者常感全身乏力,体重逐渐下降,2~3 个月内可下降 3~5kg,约有 50% 的早期胃癌可出现此症状。不明原因的消瘦、乏力、精神不振也是一组常见而又缺乏特异性的胃癌信号,而且呈进行性日益加重。

二、胃癌的早期诊断

早期诊断胃癌的困难之一是其缺乏特异性的临床表现,根据病史、体检除能发现一些晚期的和不能治愈的肿瘤体征外,对早期诊断帮助不大。因而,在胃癌的诊断过程中,必须持有整体观念,也就是说,胃癌是一个全身性病变,即使是早期胃癌,也有可能发生远处转移。常见诊断方法如下。

(一)实验室检查

1. 血常规 约 50% 可出现缺铁性贫血征象,由于长期失血或营养缺乏所致。

2. 粪便隐血试验 常呈现持续阳性,检测方便,有辅助诊断价值,有学者将之作为胃癌筛检的首选方法。

(二)X 线钡剂检查

X 线检查对胃癌的诊断依然有较大的价值。近年来更是应用气钡双重对比法、压迫法和低张造影技术,并采用高密度钡粉,能清楚地显示黏膜的精细结构,有利于发现微小的病变。

胃癌的 X 线钡剂表现如下:早期胃癌可表现为局限性浅洼的充盈缺损(Ⅰ、Ⅱa),基底广,表面呈颗粒状;或呈现一龛影(Ⅱc、Ⅲ),边缘不规则呈锯齿状,向其集中的黏膜纹有中断、变形或融合现象;或黏膜有灶性积钡、胃小区模糊不清等征象。对怀疑患早期胃癌者,应从不同角度多摄 X 线片,进行仔细分析,不放过微小的改变。

　　X 线气钡双对比造影对于发现和诊断早期胃癌是不可缺少的方法。据国外报道,应用此法对直径 10mm 病灶的定性诊断已不成问题,如与胃镜结合,可以发现和诊断直径小于 5mm 的微小癌。以往胃癌的假阴性误诊率达 22%,采用 X 线气钡双对比造影以后,已降至 6%～7%;大约有 25% 的早期胃癌只有用此法才能发现。

(三)胃镜检查

　　纤维内镜检查是诊断胃癌最直接、准确有效的诊断方法。胃镜检查结合黏膜活检,是目前最可靠的诊断手段。有经验的内镜医师对胃癌的确诊率可达 95% 以上,为此要多取活检标本,有人提出必须采 7 块以上。对早期胃癌,胃镜检查更是诊断的最佳方法。镜下早期胃癌可呈现一片变色的黏膜,或局部黏膜成颗粒状粗糙不平,或呈轻度隆起或凹陷;或有僵直感,不柔软,对这些轻微的变化,均要做活检。镜下应估计癌的大小,小于 1cm 者称小胃癌,小于 0.5cm 者称微小胃癌。早期胃癌有时不容易辨认,可在内镜下喷 0.5% 亚甲蓝,有病变处将着色,有助于指导活检部位。目前已有放大内镜问世,能更仔细观察微细病变,提高早期胃癌的诊断率。

(四)CT 检查

　　可了解胃肿瘤侵犯情况,与周围脏器关系,有无手术可能。

(五)肿瘤标志物检查

　　CEA、CA19-9、CA724、CA242 可能出现异常,作为诊断胃癌的辅助诊断。但这些指标对于监测胃癌术后情况有一定价值。

三、胃癌的鉴别诊断

　　如前所述,胃癌在临床上缺乏特异性的症状和体征,很多时候酷似胃的良性病变,因此,胃癌的鉴别诊断除病史、症状和体征外,在很大程度上有赖于 X 线和内镜检查,而最后诊断需经组织病理学诊断证实。胃癌需与胃部其他良性及恶性病变作鉴别。

　　1. 浅表性胃炎　　常表现为胃部疼痛,常伴有食欲缺乏,或胀满,恶心呕吐等。发病多与情绪、饮食不节、劳累及受寒等因素有关,病情反复发作,不伴极度消瘦、乏力等恶病质征象。做胃镜或钡剂检查有助于与胃癌鉴别。

　　2. 功能性消化不良　　表现为饭后上腹饱满、嗳气、反酸、恶心、食欲缺乏为主等的消化不良表现。上消化道 X 线检查,纤维胃镜检查等可以明确诊断。

　　3. 胃溃疡　　由于胃癌早期缺乏特异性表现,常容易和胃溃疡或慢性胃炎相混淆,应加以鉴别。特别是青年人易被漏诊误诊。一般通过 X 线钡剂可区分,胃镜加活检可明确诊断。

　　4. 胃息肉　　又称胃腺瘤,常来源于胃黏膜上皮的良性肿瘤。以中老年人多见,较小的腺瘤可无任何症状,较大者可见上腹部饱胀不适,或隐痛、恶心呕吐,有时可见黑粪。胃腺瘤需与隆起型早期胃癌相鉴别。需进一步经胃镜活检予以明确诊断。

　　5. 胃平滑肌瘤及肉瘤　　胃平滑肌瘤多发生于中年以上患者,临床无特征性症状,常见上腹饱胀隐痛等。约有 2% 可恶变成平滑肌肉瘤。胃镜检查可鉴别上述两种病变与胃癌。

第四节　大　肠　癌

　　大肠癌是常见的恶性肿瘤,包括结肠癌和直肠癌。大肠癌的发病率从高到低依次为直肠、乙状结肠、盲肠、升结肠、降结肠及横结肠,近年有向近端(右半结肠)发展的趋势。其发病与生活方式、遗传、大肠腺瘤等关系密切。发病年龄有年轻化趋势。

一、大肠癌早期警号

1. 粪便带鲜血　而又不能用痔解释时。
2. 脓血便　持续或反复发作的脓血便,有排不尽的感觉、按痢疾治疗效果不好者。
3. 排便习惯改变　排便次数或大便带黏液等异常,便秘、腹泻或二者交替,超过3周应格外注意。
4. 大便形状改变　如变细、变扁或有槽沟。
5. 出现贫血　粪便检查反复多次或持续出现隐血者。
6. 下腹部不适　表现为持续性下腹部不适,隐痛或腹胀、腹部肿块,体重减轻。需注意的是:结肠癌恶性程度较胃癌、胰腺癌等低,触及腹部肿块的结肠癌患者中20.1%仍属Ⅰ期病例。

大肠癌因其发病部位不同而表现出不同的临床症状及体征。

(1)右半结肠癌:主要临床症状为食欲缺乏、恶心、呕吐、贫血、疲劳、腹痛、腹块。早期可能只是隐血试验阳性,具诊断意义的症状是贫血、腹块、腹痛。右半结肠因肠腔宽大,肿瘤生长至一定体积才会出现腹部症状,这也是肿瘤确诊时,分期较晚的主要原因之一。

(2)左半结肠癌:左半结肠肠腔较右半结肠肠腔窄,左半结肠癌更容易引起完全或部分性肠梗阻。肠阻塞导致大便习惯改变,出现便秘、便血、腹泻、腹痛、腹部痉挛、腹胀等。带有新鲜出血的大便表明肿瘤位于左半结肠末端或直肠。病期的确诊常早于右半结肠癌。

(3)直肠癌:主要症状为便血、排便习惯的改变及梗阻。癌肿部位较低、粪块较硬者,易受粪块摩擦引起出血,多为鲜红或暗红色,不与成形粪便混合或附于粪柱表面,误诊为"痔"出血。病灶刺激和肿块溃疡的继发性感染,不断引起排便反射,易被误诊为"肠炎"或"菌痢"。癌肿环状生长者,导致肠腔缩窄,早期表现为粪柱变形、变细,晚期表现为不完全性梗阻。

此外,大肠癌发病年龄明显提前,30岁以内的青年人大肠癌占1/9～1/8,且多为恶性程度较高的黏液腺癌,表现为发病急、进展快、预后差,早期发现率低,应给予警惕。

二、大肠癌的早期诊断

大肠癌因部位和病期的不同,临床表现也各异。早期病例缺乏特异临床症状,为了减少误诊,提高早期诊断准确率,除详细询问病史外,可进行以下检查。

1. 直肠指检　是主要的检查方法,因为大肠癌中60%发生在直肠。在直肠癌中75%可通过直肠指检发现肿块。40岁以上的人群,每年要检查1次,尤其出现便血、便频、大便中有黏液及里急后重等排便习惯异常者,均应做直肠指检。直肠指检一般能了解距肛门8cm范围内的病变,如做屏气等增加腹压的动作则可能查到更高部位。

2. 大便隐血试验　该检查对本病的诊断虽无特异性,但方法简便易行,费用低廉,可作为普查筛检或早期诊断的线索。因此,凡有下列情况之一者,应行大便隐血检测:①中老年人有腹部不适、消化不良等消化系症状或乏力者;②大肠癌患者直系亲属;③大肠癌高发区50岁以上人群。如阳性,则进一步做纤维结肠镜检查。大便隐血试验还可提示胃溃疡、胃癌、大肠息肉等消化系统其他疾病,特别是大肠腺瘤的癌变率可达10%～20%。

3. X 线钡剂灌肠　灌肠与气钡双重造影、高质量的气钡双重对比造影检查可检查到大肠中直径 0.5cm 微小癌灶,它能提供大肠癌病变部位、大小、形态、类型。可以作为大肠肿瘤的重要检查方法。对结肠镜检查因肠腔狭窄等原因未能继续进镜者,钡剂灌肠对肠镜未及肠段的检查尤为重要。

4. 内镜检查　该检查对大肠癌具有确诊价值。结肠镜检查是将纤维结肠镜伸入到结肠起始部位回盲部,检查结肠和直肠肠腔,并在检查过程中进行活检和治疗。结肠镜检查比钡剂灌肠 X 射线更准确,尤其对结肠小息肉,通过结肠镜摘除并行病理学确诊。良性息肉摘除可预防其转变为结直肠癌,癌性息肉有助于明确诊断和治疗。

5. 活体组织检查和脱落细胞学检查　活体组织检查对大肠癌,尤其是早期癌和息肉癌变的确诊及对病变进行鉴别诊断有决定性意义,可明确肿瘤的性质、组织学类型及恶性程度、判断预后和指导临床治疗。脱落细胞学检查准确性高,取材烦琐,不易获得满意的标本,临床应用少。

此外,还有 CT、B 超、超声结肠镜检查、血清癌胚抗原(CEA)等都对大肠癌的诊断、手术方法、发现转移灶等有一定帮助。

三、大肠癌的鉴别诊断

大肠癌因部位和病期的不同,临床表现也各异。早期病例缺乏特异临床症状,导致其误诊率很高。因此,大肠癌的鉴别诊断除病史、症状和体征外,在很大程度上有赖于 X 线和内镜检查,而最后诊断需经组织病理学诊断证实。

1. 痔　临床上将直肠癌误诊为痔者实不少见。一般内痔多为无痛性出血,色鲜不与大便相混,随出血量的多寡而表现为大便表面带血、滴血、线状流血甚至喷射状出血。而直肠癌患者的便血常伴有黏液和直肠刺激症状,直肠指检或乙状结肠镜检查可资鉴别。

2. 肠结核　肠结核以右下腹痛、腹泻、糊样便、腹部包块和全身结核中毒症状为特征。增生型肠结核,多以便秘为主要表现。X 线钡剂造影可与大肠癌鉴别。

3. 慢性细菌性痢疾　患者常有腹痛、腹泻、里急后重、黏液脓血便、左下腹压痛等特征。在有急性发作期,除上述症状加剧外尚可出现发热、头痛、食欲缺乏等。经大便培养、钡剂灌肠和内镜检查,不难做出诊断。

4. 阿米巴痢疾　患者表现腹胀、腹痛、腹泻或有里急后重,大便呈黏液带脓血、排便次数增多。慢性型者可有消瘦、贫血,结肠常粗厚可触,左右两下腹及上腹部常有压痛,易与直肠癌或结肠癌相混淆。但阿米巴痢疾时大便有腥臭,粪中可找到阿米巴包囊或滋养体。乙状结肠镜检查见到正常黏膜上有典型的散在溃疡,从溃疡底刮取材料做镜检可找到原虫。

5. 溃疡性结肠炎　是一种原因不明的直肠和结肠慢性炎性疾病,95% 以上病例有直肠受累,以 20—50 岁多见。临床上以腹泻、黏液脓血便、腹痛和里急后重等颇似慢性细菌性痢疾的表现,但可反复发作,大便培养阴性。纤维结肠镜检查可见病变黏膜呈弥漫性充血、水肿,黏膜表面呈颗粒状,常有糜烂或浅小溃疡,附有黏液和脓性分泌物。后期可见假性息肉,结肠袋消失。

此外,应与其他可能引起类似症状的肠道疾病,如血吸虫病、克罗恩病、肠易激综合征、局限性肠炎等进行鉴别。

第五节　肝　癌

肝癌即肝脏恶性肿瘤,可分为原发性肝癌和继发性肝癌两大类。原发性肝脏恶性肿瘤起源于肝脏的上皮或间叶组织,前者称为原发性肝癌,即本节中肝癌所指内容,是我国高发的,危害极大的恶性肿瘤;后者称为肉瘤,与原发性肝癌相比较较为少见。继发性或称转移性肝癌系指全身多个器官起源的恶性肿瘤侵犯至肝脏。一般多见于胃、胆道、胰腺、结直肠、卵巢、子宫、肺、乳腺等器官恶性肿瘤的肝转移。本节中肝癌所指为原发性肝癌。

一、肝癌早期警号

肝癌是一种很"恶毒阴险"的恶性肿瘤,它的危险性在于早期不易发现,一旦确诊大多已属晚期,而且病程发展较快,因此有"癌中之王"之称。发现以下情况的,应及早到医院检查。

1. 肝区疼痛　半数以上患者以此为首发症状,多为持续性钝痛、刺痛或胀痛。

2. 全身和消化道症状　早期常不易引起注意,主要表现为乏力、消瘦、食欲缺乏、腹胀等。部分患者可伴有恶心、呕吐、发热、腹泻等症状。

肝脏是个"沉默"的器官,肝癌早期没有明显症状,大多患者确诊时已是中、晚期。由于绝大部分的原发性肝癌由肝炎、肝硬化发展而来,因此,如果慢性肝炎或肝硬化的患者,肝区出现刺痛或疼痛加剧,身体不适,食欲缺乏,乏力或伴有低热,体重减下降时,应高度警惕。

二、肝癌的早期诊断

(一)肝癌血清标志物检测

1. 血清甲胎蛋白(AFP)测定　对诊断本病有相对的特异性。肝细胞癌 AFP 阳性率为 $70\%\sim90\%$。在排除妊娠、生殖腺胚胎瘤和活动性肝病的基础上,AFP 检查诊断肝细胞癌的标准为:①AFP$>500\mu g/L$ 持续 4 周;②AFP 由低浓度逐渐升高不降;③AFP 在 $200\mu g/L$ 以上的中等水平持续 8 周。如 AFP 呈低浓度阳性持续达 2 个月或更久,ALT 正常,应特别警惕亚临床肝癌的存在。需注意的是:临床上约 30% 的肝癌患者 AFP 为阴性。如同时检测 AFP 异质体,可使阳性率明显提高。

2. 血液酶学及其他肿瘤标志物检查　肝癌患者血清中 γ-谷氨酰转肽酶及其同工酶、异常凝血酶原、碱性磷酸酶、乳酸脱氢酶同工酶可高于正常。但缺乏特异性。

(二)影像学检查

1. 超声检查　可显示肿瘤的大小、形态、所在部位及肝静脉或门静脉内有无癌栓,其诊断符合率可达 90%。

2. CT 检查　具有较高的分辨率,对肝癌的诊断符合率可达 90% 以上,可检出直径 1.0cm 左右的微小癌灶。

3. MRI 检查　诊断价值与 CT 相仿,对良、恶性肝内占位病变,特别与血管瘤的鉴别优于 CT。

4. 选择性腹腔动脉或肝动脉造影检查　对血管丰富的癌肿,其分辨率低限约 1cm,对$<$ 2.0cm 的小肝癌其阳性率可达 90%。

5. 肝穿刺行针吸细胞学检查　在 B 型超声导引下行细针穿刺,有助于提高阳性率。

(三)亚临床肝癌和小肝癌的诊断

对亚临床肝癌(即无症状体征者)和小肝癌(直径小于 5cm 者)的诊断主要是对 AFP 与超声显像等定位诊断的联合分析。

影像学检查有明确肝内实质性占位病变能排除肝血管瘤和转移性肝癌并具有下列条件之一者:①AFP>200μg/L;②典型的原发性肝癌影像学表现;③无黄疸而 AFP 或 γ-GT 明显增高;④远处有明确的转移性病灶或有血性腹水或在腹水中找到癌细胞;⑤明确的乙型肝炎标志物阳性的肝硬化。

三、肝癌的鉴别诊断

如上所述,肝癌早期没有明显症状,即使有一些症状出现,也容易误诊为肝脏其他疾病,如肝炎、肝硬化等,因此应与这些相关疾病相鉴别。

1. 继发性肝癌　原发于胃肠道、呼吸道、泌尿生殖道、乳腺等处的病灶常可转移至肝。这类继发性肝癌与原发性肝癌比较,病情发展较慢,症状较轻,AFP 检测一般为阴性,少数继发性肝癌很难与原发者鉴别,确诊的关键在于病理检查和找到肝外原发癌的证据。

2. 肝硬化　原发性肝癌多发生在肝硬化的基础上,两者的鉴别常有困难。若肝硬化病例有明显的肝大、质硬的大结节,或肝萎缩变形而影像学检查却发现占位性病变,则肝癌的可能性很大,反复检测 AFP 或 AFP 异质体,密切随访病情,有助于病情诊断。

3. 活动性肝病　肝病活动时血清 AFP 往往呈短期升高,提示肝癌的可能性,定期多次随访测定血清 AFP 和 ALT,或者联合检查 AFP 异质体及其他肝癌标志物并进行分析,如:①ALT持续增高至正常的数倍,AFP 和 ALT 动态曲线平行或同步升高提示活动性肝病的可能性大;②二者曲线分离,AFP 升高而 ALT 正常或由高降低,则应多考虑原发性肝癌。

4. 肝脓肿　一般有明显炎症或感染中毒表现,肝区叩击痛和触痛明显,可伴有腹肌紧张、白细胞计数升高。超声检查可探得肝内液性暗区。但当脓液稠厚,尚未形成液性暗区时,诊断颇为困难,应反复进行超声检查,必要时在超声引导下做诊断性穿刺,亦可进行试验性抗感染治疗。

此外,应与肝脏非癌性占位性病变,如肝血管瘤、多囊肝、包虫病等局灶性结节增生,炎性假瘤等;邻近肝区的肝外肿瘤,如腹膜后的软组织肿瘤,来自肾、肾上腺、胰腺、结肠等处的肿瘤进行鉴别。其鉴别主要依据影像学诊断和 AFP 检测,必要时需剖腹探查。

第六节　乳　腺　癌

乳腺癌是最常见的女性恶性肿瘤之一,位居全球女性发病率和病死率第 1 位。在世界范围内,我国属乳腺癌的低发国,但近年来乳腺癌的发病率明显增高,乳腺癌在我国各地区的发病率也不相同,农村女性发病率明显低于城市女性,沪、京、津及沿海地区乳腺癌的发病率已超过子宫颈癌跃居女性恶性肿瘤第一位。

一、乳腺癌早期警号

1. 乳房肿块　乳房内生长肿块,有时无明显的症状,患者常于穿衣、洗澡、自我检查时发现。

2. 乳房疼痛　有些患者可有乳房隐痛、胀痛、钝痛或刺痛。

3. 乳头回缩　因肿块渐渐增大,侵及乳腺基底部而牵拉乳头使之内陷,临床上也叫"乳头内陷"。

4. 乳头溢血　从乳头流出血性分泌物,常是乳腺导管癌的表现,应就医检查,并与乳腺导管内乳头状瘤等良性病变鉴别。

5. 溃烂　乳头、乳晕区皮肤糜烂或溃疡,常为湿疹样癌的表现。

6. "橘皮样"皮肤　当肿块与皮肤粘连时,皮肤因淋巴液引流不畅而发生水肿,使呈"橘皮样"。

7. 两侧乳房不对称　当肿块体积增大或与胸壁粘连时,病变侧乳房在大小、形状等方面与对侧不对称。

8. 腋窝淋巴结肿大　当腋窝淋巴结较大时,可感到腋窝内有物体挤压感,或在举臂时可感腋窝有肿物突出。

9. 炎性乳腺癌的表现　乳房明显增大,皮肤红肿,进展较快,这是炎性乳腺癌的特有表现,有时易误诊为乳腺炎、乳房脓肿,抗感染治疗无效。

二、乳腺癌的早期诊断

乳腺癌的诊断要点包括以下几方面。

1. 病史　肿块常是乳腺癌患者的首发症状,须问明出现的时间、生长速度及近期有否改变,是否伴有疼痛及疼痛的性质。有无乳头糜烂、溢液的时间与性质。腋窝有无肿块,是否合并妊娠及哺乳。月经史及家族史也很重要。

2. 体征　首先由全面检查开始,注意胸、腹、盆腔的转移。乳腺的检查应先查健侧,后查患侧,检查应顺序、仔细。①视诊:注意双侧乳房是否对称,外形有无异常,皮肤有无炎症样改变及橘皮样水肿等。②触诊:乳房检查时,用手指平触,上臂伸过头部查乳腺内半,上臂垂下查乳腺外半,查到肿块时按三带区、四象限记录部位,同时对肿块的性质及活动度详加描述。压迫乳晕看有否溢液,有液体排出时应记录液体的性质。检查锁骨上淋巴结时,应注意胸锁乳头肌起点深处之前哨淋巴结。腋窝淋巴结检查时应用手将患者上臂举起,用另一手按在腋窝处,再将上臂放下,用手托着患者肘部,检查腋窝淋巴结。锁骨下淋巴结因有胸肌覆盖,难查出,但有多个淋巴结转移时,触之饱满。

3. 钼靶 X 线检查　钼靶 X 线检查是乳腺癌诊断的常用方法,该检查便于区别乳房内各种密度的组织,清晰地观察其形态和结构。恶性病变时可表现为不规则或呈分叶状块影,中心区密度增高,边缘有毛刺,钙化影多细小而密集,有时可见增粗的血管影,周围组织扭曲变形,邻近皮肤可有增厚凹陷。

4. 超声检查　超声检查无损伤性,可以反复应用。对乳腺组织较致密者应用超声检查较有价值,但主要用途是鉴别肿块系囊性还是实性。超声检查对乳腺癌诊断的正确率为 $80\%\sim85\%$。癌肿向周围组织浸润而形成的强回声带,正常乳房结构破坏及肿块上方局部皮肤增厚或凹陷等图像,均为诊断乳腺癌的重要参考指标。

5. 热图像检查　应用图像显示体表温度分布,由于癌细胞增殖快、血供丰富则相应体表温度较周围组织高,用此差异可做出诊断。这种诊断方法缺乏确切的图像标准,热异常部位与肿瘤不相对应,诊断符合率差,近年来渐少应用。

6. 近红外线扫描 该检查是利用红外线透过乳房不同密度组织显示出各种不同灰度影,从而显示乳房肿块。此外,红外线对血红蛋白的敏感性强,乳房血管影显示清晰。乳腺癌常有局部血供增加,附近血管变粗,红外线对此有较好的图像显示,有助于诊断。

7. 活组织病理学检查 目前对乳腺癌的检查方法虽然很多,但只有活检所得的病理结果才是唯一肯定诊断的依据。活组织病理学检查包括肿块整块切除和针刺涂片细胞学检查,切片、涂片查见癌细胞可确定诊断。

三、乳腺癌的鉴别诊断

1. 乳腺纤维腺瘤 好发于内分泌旺盛而调节紊乱的年轻女性,大多在 20－30 岁。肿块明显,肿块多位于乳腺外上象限,圆形或扁圆形,一般在 3cm 以内。单发或多发,质坚韧,表面光滑或结节状,分界清楚,无粘连,触之有滑动感。肿块无痛,生长缓慢,但在妊娠时增大较快,而且很少有疼痛,但有恶变发生的可能性。

2. 乳腺增生病 是由于内分泌的功能性紊乱引起,其本质既非炎症,又非肿瘤,而是正常结构的错乱。一般有典型体征和症状,容易区别。而硬化性腺病常在乳腺内有界限不清的硬结,体积较小,临床上常难以与乳腺癌相区别,应通过多种物理检查来鉴别。

3. 乳痛症 亦为乳腺异常增生症的一个病变阶段,主要表现为在乳腺上可触及多数不平滑之小结节,且多有轻微自发性痛。尤其月经来潮前乳腺胀痛明显,甚至有时痛不可触,患者很是痛苦。

4. 乳腺结核 比较少见,多为胸壁结核蔓延而来,可溃破,并流出干酪样脓液。注意检查时常发现有其他部位的结核病灶同时存在。临床表现为炎症性病变,可形成肿块,有时大时小的变化,患者不一定有肺结核,也常伴有腋下淋巴结肿大,临床有 1/3 的患者难以与乳腺癌相区别。

5. 乳房囊肿 可分为积乳和积血。积乳多见于哺乳期或妊娠期女性,根据病史和体征不难诊断。积血多见于外伤,因积血堵塞乳管,未被吸收而形成炎性肿块。

6. 乳头状瘤 可单发,也可多发。单发者多为老年女性,50％有血性溢液。多发者呈弥漫性结节,无明显肿块。此瘤可恶变。

7. 浆细胞性乳腺炎 也称非哺乳期乳腺炎。极少见,多有急性发作史,可有疼痛、发热等,但经抗感染治疗后很快消退。当病变局限急性炎症消退时,乳内有肿块,且可与皮肤粘连,也易误诊为乳腺癌。常由于各种原因引起乳腺导管阻塞,导致乳管内脂性物质溢出,进入管周组织而造成无菌性炎症。急性期突然乳痛、红肿、乳头内陷、腋淋巴结可肿大,易被误诊为炎症乳腺癌。

8. 乳腺恶性淋巴瘤 较罕见,占乳腺恶性肿瘤的 0.04％～0.52％。好发年龄为 50－60 岁,女性多见,常为单发。临床表现常为迅速增大的肿块,有时可占据整个乳房,肿块呈巨块或结节状、分叶状,边界清楚,质坚,有弹性,与皮肤及乳房等无粘连。肿块巨大时表面皮肤菲薄,血管扩张,并引起破溃。腋窝淋巴结亦可同时受累。临床诊断常较困难。X 线片常与其他恶性肿瘤不易区分,需经病理切片才能明确诊断。

此外,应注意与其他相关疾病,如叶状囊肉瘤、脂肪瘤、血管瘤、平滑肌瘤等也可以肿块形式出现,应进行鉴别,往往需要活检确诊。

第七节　宫　颈　癌

宫颈癌是最常见的妇科恶性肿瘤,占女性生殖系统肿瘤的半数以上,在发展中国家仍居女性生殖系统肿瘤的第1位。我国宫颈癌发病率已高居世界第2位,仅次于智利,其发病率是发达国家的6倍。宫颈癌过去一直被看作是中老年女性易患的肿瘤,发病年龄以40—50岁居多。然而,近年来宫颈癌出现了日益年轻化趋势。宫颈癌中最常见的是鳞状细胞癌,多由原位癌发展而来。

一、宫颈癌早期警号

1. 接触性出血　表现为性交、排便或活动后阴道点状出血。年龄在30岁以上,已生育,突然出现性交后阴道点状出血,应视为宫颈癌的早期信号加以重视。

2. 阴道不规则出血　表现为两次月经之间的少量阴道出血和绝经后的阴道出血。前者易被视为月经不调,后者易被看作是更年期表现。但这种不规则的阴道出血的确见于宫颈癌的早期,甚至是患者的首发症状。

3. 阴道分泌物异常　大多表现为白带增多,并伴有颜色和气味的变化。白带增多症状一般晚于接触性出血表现,起初是正常色味,渐渐变为浆液性分泌物,晚期宫颈癌可有米泔样或水样白带。

4. 宫颈糜烂　一些宫颈癌患者多伴有宫颈糜烂,而且重度宫颈糜烂是引发癌变的一个主要原因。有些年轻女性宫颈糜烂久治不愈,需要引起足够的重视。

5. 下腹或者腰骶出现疼痛　有些患者在月经期、排便或者性生活时出现下腹、腰骶疼痛情况,严重者疼痛会影响上腹部、大腿部或者髋关节。如果触及子宫颈时会立即引起髂窝、腰骶部疼痛,有的患者甚至出现恶心等症状。

出现以上1项以上者均要及时进一步检查,尤其出现以上前3项者更应警惕。

二、宫颈癌的早期诊断

根据病史和临床表现,尤其是接触性出血者,应想到宫颈癌的可能,对宫颈癌的诊断需要做详细的全身检查及妇科三合诊检查,并采用以下辅助检查。

1. 宫颈刮片细胞学检查　是发现宫颈癌前期病变和早期宫颈癌的主要方法。但注意取材部位正确及镜检仔细,可有5%～10%的假阴性率,因此,均应结合临床情况,并定期检查,以此方法作筛选。取材部位必须在宫颈移行带区刮片检查。光镜下读片需认真细致,以免漏诊和误诊。防癌涂片用巴氏染色,结果分为5级:Ⅰ级正常,Ⅱ级炎症引起,Ⅲ级可疑,Ⅳ级可疑阳性,Ⅴ级阳性。Ⅲ、Ⅳ、Ⅴ级涂片者应重复刮片检查并行宫颈活组织检查,Ⅱ级涂片需按炎症处理后重复涂片进一步检查。

2. 碘试验　是将碘溶液涂在宫颈和阴道壁上,观察其着色情况,正常宫颈阴道部和阴道鳞状上皮含糖原丰富,被碘溶液染为棕色或深赤褐色。临床上用阴道窥器暴露宫颈后,擦去表面黏液,以碘液涂抹宫颈及穹窿,如发现不正常碘阴性区即可在此区处取活检送病理检查。然而,其他病变,如囊肿、宫颈炎等鳞状上皮不含或缺乏糖原,均不染色,故本试验对癌无特异性。然而碘试验用于检测CIN(各级宫颈上皮内瘤变),主要是识别宫颈病变的危险区,以便确定活检取材部位,提高诊断率。

3. 氮激光肿瘤固有荧光诊断法　根据荧光素与肿瘤亲和作用,利用人体内原有荧光(固有荧光),通过光导纤维传送激光(常用氮鞍光)激发病变部位,目测病灶组织与正常组织发出的不同颜色加以诊断,见宫颈表面呈紫色或紫红色为阳性,提示有病变;出现蓝白色为阴性,提示无恶性病变。

4. 阴道镜检查　宫颈刮片细胞学检查Ⅲ级或Ⅲ级以上,或肿瘤固有荧光检测阳性患者,应在阴道镜检查下,观察宫颈表面有无异型上皮或早期癌变,并选择病变部位进行活组织检查,以提高诊断正确率。

5. 宫颈和宫颈管活组织检查　是确诊宫颈癌及其癌前病变最可靠和不可缺少的方法。选择宫颈-柱交接部的 3、6、9、12 点处取 4 点活检,或在碘试验、肿瘤固有荧光检测、阴道镜观察到的可疑部位取活组织做病理检查。所取组织既要有上皮组织,又要有间质组织。若宫颈刮片为Ⅲ级或Ⅲ级以上涂片,宫颈活检阴性时,应用小刮匙搔刮宫颈管,刮出物送病理检查。

6. 宫颈锥切术　当宫颈刮片多次检查为阳性,而宫颈活检阴性或活检为原位癌但不能排除浸润时,均应做宫颈锥切术,并将切下的宫颈组织分成 12 块,每块做 2～3 张切片检查以确诊。但目前诊断性宫颈锥形切除术已很少采用。

三、宫颈癌的鉴别诊断

确诊宫颈癌时应与可引起类似症状的其他疾病相鉴别。

1. 宫颈糜烂　可有月经周期出血,或接触性出血,阴道分泌物增多。检查时宫颈外口周围有鲜红色小颗粒,擦拭后也可以出血,故难以与早期宫颈癌鉴别。阴道脱落细胞学检查或活体组织检查可以明确诊断。

2. 宫颈外翻　外翻的黏膜过度增生,可呈现高低不平,容易出血。但外翻的宫颈黏膜弹性好,边缘较整齐。阴道脱落细胞学检查或活体组织检查可资鉴别。

3. 宫颈息肉　临床上子宫颈息肉可有月经间期出血,或接触性出血。但宫颈息肉表面光滑,弹性好,病理检查可明确诊断。

4. 宫颈湿疣　宫颈湿疣表现为宫颈赘生物,表面多凹凸不平,有时融合成菜花状,可进行活检以鉴别。

5. 子宫内膜癌　子宫内膜癌有阴道不规则出血,阴道分泌物增多。子宫内膜癌累及宫颈时,检查时宫颈管内可见到有癌组织堵塞,确诊须作分段刮宫送病理检查。

6. 原发性输卵管癌　阴道排液、阴道出血和下腹痛,阴道涂片可能找到瘤细胞。而输卵管癌宫颈内膜活检阴性,宫旁可扪及肿物。如包块小而触诊不明显者,可通过腹腔检查确诊。

另外,应与其他宫颈良性病变,如子宫黏膜下肌瘤、子宫颈结核、阿米巴性宫颈炎等鉴别,可借助活检与宫颈癌鉴别。

第 7 章

肿瘤患者病情告知和沟通技巧

在中国文化背景下,是否对肿瘤患者进行病情的详细告知是医护人员经常面对的难题,同时对如何告知病情,也需要医护人员在与患者交流时灵活运用沟通的技巧,以达到最佳的护患沟通与交流效果,为肿瘤患者提供最优质的关爱与服务。

第一节　肿瘤患者病情告知

一、病情告知的定义

病情告知即患者的知情权,指的是医疗活动过程中,由于医疗行为的特殊性,患者将自己的健康托付给医护人员,但由于患者缺乏足够的医学知识,对相关医疗活动,如手术、检查、疗效、价格等方面均不甚了解,因此,为保证患者能在"知情"的前提下进行选择和决定,需要医护人员为患者提供做相应决定所必需的足够信息,如病情、诊疗方案、预后及可能会出现的危害等。

二、肿瘤患者病情告知的现状

告知肿瘤患者真实病情是欧美发达国家的成熟做法。在中国文化背景下,人们一般认为个人的事情就是家庭的事情,因此,对于肿瘤患者的病情告知,目前通常采用"家属优先制",即医护人员先将肿瘤患者的病情如实告知家属,再由家属决定是否将病情告知患者。其结果是患者的知情权掌握在家属方面,尤其是在对一些重症、绝症的病情告知方面更是如此。目前,这一做法被视为一项保护性医疗制度而被社会所广泛认可。

但是"家属优先制"的告知现状与我国现行的法律,如《医疗事故处理条例》之间存在着一定的矛盾。很显然,这种"家属优先制"的病情告知可能产生不良后果。由于患者家属的意见或观点并不能够完全代表患者本人的意愿,这种做法不仅剥夺了患者本人的知情权、损害了患者的利益,同时也损害了医院及医护人员的利益。

(一)肿瘤患者家属对病情告知的态度

对肿瘤患者病情告知程度在不同家属之间也存在不同的观点,如研究组之前对肿瘤患者家庭照顾者的定性研究表明,肿瘤患者家庭照顾者对是否告知患者病情存在 3 种不同观点。

1. **告知病情**　有些照顾者认为应该尽可能早地告知患者病情,这样可以减轻彼此的压力。如"现在人们都比较敏感,即使不告诉病情,住进肿瘤病房患者也会怀疑自己的病情诊断,因此在适当的时候尽早告知病情,这样会让大家都比较轻松。并且在选择治疗方案时也可以听患者自己的意见。我觉得对尊重患者自己的选择也比较重要。"

2. 保密病情　相反的,有些照顾者则认为要尽量对患者保密病情,以免患者不能接受。如"患者一般听到癌症就会想'完了''完蛋了'!""这个要看具体情况,我家那位得病后每天就是在听音乐,他根本就不愿意知道自己的病情,我就一切都替他做主,这样我是很累,但只要他感觉好就行。现在可以说一切的外界信息都对他处于屏蔽状态,包括兄弟姐妹的电话都直接打给我,一切的信息都是通过我过滤后再传给他。"

3. "戴面具交流"　有照顾者认为其实他们知道患者是知道自己病情的,但彼此之间都没有公开讨论过相关内容,这样他们只能"戴面具交流",都充当"两面性"角色。如"其实我自己和患者都知道他的疾病诊断是肺癌,但由于没有当面说开,使得我们当着对方面时都强装开心,但背后有时需要用哭来减轻内心的压力。有时真的希望能当面都说清楚,就不用这么装了,但又不知道该如何去说……"

由此可见,尽管目前对于病情告知的倾向性尚无统一意见,但无论哪种观点其共同性在于主要为患者着想。就目前状况而言,想完全隐瞒病情几乎是不可能的,即使家属不告诉患者病情,他/她也会从别的渠道知道一些。因此从尊重患者角度同时为减轻家属的负担,适时适度地告知患者病情可能更有利于肿瘤患者与家属共同应对疾病。

(二)肿瘤患者对病情告知的态度

近年来,大量研究表明:我国肿瘤患者越来越重视自己的自主权利,大部分患者都想知道自己的病情诊断、治疗、预后及可能发生的不良反应。有学者历时 3 年,采用定性与定量研究等相结合的方法,在肿瘤临床调查、访问了 1000 余人次肿瘤患者,系统了解、分析了肿瘤患者及其亲属、医护人员对应否告知患者肿瘤诊断,由何人、何时、如何、何地、何人在场、以何态度告知相关信息,告知的信息内容和信息量等的看法和影响因素,信息交流情况与其满意度等的关系进行的探讨,并在此基础上提出了"肿瘤临床医患信息交流操作建议"。其结果如下。

1. 是否应告知患者肿瘤诊断

(1)肿瘤患者是否希望被告知其诊断:绝大多数肿瘤患者希望清楚自己的诊断。少数认为应视个体的实际情况"因人而异",只有极少数人认为不应告知患者有关肿瘤诊断。

患者的观点与其诊断、病期、病程、性别、婚姻状况、学历、职业/以前职业、目前是否坚持工作、是否患其他疾病或住院及其个性等无明显关系,而受其年龄的影响。60 岁以上患者认为"不应告知"或"因人而异"的比例明显高于其他年龄的患者,这部分患者认为某些老年人难以接受重大刺激,不知情有助于他们安度余下的岁月,但仍低于认为"应告知"患者的比例。

(2)肿瘤患者对诊断信息的需求能否得到满足:研究发现,大部分患者由医生或家人等告知了其肿瘤诊断,而 15.43% 的患者是无意中得知或自己想办法获知诊断的,其中 97.92% 表示不满,认为会因此延误了治疗时间,使病情恶化,或认为被剥夺知情权是不应该的。

(3)肿瘤患者能否应对坏消息:绝大多数肿瘤患者在得知诊断时均感受到巨大的心理打击,恐惧甚至绝望。然而,尽管需要承受极大的痛苦,绝大多数患者依然希望清楚自己的诊断和身体情况。国外有研究证实,患者的上述表现是短期的负性情绪反应,长期来看,大多数患者是可以较好地调节过来的。

不少研究证实告知肿瘤患者诊断及讨论治疗的方式可以影响其应付这种恐惧的好坏程度。不少患者提出,在告知诊断的同时应告知治疗信息和给予心理支持,以减轻刺激。

2. 何人告知　绝大多数肿瘤患者认为负责诊治的肿瘤专科医生或专家应告知患者其肿

瘤诊断,因其有专业知识、了解情况,给予的信息具有科学性、可信性和权威性。通过该渠道获知信息的患者对医患信息交流的满意度较高。只有极少数患者认为应由其他科医生或专家,或家人,或通过其他途径知会患者其肿瘤诊断及有关信息。

3. 何时告知 绝大多数肿瘤患者希望在初诊后 1 周内或确诊时马上获知诊断和有关信息,在此时间内获知信息者对医患信息交流的满意度较高。只有少数患者希望在初诊后 2 周或 1 个月内,或在情绪稳定/有准备/坚持了解/末期时获知诊断和有关信息。

4. 如何告知 绝大多数肿瘤患者希望医生面对面地告知其诊断和有关信息,以此方式获知信息者对医患信息交流的满意度较高。也有少数患者希望通过查看病历和检查结果的方式、极少数人希望通过其他(如电话、书信等)方式获知诊断和有关信息。

5. 何地告知 希望在医生办公室交流的患者比例最大,其次顺次为门诊诊室、住院病房,或任何安静、保密、舒适的地方,也有少数人建议在体检或治疗地点、患者家里或其他地方。

6. 何人在场 绝大多数肿瘤患者认为应该是医生、患者及其配偶、其他亲属(如儿女等),或只有医生和患者,或有医生、患者及其配偶。绝大多数肿瘤患者持上述观点,也有极少数人选除配偶以外的家属或其他人在场。

7. 以何态度告知相关信息 绝大多数肿瘤患者希望医生以关心/同情或令人较好接受的态度进行交流,也有人较欣赏乐观和带给希望的态度,只有极少数人接受"做出判断"或其他态度。

8. 告知的信息内容和信息量 大多数患者希望获知"一切、无论好坏"的信息内容,绝大多数患者希望知道"越多越好"的信息量。少数人希望获知"好的方面"或"怎样照顾自己"的信息内容和"因人而异""适当"的信息量,或"给予患者希望和鼓励的信息多一些、使希望破灭的信息少一些"等,也有少数人希望"知道得越少越好"。

9. 肿瘤临床医患信息交流操作建议

(1)在给予肿瘤患者有关信息之前,先了解患者的基本情况,并可通过亲属了解患者的情况。

(2)确诊肿瘤诊断后,大概评估(必要时与亲属一起)患者的承受能力。对承受能力较差者,讨论制订给予信息的对策。

(3)安排足够的时间,根据患者的要求以其所偏好的方式给予其需求的信息。

(4)请患者签署《信息交流认可书》。

(5)建议在安静、舒适、不受干扰的地方给予肿瘤诊断及有关信息。

(6)建议给予信息时具有专业性,实事求是,简洁明了。

(7)建议在讨论敏感问题,如"可能的生存时间"时小心用词,并注意患者的情绪反应。

(8)建议避免给予消极信息,如"真的没办法了"等。

(9)建议在交流过程中多给予患者心理支持和鼓励,帮助其进行心理调适。

(10)收集和保管好医患信息交流的所有文件,并做好记录。

三、病情告知中应注意的问题

1. 处理好知情权与医疗保护 病情告知对患者来说是权力,对医护人员则是义务。患者对自己的病情有知情权,知情权是患者参与整个医疗过程中的一项重要权力。但病情告知应根据患者的心理状态及承受能力,采取分段、循序渐进的方法告知患者。医疗保护则是要在尊重患者知情权的前提下,从关心患者出发,尽量避免产生不利后果的一种要求。与医疗保护相比,医护人员应该把患者的知情权放在更为重要的位置。如有些肿瘤患者紧张、猜疑、性情忧郁、孤僻,不能正视自己的疾病;还有些肿瘤患者坚信自己得的就是良性疾病;对这些患者不宜告知实情,应注重对其实施医疗保护。

2. 患者知情后不同意时的对策　患者可以对医护人员所采取的治疗措施决定取舍。患者在患病过程中的生理和心理的变化是动态的,患病后部分患者易产生心理障碍。此时,医护人员应充分尊重患者的自主权,对其进行心理疏导,以利于患者的身心健康。

3. 保证患者知情权的医护一致性　护理人员平时应多与医生沟通,在医疗护理活动中,护理人员所提供给患者的信息应与医生想让患者知道的信息一致,以便就同一问题能向患者提供一致的说法,增加患者对护理人员的信任,使护患关系更加融洽。

目前,病情告知在肿瘤实践中的积极意义已逐渐被大众所认识。资料表明,在明确诊断以后,告知患者病情和不告知患者病情,两者的心理反应和应对行为有显著差异。不知道病情的恶性肿瘤患者的心理反应重、情绪差、应对行为消极无效、对未来充满迷惑与绝望,这对恶性肿瘤的治疗和预后有着很大的负面影响。相反,在肿瘤诊断明确后,若医护人员或者家属能够选择适宜的时机,将患者病情的起因、预后、可能治疗手段和预后等相关信息如实告知患者,不仅可充分调动患者的主观能动性,积极配合治疗,还可减轻患者心理压力,促使患者以乐观的态度面对未来,这对提高疾病的治疗效果和患者的生活质量会产生十分重要的作用。

第二节　病情告知的沟通技巧

肿瘤患者病情告知属于“宣布坏消息”的沟通范畴。Calgary-Cambridge 指南的结构和技巧为宣布坏消息提供了一个安全的平台。几乎所有处理这种困难情况所需要的过程技巧都包括在指南中。例如,解释和计划的方法,包括与患者及在场的重要关系人建立支持和信任的关系,根据患者所需剪裁给予的信息,尝试理解患者的看法并以合作伙伴关系进行沟通等。所有这些技巧对于宣布坏消息都非常重要,并需要更深、更强、更有意应用 Calgary-Cambridge 指南的关键技巧。

一、开　　始

与其他任何沟通或会谈一样,成功布置场景至关重要。

(一)准备

如何安排预约见面:如果患者病情很严重或者需要给予的信息很复杂,准备就需要特别思考和计划。注意以下几方面的准备。

1. 了解患者的情况　病情告知前应充分了解患者的情况,在对患者病情,如所患肿瘤的种类、预后及治疗需要等的基础上,应全面了解患者其他方面的相关信息,如文化程度、精神面貌、生活习惯与经历、社会文化背景、人际社交能力、对病情告知、寻求知识及信息的愿望和态度。

2. 了解家属情况　影响患者知情需要的一个重要因素是家属,病情告知前对家属情况的了解也非常重要,如家属的文化程度、文化修养、社会文化背景。家属选择是否让患者知情及知情程度的另一个重要因素是肿瘤的种类、预后及治疗需要。

3. 选择病情告知的时机、场合、地点及方式等 例如应该在什么时间、什么地点约见患者？谁应该在场？作为医护人员，在情绪上和事实上是否准备充分？

（二）问候患者及家属

一般肿瘤患者在会谈过程中会有亲属或朋友陪同。因此在会谈过程会遇到不止一个人在场，各有不同的想法、担忧和期望。因此，聚焦于"主体的"患者非常重要。但是要考虑到陪同的朋友或亲属也很重要。安全的做法或如果时间允许，先分别约见患者和亲属，再与患者及其亲属一起谈话，可能更有帮助。尽管国内一般会选择先与家属沟通，但国外学者对肿瘤患者的研究结果显示，绝大多数患者反对未经他们同意对其他人公开病情。

二、解释与计划

肿瘤患者病情告知，即宣布坏消息，是解释与计划的一种特殊情况，因此也不奇怪，这种困难的情况需要特别巧妙地应用会谈这一时段有关的绝大多数技巧。

1. 分段核对 以可控制的条块形式发出信息并检查核对患者理解的情况，是此处的关键技巧，使护理人员能够在会谈这一部分的进程中，在任何一个特定的时间，都能评估校准患者所处的位置。

2. 评估患者的起始点 发现患者已经知道什么、害怕什么和希望什么，这很困难，但至关重要，特别是当患者受到惊吓的时候。如果有亲属或朋友在场甚至可能更加复杂。不过，这也可能得到相当大的回报，使得在给予诸如预后或治疗选择信息之前，获得有关患者和他们亲属背景的准确的画面。这也能为未来良好的护患关系打下基础。

3. 评估每一位患者的个体信息需求 发现患者想知道什么也很关键。绝大多数患者想知道他们是否得了恶性肿瘤。评估患者希望知道多少，需要很高的技巧。理解潜在的文化影响在此会有帮助，但最重要的是确定个体患者或重要他人的需求和偏好。

不同的作者对应该如何完成这项任务有不同的建议。Buckman 建议用直接的初步问题，如"如果情况有些严重，您是那种想知道到底在发生什么的人吗？"Maguire 和 Faulkner 建议，通过委婉的分层方法宣布坏消息，每一步后都留有停顿以获知患者的反应。其他作者建议，在发出预告之后，更直接地给予消息，并在进程中评估应如何推进。他们争论说，那些希望使用否认机制的患者，仍然能够阻挡他们不想听到的消息。

4. 运用明确的分类或提示标志 先发出预告是对即将发出的信息明确分类或标记的一种特例，提醒患者注意，事实并非所愿。在会谈开始不久就给一个预告可能很有用，特别是随访会谈。做这件事有很多方式，采取哪一种方式最好取决于患者的情况和护理人员的风格。

如对罹患晚期恶性肿瘤的患者，护理人员可能会说"恐怕这消息不如我们所希望的那样好"，同时伴随恰当的非语言行为。护理人员可以先停顿一下，在继续会谈之前，让患者难于接受的这一消息的可能性下降。为了帮助患者集中注意力，常用的提示标志也很重要（如："有两件重要的事情要记住，首先……其次……"）。

5. 将解释与患者的看法联系起来 给予患者切合实际的希望。如果患者真的有望康复或改善，对护理人员而言则比较容易。比如：早期乳腺癌患者。但若给一个化疗失败的晚期肿瘤患者以希望，则困难得多。对护理人员而言，在这种情况下重要的是要了解患者自己的应对策略，发现患者通常是怎样乐观的一个人。护理人员不是上帝，他们经常在对病情的预后中犯错。所有患者都需要希望，给予希望的关键，是要真正基于患者的实际情况和他们对疾病的感受。

6. 讨论选择和意见　①讨论治疗选择：当患者准备好听取护理人员的建议时，需要再次提出治疗选择。一定要使患者明白，他们将参与到治疗决策之中。②给出病情预后：如果患者想讨论未来，要避免给出过于确定的时间范围。不过，给患者一个宽泛的框架，可能对那些希望提前计划的患者有所帮助。

三、建　立　关　系

在整个会谈过程中，持续不断地与患者及任何在场的重要关系人建立关系非常重要。如果您对患者或其重要关系人不是很了解，那么在互动的最开始，就需要有意地为建立信任关系奠定基础。

1. 提取线索表现出移情　检查核对非语言的线索使护理人员找出患者想要提问的出发点，或者准确测定患者的情绪状态，然后表达出移情和对患者处境的同情。这也给护理人员留出空间，以进一步询问患者关心的问题，并回应他们的感受。"我明白，听到检查结果证实了您最坏的担忧，您特别沮丧……我非常抱歉……（停顿）……您还有什么其他担忧想现在讨论吗？"

提取线索的一个特例与"戛然而止"相关：患者（或家属）在听到坏消息时一下子呆愣在那儿，似乎被阻挡，或者无法听到您在说什么。承认患者不想再听任何话，就需要在进程中将给予的信息分成条块，并检查核对患者的理解情况，特别要注意患者的语言暗示（如突然转换话题），或者更普遍的非语言暗示（如：流泪哭泣或沉默，或看上去不舒服或者生气）。

2. 提供支持　伙伴关系和支持。为患者提供支持非常关键。公开陈述，如："我们需要一起来解决这个问题"或"我将代您咨询专家"或"我们不会丢下您一个人自己去对付这件事……现在我们继续进行如何？"等，都会帮助患者，因此需要予以强调。

3. 表现出恰当的非语言行为　护理人员不隐藏自己的沮丧。如果护理人员在发布坏消息时无动于衷，则会使患者感到不安。护理人员不应该害怕情感流露，但是，你的沮丧可与患者分担多少是很难做出判断的，必须依个人的个性及特定情况而定。但显而易见，处理护理人员的沮丧不是患者的任务。另一方面，护理人员在完成这一复杂的任务时很难不表现出焦虑，而此时患者却可能提取护理人员的非语言线索。在此，保持患者的信心和继续建立与患者的关系是总体目标。

四、结　束　会　谈

花在会谈这部分的时间会有意外收获。经常在咨询的这一阶段护理人员能与患者就接下来的步骤进行总结，并给回患者一些控制权。

1. 与患者约定有关接下来的步骤　清晰的随访计划：表达如果患者愿意或需要帮助，可以与护理人员联系，可以给患者提供自己的联系方式，这些都被视为支持和安慰。如果患者或家属表示想把有关肿瘤为诊断或预后的信息告知他人时，给予理解和必要的帮助很重要，这样也可以使患者有时间吸收坏消息，并决定他们需要多长时间来考虑治疗选择。

2. 建立安全网络　用文件记录告知患者及其亲属的内容：这非常有帮助，特别是在家庭护理人员与专科医师互相沟通时，或患者将要接受其他医疗保健机构的团队的治疗时。

总之，医护人员在肿瘤患者病情告知过程中，不仅要尊重伦理原则，也要注重沟通技巧。医护人员面对不同患者，应遵循"知情同意、不伤害、最优化"的医学伦理原则，也充分体现了21 世纪新的医学模式，体现从"治病"到"治人"的转变，也是对人性的尊重。

第 **8** 章

肿瘤诊断阶段患者及家属的心理社会支持

肿瘤是一种与生物、心理和社会因素密切相关的疾病,它既有组织器官的病理改变,引起患者的生理及身体功能的改变,同时又会引起患者心理、社会等方面一系列的变化。研究表明,肿瘤患者的心身健康水平明显低于正常人群,其中心理社会行为因素的作用是很重要的原因之一。因此,在肿瘤护理实践中,应注重对肿瘤患者及其家属的心理社会支持。

第一节　肿瘤患者及家属心理社会支持概述

肿瘤心理社会支持属于心理社会肿瘤学(Psycho-Oncology)的研究范畴,主要包括对肿瘤患者及其家属的心理护理与社会支持两方面的内容。

一、心理社会肿瘤学的发展

心理社会肿瘤学始于 20 世纪 70 年代中期,是一门新兴的交叉学科,它研究恶性肿瘤患者及其家属在疾病发展的各阶段所承受的压力和他们所出现的心理反应,心理、行为因素在恶性肿瘤的发生、发展及转归中的作用。研究内容涉及肿瘤学、心理学、社会学及伦理学。

(一)国外心理社会肿瘤学的发展

心理社会肿瘤学先锋人物:斯隆凯瑟琳癌症纪念医院的 Jimmie C. Holland 医生于 1976 年组建了一个精神科学委员会,并开始对恶性肿瘤患者的心理、行为问题和精神并发症进行观察、调查和干预。随后在全世界范围内创建了一门新的交叉学科:心理社会肿瘤学,其研究内容包括心理、行为、社会因素在肿瘤发生、发展及转归中的作用。所干预的精神障碍有多种;治疗的症状包括疼痛、恶病质、恶心呕吐、疲劳、性功能障碍等;心理治疗的方式包括个体心理治疗、集体心理治疗、夫妻心理治疗、家庭心理治疗、认知行为治疗、冥想、心理教育性干预、危机干预、姑息治疗和临终关怀等。

其他西方国家对心理社会肿瘤学领域的研究也始于 20 世纪 70 年代,如英国、比利时、瑞典、加拿大和澳大利亚等国家都有心理社会肿瘤学的专门研究机构和专家。他们的工作极大地推动了这一学科的发展。

目前,针对恶性肿瘤患者的心理社会疗护和临床实践正趋于标准化。成立于 1984 年的国际心理社会肿瘤学会(International Psycho-Oncology Society,IPOS)对恶性肿瘤护理国际标准要求如下:①癌症护理质量必须将心理社会方面纳入到常规护理;②痛苦应该被作为继体温、血压、脉搏、呼吸和疼痛后的第六项生命体征予以测量。

(二)我国心理社会肿瘤学的发展

我国的心理社会肿瘤学的研究起步较晚。直到 20 世纪 80 年代末,国内一些学术期刊才出现了零星几篇有关肿瘤患者心身特点方面的文献。20 世纪 90 年代，有关应对方式、生活质量方面的研究逐渐开始增多，也是在这一时期罗健博士阐述了心理社会肿瘤学的历史与概念，并提出心理社会肿瘤学的作用是"在肿瘤诊治的全过程中，通过专业或非专业人员，对患者及家属提供身心及社会学范围的帮助"。

20 世纪 90 年代开始，我国相继创立一些与恶性肿瘤心理社会康复相关的组织机构，如中国抗癌协会（民间学术团体）成立了中国癌症康复会二级学会；在各大、中城市，组织恶性肿瘤患者成立康复会、抗癌乐园、康复俱乐部等团体，建立了一个较为理想的社会支持系统。北京肿瘤医院成立了康复科，主要从事肿瘤心理问题的临床和研究工作，标志着我国肿瘤领域开始了心理社会肿瘤学的临床和研究工作。同时，北京肿瘤医院还开设了睡眠、疼痛、心理门诊，是国内肿瘤医院中第一家建立该领域临床科室的单位，并在首都"首都卫生发展科研专项"的支持下开展多项集体心理治疗干预的研究。

目前，对于恶性肿瘤患者心理社会方面的研究越来越多，包括对肿瘤患者、肿瘤患者照顾者、测量工具及干预等方面的研究。

二、肿瘤心理干预方法的研究进展

随着现代医学模式的建立，心理干预在恶性肿瘤的发生、发展和转归过程中的作用越来越受到人们的重视。针对恶性肿瘤这一特殊群体，依据患者不同的心理行为特征，有针对性地采取行之有效的心理干预措施，可改善患者的心身状况，包括缓解恐惧、焦虑、抑郁等不良情绪；帮助患者建立积极的心理应对方式；提高患者对治疗的依从性和生活质量，延长其生存时间。

(一)心理干预方法

1. 健康教育干预　对恶性肿瘤患者及其家属进行健康教育干预的总体目标是减轻他们的无助感和弥补对疾病相关知识的缺乏或误解。健康教育的内容包括提供恶性肿瘤诊疗知识、防癌知识、如何去面对恶性肿瘤及如何疏导或缓解不良情绪反应等。健康教育干预的主要形式包括开设讲座和团体辅导，发放疾病知识手册和情绪管理手册等。

2. 支持疗法　心理支持在整个心理干预过程中是最基本的。肿瘤支持疗法的侧重点在于鼓励肿瘤患者及其家属适时地表达自己的消极情绪，以治疗性的言语给予患者及其家属精神上的安慰、支持、劝解、疏导和暗示等，帮助肿瘤患者及其家属控制混乱的思维和情绪，重建心理平衡，激发与疾病抗争的斗志与信心。通过治疗，使患者宣泄了被压抑的情绪，如抑郁、焦虑、恐惧等负性情绪，故这些相关负性情绪会得到改善，从而达到减轻心理压力的目的。

3. 认知疗法　在恶性肿瘤的诊断和治疗过程中，肿瘤患者或其家属会出现各种负性或不良认知，这些不良认知不仅降低患者的依从性，同时，还使患者产生各种不良情绪，进而加速疾病的进展及恶化。认知疗法的侧重点在于：增加干预对象（如患者肿瘤患者或其家属）对疾病的认知和改变其不良认知。通过改变原认知过程中引起不良行为、情绪反应的错误认知观念，可以较好地使干预对象的情绪恢复到比较健康的状态。

4. 行为疗法　行为疗法可通过行为训练达到帮助肿瘤患者减轻心理应激和躯体并发症，缓解化疗不良反应，提高机体免疫功能。常用的行为干预技术包括渐进性肌肉放松、深呼吸、生物反馈、主动放松和指导性想象，如"想象愉快的情绪"和"想象自己的免疫系统正在杀死肿瘤细胞"等。目前行为疗法的研究主要侧重点在于：①减缓肿瘤患者或其家属的一般性痛苦或者负性情绪；②减轻恶性肿瘤患者的化疗不良反应；③提高肿瘤患者或其家属的免疫功能。

5. 音乐疗法　音乐具有生理、治疗、感情、记忆等效应。音乐疗法属于心理干预治疗方法之一,在柔和的音乐伴随下,指导干预对象逐步放松全身肌肉,调节紧张、焦虑和不安,从而达到稳定情绪等治疗目的。

6. 暗示、催眠疗法　暗示治疗是指利用语言、文字、手势、姿势、药物或情景等手段,对干预对象施加积极的暗示,改变干预对象的不良知觉、判断、信念、情感或行为等,从而达到治疗目的。催眠治疗是指通过语言或其他方法将被催眠者诱导至一种特殊的意识状态,即催眠状态,通过暗示、疏泄、支持等治疗手段,使被催眠者的感觉、知觉、思维、观念、记忆、情感、行为及生理活动等发生变化,从而达到改善心身状况的过程。

常用的心理干预方式包括集体干预和个别干预两种。

(二)心理干预效果

1. 调整不良认知　在恶性肿瘤的诊断和治疗过程中,肿瘤患者及其家属会出现各种负性、消极的不良认知,这些不良认知不仅降低了患者的依从性,并使他们产生不良情绪,进而加速患者疾病的进展及恶化。此外,恶性肿瘤患者发病后由于社会角色及社会功能的变化,加上各种治疗,如乳房切除、患肢截除、结肠造口术等,带来躯体形象的改变,均会对患者的自尊感及自我概念产生严重影响。研究表明对恶性肿瘤患者的心理干预能改善其不良认知,增强他们的自尊感和完善自我概念。

2. 改善负性情绪　资料表明,采用支持、认知等心理干预方法均能有效地改善恶性肿瘤患者及其家属的焦虑、抑制等负性情绪。

3. 减轻疼痛及化疗不良反应　心理干预特别是行为干预技术,如松弛训练、松弛想象等已被证明能有效地帮助恶性肿瘤患者减轻疼痛和化疗引起的不良反应,如恶心、呕吐、食欲缺乏等,从而达到缓解躯体症状及心理压力的目的。

4. 提高机体免疫功能　20 世纪 80 年代以来的研究已经证明,心理行为干预能改善恶性肿瘤患者的免疫功能。如一些研究发现想象、放松训练可使恶性肿瘤患者 NK 细胞活性、IL-2、血清 IgG 和 IgM 水平增加或提高,患者心理状态中的内在控制力提高。

5. 寻求社会支持　社会支持作为心理应激的中间变量,对应激反应起到缓冲的作用。良好的社会支持为应激状态下的个体提供保护,利于患者维持良好的心身状态,提高神经内分泌功能,增强机体免疫力,提高恶性肿瘤治疗和康复的效果。心理干预通常能帮助干预对象正确地认识到社会支持的作用,并促使他们主动积极地寻求各种社会支持。

三、肿瘤社会支持的研究进展

恶性肿瘤对于人类是严重的应激因素,可带来许多应激反应,如焦虑、抑郁和创伤后的应激反应等,社会支持作为心理应激的中间变量,对应激反应起到缓冲的作用。良好的社会支持能减轻肿瘤患者的症状,改善患者的行为,提高患者对治疗计划的依从性,进而达到提高患者生活质量的目的。因此,社会支持是肿瘤患者的重要支柱。

(一)社会支持的定义

社会支持是个体通过正式或非正式的方式与他人或群体接触,使他人提供潜在有用的信息、服务或其他形式的互动,以获得信息、安慰及保证的过程,在此过程中使个体感受到被关怀或被尊重。一般而言,个体所拥有的社会支持网络越大,其应激应对能力就越好。资料表明,肿瘤患者的心身症状与社会支持呈负相关,社会支持越多的患者,其身心症状越轻;社会支持越少,其身心症状则越重。

社会支持的功能包括物质和精神两方面,即通过提供物质或精神上的信息或支持,使他人感受到被关心和被关爱。

(二)社会支持的类型

依据社会支持提供资源的性质,可将社会支持分为 4 种类型。

1. 信息支持　有调查研究表明,肿瘤患者对信息的需求是第 1 位的。大多数患者及家属在患病不同阶段都需要知晓其疾病诊断、治疗护理和康复预后等有关的信息,及时准确地给予患者信息支持可减少其不确定感,减轻焦虑、恐惧等不良情绪、增强自我管理能力。医院还可以为患者提供疾病宣传资料,定期进行讲座,医护人员可为其提供成功病例。同时建立网络平台进行康复、治疗、情感等方面的信息交流,相同疾病的患者建立网络群组等,从各个角度为患者提供信息,满足其对信息的需求。

2. 情感支持　肿瘤患者从最初得知患病时的震惊、恐惧、焦虑到对疾病的不确定感,都需要亲人及朋友生活上及精神上的照顾及慰藉,医护人员的关心与支持可以有效地减轻患者的心理困扰,当患者出现焦虑、失望时给予安慰,照顾好起居,尽量满足其需求;当患者悲伤时,可鼓励其宣泄情绪,说出内心感受;当临终患者已接受事实时,帮助其达成心愿,鼓励患者家属陪伴。

3. 归属支持　肿瘤患者通过与人交往,受人接纳,有所归属,不仅可实现与他人良好交往的需要,也可以使肿瘤患者从疾病的困境中解脱出来,保持积极的情感状态。研究表明,每个人都害怕孤独与寂寞,都希望自己有所归属,即归属于某一个或多个群体,如家庭、工作单位、协会或团体,这样可以从中获得帮助、温暖和关爱,从而消除或减少孤独和寂寞感,获得安全感。

癌症协会、抗癌社团等组织是由具有相同经验或体验、相似人口特征的个体组成,提供情感、评价和信息支持,患者从同伴中获得的信息和观点,有助于其应对疾病,增强自我管理效能,实现归属感和自我价值实现感;同时,还可使患者转变角色,即由受助者变为帮助者,以不同身份发挥自己的潜能。医务工作者应鼓励肿瘤患者相互分享抗癌经历、治疗经验及个人应对方法,彼此鼓励,共同构建正向思维和情绪,更好地发挥同伴支持的相互作用。

4. 物质支持　大多数肿瘤患者经济上都有不同程度的负担,加之由于身体原因不能承担正常工作,且需要营养支持,因此物质上的支持是非常必要的,不仅可在很大程度上帮助肿瘤患者感受到被关爱和被关注,使他们对未来的生活充满希望;还可以帮助提升肿瘤患者的生活质量。

(三)肿瘤患者社会支持的展望

随着肿瘤患者数量的增加,对社会支持的期望越来越高,主要集中在对医疗保险的需求及心理状态的调整方面。

虽然现阶段我国已实施全民医疗保险,但由于受条件限制,医疗保险所提供的费用支持未达到患者群体希望的理想状态,使一部分肿瘤患者因无力承担费用而放弃治疗,也使一部分患者因为高额费用产生各种心理问题,如怨恨社会、医院、医护人员等。若医疗保险政策能够给予肿瘤患者更多支持,会大大改善现有状况。

总之,肿瘤患者及其家属在整个肿瘤应对过程中会经历不同的心理反应阶段,同时需要处理各种问题,如决定治疗方案、长期的治疗及照护、临终期的各种决策等,这些都严重影响肿瘤患者及其家属的心理状态。因此,应对肿瘤患者及其家属给予更多的心理社会支持,其内容包括心理护理或社会支持的相关内容。事实上心理与社会两方面也很难截然分开,如前所述,心理干预能帮助干预对象正确地认识到社会支持的作用,并促使他们主动积极地寻求各种社会支持。社会支持可作为心理应激的中间变量,对应激反应起到缓冲的作用。因此,在肿瘤实践中应加强对肿瘤患者及其家属的心理社会支持。

第二节　肿瘤诊断阶段患者的心理社会支持

人们对肿瘤诊断做出的反应由于患者的文化程度、生活经历、家庭环境、社会背景等各不相同,恶性肿瘤所引发的心理反应差别很大,肿瘤护理实践中应依据患者不同的心理反应,提供适合的心理护理和必要的社会支持。

一、肿瘤诊断阶段患者的心理反应

肿瘤诊断阶段患者的心理反应主要是围绕求医与诊断过程而产生的,可分为发现期和确诊后两方面的心理反应。

1. 发现期的心理反应　人们对恶性肿瘤的认识上存在不同程度的片面性,得了癌症就等于被宣判了死刑,认为"癌症"就是"绝症","谈癌色变"的情况依然是大多数人的反应。对有些患者而言,求医的决定在他们心中有许多顾虑、担忧,也充满了矛盾和冲突,既希望尽早确定诊断,又害怕肿瘤诊断的确定。

在就医开始的阶段,患者通常会在焦虑的心情下,怀着期望来到医院,希望医生能立即为自己做出诊断,马上为自己解除难以忍受的痛苦。在候诊期间,患者大都伴有焦虑和紧张的情绪,希望自己能早些接受治疗,更希望能由医术高超、认真负责的专家为自己诊治。在医生诊治期间,患者希望医生能耐心倾听自己的诉说,仔细为自己进行体检,合理选择检查的项目,关心、体贴和尊重自己。许多患者也由此获得安慰和安全感,使焦虑和忧虑的心情暂时得到缓解。

在等待检查结果期间,患者既期望听到消息,又害怕听到坏消息,如果确实是肿瘤,常常会引起患者恐惧、愤怒或抑郁的情绪反应。有些患者会怀疑医生的诊断,从而继续开始新的求医路程。如果做了大量的检查项目,却仍不能明确诊断,患者便会对医生失去信任,进一步认为自己的疾病难治,病情较重,恐惧和焦虑及抑郁反应随之会增强,在接受一系列的检查中患者充满紧张感,心理复杂多变,情绪不稳定。在未明确诊断前,患者常表现为心情紧张,忧心忡忡,坐卧不安,唉声叹气,感情脆弱。对医护人员的言语、举止、态度十分敏感。

2. 确诊后的心理反应　在得知确定诊断后,肿瘤患者常会立即感到一种严重的精神打击,出现心理应激反应,可有以下 5 种表现。

(1)休克-恐惧期:多数患者得知患恶性肿瘤时会表现为震惊,称为"诊断休克"。患者心理受到极大的冲击,反应强烈,可表现为惊恐、心慌、气短、眩晕、昏厥甚至出现木僵状态。

(2)否定-怀疑阶段:表现为怀疑诊断的正确性,并在潜意识里使用否定的心理防御机制来减轻内心的痛苦与紧张。如怀疑诊断报告有误,认为医生误诊了自己的病情,怀着希望经常到条件设备更好的医院或肿瘤专科医院复诊,企图推翻恶性肿瘤的诊断。否定是一种正常的心理防御反应。

（3）愤怒-沮丧阶段：一旦证实了不可更改的恶性肿瘤的诊断，患者常会变得愤怒、沮丧、易激惹，出现冲动性或者攻击性行为，如大发脾气、百般抱怨、愤愤不平、摔物、悲观绝望，严重者会轻生自杀。

（4）接受-适应阶段：随着时间的推移，病情的进展，患者不得不接受和适应患恶性肿瘤的现实。对病情能主动接受的患者常因个性比较乐观开朗，处于家庭和社会给予患者感情支持的氛围中。被动接受的患者表面平静，但可能处于无奈、无助、无望的消极情绪包围中，内心经受着心理痛苦的折磨，如不能及早发现并进行干预，病情很可能发展为抑郁症甚至更严重的精神疾患。

（5）情感升华阶段：升华是积极的心理防御反应。部分患者最终认识到现实无法改变时，能以平静的心情面对现实生活，在短暂的时间内，生活得更充实更有价值，努力实现自己的愿望和理想。升华能把消极的心理转为积极的效应，不但有利于心理平衡，而且有利于身体状态随着心理状态的改变朝着好的方向发展。

二、肿瘤诊断阶段患者的心理社会支持

1. 语言恰当　在这一心理阶段患者对语言刺激异常敏感，对个人行为控制异常低下，为此心理护理首先要从语言上温暖他们的心，抚慰他们的心理创伤，调整他们的心态平衡。在患者未明确诊断前，不要因言语不当，而加重患者的心理负担。医务人员切忌在患者面前交头接耳，议论病情。如果诊断已明确，应按上节相关内容采用适当的方式，对家属及患者进行病情告知。病情告知时尽可能告知病情预后的情况，使患者及早摆脱恐惧，积极配合治疗。无论病情属早期还是晚期，都应将最好的疗效希望告诉患者。

2. 健康宣教　在明确诊断之前，患者往往需要做各种检查，此时医护人员应及时做好卫生宣教，讲清楚各种检查的方法、注意事项及可能出现的不良反应，以消除患者的顾虑心理。在患者明确诊断之后，依据患者的具体情况给予耐心、细致的与病情相关的知识宣教，让患者及时了解自身疾病发生、发展的过程，纠正患者可能存在的不良认知，使患者对肿瘤有一个科学的了解，以协助消除其焦虑与紧张心理，并积极配合治疗与康复过程。

3. 指导患者调整心理状态的方法　护理人员指导和鼓励患者勇于表达自己的情绪，教授患者自我心理调适技术，如放松技术、积极的应对技巧、确立新的生活目标和新的生活方式等，减轻焦虑、抑郁等负性情绪，以乐观、积极的态度对待人生。

4. 鼓励患者建立有效的社会支持系统　有效的团体活动可增加患者的归属感，使患者能够感受到家庭和社会的支持和关心，从而提高其生活质量。护士要鼓励患者主动加强与家庭成员的沟通与联系，积极加入癌症康复中心或癌症患者俱乐部，在患者同伴、医务人员、家属和社会之间建立一个互相理解、团结一致、共同应对疾病的抗癌同盟，以增强患者的信心，减轻或消除患者的消极情绪，帮助患者找到新的生活目标和精神寄托，增强患者对自身健康的高度责任感。

第三节　肿瘤诊断阶段家属的心理社会支持

肿瘤的诊断及治疗无论对肿瘤患者本身还是对其家庭成员（家属）都是极大的压力与挑战，其影响可以是全方位的，包括身体、心理、社会、经济等方面，导致肿瘤具有整个家庭之"共

同疾病"之称。资料表明,家属与患者之间存在相互心理反应等方面的双向影响,因此肿瘤实践中重视对家属的护理也是十分关键的。

一、肿瘤诊断阶段家属的心理反应

1. 惊讶心理 当得知亲属患恶性肿瘤后,十分惊讶,难以接受事实,不相信亲人患恶性肿瘤,带着患者四处求医。这不仅造成经济上的损失、精力上的消耗,更可怕的是拖延病情,失去了宝贵的治疗时期。

2. 悲痛欲绝 当自己朝夕相处、相依为命的亲人突然患上了"不治之症",想着以往美满、幸福、和睦的家庭即将毁于恶性肿瘤,因此思想起伏,感慨万千,无限悲痛。尤其是当患者不知病情时,更是痛苦不已,在患者面前还要强打精神安慰患者。真可谓是悲痛欲绝,愁云缭绕。

3. 愤怒不平 看到自己的亲人生活道路坎坷不平,屡遭不幸。认为自己亲人患恶性肿瘤是"人间"的不公平,为什么偏偏是自己亲人患病?家属非常气愤,问苍天为何如此不公。

二、肿瘤诊断阶段家属的心理社会支持

恶性肿瘤给患者及亲属都带来了极大的心理压力和负担。研究表明:情绪有互相感染、互相转化的特点。因此,鼓励引导患者亲属始终以乐观的精神状态去感染患者,对于提高患者的心理素质及生命活力,充分发挥身心潜力,达到最佳的治疗效果是非常重要的。对诊断阶段家属的支持可注意以下几方面。

1. 健康教育 首先让患者家属了解他们不良的情绪会感染给患者,他们的表情、态度、言语、举止都会给患者造成重大的影响,帮助其正确定位,鼓励家属用乐观、积极应对的策略面对患者,共同分担患者可能出现的痛苦。同时,通过重复教育、认知重建,使家属对恶性肿瘤有比较正确的认识,祛除"癌症不可治"观点,帮助家属树立正确的态度对待患者的疾病,做好陪护工作。

2. 心理辅导 对于存在焦虑、恐惧心理的患者家属,可通过交谈,了解家属产生焦虑和恐惧的原因,通过解释、鼓励和安慰,使其察觉其痛苦是一种没有明确对象及具体内容的恐惧不安,剥离焦虑和恐惧的偶然内容。此外,还可通过放松训练、发泄疗法等方式减轻家属精神负担,避免焦虑和恐惧心理。对于存在抑郁心理的家属,可采用疏导的方法,引导其讲出内心的苦闷,然后给予鼓励和支持,提高其信心。

3. 加强社会支持 社会支持是个体可以利用的外部资源,可分为两类:第一类是客观的、实际的或可见的支持;第二类是主观的、体验到的和情绪上的支持。一般认为社会支持与负性情绪及疾病发生和进展有直接的关系,并且影响着生活质量。通过家庭访视提供社会心理支持对恶性肿瘤患者家属生活质量的情感功能、认知功能和社会功能及整体健康状况的提高都有统计学意义。

研究表明,采用家属与患者共同参与的心理社会支持干预模式有利于同时改善家属与患者双方的状况。

附:死到临头的感觉——一位癌症患者确诊时的感受

来源:凌志军. 重生手记:一位癌症患者的康复之路. 长沙:湖南人民出版社,2012.

灾难是突然降临的,就像晴天霹雳,让我和家人措手不及。我对自己的身体一向自信。这不仅因为每年一次的体检指标都正常,还因为我没有什么不良嗜好,比如从不抽烟、酗酒。而

且我还是个喜欢运动的人,每天至少有 1h 的体育锻炼。所以,当医生宣布在我的颅脑、肺叶和肝脏上都发现恶性肿瘤的时候,我平生第一次感觉到与死亡如此接近!

那一天是 2007 年 2 月 12 日。当时我站在北京医院脑神经外科的医生办公室里,看着我的颅脑和胸部胶片悬挂在一个巨大的灯箱上。荧光灯的光线从胶片背面透过来,苍白凄厉,有点刺眼。确切地说,胶片上还显示出腹部造影。

"这里有,这里有,啊——肝上也有"。医生一边在胶片上面指指点点,一边说,"已经不能手术了,只能全身化疗"。

"是吗?"我下意识地追问一句。

停了一下,他又补充道:"不说百分之百吧,也差不多了。"

他转过脸看我一眼,好像突然意识到什么:"啊!你还不知道啊?那……那……请你在外面等一会儿,我要和家属谈一谈。"

我走出房间,站在走廊上。四围的墙壁好像是刚刚粉刷过的,一片惨淡的光向我挤压过来。

马晓先(一位医生朋友)在我身后跟着,寸步不离。因为职业的敏感,她显然已经明白了一切,所以特别紧张地看着我,嘴巴动一动,却什么也没说,只是伸手碰碰我的胳膊。这个 60 多岁、瘦小精干的女人,是这一代人中最富有人生经历的人之一。退休前她是北京医院的护士长,再早一些,是中南海高层领导人的贴身护士。她为人忠直,勤勉细腻,富有同情心。在刚刚过去的两天里,她一直陪着我,还与我的妻子赵晓东在医院里跑前跑后,寻找她认为最有经验的医生。

"他是什么意思?"我问,期待她给我一个更确切的解释,"情况不妙吧?"

"是不好。"她回答。显然是因为了解我的个性,她不打算对我隐瞒任何实情,所以直截了当地确认了这个坏消息,"他说……肝上也有"。

先是颅内,然后是左肺,现在又是肝……我知道这一切意味着什么:脑癌、肺癌,再加上肝癌。这不就是恶性肿瘤全身转移吗!

"你进去吧。"我对马晓先说,"去看看晓东"。

我担心晓东会受不了,转过身,透过虚掩的门缝去搜索屋内的情形。

我可以看到晓东的背影。她坐在窗前,独自面对着那位医生。还有一群医生的目光在前后左右包围着她。窗外灰蒙蒙的天空衬托着她僵直的身影,我极力想看到她的脸,可惜看不到。

我等在门外,过了几分钟,也许是十几分钟,终于看到医生做出结束谈话的表情,可晓东还是僵直地坐着,一动不动。我走进房间,站在晓东身后,轻轻拍拍她的肩膀。她站起来,犹豫了一下,然后像是鼓足了勇气,转过身来面对我。我看到了她的脸。

她的脸色大变,嘴角微微抖动,眼里一片哀伤。在和她共同生活的 25 年里,我从没见过她的脸色如此暗淡阴沉。她后来告诉我:"我当时脑子里一片空白,唯一的想法就是不能在他们面前哭出来。"

她把我扶到医院走廊的椅子上。两人并肩而坐,沉默,还是沉默。有很长时间,我们之间一句话也没有,全身心沉浸在绝望沉闷的空气中,彼此想要回味眼前的事情到底意味着什么,可是没有办法把思想集中起来。

周围人来人往,行色匆匆。有一会儿,晓东似乎回到现实中来,蓦然抬起头来,把眼睛直对着我说:"如果是最坏的情况,你愿意知道吗?"

我俩早就有过一个约定：无论谁得了不治之症，都不该彼此隐瞒。现在，她既有此一问，一定是想起了这个约定。

"我已经知道了。"我对她说。

晓东被击垮了。她躲在我看不到的地方偷偷哭泣。马晓先陪着她默默掉泪。我的眼睛无法睁开，但我能够感受到她正在用一种悲恸欲绝的眼光看着我。

那天回家的路上，车里气氛低沉。晓东紧紧拉着我的手，似乎担心我突然消失，却又一言不发。她本来是个喋喋不休的人，可现在，所有生机灵动的声音全都消失了，她整个人沉浸在巨大的惊骇中，剩下的只有沉默。

而我，第一次明白什么叫"绝望"。

我想让内心静下来，恢复思考的能力，却发现无法让自己集中精力，于是索性让思想信马由缰，或者什么也不想，只是细细体会身体内部那些被医生指证的岌岌可危的部位。头痛目眩，这一定是"脑瘤"的征兆了！可是肺癌呢？肝癌呢？我怎么一点感觉也没有啊？如果肝上长了那么大的一个异物——就像医生所说，那应该是能够感觉到的，比如说疼痛感甚至凸起来的硬块。我下意识地伸手去摸索，渐渐地，还真的在腹部感觉到一种异样。更准确地说，是健康人的"异样"。

我饿了，而且激起了一种旺盛的食欲。

于是我和晓东来到金丰华饭馆，拣了个靠窗的位置，相对而坐。晓东点了一份清蒸鲈鱼、一碟蚕豆和一样青菜。这些都是我们家饭桌上最常见的菜肴。我接着给自己要了一大盆疙瘩汤，这是我每次在这里吃饭时必有的节目。它总能勾起一些有趣的回忆：不是和朋友们滑雪归来开怀畅谈，就是二人相对而坐娓娓叙说。

正是午饭时间，周围食客渐多，人声鼎沸。讲究品位的人总喜欢说："吃饭不是吃饭，是吃环境，吃心情。"刚刚经历过的打击让我们两人都还没有回过神来，在这样一种心情中吃饭真是平生第一遭。

我很快回过神来，决心好好表现一下，于是开始向桌上的食物发起进攻。也许是为了安慰晓东，也许是为了鼓舞自己，也许是想要证明医生在危言耸听，其实我什么毛病也没有，我尽量让自己表现出如饥似渴和津津有味，同时也没有忘记从塞满食物的嘴里挤出一句话来："肝癌？真是肝癌，我还能这么吃吗？"我渐渐感到自己就像一个视生死如草芥的英雄，这种感觉一直持续到我喝完六碗疙瘩汤，又风卷残云般地横扫了桌上所有的菜之后，才忽然消失。因为我意识到，在我埋头吃喝时，晓东几乎没动筷子。她只是安安静静地看着我，面色苍白，眼睛里充满了哀伤和怜惜。

隔着巨大的玻璃窗，我们沐浴在冬日正午的阳光中，尽管我最终也没能制造出一点轻松快意，却能够感到周身都是暖融融的。我站起身，依然步履蹒跚，靠着晓东的搀扶走回家里，倒在床上，感到心里稍微平静了一点。肚子里面装满了刚吃下去的美食，全身一会儿涌起饱食之后的舒适懒散，一会儿又涌起死到临头的惶惑和恐惧。想到这个世界上有几千万癌症患者身处和我一样的境地，不禁有点同病相怜，惺惺相惜。这总不至于真是人生最后的一顿午餐吧？

我不由自主地再次回想医生的话，带着满腹狐疑，沉沉睡去，根本不知道在隔壁房间里晓东已是悲恸欲绝。她想到现在该做的事是向亲友们通告，同时帮助我取消几个重要约会，于是拿起电话，先是拨通美国，然后拨通欧洲，向远在异国他乡的兄妹报告这个坏消息，还没开口已经痛哭失声。

第四篇

治疗篇

第**9**章

肿瘤治疗概论

肿瘤是一个严重威胁人类健康的重大疾病。由于肿瘤的致病因素和发病机制极其复杂,加之肿瘤的类型、分期和患者个体状况千差万别,决定了单一治疗手段在肿瘤治疗方面的局限性。随着肿瘤治疗手段的不断增多,采用多学科综合治疗已趋于共识,并逐渐成为肿瘤临床治疗的首选模式和发展方向。

第一节　循证医学与肿瘤综合治疗

一、循证医学

(一)循证医学的几个主要概念

1. 循证医学　指谨慎、准确和明智地应用当前所能获得的最好的研究证据,结合临床医生的个人专业技能和多年临床经验,考虑患者的经济承受能力和意愿,将这三者完美结合,做出治疗决策。其核心思想是任何医疗决策的确定都应基于客观的临床科学研究证据,即临床医师开处方、做手术,专家们制定治疗指南,政府部门制定医疗卫生决策等都应依靠证据,就是在提出问题的基础上寻找证据,对这些证据进行评价说明,最后依据证据指导临床实践。

2. "金指标"　循证医学认为的"金指标"一般是指国际公认的大样本前瞻性随机对照临床试验(randomized control trial,RCT)和 RCT 的系统评价(system review,SR)所得出的结果,是证明某种疗法有效性和安全性的最可靠的证据,即所谓的金指标,也就是可应用于临床的最好证据。在没有金指标的情况下,其他非随机对照实验的临床研究及其系统评价也可作为参考依据,但可靠性较低。

3. 系统评价　循证医学的系统评价是指全面收集所有相关 RCT 资料并进行科学的定量合成,从而得出综合可靠结论的过程。系统评价的科学性体现在:可用一些系统的方法尽可能地减少单个研究可能存在的偏倚和随机误差。其最常用的方法是 Meta 分析法。

4. 临床指引　是使用系统方法建立起来的对某一特定临床问题处理过程的描述,其作用是帮助医患双方正确选择诊断和治疗决策,以便让患者得到最适当的医疗照顾。临床指引的制定有 3 种方法:基于专家意见、基于一致性方法和基于证据方法。

5. 循证医学与传统临床医学的区别　循证医学是一种理性的医学,而传统临床医学则是一种经验的医学。经验医学的特点是:临床实践中医生多根据个人及高年资医师的经验、基础理论或动物实验的结果来处理患者。这种实践的结果是:一些真正有效的疗法因不为公众所了解而长期未被临床采用,一些实际无效甚至有害的疗法因从理论上推断可能有效而长期、广泛使用。循证医学的实践既重视个人临床经验又强调采用现有的、最好的研究依据。这种现有的最好科研依据主要是指临床研究依据、基础理论或动物实验等依据。

(二)循证医学对肿瘤临床的指导

在肿瘤治疗领域,各种药物和疗法层出不穷,从发病机制和病理生理学的角度推论它们都"应该"有某种疗效,但是由于肿瘤临床过程的复杂性和多样性,不经过严格的 RCT 很难确定一种药物和疗法的临床疗效,而盲目乱用昂贵的新药及疗法也会造成医疗资源的浪费。循证医学可以使肿瘤治疗相关的临床决策更科学、有效。

另外,循证医学对临床医务工作者提出了更高的标准:①应通过多年的临床实践熟悉掌握临床业务技能,提高对疾病的判断能力,积累治疗经验;②应具备文献检索能力,从更广范围的临床研究结论中获取最新的、可靠的信息以指导自己的治疗决策;③应从患者的实际需求出发,考虑患者的利益,采取利大于弊的治疗措施,而不是仅从理论或医生自己的角度出发来处理患者。

二、肿瘤综合治疗

(一)肿瘤综合治疗的概念

肿瘤综合治疗是指根据患者的身心状况、肿瘤的具体部位、病理类型、侵犯范围(病期)和发展趋向,结合细胞分子生物学的改变,有计划、合理地应用现有的多学科各种有效治疗手段,以最合适的经济费用取得最好的治疗效果,同时最大限度地改善患者的生活质量。

(二)肿瘤综合治疗的内涵

综合治疗的内涵强调以下五方面的内容。

1. *患者状况*　患者生理和心理两方面的机体状况,肿瘤部位、病理类型、病情进展情况及生物学特性。

2. *治疗方法*　有计划和合理应用不同学科所有有效治疗手段。目前恶性肿瘤的治疗,已从过去的外科手术治疗、放射治疗、化学药物治疗等三大支柱治疗方法,发展成为涉及多学科的庞大的治疗体系。除了上述三大治疗方法之外,从全身来讲,有生物治疗、内分泌治疗、中医中药治疗、发热治疗等,局部有激光治疗、电热治疗、介入放射治疗等。这些治疗方法各有特点,并互为补充。如外科手术切除大块病灶之后,他处的残余肿瘤受到刺激增殖而可能对随后的化疗更为敏感;化疗可能有放疗增敏作用;激素治疗则由于其不依赖细胞的增殖而能补充化疗的不足。因此,只有充分考虑各个方面,依据不同病例特点,将手术、放疗、化疗及生物治疗等有机组合,才有可能制定出取得最佳治疗效果的恶性肿瘤治疗方案,这就是肿瘤的综合治疗。

3. *成本效益*　选择治疗方案或治疗模式时应考虑成本效益的社会医学观点及卫生资源的合理应用。

4. *治疗目的*　综合治疗不把消灭肿瘤作为治疗的唯一目的,而是通过控制肿瘤,使其与机体处于相对稳定状态,进而谋求肿瘤患者有更好的生活质量,不会因强烈的治疗手段致使机体功能严重受损甚或丧失。最终的结果是达到治疗效果和生活质量并重的统一。

5. *循证基础*　所有的多学科综合治疗模式,都必须以循证医学为基础,即建立在循证医学证据的基础上。

总之,肿瘤综合治疗的根本思想就是系统中各组分相加的和大于各组分的代数和,同时,在注重治疗疗效的同时强调"以人为本"的理念及肿瘤患者的生活质量。

三、循证医学对肿瘤综合治疗的影响

(一)肿瘤治疗有效性的判断与临床证据的分级

与传统的以经验和推理为基础的医学模式的关键区别在于,循证医学在评价肿瘤治疗方法的效益时,强调首要的终点指标是预后,而非替代指标或中间指标。例如在评价某种治疗方法对防治肿瘤的效益时,强调评价它对患者的总的病死率、生存期、生活质量和经济学的影响,最终评价它给患者带来的益处和患者为之承担的风险之间的比率和推广应用这些治疗方法的成本/效益比,而不是简单地观察它对血液生化指标、基因指标及肿瘤大小等的改变。

以最终指标为评价指标的设计和实施良好大规模前瞻性多中心 RCT 的结果是最为可信和可靠的证据。但真正大规模的 RCT 并不易得,文献报道更多的是较小规模的 RCT。为解决肿瘤治疗临床实践中提出的问题和分歧,循证医学也常利用现有的最佳临床研究证据,尤其是小规模 RCT 的结果,以系统评价技术对研究结果进行科学评价并获取最佳证据。系统评价最常用的方法是 Meta 分析法。证据的来源是多方面的,根据证据的可靠性将证据分为 5 个级别。级别 I:研究结论来自按特定病种的特定疗法收集所有质量可靠的临床 RCT 所做的系统评估或 Meta 分析。级别 II:研究结论来自单个足够样本量的 RCT;级别 III:研究结论来自设有对照组但未用随机方法分析的研究。级别 IV:无对照的系列病例观察。级别 V:病例报告和临床总结。任何的治疗策略均应根据当前的最佳证据来确定。

(二)肿瘤治疗实施循证医学的步骤

1. 提出临床要解决的问题　在掌握传统技能及良好专业的基础上,能准确认识患者所面临的问题,了解解决问题所需的信息。例如如何正确获得和解决从病史及体检中得到的结果;如何确定疾病的病因;如何估计患者可能产生的临床过程及并发症;如何通过筛查早期诊断该病;应采取什么治疗措施等。

2. 收集证据　采用先进手段(如计算机检索文献)进行高效检索,选择最佳相关研究证据。

3. 评价证据　可以直接引用荟萃分析及系统综述的证据或运用循证医学原则判断信息的真实性和有用性。因此,医务人员应具备严格的证据评价技能,以鉴别有用和有效的研究证据。

4. 解决问题　引用最佳、最新成果解决问题。医疗决策的制定涉及广泛的知识系统,包括科学证据、个人经验、个人偏见和价值观念、经济和政治状况及哲学原则。医务人员只有综合考虑这些因素才可能做出合理的决定,才能取得最佳效果。然而,在大力提倡生物-心理-社会医学模式的今天,临床医学的许多问题还很难用 RCT 取得"证据",因而循证医学不能取代个人经验,循证医学强调的是临床决策应基于当前最可靠和最佳的临床医学证据。

(三)循证医学在肿瘤综合治疗中的应用

1. 系统评价　系统评价最常用的方法是 Meta 分析法。Meta 分析有以下几个特点:首先纳入研究的均是随机对照研究,样本数总量达数千例,保证了统计学处理的需要,更包括了未出版的资料,可纠正绝大部分公开发表的文献只报阳性结果的所谓出版偏倚。其次是结论均是数量化且有统计学处理,能更直接地回答待解决问题的是与否。

2. 临床指引　临床指引的制定有 3 种方法,即基于专家意见、基于一致性方法和基于证据方法。

(1)基于专家意见的临床指引:是针对某一临床问题征求这一领域的专家的意见,然后根据专家们的建议制定出相应的指引以规范临床行为。由于专家的意见往往是经验性的而非分析性的,主观色彩比较浓,因此有其在临床决策上的局限性。

(2)基于一致性方法的临床指引:基于一致性方法与基于专家的方法相似,但有若干的技术改进。代表不同观点的专家被邀请参加专题会议,讨论对某一临床问题的临床行为,最终取得一致性意见,形成对所讨论问题医疗处理的推荐意见供临床医生参照执行。因此基于一致性方法所产生的推荐意见是一种正式的、结构性的指引。当一项实验室研究已取得明显的证据在向临床实践过渡的阶段,特别是当研究结论用于临床尚嫌薄弱或出现矛盾时,这种方法显得特别有用。

(3)基于证据的临床指引:是汇总众多相关的系统评价结论,形成对某一个特定疾病的临床诊治规范,用于指导阶段性的临床行为。

当然,按目前的状况,一个囊括某一疾病从预防、诊断、预后到随访各方面的临床指引,不可能都有系统性评价作为指引的依据,因此,基于一致性的方法也常结合到一个大的指引之中,一个好的临床指引,应该体现正确性、可靠性、可重复性、临床上的可操作性、灵活性,同时,还应体现多学科、公开、求证、文件化的特点。例如,1997年美国临床肿瘤协会(ASCO)制定了一个"不能切除的非小细胞肺癌治疗临床指引",就包括了基于证据和一致性的两种方法,同时,也规定了指引每年必须根据已发表的证据更新的时间性。

总之,临床指引包含了疾病治疗的标准方案、可选择方案和推荐方案。在客观证据的基础上,依据患者的症状和体征,结合实验室检查和有关特殊检查,结合临床医师经验,做出正确的诊断和给予恰当的治疗,即规范化基础上的个体化治疗。

(四)循证医学存在的争议

肿瘤治疗相关的RCT因处理组间的差异小,必须有生存资料,因此规模大,历时长,人力、财力的消耗大;抗肿瘤药物一般先研究应用于晚期恶性肿瘤患者,有效的药物在更有可能治愈的早期患者的应用往往滞后;大多数临床试验的报告没有干预对患者的远期预后的资料,难以评价远期疗效;欧美国家研究的结果,可能不能反映不同地区、不同种族患者的差异等。因此,仍应强调临床医务人员根据自己的经验,依据现有最佳证据和患者的意愿做出治疗决策。

以Meta分析为代表的系统评价在具有相当优越性的同时,也有其内在的缺陷。首先,Meta分析的结论仍有较高的假阳性率和假阴性率;其次,多数的Meta分析仅收集发表的资料(主要是英文资料),而阴性结果的论文往往因得不到重视未能发表,即存在出版偏倚;另外,Meta分析可能存在着设计的缺陷,同一问题的Meta分析结论也可能不一致等。

综上所述,尽管循证医学仍存在不足,但重要的是它提供了一个较之经验医学更为合理的方法学。它的提出是信息时代临床医学发展的必然,是医学模式转换推动从医模式转换的必然。而肿瘤的综合治疗是现阶段肿瘤治疗特别是对中、晚期恶性肿瘤患者治疗的重要原则,临床医务人员必须破除门户之见,打破传统治疗方式的局限,改变"剃头匠"作风,树立大肿瘤观念,以循证医学为指引,使肿瘤患者得到最恰当的综合治疗。

第二节 肿瘤综合治疗的基本原则

在肿瘤综合治疗已形成共识的基础上,如何制订和选择更好的治疗方案或治疗模式,应考虑到患者能否耐受、能否延长患者的无瘤生存期和总的生存期、能否提高患者生活质量、能否达到成本效益相兼顾的原则等。

一、局部与全身并重的原则

一个恶性肿瘤患者的病情发展过程如何,治疗后是否取得良好的治疗效果,预后怎么样,绝不单纯是局部组织的演变,而是全身多种综合因素的较量,肿瘤与宿主之间互相斗争的结果,可以是已有肿瘤的消失,也可以是长期相持不下"难分胜负",或肿瘤的力量胜于机体使肿瘤增大扩散。

人体作为一个有机整体,任何一个局部病变,都会影响到机体的整个功能系统;反过来说,任何一种疾病,都是人体整体功能系统的变化在某一局部病变的表现。局部病变总是处于整体联系之中,必然为整体变化所制约。从恶性肿瘤治疗的一开始,就应当是全身性的,即使是对一些早期的恶性肿瘤,在治疗局部病灶的同时,也应当同时注意整个机体对肿瘤防御和抵抗能力的改善。

强调注重从全身着眼,并不是说就可以轻视局部。在整个治疗过程中局部治疗仍然具有重要作用。因为任何治疗方法都是立足杀死肿瘤细胞,而局部正是肿瘤细胞最集中的部位,是全身恶性肿瘤细胞转移扩散的来源。控制了局部,对预防转移、扩散及复发均有重要作用。在肿瘤发展过程中,局部病变随时受到全身状况的制约,而局部病变的发展也不可避免地要影响到全身。因此对任何肿瘤的治疗都应当遵循局部与全身结合的原则,这样方能争取一个良好的预后。

局部与全身并重的原则要求在制订治疗方案时,必须在整体观念和全局思想的指导下,予以全面考虑,正确处理好整体和局部的关系。局部治疗必须服从整体治疗,整体治疗必须兼顾局部因素。防止"头痛医头,脚痛医脚"的形而上学的治疗观念。

二、分期治疗的原则

恶性肿瘤的演变、发生、发展和转移,是一个长期缓慢发展的过程。在这个过程中,由于受到机体各种复杂功能的影响,每个阶段所表现出来的生物特性是不同的。目前临床上常根据TNM 分期对患者进行治疗,TNM 的不同组合决定了恶性肿瘤不同的临床分期,同一恶性肿瘤不同的临床分期,其综合治疗方案不同。相同临床分期,不同的恶性肿瘤其综合治疗方案也不同。因此,这种分期的多样性便决定了综合治疗方案的多样化。

分期治疗的原则是恶性肿瘤临床治疗时值得参考遵循的。因为按照分期分类选择治疗方法更加符合肿瘤的生物学特点,更能避免肿瘤治疗时的盲目性和主观随意性,更有利于对恶性肿瘤治疗效果的评价和预后研究。如果对早期肿瘤非要去追求切除的范围越大越好,同时盲目地扩大手术范围可能会在一定程度上破坏机体的免疫功能,反而对预后不利。实践证明手术的范围并不是越大越好,历史上曾被称为超根治性手术的远期疗效并没有达到所期望的效果,而是与单纯部分切除的效果相仿。经过大量的临床统计证明,不但改良根治术的治疗效果与根治术一样,而且同期患者单纯部分切除与根治术相比,远期效果也相差不多。而那些进展期或浸润期的恶性肿瘤已经明确发现颈部有淋巴结转移者,如果不予及时清除,当然也是不合理的,其预后也不可能令人满意。因此,必须依据临床分期选择不同的手术方式和治疗方案。

还应当指出的是,由于恶性肿瘤具有特殊的生物学特性,无论是早期、中期和晚期患者,也无论所选择的治疗方法是局部切除、扩大切除、根治性切除还是全身性强化化疗,都应当考虑到全身免疫机制的保护和术后功能及生命质量的要求,这些都是十分重要和必不可少的。

三、个体化治疗的原则

证据表明,肿瘤的发生、发展与患者的个体状况有关,如对同一病理类型、同一分期、采用同一治疗方案的肿瘤患者,其远期效果可以有明显的不同。同样的肿瘤在不同的个体身上,选择同样的治疗方法所取得的治疗效果,可以相差很远。同样的情况,同样的致病瘤素,作用于不同的机体,有的发病,有的不发病或缓发病,或者发生了不同类型的肿瘤。

个体化治疗原则,就是区别对待不同患者,因人而异,因病而异,不能将一项经验机械地施用于所有肿瘤患者和不同类型的肿瘤。例如,有时强化化疗是提高临床化疗效果的有效方法,但是强化化疗并不太适用于老年患者,因为老年人恶性肿瘤多数恶性程度低,且多伴有全身多系统(包括骨髓系统)的退行性变,在整个机体功能低下的情况下盲目强化化疗,不但不能有效地治疗肿瘤,反而可能会加速患者的死亡,这样的教训,在临床上并不少见。

个体化治疗原则还要求以发展、变化的观点去看待疾病,不能用静止、僵化的形而上学观点对待肿瘤患者的病情发展。人体作为一个有联系的整体,时刻都处于运动变化之中,疾病也有一个发生、发展和变化的过程。个体化治疗原则不但要求为每个患者提供个性化的治疗,也要求对每个患者的不同时期施以不同的治疗方案。

四、生存期与生活质量并重的原则

生存期与生活质量并重的原则是指通过综合治疗既要延长患者生存期又要通过治疗使生活质量明显改善。如果只顾消除肿瘤病灶,使之获得生存,而漠视患者生活质量,是医疗上极大的错误。生存期与生活质量并重就是要求把恶性肿瘤看作一种慢性病,如高血压、糖尿病等,在治疗过程中,不强求彻底去除原发灶,在保证生活质量的前提下,让"人"与"瘤"并存。

随着生物-心理-社会医学模式的建立,改善、提高患者的生活质量已成为恶性肿瘤治疗方案设计中日益受到重视的问题。这方面的趋势主要表现在两方面,一是尽量减少破坏性治疗手段所致的毁容致残程度;二是重视姑息和支持治疗,尽可能地减少晚期恶性肿瘤患者的痛苦,提高他们的生活质量。可以说,恶性肿瘤治疗从过去单纯追求生存率,单纯追求肿瘤的缩小,到今天的生存率与生活质量并重,是恶性肿瘤治疗观的一个极其重要的转变,势必在今后会越来越深刻地影响肿瘤学的治疗观念。

生存期与生活质量并重的原则体现在制订治疗方案时,应该考虑以下几点:①患者的预期寿命是否因治疗而得到延长?②患者的生活质量是否因治疗而得到改善?③患者的生活能力是否因抗肿瘤治疗而得到改善?

五、中西医并重的原则

现代医学在治疗恶性肿瘤方面有很多种有效的方法,但是任何一种治疗方法都不可能适用所有的患者,因此才主张采用个体化治疗的原则,以取得令人满意的治疗效果。这种认识恰恰符合中医辨证论治的治疗法则。辨证思维是中医的主要思维方式,充分体现了疾病现象与本质的内在联系,普遍性与特殊性的结合。

中西医结合治疗恶性肿瘤,不但在理论上能取长补短,而且在具体临床治疗过程中更能相互协同,以取得更好的疗效。证据表明,作为现代肿瘤治疗手段的辅助方法,中医中药在减轻放疗、化疗的毒副作用,保护和重建机体免疫功能,防止肿瘤的复发转移等方面,具有重要的理论意义和临床意义,值得进一步研究。因此,在恶性肿瘤的治疗过程中,应该坚持中西医并重的原则。

六、成本与效益并重的原则

如何用尽可能少的经济上的代价来取得肿瘤治疗的最好疗效,是一个经常被忽略但又十分现实的问题。在多学科综合治疗方案制订时,考虑成本与效果既是为了合理有效利用有限的卫生资源,也是为患者及其家属着想,并不违背人道主义。但多学科综合治疗比起单一手段治疗,其经济花费更大。因此,成本与效益并重的原则要求在充分了解各种治疗方法和治疗手段的基础上,遵守以下规律或原则。①成本最低原则(cost minimization):若有多种治疗模式或方案,其疗效基本一致,宜选用费用最低的模式或方案。②成本效果原则(cost effectiveness):是指单位时间内付出的成本应获得一定量的健康效果。③成本效用原则(cost utility):是一种同时考虑生存时间和生活质量的经济分析方法,其衡量单位是质量调整生存年(quality-adjusted life-year,QALY)。即在成本同样的情况下,选择在预算内能达到最大质量调整生存年的治疗模式。④成本效益原则(cost benefit):是以货币为单位进行计算,首选效益大的治疗方案。

总之,在恶性肿瘤的治疗过程中,总的原则应是简单、有效、不良反应少。效果评价的重点在于生活质量,不要过分追求生命的简单延长,自理能力是个体化治疗时需考虑的主要因素。

第三节 肿瘤综合治疗模式的选择及发展方向

目前恶性肿瘤的治疗方法,已从过去的外科手术治疗、放射治疗、化学药物治疗等3大支柱,发展成为涉及多学科的庞大的治疗体系。近年来迅速发展的介入治疗、生物治疗及康复、营养、姑息、心理等方法,在肿瘤综合治疗中的积极参与有效地改善了患者预后和生活质量。如何将各种治疗方法有机结合,以达到最佳的治疗模式和治疗效果,是目前治疗肿瘤的发展方向。

一、综合治疗模式的选择

肿瘤综合治疗的模式多种多样,选择时应根据不同肿瘤、不同分期、不同个体状况等采用最佳的模式。模式的建立需要通过严格的临床试验,并与时俱进,在循证医学基础上不断改进。

(一)手术为主的综合治疗

以手术为主的综合治疗模式多见于早期肿瘤,针对该类肿瘤大多进行手术治疗,同时依据术后病理分期状况分别给予随访、化疗、放疗或同步放化疗等的综合治疗模式。

1. 术后辅助性放疗和化疗 对于肿瘤局限、无远处转移、患者手术耐受力良好的实体肿瘤治疗;各种保全功能的根治术或局部手术后有可能出现肿瘤残留或高度恶性生物学行为的肿瘤;或术后病理分期较晚的患者,可考虑术后辅助性放疗和化疗,以提高疗效。如乳腺癌根治术后的局部辅助性放疗和化疗;子宫内膜癌术后联合化疗等。

2. 术前辅助性放疗和化疗或新辅助治疗 是指对有些患者,尤其是晚期肿瘤患者,也可先进行放疗或化疗,以使肿瘤缩小,降期,有效控制微小转移,为有效手术切除创造其他有利条件后,再进行手术。可以达到减少手术致残率,延长手术治疗后的无瘤生存期和提高患者的生活质量。如对晚期的乳腺癌患者,可先行新辅助化疗,待病灶缩小后,行手术切除,术后再予以辅助治疗,对于延长患者生存期具有重要意义。

(二)放疗为主的综合治疗

对于放疗敏感的恶性肿瘤,如鼻咽癌、宫颈癌或皮肤癌,放射治疗可以达到较好的治疗效果。比如,早期鼻咽癌(Ⅰ/Ⅱ期)可通过单纯放射治疗达到治愈,即使是晚期鼻咽癌,单纯放射治疗也可以获得很好的疗效。资料表明,对于局部晚期鼻咽癌患者,同步放射治疗联合辅助化疗能够取得比单纯放疗更好的疗效,但放疗在其中仍然是最重要的手段。

(三)化疗为主的综合治疗

对于化疗敏感的恶性肿瘤,如生殖细胞肿瘤、急性和慢性白血病、淋巴瘤、小细胞肺癌等,或已丧失手术机会的中晚期恶性肿瘤患者,为使肿瘤得到有效的控制,可采用以化疗为主的综合治疗模式。如联合化疗方案可以使部分淋巴瘤患者达到治愈。对于肿瘤体积较大或病期较早的患者可加以局部放疗。对于晚期胃癌、肺癌及乳腺癌患者,由于失去手术机会,可以在全身化疗的基础上,联合靶向治疗和放疗,以达到提高治疗有效率和延长生存的目的。

(四)姑息治疗为主的综合治疗

对于部分晚期肿瘤患者,由于失去手术、放疗、化疗等根治的机会,同时晚期肿瘤患者往往伴有贫血、乏力、纳差、失眠及焦虑等不良症状的出现,降低了患者的生活质量。因此,对该类患者进行对症的姑息治疗就显得尤为重要。其治疗的目的是减轻痛苦,提高生活质量。姑息治疗为主的综合治疗包括姑息手术、姑息放疗、营养支持及对症处理,如改善食欲、纠正贫血及维持水电解质的平衡等。如对于肠癌合并肠梗阻的患者可行姑息手术治疗以解决梗阻的问题。

二、综合治疗模式的发展方向

随着医学科学的发展,肿瘤的多学科综合治疗也必将日臻完善,其发展方向可包括以下几方面。

1. 向个体化治疗发展　如前所述,肿瘤的综合治疗应采取个体化原则,即根据患者个体的身心状况、机体免疫功能状况、肿瘤的病理类型、侵犯范围(病期)、转移及发展趋向,有计划、合理、有序地运用各种治疗手段进行综合治疗,以达到提高治疗效果和改善患者的生活质量的目的。未来药物治疗,尤其是分子靶向治疗的地位将会不断提升,外科手术和放射治疗的作用范围和作用地位将大不如从前,异病同治、同病异治的个体化治疗将成为多学科综合治疗的发展方向。

2. 肿瘤治疗理念的更新　肿瘤综合治疗以最大限度地提高肿瘤患者的生存时间和改善患者生活质量为目标。肿瘤的手术、放疗及化疗等三大支柱性基本治疗手段的出发点是想根治肿瘤,然而,在治疗过程中往往会出现肿瘤未能治愈而患者生活质量严重降低的局面。随着社会文明及科学的进步,人文关怀已越来越受到人们的重视,肿瘤是一种慢性病,与肿瘤做朋友,或带瘤生存的理念已经得到广泛的认可。

3. 各学科自身研究的深化　外科手术的精细化和微创化,内科化疗新的和更好的药物及针对驱动基因的靶向药物的不断出现,新的放射治疗技术,如三维适形治疗、超分割或加速超分割技术在多学科综合治疗中使用的研究等,将为多学科综合治疗方案增添更多选择。

4. 在循证医学的基础上探寻新的治疗方法　组织大样本多中心随机临床试验。为了制订具有指导性的临床实践指南,必须通过大量的临床试验总结和随机临床试验。美国 NCCN 对几十种肿瘤做出临床实践指南,每年都对临床试验基础进行更新。近年来与我国肿瘤专家讨论并出版临床实践指南的中文版,无疑对我国肿瘤多学科综合治疗起到促进作用。但是,我国的医疗条件和就医环境等有别于美国,所以还应根据我国国情,通过自身的临床试验制订适合我国的临床实践指南,该项工作正在起步并不断完善。

总之,未来对各种综合治疗模式的选择、效果的评价及临床使用应在严谨、科学的临床试验的基础上,按照循证医学的原则加以选择,以期最大限度地提高肿瘤的临床治愈率、生存率和改善患者生活质量。值得注意的是,随着人们对人文关怀的重视,对肿瘤认识的改变,如带瘤生存的理念的广泛认可,对肿瘤护理工作也提出了更高的要求。正如一位护士所言:"陪伴,才是治疗癌症最好的一剂药"(附)。

附:陪伴,才是治疗癌症最好的一剂药

来源:医学界(微信 2016.1.26)

人人都梦想着能长命百岁,然岁月静好,现世却不安稳。命运总会在我们不经意的时候给我们当头一棒,使得自己连同周遭的人都喘不过来气。

然而,无论这当头一棒是喜怒忧乐还是生老病死,我们都需要一种不离不弃的陪伴,因为陪伴是最长情的告白,也是任何情境下最好、最快速、最有效的一剂良药。

记得在实习的那会儿,我护理过一位爷爷,94 岁,身体特好,但却很瘦。因为体检被查出胃癌,所以就立即办了住院,爷爷仅仅是被告知胃不舒服,对自己的病情还毫不知情,所以他虽有担心,但每天心情都保持得很好。

爷爷心态好,也比较健谈,每天在爷爷打针的时候,我就凑过去和他一起聊天,爷爷也很愿意,我们每次聊得都很开心。只要和爷爷聊上一个话题,他就开始犹如滔滔江水般聊个不停,完全刹不住车,要不是我工作忙的原因,大概他可以和我聊大半个上午都不觉得累。

当问及爷爷身体怎么保持得这么的好时,他很自信地说:"我的身体好主要是因为牙齿好。"声音宏硕而有力,怎么听也不像 94 岁高龄的老人。

我很好奇地问爷爷:"身体好和牙齿好,有什么关系吗?"

为了给我讲得更清楚,爷爷给我讲了一个关于他的真实故事:"我从年轻到现在每天坚持刷牙,从未间断,我的牙齿很白,也没有掉。以前我们老同事聚会的时候,只有我的牙齿最好,一颗也没有掉。并且我也听专家讲过,刷牙很有讲究,有三个 3:第一个,吃完饭后 3min 之内就要刷牙;第二个,一次至少要刷 3min;还有一个是……"爷爷躺在床上,眼睛眜转得飞快,可就是想不起来。

这时,站在一旁的老师便告诉爷爷:"爷爷,还有一个就是一天要刷 3 次牙!"

爷爷这才回过神来,一脸笑意的回答:"噢噢噢,对对,是的,还是你们专业,记得熟。"

说完"三个 3"后,爷爷还给我解释以前有种说法叫机器"老掉牙"了,其实就强调了牙齿的重要性,牙齿好,才能吃得好、睡得好,吃好了身体就好了。爷爷给我讲得通俗易懂,但我不得不相信,能吃能喝就是福,这也确实是生活的真理。

爷爷的胃癌不是晚期,所以身体状况还算明朗,然而,他总认为自己的身体不好,担心活不

了多久,他还告诉我他很羡慕隔壁病房有一位 100 岁的老人。有一次,他将上身半靠在床头,笑着告诉我:"小陈,我的梦想是要活到 100 岁。"

"爷爷,这个绝对没有问题,您的身体这么棒,不但牙齿好,心态也很好,至少可以再活 20 年呢。"我像爷爷一样充满微笑和期待。

爷爷笑了,然后很谦虚地说:"是你们医院医治得好,非常感谢你们。我们一家人都很听从医生的话,你们说的我们都会照做!"

听到爷爷的话,我感到很欣慰,心里关于医患紧张的气氛忽然之间就烟消云散了,为此我特意表扬了爷爷。因为在当前紧张的医疗环境下,像爷爷这样的人能理解宽容我们,又是慕名而来,求医心切,实在太难得,足矣慰藉在曾经医路坎坷道路上的那个受伤的心灵。

就这样,我陪爷爷聊了很久,液体更换了一瓶又一瓶。爷爷那天很开心,开心得像个孩子,说了很多话,还专门戴上了助听器。而我一直站在爷爷身边,倚靠着床旁,耐心地听他讲述着,不时地点点头,不时地一起开怀大笑,仿佛一下子我和爷爷成了关系最铁的忘年之交。那一刻,我觉得陪伴着他,倾听他那美好的回忆,是多么的温暖和惬意;那一刻,作为医护人员,我耐心地陪伴着我的患者,听他倾诉,陪他欢笑,是多么的伟大;那一刻,陪伴成了最好的一剂药。

下班前离开病房的时候,我再三叮嘱爷爷晚上要多吃点儿,我告诉他,天天打针对胃肠道不好,吃饭才最有营养,对胃肠也好。爷爷上扬的嘴角下面漏出洁白的牙齿,微微点点头,爽口答应了我。

其实,在住院期间,爷爷的两个女儿每天轮流待在科室照顾他,偶尔外孙女也会来看他,一家人其乐融融地互相陪伴着,似乎都忘记了疾病的存在。在经过药物控制之后,爷爷感觉好得差不多了,就出院了。

在我看来,陪伴不仅仅是儿女要用心陪伴父母,作为医护人员,我们的陪伴对病患来说,同样会让他感受到家的温暖,会让他觉得身心愉悦,即便伤痛,但有医术精湛的医生和最善良的护士在,就什么都不怕了。

诚然,大多数孩子在术后醒来,都会哭喊着要妈妈,而大人们在麻醉醒来后,都会叫嚷着立刻回病房。似乎在孩子的眼里,有了妈妈的陪伴,就一切安好;仿佛在大人们的心里,只要回到家人身旁,心就会踏实。

面对癌症,我们都会害怕,都会发慌,都会自乱阵脚,忘记如何守住阵地。而我们可知?在癌症患者的心里,当躺在病床上的那一刻,若是缺少了亲人和医护的陪伴,心里定会是一片荒芜,不得平静!

所以,请时刻谨记,陪伴才是治疗癌症最好的一剂药。在此,我只是想非常简单地告诉你,癌症不可怕,可怕的是人心,可怕的是你太吝啬陪伴。

第10章

肿瘤外科治疗的护理

肿瘤外科（surgical oncology）是在外科学发展历史过程中形成的一个独立分支，是专门处理实体肿瘤和其他恶性肿瘤的一门学科。肿瘤外科不仅参与肿瘤的诊断、治疗、预防，同时还研究肿瘤的病因及发生、发展规律。可见，肿瘤外科既是一门独立于其他专业的学科，又是一门与其他专业有着密切联系的学科。

第一节　概　　述

手术治疗是肿瘤治疗中最古老、最有效、最普遍、最主要的手段之一。约 60% 的肿瘤以手术为主要的治疗手段，90% 的肿瘤需要用手术来明确诊断和确定临床分期。

一、肿瘤外科历史及发展

手术治疗肿瘤古已有之，肿瘤外科在麻醉、消毒法、抗生素、输血等技术的建立后才真正得以发展。麻醉水平的提高及抗菌药物的广泛应用，使肿瘤外科进一步发展，除了根治性切除外，尚有器官移植、重建和康复等手术得到应用。

近年来，随着血管及微创、显微外科、腔内超声、内镜及腔镜、介入治疗、冷冻、加温、影像学及分子生物学等技术的发展，对术前正确判断病变的性质及扩展部位，设计合理的手术范围，提高手术切除及判断预后，选择术后辅助治疗提供了良好的依据。

肿瘤外科治疗发展趋向细胞分子水平迈进，如分子诊断、分子指征、分子预后、分子治疗、分子分期、分子定界，兼顾根治与功能，注重提高患者生活质量，更加强调综合治疗。

二、肿瘤外科的生物学概念

外科手术治疗肿瘤，其治疗效果已被临床所公认。如手术治疗消灭实体肿瘤较放疗、化疗有效，对某些早期的恶性肿瘤，如乳腺癌等，确实有较好的疗效，而对放疗、化疗不敏感的恶性肿瘤，如胃癌、肠癌、食管癌等，手术更是主要的治疗手段。但是单靠手术难以彻底治愈肿瘤，如有些肿瘤尽管在早期施行根治术，但术后若干年仍会复发或转移，这很大程度上取决于肿瘤本身生物学特性、患者机体的免疫功能。决定对恶性肿瘤治疗效果的优劣因素是多方面的，因此无论选择何种治疗方案，都应当把握既最大限度切除或抑制消灭实体肿瘤，又最大限度保护机体免疫功能及生理功能，不能顾此失彼。掌握多学科知识合理的综合治疗。

三、制定合理的手术治疗方案

制定合理的治疗方案最重要的依据是肿瘤病理类型、分化程度、临床分期，患者的一般情

113

况,体质状况等。应正确估计手术在整个治疗中的地位。正确估计手术的适应证、手术切除的可能性,根据病变部位及患者的情况设计手术的方式及范围,做好手术前后的准备。

1. 一般原则　早期肿瘤争取手术根治;局部晚期肿瘤:估计难以切除的局部病变,予以综合治疗后(新辅助化疗/放疗),待肿瘤降期、缩小后再行手术;术后如有癌残留或病理证实有淋巴结转移需做术后辅助治疗。

2. 选择合理的手术方式　手术方式的选择应依据肿瘤的生物学特性和扩散规律,力求做到合理化。手术过程中应力争切除一切应该切除的组织;同时应尽量避免损害不应受损的组织和功能。手术前必须综合考虑以下因素。

(1)患者的一般情况:术前须正确估计患者的一般情况,如能否耐受手术,患者是否有其他严重的疾病。

(2)手术对正常生理功能扰乱的程度:同时亦须注意术后的生活质量,手术后的生活质量要越接近正常越好。

(3)手术的复杂程度及手术本身的并发症及病死率:疑难、复杂的手术本身有较高的并发症及一定的病死率,必须据患者本身的情况而选择合适的手术方式。

(4)术前必须与患者及其家属沟通,做到知情同意:将有关病情和手术可能出现的问题,特别是致残手术等告知患者及其家属。另外,对患者进行适当的心理治疗,解除病者的心理负担。

目前,外科手术与其他治疗手段相结合的多学科综合治疗模式已成为肿瘤治疗的标准化模式之一。因此,外科医生应根据肿瘤的病理类型、恶性程度、播散情况及其生物学特性而综合设计患者的具体治疗方案,并且正确评估外科手术治疗在综合治疗中的地位,正确估计手术适应证、手术切除的可能性、手术范围,做好术前、术中、术后的准备。肿瘤外科治疗发展向细胞分子水平迈进,同时,兼顾根治与功能,注重提高生活质量,更强调综合治疗。

作为肿瘤外科的护士要在全面评估的基础上,做好肿瘤外科手术治疗患者的术前及术后护理,纠正患者存在的及潜在的生理、心理问题,加强健康指导,提高患者对手术和麻醉的耐受力,使手术的危险性减至最低限度,最大限度地提高肿瘤患者的生活质量。

第二节　肿瘤外科手术治疗方法及综合治疗

一、肿瘤外科手术治疗方法

外科手术治疗方法分为预防性手术、诊断性手术、探查性手术、治愈性手术、姑息性手术、减瘤手术、辅助性手术、重建与康复手术、微创手术等。

(一)预防性手术

预防性手术是对具有潜在恶变趋势的疾病或癌前病变做相应的外科治疗,以防病变进一步发展为恶性肿瘤。

有些先天性或遗传性疾病,如隐睾症、先天性多发性结肠息肉病、溃疡性结肠炎、多发性内分泌增生症、(口腔、外阴)白斑病、肺部不典型瘤样增生、重度乳腺小叶增生和易摩擦部位(指甲下、足底、外阴等)的黑痣等有发展成恶性肿瘤的危险性,手术能及时解决这些病变,以防其向恶性方向发展。此外,成年人的声带乳头状瘤、膀胱乳头状瘤和大肠腺瘤等均有潜在癌变可能,应做预防性手术。因此,了解哪些疾病属癌前状态,努力发现有害因素并采取干预措施防止肿瘤的发生也是肿瘤外科的重要发展方向。

(二)诊断性手术

绝大多数肿瘤性疾病都要依靠手术来获取组织标本进行病理诊断。常用的方法如下:①细针抽吸(nine-needle aspiration);②穿刺活检(needle biopsy);③切取活检(incisional biopsy);④切除活检(excisional biopsy)。

活检时需注意:要缩短活检与治疗间隔时间,尽可能做快速切片。如果临床上拟诊为黑色素瘤时,都不应作针穿、切取活检,应该在准备彻底切除时做切除活检。切口和手术进路必须在下次手术整块切除范围内,以减少下次手术难度及导致切口种植。

(三)探查性手术

探查性手术的目的包括三方面:①明确诊断;②了解肿瘤范围并争取肿瘤切除;③早期发现复发以便及时作切除术。

探查性手术前一般应做好大手术的准备,一旦探查明确诊断而又能彻底切除时,应即时做肿瘤的治愈性手术。因此,探查性手术的术前准备要充分,备有术中冰冻切片检查。

(四)治愈性手术

治愈性手术的目的是彻底切除肿瘤以达治愈。治愈性手术是尽可能地控制原发病灶,防止局部复发,以达到根治目的的手术。

凡肿瘤局限于原发部位和邻近区域淋巴结,或肿瘤虽已侵犯邻近脏器但尚能与原发灶整块切除者,皆应施行治愈性手术。治愈性手术的最低要求是切缘在肉眼和显微镜下未见肿瘤。

随着外科手术技术和器械的发展及肿瘤综合治疗水平的提高,某些肿瘤的手术范围有所缩小。在不影响肿瘤根治原则的基础上,保留了器官功能,提高了患者的生活质量称之为功能保全性肿瘤根治术。例如,乳腺癌根治术改为乳腺癌改良根治术后,由于保留了胸大肌和胸小肌,使得手术范围大大缩小,同时,对整个胸部外形和功能的保留都有很大的改善,而治疗效果并无下降。

(五)姑息性手术

姑息性肿瘤切除术是指对原发灶或其转移灶切除不彻底(切缘有肉眼及病理残留肿瘤细胞)而不能根治的手术。减轻症状术则根本没有切除病灶而仅作解除肿瘤有关症状的手术。

姑息性手术的目的:晚期肿瘤已失去手术治愈的机会,但在许多情况下,为了减轻症状、减少出血、延长寿命、提高生活质量、配合其他综合治疗,为下一步其他治疗创造条件,可采用各种姑息性手术。常用姑息性手术包括:①器官部分或全部切除;②内吻合转流术;③造口术;④血管结扎术。

(六)减瘤手术

当肿瘤体积较大,单靠手术无法根治的恶性肿瘤,做大部切除,术后继以其他非手术治疗,诸如化疗、放疗、生物治疗等以控制残留的肿瘤细胞,称为减瘤手术。减瘤手术类似于姑息性手术,不同之处在于减瘤手术最大程度地减少肿瘤细胞,多用于儿科实体瘤、淋巴癌和卵巢癌等辅助化疗和放疗。

(七)辅助性手术

辅助性手术是指以手术为辅助手段的治疗。为了配合其他治疗,需要做辅助性手术,例如喉癌放疗,为了防止放疗中呼吸困难,有时需做放疗前气管切开术;直肠癌放疗有时亦需先做人工肛门术,以免放疗中出现肠梗阻。此外,各部位晚期肿瘤行局部灌注化疗时常需做动脉插管术。

(八)重建与康复手术

外科手术亦可用于肿瘤患者手术后的重建及康复手术。为提高肿瘤患者的生活质量,应设法为患者进行重建或康复,使患者的外形和功能有所改善。如乳腺癌根治术后,应用腹直肌皮瓣重建乳房,或用硅胶人工乳房填充于胸大肌后,使胸部的外形趋向完美。应用肌皮瓣进行头、面部肿瘤切除后的重建,如全舌切除术后的舌再造。

(九)微创手术

微创手术是指采用创伤最小的方法进行的外科治疗。微创手术治疗有腔镜外科(如腹腔镜、胸腔镜)和内镜外科(如食管镜、纤维支气管镜)等。其特点为:手术切口小,出血少,手术时间短,全身反应轻,术后恢复快。肿瘤微创外科要根据肿瘤情况、治疗目的、设备和技术等因素充分考虑彻底切除和无瘤操作。

二、肿瘤外科手术治疗与其他方法的综合治疗

(一)肿瘤外科手术为主的综合治疗

以手术为主的综合治疗模式多见于早期肿瘤,针对该类肿瘤大多进行手术治疗,同时依据术后病理分期状况分别给予随访、化疗、放疗或同步放化疗等的综合治疗模式。手术治疗与其他治疗手段的结合方式可采用术后辅助性治疗,如放疗和化疗,或术前辅助性治疗。以手术为主的综合治疗可用于以下情况。

1. 恶性肿瘤　拟定综合治疗方案,在控制原发病灶后,进行转移灶的治疗。恶性肿瘤第一次治疗的正确与否对预后有密切关系。

2. 良性肿瘤及交界性肿瘤　以手术切除为主。尤其交界性肿瘤必须切除,否则极易复发或恶性变。

3. 重建与康复　外科手术亦常应用于肿瘤患者手术后的重建与康复。肿瘤外科医生不仅要根治性切除肿瘤,还要注意患者生活质量,设法为患者进行重建或康复治疗,使患者外形及功能有改善,生活愉快。如乳腺癌术后背阔肌重建。

(二)外科手术治疗与放疗综合治疗

1. 术前放疗　其目的是使瘤体缩小,提供手术切除率。同时使肿瘤细胞的活力降低,减少播散机会。如上颌窦癌、肺癌、食管癌、乳腺癌、直肠癌及软组织恶性肿瘤等。

2. 术中放疗　指在术中病灶切除后,将周围组织摊开,对原发肿瘤部位的肿瘤床及周围淋巴结引流区域做一次性大剂量的放疗。旨在减少局部复发,提高生存率。如胃癌及胰腺癌等。

3. 术后放疗　其目的为针对残留肿瘤部位,防止和减少局部复发。如食管癌或肺癌手术切除后对可能残留部位进行标记,减少淋巴结的转移。

(三)外科手术治疗与化疗综合治疗

1. 术前化疗　又称新辅助治疗,可使肿瘤缩小,为切除创造有利条件。同时术前化疗能有效杀灭血液中肿瘤微小病灶,减少或防止远处转移。术前化疗的方法有全身用药及动脉内

给药。

2. 术中化疗　在手术操作时可能有癌细胞脱落进入血道或淋巴管,也可能残留在创面,因而手术时全身应用化疗并用抗肿瘤药物冲洗创面,可减少全身转移及局部复发。

3. 术后化疗　术后化疗是提高疗效的关键,手术后残留癌细胞的倍增时间较快,因而对化疗比较敏感。术后化疗早期足量应用,一般以 6～8 个月为宜。

第三节　肿瘤外科手术治疗的护理

手术治疗的护理通常指围术期护理,即围绕整个手术治疗过程而进行的护理工作,包含手术前、手术中及手术后的一段时间。肿瘤患者围术期护理的时间在术前 5～7 天至术后 7～16 天。

一、术前护理

(一)心理护理

手术治疗对患者而言既是解除病痛,又是创伤的经历,有些甚至可能导致其以后工作、生活状态的改变,无论是多么坚强的患者术前均有不同程度的负性心理状态。常见的心理问题包括:①对手术和麻醉的恐惧;②对预后的担忧;③对器官缺损的无奈和功能重建的怀疑;④对经济负担的承受差异。

患者不良心理状态的产生,可明显削弱其对手术和麻醉的耐受力,严重者可影响创伤的愈合和手术效果。因此,应适时评估患者的常见心理反应,识别并判断其所处的心理状态。针对患者产生恐惧、焦虑等心理反应的原因,予以正确引导和及时纠正异常的心理变化。如通过与患者积极沟通,讲明配合手术治疗和护理的重要性,鼓励患者与有相似手术经历者进行交流,用实例说明手术效果,以坚定其手术治疗的信心。

(二)术前检查

协助医生做好各项体格检查、常规化验及特殊检查,如 B 超、CT、心肺功能等,以对患者身体状况进行整体评估,确定患者对手术的耐受能力。了解患者有无心、肺、肝及肾等器官功能不全,有无营养不良、肥胖,有无水、电解质失衡等高危因素,以评估手术的安全性。

(三)术前宣教

根据患者的年龄、文化程度等特点,结合其病情状况,利用图片资料、宣传手册、录音、录像或健康小讲座等多种形式进行术前宣教,具体内容包括以下几点。

(1)介绍手术治疗的目的、主要过程和可能发生的不适等。

(2)介绍手术室环境、主要仪器及用途等。

(3)讲解麻醉方式、麻醉后可能发生的反应及注意事项。

(4)解释术前处置的程序、意义、手术治疗的目的和主要过程、可能发生的不适等。

(5)介绍术后可能留置的各类引流管及其目的和意义。

(6)介绍积极配合手术的重要性和术前准备的意义。

(四)术前准备

1. 呼吸系统的准备　对于吸烟者,术前 2 周戒烟,防止呼吸道分泌物过多影响呼吸道通畅。鼓励患者术前练习深呼吸运动、有效咳嗽和排痰的方法等。对已有呼吸道感染的患者,应给予有效的术前抗感染治疗。

2. 心血管系统的准备　对于心血管疾病的患者术前应给予相应治疗以控制原发病,并加强对心脏功能的监护。对于血压偏高者术前应进行适宜的降压处理,使血压控制在一定水平再择期手术。心力衰竭患者应在病情控制 3～4 周后再考虑手术。急性心肌梗死患者发病后 6 个月内不宜行择期手术,6 个月以上无心绞痛发作者可在严格监护下手术。

3. 消化系统的准备　成年人一般于术前 12h 开始禁食,术前 4h 开始禁水,以防麻醉或术中呕吐引起窒息或吸入性肺炎。胃肠道手术患者术前 1～2 天进食少渣食物;非肠道手术患者术前一般不限制饮食种类;肠道手术患者术前 3 天按要求开始做好充分的肠道准备。

4. 饮食及营养状况　术前应给予高蛋白、高热量、高维生素、低脂饮食,纠正低蛋白血症,必要时通过静脉纠正水电解质平衡和补给营养物质。

5. 术前适应性训练　根据手术种类进行相应准备。如指导患者练习床上排尿和排便,教会患者自行调整卧位和床上翻身的方法,以适应术后体位的变化。有些手术患者还应指导其练习术中体位,如甲状腺肿瘤患者,术前给予肩部垫枕、头后仰的体位训练,以适应术中颈部过伸的姿势。

6. 皮肤准备　术前应指导患者做好全身清洁,如理发、洗头、洗澡、剪指(趾)甲,必要时协助患者完成。重点做好手术区皮肤的准备,保证皮肤清洁、完整适宜手术;对于腹部手术及腹腔镜手术的患者尤应注意脐部清洁;备皮时注意保护患者隐私和保暖,动作轻柔。同时,应依据手术部位进行相应的特殊准备,如对胃肠道肿瘤患者进行适宜的胃肠道准备。

7. 休息与睡眠　术前 1 天给予患者适当的心理疏导,避免患者因心理恐惧或紧张情绪影响睡眠;依据患者习惯,协助患者温水泡脚、听舒缓音乐,促进患者睡眠;对于习惯性失眠的患者,可遵医嘱术前晚应用催眠药物,以确保患者睡眠质量。

8. 术日晨的护理

(1)认真检查、确定各项准备工作的落实情况。

(2)若发现患者有不明原因的体温升高,或女性患者月经来潮等情况,应及时通知医生延迟手术。

(3)进入手术室前,指导患者排尽尿液;遵医嘱术前留置尿管并妥善固定。

(4)对于胃肠道及上腹部手术患者应遵医嘱术前留置胃管。

(5)遵医嘱给予术前用药。

(6)备好手术需要的病历、X 线片及药品等。

(7)与手术室护士做好交接工作,如仔细核对患者、手术部位及名称等。

二、术中护理

(一)手术室的环境

手术室应邻近手术科室和相关科室,手术室分为无菌区、清洁区、半清洁区和污染区,适宜温度为 20～24℃,相对湿度为 50%～60%。

(二)手术体位

1. 常用体位　肿瘤手术常用的体位包括平仰卧位、头低仰卧位、俯卧位、侧卧位、颈过伸位、折刀位和膀胱截石位等。

2. 体位摆放　体位摆放时应注意:①有利于暴露手术野,方便手术者操作;②最大限度地保证患者的舒适与安全,对呼吸、循环影响最小;③不使肢体过度牵拉或压迫而受损,肢体不可悬空放置,应有托架支撑。

(三)开放静脉通路

肿瘤患者手术范围大、时间长,术中输液速度千变万化,有时还需要加压输入,因此要建立有效的静脉通道。浅静脉留置要避开测压肢体,利于体位摆放和手术者操作,尽量避免关节骨骼隆突部位,要选择弹性好、较粗直、无分叉、无静脉瓣的血管。深静脉留置一般以颈内静脉首选,其次为锁骨下静脉、股静脉等。

(四)物品准备

手术用常规物品包括:手术器械、敷料、各种缝针缝线、手套、各种无菌保护套、各种手术用仪器和其他手术器械(含一次性使用物品)等。物品准备的前提是必须满足操作和无菌无瘤技术要求。

(五)预防医源性播散

肿瘤的医源性转移和播散是指肿瘤在外科手术操作或各种治疗过程中造成和促进了肿瘤细胞的脱落和移行,从而促进转移灶的形成。因此无瘤与无菌同等重要。术中无瘤技术原则如下:①不可挤压原则;②锐性分离原则;③隔离原则;④整块切除原则;⑤减少术中扩散原则;⑥减少污染原则。

(六)病情观察

肿瘤手术过程中除常规监护和管理外,要重点观察以下内容。

(1)胸腔肿瘤手术由于胸膜腔负压消失,操作直接刺激、压迫、牵拉心脏和大血管,可引起回心血量减少和心排出量降低、心功能异常,要观察有无血压下降、心律失常甚至心搏骤停,必要时通知医生暂停手术。

(2)腹腔巨大肿瘤离体和抽吸大量腹水时,由于体腔容积突然变化,血流灌注改变,容易引起血压下降甚至休克,要密切观察手术进程,快速补充液体,预防与治疗并进。

(3)颈丛麻醉下甲状腺肿瘤切除要及时与患者对话,发现有无声嘶、呛咳等表现。

(4)快速冰冻报告阳性须行根治性手术的患者,要及时做好心理护理,防止情绪巨变影响手术治疗。

(七)标本管理

(1)标本袋要求型号齐全透明,质厚不漏液、开启密封方便,标签项目齐全醒目。

(2)标本离体,将切除的瘤体组织和清扫的各组淋巴结按要求分类放入标本袋,并尽快用10%甲醛溶液(福尔马林)固定。

(3)术中快速冰冻标本和急等报告的体液标本(如腹水找癌细胞)须有专人新鲜送检,报告结果专线传真。

(4)体积微小的标本应妥善保管,并放入生理盐水容器,防止遗失、风干。

(5)建立完善的管理制度,明确交接流程,手术医生、护士、送检工友、病理科接受人员均应核查签字。

三、术后护理

(一)术后近期护理

1. 体位　全麻患者清醒前应采用去枕平卧头偏向一侧,以便口腔内分泌物或呕吐物流出,避免吸入性肺炎的发生;腰麻者术后平卧 6h,清醒后如血压平稳可取半卧位,以利于呼吸和血液循环,减轻腹壁张力,防止形成膈下脓肿;颅脑手术头部抬高 15°～20°,减轻脑水肿;一侧全肺切除术后取 1/4 侧卧位,防止完全侧卧于患侧或者健侧,造成纵隔移位和严重缺氧。

2. 严密观察病情变化

(1)生命体征及出入量:15～30min 测量一次生命体征,一般持续 24h 后根据医嘱更改监测间隔时间。需要时记录 24h 液体出入量;观察尿液的颜色和量,每小时尿量<50ml 时,应立即报告医生并及时处理。

(2)切口观察:定时观察切口有无出血和渗液,切口及周围皮肤有无发红,观察切口愈合情况,以便及时发现切口感染、切口裂开等异常情况。保持切口敷料清洁干燥,并注意观察术后切口包扎是否限制了胸、腹部呼吸运动或肢端血液循环。对烦躁、昏迷患者,可适当使用约束带,以防止敷料脱落。

(3)疼痛观察:观察疼痛是否剧烈,可预防性使用自控镇痛系统(PCA),必要时遵医嘱给予止痛药,并观察记录止痛效果和药物的不良反应,预防和及时发现呼吸抑制等并发症的发生。在护理过程中也要注意细节,减少护理操作给患者带来的痛苦,如开胸术后扶患者坐起时不要用力牵拉患侧手臂。胸、腹部手术后,用胸、腹带包裹,咳嗽时按压切口,以减轻切口张力,减少牵拉引起的疼痛。

3. 引流管的护理　肿瘤根治性手术切除范围广、创面出血可能大、渗出多,引流管放置是术后处理的基本技术之一。常用的引流管包括:胸腔闭式引流、腹腔盆腔引流、切口引流、T 管引流、胃肠减压、尿管留置等。

护理引流管时应注意以下几点。

(1)妥善固定,长度适宜,并准确记录各种引流管的外露长度,定时向远心端挤压保持通畅、防止堵塞,避免受压、扭曲。

(2)观察并记录引流液的色、质、量,如术后连续 3h,每小时出血量大于 100ml,表示有活动性出血,应通知医生紧急处理。

(3)各种负压引流管要调节好负压值,经常保持负压状态,达到有效引流。

(4)搬运患者前要夹闭所有引流管,防止反流造成感染,尤其是胸腔闭式引流管,夹闭不严或末端离开液平面会造成张力性气胸。

(5)做好交接班和护理记录。

4. 加强安全防护　全麻患者清醒前常有躁动不安,应加床档,防止坠床;酌情使用牙垫,防止舌咬伤;冬季使用暖水袋,水温不得超过 50℃,并用软毛巾包裹,以防止烫伤。

5. 营养和饮食护理　术后饮食恢复视手术类型和患者的具体情况而定。腹部手术尤其是胃肠道手术术后需禁食 1～3 天,待肠道功能恢复、肛门排气后,尚可开始进食少量流质饮食,逐步递增至全量流质饮食,至第 5～6 天进食半流质饮食,第 7～9 天可过渡到软食,术后10～12 天开始普食。非腹部手术后,局部麻醉和无任何不适者术后即可按正常进食;蛛网膜下隙麻醉和硬膜外间隙麻醉者术后 6h 可根据需要适当进食;全身麻醉者应待完全清醒、无恶心呕吐后方可进食,先给予流质饮食,以后视情况改为半流食或普食。对于应用肠外营养的患者,建议使用中心静脉通路,及时调整输液的速度及量,速度以 40 滴/min 为宜,输液时注意观察患者的呼吸情况,监测心率以测定患者的心肺功能。

6. 补液抗感染　术后患者早期饮食受到限制,为防止水电解质紊乱及感染,必须补足水、电解质,合理使用抗生素,及时检查血常规、钾、钠、氯及二氧化碳结合力等情况,以调节补液成分及抗生素种类。

7. 防止泌尿系统感染及压疮　留置尿管者做好基础护理,做好皮肤护理工作,每 2h 翻身 1 次。

8. 休息与活动　保持病室安静,减少对患者休息的干扰,保证其安静休息。原则上,病情稳定后鼓励患者早期进行床上活动,并争取尽早离床活动。早期活动有助于增加肺活量、改善全身血液循环、预防深静脉血栓形成、促进肠功能恢复和减少尿潴留的发生。

(二)术后恢复期护理

恢复期护理重点是指导患者锻炼,恢复机体功能及建立和适应新的生活习惯。应循序渐进,防止损伤。

1. 功能锻炼　功能锻炼是提高手术效果、促进机体和器官功能恢复及预防畸形的重要手段。护理过程中,首先要向患者讲解功能锻炼的意义以增强其锻炼的主动性和自觉性。为了使患者能在术后尽早开始锻炼,应于术前教会患者锻炼的方法,手术后将此项工作列为常规护理计划,每日要有专人负责组织患者进行锻炼,并记录锻炼进度。患者出院前应对其功能恢复情况进行鉴定,并提出出院后锻炼的具体要求,促使患者机体功能尽快恢复。

(1)乳癌根治术:术后第 1 天即可开始进行握拳、屈腕屈肘,术后 2～3 天逐渐开始患侧手臂上举和肩关节活动范围(爬墙、梳头)的锻炼,要求术后 2 周左右达到术侧手臂能超过头顶,摸到对侧耳部。

(2)开胸术后:由于切口较长,部分患者胸骨劈开或肋骨切除,患者因疼痛不敢活动上肢,以致肩关节活动受限,造成肩下垂,术后应指导患者进行肩关节活动,主要为上举与外展。

(3)颈淋巴结清扫术:由于手术造成颈部肌肉缺损,神经切断后斜方肌有不同程度的麻痹而导致肩下垂,肩胛扭转及上臂外展受限,影响术后生活和劳动能力。因此术后切口愈合后,即开始练习肩关节和颈部活动。

(4)四肢恶性肿瘤截肢手术后:除做好心理护理外,术后要尽早进行拄拐、步行、双臂拉力、站立平衡训练,尽快适应新的生活状态。

(5)喉癌全喉切除及喉成形术后:患者须依靠永久性气管造口呼吸并失去发音功能,应尽早训练食管发音,必要时指导使用人工喉或电子喉。

2. 自我护理能力训练　护士与患者一起制订护理计划,有计划、有步骤地向患者进行宣教及示范操作。

(1)训练患者自己护理气管造口:能做到对镜吸痰,清洗消毒导管,更换喉垫。造口平时应覆盖湿纱布,以湿润并过滤吸入的空气,讲解注意事项,如不可随意拔出、不可沐浴及游泳,以免误吸、避免粉尘及有害气体吸入,注意保暖,预防感冒等。

(2)训练自己护理永久性人工肛门或膀胱造口:指导选择合适用具,示范患者及家属人工肛门、造口扩张的方法和肛门袋的使用、造口周围皮肤的清洁,指导饮食卫生及腹泻的预防,养成定时、定量进餐和定时排便等习惯。

(3)消化道手术:由于消化道部分切除加重建后,会导致胃容积变小及肠道缺失变短等,易出现消化吸收不良,须指导患者少食多餐、合理安排饮食种类,补充营养素。

3. 并发症预防及护理　肿瘤手术由于手术范围大、肿块联合部分器官切除、功能重建、手术过程中可能造成细菌污染等原因,术后可以发生多种并发症。常见的并发症有:出血、感染、尿潴留、肺不张、吻合口瘘、皮瓣坏死、盆腔淋巴囊肿、声音嘶哑、手足抽搐等。护士要了解各种并发症的易发时间和临床表现,密切观察病情,力争早期发现、早期诊断、早期治疗,并配合治疗做好各项对症处理和护理工作,如止血抗感染、重新放置引流管、禁食胃肠减压、各种特殊药物的应用,如需再次手术,积极完善术前准备。

第11章

肿瘤放射治疗的护理

放射治疗(radiotherapy)是治疗肿瘤的重要手段之一,65%～70%的肿瘤患者在不同阶段、因不同的治疗目的需要接受放射治疗。随着肿瘤放射治疗的发展,肿瘤放射治疗已成为一门独立学科——放射肿瘤学(radiation oncology),它与外科肿瘤学(手术治疗)、内科肿瘤学(化学治疗)共同组成恶性肿瘤治疗的三大主要治疗手段,对人类治疗恶性肿瘤具有重要的意义。

第一节 概 述

一、肿瘤放射治疗的历史及发展

(一)放射治疗的定义和机制

1. 定义 放射治疗简称放疗,是指利用各种射线,如普通 X 线、电子直线加速器之高能 X 线等射线直接照射肿瘤细胞,使肿瘤细胞的生长受抑制和损伤,从而使肿瘤退化、萎缩直到死亡的一种治疗方法。其最终目标是杀灭恶性肿瘤细胞,或者使肿瘤细胞永远不能再分裂,而且能够对周围正常组织不过分地伤害。

2. 机制 放疗的作用机制在于放射线对生长繁殖迅速而旺盛的细胞和幼稚细胞具有杀灭作用,使其不再复生。肿瘤细胞具有分裂增殖快、酷似胚胎幼稚细胞的特性,因此可被放射线杀灭。正常组织细胞也会出现不同程度的损害,由于其修复能力远比肿瘤细胞大,故可用放射线治疗肿瘤。

(二)放射治疗的历史和发展

1895 年伦琴发现 X 线,1898 年居里夫人发现镭,1899 年首次使用镭治疗第 1 例额头皮肤血管瘤患者,放射治疗至今已有 110 多年的历史。20 世纪 30 年代,治疗恶性肿瘤的放射源主要用天然镭针或管;20 世纪 50 年代人工放射性同位素,如^{60}Co、^{137}Cs 等问世,1951 年加拿大生产了第一台^{60}Co 远距离治疗机,医用加速器也逐渐开始应用于临床。

近 20 多年来,随着人们对放射物理学、放射生物学、临床治疗知识等的更进一步认识和掌握,同时,由于计算机在放疗中的应用和放射治疗医学、放射物理、放射生物学等学科和工程学的不断发展,已经形成集计算机、影像和加速器为一体的现代放射治疗新技术,使得精准放射治疗成为可能,即精确定位(precise localization)、精确计划(precise planning)和精确治疗(precise treatment)的"3P"概念得到重视。

目前,现代肿瘤放射治疗得到飞跃性发展,体现在以下七个方面。

1. 三维适形放射治疗（3 dimensional conformal radiation therapy,3D-CRT）和调强放射治疗（intensity-modulated radiation therapy,IMRT）　已经取代常规的二维放疗广泛应用于临床，在提高靶区照射总量的同时，减少了对肿瘤周围正常组织和器官的照射，降低了正常组织并发症。

2. 生物调强放射治疗　随着正电子发射断层扫描技术（PET）等的发展，功能影像学已逐渐应用于靶区的勾画并参与制订放疗计划，称为生物调强放射治疗（biological IMRT,BIM-RT）,BIMRT 是建立在生物靶区（biological target volume,BTV）基础上，BTV 是指由一系列肿瘤生物学因素（包括血供、增殖、乏氧、细胞周期调控、浸润和转移特征）决定的治疗靶区内放射敏感性不同的区域。BTV 考虑了肿瘤区内及正常组织的敏感性差异，这些因素差异通过分子影像学技术得以显示，BIMRT 采用调强放疗技术给予不同的生物靶区不同的照射剂量，并最大限度地保护正常组织。

3. 通过图像引导的放射治疗（image guided radiation therapy,IGRT）　可以解决体内器官的运动和每次摆位的精确性和重复性，把误差降至最低程度。

4. 高 LET 射线　如质子治疗已经成功地应用于临床，中子、重粒子治疗也初步开始进行临床实施。

5. 自适应放疗（adaptive radiation therapy,ART）　ART 技术是图像引导放疗（IGRT）提高和发展后的又一新型放疗技术。它能够通过一系列图像反馈信息来检测系统变化，继而根据变化的反馈值相对应地重新优化治疗计划，达到个体化治疗的目的。

6. 四维放射治疗技术　四维影像是指在三维空间影像基础上，加入时间信息，它充分考虑了靶区在放疗中、放疗间的空间位置、体积大小和放疗剂量分布的变化及其对治疗计划的影响。

7. 非常规分割放疗的研究　目前，临床研究普遍认为，改变分割方式能提高局部区域控制率及生存率，超分割照射和加速超分割照射都有可能提高放射治疗的疗效，这些分割方式的急性反应均较常规治疗严重，但晚期反应的发生率均未增加。

二、放射物理学概论

放射物理学是医学物理学的一个重要分支，主要研究放疗设备的结构、性能及各种射线在人体的分布规律，探讨提高肿瘤组织放射剂量、降低正常组织受量的物理方法的学科。可见，放射物理学是放射肿瘤学的重要基础。放射治疗的基本目标是努力提高放射治疗的治疗增益比，即最大限度地将放射线的剂量集中在病变内，以杀灭肿瘤细胞，而使周围正常组织和器官少受或免受不必要的照射。

如上所述，随着放射物理学相关技术和设备，如模拟治疗定位机和各种体位固定系统的发展，影像学和计算机技术的发展，使得肿瘤放射治疗真正进入了精确治疗阶段。使放射治疗已成为恶性肿瘤的主要治疗手段之一，资料表明，约 70% 的恶性肿瘤在治疗的不同时期需要放射治疗。

三、放射治疗使用的放射源的种类

1. 放射性核素放出的 α、β、γ 射线　^{226}Ra 为天然放射源，因半衰期长，现已被人工放射性核素 ^{60}Co、^{137}Cs、^{192}Ir 所替代。可以射出 α、β、γ 三种射线，临床上 β 射线仅用于治疗表浅肿瘤，

γ 射线为放射治疗的主要放射源,用 ^{60}Co 制成的放射治疗机,因 γ 射线穿透力强,深部剂量高,皮肤受量小,适用于深部肿瘤的治疗。

2. X 线治疗机产生的不同能量的 X 线　可分为 X 线治疗机、浅层 X 线治疗机和深部 X 线治疗机等不同能量 X 射线。X 线治疗机的缺点是能量低、穿透力弱、皮肤受量大,现已较少使用。

3. 医用加速器　有电子感应加速器和直线加速器。电子感应加速器输出高能电子束,直线加速器则输出高能电子束和高能 X 线,高能 X 线穿透力强,皮肤受量小。

四、放射治疗常用的照射方式

(一)远距离放射治疗

远距离放射治疗是利用 X 线机器、^{60}Co 远距离治疗机、直线加速器发放出超伏特强度的放射线来治疗恶性肿瘤。照射装置远离患者,放射线必须通过人体皮肤及体内正常组织到达治疗靶区的肿瘤组织,因此也称为外照射。是目前放射治疗中应用最多的照射方式。体内的剂量分布决定于射线的类型、能量、皮肤到放射源的距离(源皮距)、体内组织的密度等。其中调强适形放疗(IMRT)和立体适形放疗(3D-CRT)是当今肿瘤放疗最先进的技术。

IMRT 的特点为精准治疗:即精确定位、精确计划和精确照射;同时,可达到"四最",即靶区接受的剂量最大、靶区周围正常组织受量最小、靶区的定位和照射最准及靶区内剂量分布最均匀。远距离放射治疗常用放射源有高能 X 线、高能电子线及 ^{60}Co。立体适形放疗的出现使得放射治疗进入了精确治疗阶段。照射方式包括以下几种。

1. 常规分割放射治疗(CF)　每日治疗 1 次,每周 5 次,分次量为 1.8～2Gy,疗程 4～8 周。总剂量为 50～80Gy,即有足够放射剂量控制肿瘤,最大限度避免放射急性反应。

2. 超分割放射治疗(HF)　是指每日 2 次,但每次分割剂量低于常规剂量,间隔 6h 以上,总剂量增加 15%～20%。超分割放射能保护晚期反应组织。

3. 加速超分割放射治疗(AHF)　用比常规分割分次量小的剂量,增加分次次数,总剂量提高而总疗程缩短,适应快速增殖的肿瘤。

4. 三维适形放疗(3D-CRT)　在照射野方向上,使高剂量区分的形状在三维方向上与病变(靶区)形状一致,减少肿瘤周围组织的放射剂量,提高肿瘤组织照射量,提高治疗增益比的物理措施,是一种高精度的放疗。其不足之处在于剂量分布的均匀性不理想。

5. 调强放疗(IMRT)　是目前放疗最先进的技术,它以直线加速器为放射源,由立体定位摆位框架、三维治疗计划系统及电动多叶准直器等部分组成。调强放疗时照射野形状和肿瘤形状相适合,照射的最终剂量分布在三维方向上,与肿瘤的形状一致。其临床结果可明显增加肿瘤的局部控制率,并减少正常组织的损伤,提高了治疗增益比。适用于颅内肿瘤、头额部肿瘤、脊柱(髓)肿瘤、胸部肿瘤及消化、泌尿、生殖系统肿瘤、全身各部位转移肿瘤等。

6. X(γ)刀立体定向放射治疗　利用立体定向技术进行病变定位,多个小野三维集束照射靶区,给予单次大剂量照射致病变组织破坏的一种治疗技术。X 刀和 γ 刀是集立体定向技术、影像学技术、计算机技术和放射物理技术于一体的一种大剂量放疗,在一定条件下能获得类似手术治疗的效果,也称立体定向放射治疗。优点是患者痛苦小,并发症少,术后恢复快,多适用于头部治疗。X 刀适用于病变直径<5cm,γ 刀适用于病变直径<3cm,其一次大剂量照射可直接导致内皮细胞损害和微循环障碍,导致明显神经元变性和灰质坏死。照

射后病理学改变是一种凝固性坏死,坏死区最后被胶质瘢痕代替,在坏死区和瘢痕区伴有水肿。放疗反应的出现主要与病灶周围正常组织接受一定放射剂量的散射有关,通常发生在治疗后1~6个月。

7. 全身放射治疗(TBI)　全身照射的主要作用为联合化疗的抗肿瘤作用和免疫抑制作用,即尽可能杀灭体内残留的恶性肿瘤细胞或骨髓中的异常细胞群;抑制受者的免疫反应,减少排斥;腾空骨髓的造血空间,以利造血干细胞的植入,使移植的净化造血干细胞在骨髓空间中增殖、分化,重建正常造血免疫功能,保证造血干细胞移植的成功。主要应用于急性白血病、霍奇金病、骨髓瘤等疾病骨髓移植前的预处理。

(二)近距离放射治疗(含腔内治疗)

近距离放射治疗又称内照射,是把密封好的放射源置于需要治疗的组织内(组织间治疗)或人体天然体腔内(腔内治疗)。放射源与治疗靶区的距离为0.5~5cm。临床上多用作外照射的补充治疗手段。

内照射技术包括腔内或管内、组织间、手术中、敷贴等。常用的放射源有^{55}Cs、^{192}Ir、^{60}Co、^{53}I、^{103}Pd,使用后装技术(把施源器按剂量学原则和分布置于治疗部位,而后再把放射源置入)进行治疗,适用于人体自然腔隙,如宫腔、阴道、鼻咽和食管等。其剂量主要受距离平方反比定律的影响,随距离的增加剂量迅速降低。如果能掌握好放射源的空间分布,能更好地适形照射肿瘤和保护周围正常组织。和外照射比较,近距离治疗具有给予肿瘤高剂量、治疗距离短、周边剂量迅速跌落等特点。但也具有可能剂量不均匀、照射容积不宜太大和照射部位的限制等缺点。因此,多数情况下与外照射结合使用,用于局部肿瘤加量照射。

(三)放射性核素治疗

放射性核素治疗是利用人体的器官、组织对某种放射性核素的选择性吸收的特点,将该种放射性核素经口服或静脉注射的方式进入人体内进行治疗,防护要求更为严格。

可见,放射肿瘤学是一门年经而又充满活力的学科,它的发展离不开其他学科的发展,如放射生物学、分子生物学、影像学及计算机科学等。放射肿瘤学的历史短、发展快,设备和理论不断更新,潜在力量大,前途广。放射治疗对患者器官与功能的影响小,放疗的不良反应相对小,疗效确切,易于被患者接受。

第二节　放射治疗敏感性及其影响因素

一、肿瘤的放射敏感性

肿瘤的放射敏感性是指肿瘤局部对一定量放射线的反应程度。不同组织、器官及各种肿瘤组织在受到照射后出现变化的反应程度各不相同。肿瘤的放射敏感性取决于它们的组织来源,但肿瘤细胞的分化程度、大体分型、肿瘤生长部位、瘤床含氧量、肿瘤的生物学特性及患者的健康指数等对治疗敏感度也起着重要作用。

二、影响肿瘤放射敏感性的因素

1. 肿瘤细胞对放射固有的敏感　表11-1所示为正常组织及不同肿瘤的放射敏感度。

表 11-1　正常组织及不同肿瘤的放射敏感度

相对敏感度	肿瘤	正常组织
低度	横纹肌肉瘤、平滑肌肉瘤	肌肉组织、脑、骨髓
中等低度	大多数腺癌：乳腺、黏液腺、唾液腺、肝、肾、胰、甲状腺、结肠癌，脂肪、软骨、成骨肉瘤	成熟软骨、骨组织，黏液唾液腺上皮、汗腺上皮、鼻咽上皮，肝、肾、甲状腺、肾上皮
中度	血管及结缔组织肿瘤	一般结缔组织、神经结缔组织、生长软骨及骨组织
中等高度	鳞癌：口腔、鼻咽、食管、膀胱、皮肤、宫颈癌等	口腔、皮肤、角膜、毛囊、皮脂腺、食管、膀胱、晶状体、阴道、子宫
高度	淋巴类肿瘤、白血病、精原细胞瘤	淋巴、骨髓、睾丸、卵巢、肠上皮

2. 肿瘤细胞的分化程度和增殖能力　放射敏感性与细胞的分化程度成反比，即分化程度越低的细胞，其放射敏感性越高。放射敏感性的高低还与肿瘤细胞的增殖周期和病例分级有关，即增殖活跃的细胞比不增殖的细胞敏感性高。细胞所处的增殖周期不同，对放射的敏感性也不同，以细胞死亡为指标时，M 期（有丝分裂期）细胞对放射最敏感，其次为 G_1（DNA 合成前期）后期及 G_2（DNA 合成后期）后期，S 期（DNA 合成期）最不敏感。

3. 肿瘤细胞的氧含量　肿瘤细胞的氧含量直接影响放射敏感性，例如早期肿瘤体积小、血供好、乏氧细胞少时疗效好；晚期肿瘤体积大，瘤内血供差，甚至中心有坏死，则放射敏感度低；生长在局部的鳞癌较在四肢和臀部的肿瘤血供好，敏感性高；肿瘤局部合并感染，血供差（乏氧细胞多），放射敏感性下降。

4. 肿瘤的临床分型和生长部位　肿瘤的外生型比内生型放疗效果好，菜花型、表浅型对放疗敏感，结节型、溃疡型次之，浸润型和龟裂型对放疗极不敏感，疗效差。生长在头颈部的肿瘤由于瘤床血供好，放疗敏感性高，疗效优于躯干及四肢的肿瘤。

值得注意的是：放射敏感性的高低与治疗效果并不成正比，对放射敏感的肿瘤经常容易复发和转移，而无法治愈；相反，对放射中度敏感的肿瘤却可获得较好的疗效。

第三节　肿瘤放射治疗的临床应用

一、肿瘤放射治疗的原则

评价肿瘤治疗的效果应同时考虑治愈情况及治疗后的生活质量。肿瘤放疗也依据此要求，尽量最大程度地消灭肿瘤，同时最大程度地保护正常组织。即在确定放疗原则时，应在考虑到有效性的基础上，根据治疗目的的不同综合考虑治疗的指征，同时还要考虑治疗的毒性及带给患者的利弊。努力达到既治愈，又避免因放疗引起严重并发症的目标。具体地说，肿瘤放疗应遵循以下 4 个原则。

(一)照射范围应包括肿瘤

根治性放疗的照射范围应包括原发肿瘤和邻近的潜在扩展区及淋巴引流区；姑息性放疗若以缓解症状为目的时，只需针对引起症状的部位；术前放疗范围可较小，术后放疗需包括瘤床和可能侵犯的部位或加照淋巴引流区。但若照射野遗漏肿瘤,则治疗可能失败,如 5 cm 直径的肿块,若有 $1mm^3$ 在照射野外,就约有 1.5×10^5 个瘤细胞生存。

(二)达到基本消灭肿瘤的目的

从理论角度分析,放疗不可能做到杀灭所有肿瘤细胞,放射引起的细胞杀灭呈指数性,总是有一部分细胞存活,但若这一小部分存活瘤细胞可被机体的防御能力消灭,则可认为肿瘤已被消灭(即治愈)。此外,肿瘤的临床消退与否并不是治愈的先决条件,在很多情况下二者是不平行的,因为肿瘤的消退情况,不仅仅在于放射杀灭的细胞数,而且还与肿瘤增殖动力学、肿瘤结构、细胞死亡形式及死亡细胞的清除率有关,有的肿瘤在放疗结束后数月才消退,有的即使完全治愈也永不消退(如软骨肉瘤)。

(三)保护邻近正常组织和器官

照射区或靶区内的正常组织和器官,在治疗过程中也接受了较多剂量的照射,有一些可接受的近期或远期放疗反应是难免的。但对某些重要的组织或器官(如脑、脊髓、肾等)则应避免发生严重的不可逆损伤。因此,必须熟悉每一种组织及器官的放射耐受量,特别是对晚期反应性组织,更要重视次分割剂量不能太大。

(四)保持全身情况及精神状态良好

患者在恶性肿瘤造成机体损害的情况下,加上放射线对全身及局部器官、组织的损伤及对肿瘤及放射线双重恐惧的精神压力下,可使患者生理及心理状况迅速恶化,致使治疗不能继续进行,免疫功能的下降也可使肿瘤进展。因此,在治疗过程中要加强支持治疗,多做患者的启发引导工作,保证良好的精神状态和体质状况。

二、肿瘤放射治疗的禁忌证

放疗的绝对禁忌证很少,即使晚期肿瘤的患者仍可选择低剂量姑息放疗,以达到止痛等目的。但需要进行放疗前的严格评估,避免不必要的放疗给患者造成身体和精神不必要的损害。

1. 绝对禁忌证　心、肝、肾等重要脏器功能严重损害时;严重的全身感染、败血症、脓毒血症未得到控制者;恶性肿瘤晚期合并贫血者;严重恶病质的濒死患者;伴高热或肿瘤所在脏器有穿孔或合并大量胸腔积液或腹水者。

2. 相对禁忌证　放疗不敏感性肿瘤,如骨肉瘤、某些软组织肉瘤及胃肠道肿瘤等;放疗中等敏感肿瘤,如肺癌、头颈部癌、宫颈癌等已有远处转移者;放疗中等敏感的肿瘤经足量照射后,有局部复发者;大面积照射可能严重影响脏器功能者,如肺癌伴肺功能不全时;有其他疾病不能立即放疗者,如合并活动性肝炎、活动性肺结核等传染病者;血象过低者,如治疗前血红蛋白低于 60g/L,白细胞低于 $3.0 \times 10^9/L$ 没有得到纠正者,需待恢复后再行放疗。

三、肿瘤放射治疗方法

放疗应最大限度地消灭肿瘤,同时最大限度地保护正常组织。按放疗目的可分为根治性放疗、姑息性放疗和综合性治疗。

(一)根治性放疗

根治性放疗是指以根治肿瘤为目的,经过适当剂量的放疗后,患者的局部肿瘤获得有效控制的放疗方式。主要适用于以下两种情况。

(1)肿瘤生长在重要器官或邻近重要器官,如鼻咽癌等头颈部肿瘤,手术切除将严重影响重要器官的功能或无法彻底切除。

(2)肿瘤对放疗敏感,放疗能有效控制或杀灭肿瘤,如早期霍奇金淋巴瘤等;部分早期肿瘤患者因合并症等原因不能耐受手术治疗和局部晚期肿瘤因侵犯周围正常组织难以行根治手术者,如肺癌、食管癌、前列腺癌等。

(二)姑息性放疗

姑息性放疗是对于不能根治的晚期肿瘤患者,以缓解患者痛苦,改善生活质量,延长患者生存时间为目的的放射治疗。姑息性放疗一般都采用每次大剂量,减少照射次数,缩短治疗时间,快速达到治疗目的。姑息性放疗的作用如下。

1. **缓解疼痛**　骨转移是最常见的指征,尤其对溶骨性病变有较好的止痛作用,对软组织浸润引起的疼痛也有明显的止痛作用。

2. **缓解压迫症状**　肿瘤引起的上腔静脉压迫症、脊髓压迫症、消化道、呼吸道等。

3. **改善生活质量**　脑转移瘤的放射治疗,可以改善患者的生活质量,延长患者的生存期。

4. **止血**　针对鼻咽癌、肺癌、颈部转移瘤及宫颈癌等所致出血的放疗。

5. **针对其他转移肿瘤**　主要包括转移性淋巴结的放疗。

(三)综合性治疗

目前肿瘤的治疗依然是以手术、放疗和化疗三大手段为主的多学科综合治疗。按照肿瘤多学科综合治疗原则,常见放疗与手术、化疗等综合应用方式包括以下几种。

1. **放射治疗与手术综合治疗**

(1)术前放疗:适用于对射线中等以上敏感、肿瘤位置较深、体积较大、粘连明显、估计手术切除较为困难或者容易转移的中晚期肿瘤患者。在手术前给予一定剂量的放疗可以使原发肿瘤缩小,降低肿瘤分期,杀灭肿瘤周围的亚临床病灶,提高手术切除率;增加局部控制率,降低术后的局部复发率;提高正常组织或器官功能的保全率。术前照射剂量(40~50Gy)/(4~5)周,一般在放疗结束后2~4周进行手术治疗。如果间歇期太短,放射水肿消退不完全,术中易出血;若间隔时间太长,纤维结缔组织增生加重,影响手术切除。术前放疗常用于食管癌、中晚期的头颈部癌、子宫体癌、直肠癌和较晚期的乳腺癌等。

(2)术中放疗:在手术切除肿瘤后或手术暴露不能切除肿瘤的情况下,在术中对肿瘤、瘤床及淋巴引流区等进行单次大剂量照射。一次性剂量15~20Gy,对敏感性差的肿瘤,可缩野追加10Gy,可用于胰腺癌、肝门区肿瘤、胃癌和膀胱癌等。

(3)术后放疗:对术后患者的瘤床、残存肿瘤、具有转移危险的淋巴引流区进行放疗或对术后的预防性照射。术后放疗的适应证:①术中明显残留或切除不彻底者;②术后病理标本证实切缘有恶性肿瘤细胞浸润者;③术后病理显示为局部晚期,具有局部复发高危因素的患者;④预防性放疗,主要目的是提高局部控制率,提高总生存率。

术后放疗一般要求伤口愈合即开始放疗,照射剂量通常要达到根治剂量或根治量的2/3。术后放疗多与化疗联合治疗,广泛用于头颈部肿瘤、胸腹部肿瘤和妇科肿瘤等的综合治疗。预防性放疗:如乳腺癌术后对腋窝锁骨上淋巴引流区进行的照射。预防性放疗和术后放疗一样,间隔的时间愈短愈好。

2. **放射治疗与药物的综合治疗**

(1)化疗药物

1)放疗与化疗综合治疗的目的在于:①提高肿瘤局部控制,化疗药物有类似放疗增敏作用,增加放疗对局部的控制。②降低远处转移,放化疗作用不同,放疗控制局部病灶,化疗则消灭照射野外的亚临床病灶,而降低远处转移率。

2)放化疗综合治疗的方法包括:①序贯法:化疗→放疗或放疗→化疗,该方法的优点是避开了两种治疗方法毒副作用的叠加;缺点是治疗强度相对小,肿瘤杀灭效应偏低。②同步放化疗:化疗与放疗同时进行,同步治疗缩短了总疗程,减少了肿瘤细胞在疗程中加速再增殖的可能性,杀灭效应强,但也增加了治疗的毒副作用。

(2)放射增敏剂:乏氧细胞增敏剂或细胞周期特异性药物以杀伤对放疗不敏感的细胞群。如国内临床上常用的甘氨双唑钠是对硝基咪唑类化合物改造合成的增敏剂,具有亲肿瘤、低毒、增敏作用强的特点。

(3)生物反应调节剂:可提高宿主的免疫功能、增强抗肿瘤作用、改善肿瘤细胞的分化程度和提高宿主对放疗不良反应的耐受能力等作用。如重组细胞因子的白介素、肿瘤坏死因子、干扰素等,过继转移的免疫细胞如 LAK 细胞、肿瘤浸润淋巴细胞(TIL)、细胞因子诱导的杀伤细胞(CIK)及肿瘤疫苗等。

(4)靶向治疗:设计靶向性很强的药物作用于肿瘤细胞,使得药物抗肿瘤活性更强,且对正常细胞的毒副作用更低。这种有的放矢的治疗方法近几年来为肿瘤治疗指明了新的方向,改善治疗效果,引发了抗肿瘤治疗理念的变革。已经有部分定论的研究证明放疗合并靶向治疗对提高肿瘤局控率和生存率优于单纯放疗。

四、肿瘤放射治疗的流程

1. 临床诊断　在进行放射治疗肿瘤患者前,首先对患者疾病进行正确诊断,需要完善治疗前的各项临床检查及诊断,除病史、检验报告和体检状态评分外,还需确切了解肿瘤原发病灶和淋巴结侵犯的范围,行骨骼扫描(ECT)、计算机断层扫描(CT)、磁共振(MRI)及正电子发射计算机断层显像(PET)等必要的检查。

2. 评估患者状况　要了解患者是否合并其他疾病,给予必要的处理,以免影响治疗。同时做好放疗前的准备,如头颈部肿瘤的放疗,要治好龋齿。

3. 制订放疗计划　在实施放射治疗前,需根据患者的肿瘤类型、病理分化、肿瘤生长位置、大小、侵犯部位、与周围组织器官的关系、恶性程度、临床分期和患者的体能状态、治疗史等因素综合考虑,确定放射治疗是根治性的还是姑息性的治疗。对拟行根治性治疗的患者应充分做好准备及计划,密切观察治疗反应,争取得到满意的治疗结果。

4. 选择最佳治疗方案　制订治疗计划后设计适合患者的放疗方案,选择放疗的机器、方法、照射野的大小、距离、方向、深度、次数、分次量、总剂量等。通过模拟治疗机、放疗定位系统(TPS)复核定位,验证治疗计划的准确性和可行性,使医师能更准确地进行设计,辅以多叶片准直器、外模,以取得较高的疗效,将不良反应降至最低限度。

5. 实施放射治疗　一般采用分次治疗法。常用的有每周 5 次的常规分次、大分割分段、超分割、加速超分割、后程加速超分割等。外照射通常进行常规分割照射,即每天治疗 1 次,每周 5 次,每次照射约数分钟,全部疗程 4～8 周。超分割放射治疗是每天 2 次,上午、下午各一次,至少间隔 6h。

第四节　肿瘤放射治疗的不良反应及护理

在放射治疗过程中,放射线除杀灭肿瘤细胞外,对正常组织也有一定程度的损伤,引起的相关症状称放疗反应。这种损伤或多或少、或轻或重地伴随着肿瘤放疗的过程中或治疗后。放疗不良反应的程度与照射剂量、照射体积的大小、个人对放射线的敏感性及是否同时进行化疗等有关。

一、全身反应及护理

(一)全身反应的表现

全身反应可出现头晕、疲乏、虚弱多汗、睡眠欠佳、恶心、呕吐、腹胀、纳差、口淡乏味及骨髓抑制等。

(二)护理

1. 健康宣教　解除患者心理压力,告知患者放疗反应虽有一定痛苦,但绝大多数反应不会很严重,经过适当治疗或放疗结束后,有可能会好转或消退。

2. 休息与睡眠　指导患者保持规律生活,保证充足的睡眠,尽量避免疲乏和情绪波动。治疗、护理工作应集中进行,使患者能够保证充足的睡眠和体力,根据患者血常规结果采取保护性措施。

3. 饮食指导　食物宜多样化,多给予高蛋白、高维生素、高热量饮食,忌食油煎、过咸食物,尽量尊重患者饮食习惯,积极增加营养,不要过多忌口,以补充放疗期间的过度消耗。放疗前后半小时内避免进餐,以免引起畏食反应。

4. 骨髓抑制的护理　对骨髓抑制的患者应加强基础护理,保持床铺干燥、清洁,严密观察病情、监测血象变化,避免让患者暴露于易引起感染的环境,保持大便通畅,必要时给予缓泻药以预防便秘,避免灌肠或肛塞剂损伤肠黏膜。

二、局部反应及护理

局部反应与照射部位等不同可有差异,一般包括皮肤反应、口腔黏膜反应、食管黏膜反应、肺部反应、脑部反应等。表 11-2 所示为放射肿瘤协作组(RTOG)对急性放射损伤的分级标准。

表 11-2　放射肿瘤协作组(RTOG)急性放射损伤的分级标准

	0 级	1 级	2 级	3 级	4 级
皮肤	无变化	点或片状红斑;脱毛;干性脱皮;出汗减少	明显红斑;斑状湿性脱皮;中度水肿	融合性湿性脱皮;凹陷性水肿	溃疡;出血;坏死
黏膜	无变化	红斑;轻微疼痛不需止痛药	斑状黏膜炎性浆液渗出;中度疼痛需止痛药	融合纤维黏膜炎;严重疼痛需麻醉药	溃疡,出血或坏死

续表

	0 级	1 级	2 级	3 级	4 级
眼	无变化	轻微结膜炎可伴有或不伴有巩膜充血；流泪增加	伴有或不伴有需用激素或抗生素处理角膜炎的中度结膜炎，需人工泪液的干眼症；伴有畏光的虹膜炎	伴有角膜溃疡的严重角膜炎；客观的视力或视野减少；急性青光眼；全眼球炎	失明（单侧或双侧）
耳	无变化	伴红斑痛的外耳道炎，可有继发性干性脱皮，但无需药物治疗	需用药治疗的中度外耳道炎，浆液性中耳炎	有渗出或湿性的严重外耳道炎，症状性听力下降，非药物性耳鸣	耳聋
唾液腺	无变化	轻微口干；轻度黏稠唾液；轻度味觉改变如金属味；这些改变不反映进食习惯的改变，如进食时增加用水	中度口干，黏稠唾液；明显味觉改变	完全口干	急性唾液腺坏死
咽和食管	无变化	轻微吞咽困难需一般的止痛药或非麻醉药镇痛；需半流饮食	中度吞咽困难；麻醉药镇痛；流质饮食	严重吞咽困难脱水或体重下降＞15％；需胃饲或静脉输液	完全阻塞，溃疡，穿孔，窦道
喉	无变化	轻、中度声嘶；不需止咳药的咳嗽；黏膜水肿	持续声嘶但能发声；牵涉性耳痛、喉痛、片状纤维渗出或轻度杓状水肿但不需麻醉药；需止咳药的咳嗽	轻声讲话，喉痛或牵涉性耳痛需麻醉药；融合性纤维渗出，明显杓状水肿	明显呼吸困难、喘鸣、需气管切开的咯血或需插管
上消化道	无变化	厌食伴体重下降≤5％治疗前水平；恶心但不需止呕药；不需抗副交感神经药或止痛药的腹部不适	厌食伴体重下降在＞5％～≤15％治疗前水平；恶心或呕吐需止呕药；需抗副交感神经药或止痛药的腹部不适	厌食伴体重下降＞15％治疗前水平或需鼻胃管或胃肠外营养支持；恶心和（或）呕吐需鼻胃管或胃肠外营养支持；药物不能控制的严重腹痛、腹胀（X线片证实扩张肠环）	亚急性或急性肠梗阻胃肠穿孔，需输血的出血；需胃肠减压或肠管改道的腹痛

续表

	0 级	1 级	2 级	3 级	4 级
下消化道	无变化	不需药物处理的大便次数增加或习惯的改变;不需止痛药的直肠不适	需抗副交感神经药的腹泻;不需卫生纸的黏液排出;需止痛药的直肠或腹痛	需胃肠外营养支持的腹泻或需卫生纸的出血;腹胀(X 线片证实扩张肠环)	急性或亚急性肠梗阻,窦管,穿孔和需输血的出血;需胃肠减压或肠管改道的腹痛或里急后重
肺	无变化	轻度干咳或用力性呼吸困难	需麻醉药、止咳药的持续咳嗽;轻微活动时呼吸困难	麻醉药、止咳药无效的严重咳嗽或休息时间呼吸困难;有临床或放射学证据的肺炎;需间隙吸氧或激素治疗	严重呼吸不足;持续吸氧或辅助通气
生殖泌尿	无变化	小便次数或夜尿两倍于治疗前水平;不需药物治疗的小便困难、尿急	小便或夜尿间隔超过1h;需局部麻醉的小便困难、尿急、膀胱痉挛	小便或夜尿间隔小于1h;需频繁定时麻醉药治疗的小便困难、盆腔痛、膀胱痉挛;伴或不伴血块的肉眼血尿	需输血的血尿;不是继发于尿道血块、溃疡或坏死的急性膀胱阻塞
心脏	无变化	无症状但心电图有客观改变或无其他心脏病的心包异常	有症状伴心电图有客观改变和放射学发现充血性心力衰竭或心包疾病;不需特别治疗	对治疗有反应的充血性心力衰竭、心悸或心包疾病	充血性心力衰竭、心悸或心包疾病,对非外科治疗无关的心律失常
中枢神经系统	无变化	功能完全正常(如能工作)伴有轻微神经症状,不需用药治疗	需家里护理的神经症状;需护理支持;需激素,抗癫痫药	需住院治疗的神经症状	严重神经损害包括瘫痪,昏迷,癫痫发作>3/周,需住院治疗

目的:用 RTOG 急性反应评价标准给由放射治疗引起的急性反应评价或定级。

急性反应的定义:从第 1 天治疗开始到第 90 天内出现的放射治疗反应。

研究人员必须把疾病和治疗产生的反应症状区分开。

在治疗开始前必须完成治疗前的评价,并以此为基准评价以后出现的急性放射反应。

(一)皮肤反应及护理

1. **皮肤反应**　包括皮肤性状的变化、局部的色素沉着、疼痛、发痒及灼热感等症状,可影响患者的日常生活,降低其生活质量。

2. 护理要点 可依据皮肤反应的级别不同,采取相应措施。

1级反应:轻度色素沉着及暂时性脱发,无需特殊处理,保持局部干燥、清洁,避免局部刺激,特别是禁用肥皂、毛巾擦洗。一般于放疗结束后会逐渐恢复。

2级反应:干性皮炎,除红斑、色素沉着外,表现为皮肤充血、水肿,局部红、肿、热、痛、瘙痒、脱屑、色素沉着、表皮脱落。治疗方面不需特殊用药,但需密切观察,或用冷霜、冰片、滑石粉或清鱼肝油、炉甘石洗剂以润泽、收敛或止痒。护理措施:保持局部干燥,避免刺激,宜穿宽大、柔软的衣服。

3级反应:湿性皮炎,除红、肿、热、痛外,有水疱形成,水疱逐渐增大破裂流出渗出液,然后形成糜烂和结痂。治疗方面:湿性反应一旦出现,要暂停放疗;局部用抗生素油膏。护理方面:尽量保持局部清洁、干燥、暴露,防止继发感染。

4级反应:相当于溃疡坏死性皮炎,溃疡深达肌肉和骨骼,需做外科处理。

(二)口腔黏膜反应及护理

1. 口腔黏膜反应 一般于放疗3~4周开始出现,尤其以头面部放疗者更为明显。开始患者自觉轻微口干,痰液黏稠,随着治疗的进展,症状逐渐加重,可表现为完全口干、明显的味觉改变、口腔黏膜充血水肿、片状白膜、糜烂出血,严重者甚至伴有脓性分泌物等感染症状。

2. 护理要点

(1)口腔护理:用软毛牙刷刷牙,定期使用漱口液漱口,鼻咽癌患者坚持使用鼻咽冲洗。

(2)局部用药:依据患者口腔局部的情况,可按医嘱局部采用康复新、西瓜霜、口腔溃疡合剂等促进溃疡愈合。如果进食感觉明显疼痛,根据医嘱在进食前给予复方甘露醇口服液(甘露醇+利多卡因+地塞米松+庆大霉素)口服或利多卡因稀释液局部喷药或含漱,起到止痛抗感染的效果。

(3)饮食指导:嘱患者进食高蛋白、高热量、高维生素的易消化饮食。注意少量多餐,尽量以半流食或流食为主,避免油炸、过硬、过热、过咸等粗糙刺激性的食物。同时,多食新鲜水果和蔬菜,多饮水,禁烟忌酒。

(三)食管黏膜反应及护理

1. 食管黏膜反应 多发生于胸部肿瘤放疗的患者,主要表现为进食疼痛、梗阻、呛咳、胸骨后疼痛和烧灼感。

2. 护理要点

(1)健康指导:嘱患者放疗期间进食微温、清淡的流食或半流食,提醒患者每餐后饮少量温开水,进食后不能马上平卧。服药的患者宜根据药物的性质,药片尽量研碎后服用,胶囊类制剂应去除胶囊外壳后服用。

(2)病情观察:观察患者疼痛的性质及生命体征的变化,注意有无呛咳,以便及时发现食管穿孔的早期迹象。一旦出现穿孔,立即汇报医生,遵医嘱予以禁食、禁水,立即停止放疗,给予补液等支持治疗。

(3)急症处理:如发生消化道大出血,予绝对卧床休息,侧卧位或半坐卧位,防止误吸,禁食、禁水,迅速建立静脉通道,尽快补充血容量。

(四)肺部反应及护理

1. 肺部反应 放疗可引起急性放射性支气管炎和放射性肺损伤。

(1)急性放射性支气管炎:一般发生在放疗后3~4周,可出现刺激性干咳、低热、咳嗽、胸闷等,伴感染时可出现高热。

(2)晚期放射性肺损伤:一般在放疗后 2～3 个月出现,主要是肺纤维化引起的。可表现为咳嗽和肺功能减退,逐渐出现胸痛、呼吸困难、肺部听诊可出现干、湿啰音,感冒是常见的诱发因素。

2. 护理要点

(1)用药护理:遵医嘱给予患者止咳或止咳药,氧气吸入和雾化吸入等。

(2)对症处理:避免受凉和感冒,选用敏感的抗生素对症处理,严重者必须停止放疗,并使用激素和支气管扩张药。

(3)生活指导:嘱其注意保暖,保持病室内空气流通,多卧床休息。

(五)消化系统反应及护理

1. 消化系统反应　放疗的消化系统反应常表现为恶心、呕吐、食欲缺乏、腹胀、腹痛、腹泻、便血、里急后重、肠梗阻、肠穿孔及大出血等。

2. 护理要点

(1)对症处理:按医嘱使用止吐药物,如昂丹司琼、托烷司琼等;腹泻患者可以使用复方苯乙哌啶、盐酸洛哌丁胺等。

(2)放射性肠炎的护理:如果患者出现放射性肠炎,要严密观察患者大便的次数、颜色、性质和量,进食易消化、高营养的食物,保持大便通畅,忌食粗纤维和刺激性食物。

(六)泌尿系统反应及护理

1. 泌尿系统反应　常见于盆腔、肾脏肿瘤的放疗患者,可出现尿频、尿急、尿痛、排尿困难、终末血尿等。

2. 护理要点

(1)饮水指导:嘱患者放疗前多饮水,保证每日入水量 3000ml,使膀胱适当充盈,以减轻放疗反应,利于放疗。

(2)对症支持:根据医嘱给予患者口服消炎利尿药,反应严重者停止放疗,给予补液支持治疗。同时,可遵医嘱给予抗感染、止血、增强免疫力等对症支持治疗,以增加患者的抵抗力。

(七)脑部反应及护理

1. 脑部反应　脑部肿瘤患者全脑放疗可以引起或加重脑水肿,放疗结束后可出现记忆力减退,患者经常伴有恶心、呕吐、头痛、嗜睡等。

2. 护理要点

(1)病情观察:严密观察患者的生命体征,观察颅内高压的症状和程度,遵医嘱按时执行时间治疗,保证甘露醇治疗的有效性,一般于放疗后 30min 内用药,点滴时间小于 30min;遵医嘱记录患者的出入水量,严格限制患者的入水量,抬高床头 15°～30°。

(2)头皮护理:放疗前常规剃去全部头发,做好头皮的清洁卫生工作,出现头皮瘙痒时,不要抓挠,及时对症处理。

(3)安全管理:加强对患者及家属的安全教育,在床尾悬挂安全、防跌倒、防坠床的标志提醒,并做好安全宣教,做好病室和病区的安全管理。

(4)功能恢复:鼓励家属和患者间的沟通与互动,如交谈、下棋、看报、玩游戏、散步等,以促进患者脑功能的恢复。

三、放疗常见急症处理及护理

在放疗过程中,由于放疗对肿瘤及其周围组织的损伤,有时可出现一些急性并发症,需进行紧急处理。常见者如下。

(一)鼻咽大出血

(1)立即取平卧位、头偏向一侧。

(2)密切监测生命体征变化,安抚患者紧张情绪,并给予镇静药物,如地西泮等,必要时给予吸氧。

(3)迅速建立静脉通道,遵医嘱给予止血药物。

(4)前鼻道和后鼻道用1%麻黄碱或1%肾上腺素棉球填塞。

(5)根据出血情况考虑是否输血。

(二)大咯血

(1)立即取平卧位,头偏向一侧,避免翻动患者。

(2)密切监测生命体征变化,必要时给予吸氧。

(3)镇静、安神,遵医嘱应用地西泮等。

(4)镇咳宜用可待因,禁用吗啡。

(5)止血治疗,遵医嘱给予止血药物,如垂体后叶素10～20U溶于5%葡萄糖注射液500ml中静脉滴注,有高血压、冠心病者禁用。

(6)床旁备气管切开包,如发生窒息,可行气管切开术。

(三)喉头水肿、窒息

(1)取半坐卧位。

(2)保持呼吸道通畅,给予高流量吸氧。

(3)严密观察病情变化,静脉滴注激素及抗生素。

(4)给予脱水、利尿药物,如50%葡萄糖40～60ml静脉推注或20%甘露醇250ml快速静脉滴注等。

(5)如呼吸道阻塞,病情危重,可紧急行气管切开。

(四)颅内高压性昏迷

(1)严密观察生命体征变化,观察瞳孔的大小和对光反射。

(2)注意保持呼吸道通畅,给予高流量吸氧,及时吸痰。

(3)防止泌尿系感染,保持会阴部清洁。

(4)管饲高热量、易消化的饮食。

(5)脱水药物治疗,20%甘露醇250ml,快速静脉滴注,呋塞米10～20mg肌内注射,并注意补钾,以防电解质紊乱。

(6)备好抢救物品,随时做好抢救准备。

(五)放射性癫痫

(1)严密观察病情,专人护理,使用床档,防止意外。

(2)抗痉治疗,苯巴比妥钠肌内注射,如效果不佳则用异戊巴比妥,同时注意呼吸抑制情况。也可用地西泮10mg静脉注射或肌内注射,必要时重复用药。

(3)观察全身情况,保持呼吸道通畅,遵医嘱给予吸氧,及时处理高热、酸中毒、脑缺氧、水肿等。

（4）备好抢救物品，随时做好抢救准备。

总之，根据现在医学及放射医学的发展，在放射治疗过程中，放疗不良反应仍无法避免，虽然严重的并发症已经逐渐减少，而且许多并发症也相对比较轻，但照射野局部的反应并没有明显减少，甚至有增加的趋势，部分患者可能因并发症中断或延长治疗。因此，在放疗过程中，要密切观察与随访，在较早期给予支持治疗和对症处理，使患者能顺利完成治疗，并尽可能减轻痛苦，提高生活质量。

第五节　肿瘤放射治疗患者的护理

肿瘤患者在接受放射治疗的过程中，由于射线在杀灭肿瘤细胞的同时，也会对邻近的正常组织造成一定损伤，从而出现不同程度的不良反应。因此，护理人员应了解患者病情、治疗计划及预期效果等相关资料，通过耐心细致、科学有效的护理，达到帮助患者顺利完成放射治疗，得到身、心康复的目标。

一、外照射患者的护理

（一）放疗前做好心理护理和身体准备

1. 心理护理　向患者及家属介绍有关放疗知识，大致的治疗程序，放疗中可能出现的不良反应及需要配合的事项等，使患者心中有数，从而消除其焦虑情绪和恐惧心理，积极配合治疗。可备有放疗知识宣教手册，方便患者阅读参考。

2. 身体准备

（1）评估全身状况：一般情况较差者尽快调整，如纠正贫血、脱水、电解质紊乱等。如有感染，须先控制感染后再行治疗。如有伤口，应妥善处理，一般应待伤口愈合后再开始放疗。

（2）口腔预处理：头颈部肿瘤放疗不可避免地要包括牙齿、齿龈、锁骨等，故放疗前必须要做好口腔的预处理，及时治疗照射范围内的患齿，充填龋齿，拔除短期内难以治愈的患牙和残根。如有严重的齿龈炎，要积极对症处理。避免诱发放疗并发症。

（3）摘除金属物质：在放疗中金属物质可形成次级电子，使其相邻的组织受量增加，出现溃疡且不易愈合。因此，接受头颈部照射的患者在放疗前应摘除金属牙套，气管切开的患者将金属套管换成塑料套管或硅胶管，避免造成损伤。

（二）放疗期间做好相应的观察及护理

1. 饮食指导　接受放疗后患者会出现食欲缺乏，头颈部患者会出现口干、味觉改变、口咽疼痛等的口腔黏膜反应，从而影响进食；加上放疗后消耗增加，使患者体重下降，可加重全身反应，严重者可导致治疗中断。资料表明，放疗患者体重减轻 7kg 者预后差。科学合理的营养饮食可促进组织修复，提高治疗效果。放疗患者饮食方面应注意以下几点。

（1）饮食品种丰富，搭配合理，保证高蛋白、高热量、高维生素、低脂饮食，可选择瘦肉、海产品、新鲜果蔬等。不要盲目忌口。

（2）饮食以清淡无刺激易消化食物为主，多吃煮、炖、蒸等易消化的食物，忌过热食物，忌油腻、辛辣食品。

（3）根据放疗反应进行饮食调整。可少食多餐，保证足够营养和水分摄入。①放疗刚开始的 7～10 天内,饮食应清淡,尽量避免酸、甜等增加唾液分泌的食物和饮料,减少唾液分泌,减轻腮腺急性反应症状。②口干、味觉改变症状出现时,建议食用含水量高、易消化的软食或半流食,饮水或汤类以协助咀嚼与吞咽。③口腔黏膜反应严重引起进食疼痛者,可将新鲜水果或蔬菜榨汁后饮用,可将肉松或鱼、肉等切碎放入粥或面片中食用。重度口腔黏膜反应不能进食时,可采用鼻饲饮食或静脉营养,以保证足够的营养,促进机体恢复。④腹泻患者给予少渣、低纤维饮食,避免产气食品,如豆类、牛奶、糖、碳酸类饮料。⑤鼓励患者多饮水,每日 3000ml 以上,以增加尿量,促进体内毒素排出。

2. 生命体征监测 体温 38℃以上者,报告医师暂停放疗,注意监测血象的变化。放疗可使造血系统受到影响致使外周血象下降,尤其是大范围照射如颅骨、脊柱、骨盆、肋骨、脾等,均可抑制血细胞的生成,造成骨髓抑制,使白细胞和血小板锐减,导致出现严重感染。患者在放疗期间每周查 1 次血象,及时监测血细胞的变化,并观察有无发热等症状,及早对症治疗,以保证放疗顺利进行。

3. 照射野皮肤的保护 在放疗过程中,照射野皮肤会出现放疗反应,其程度与放射源种类、照射剂量、照射野的面积及部位等因素有关。如护理不当,可人为加重皮肤反应。因此,护理人员应做好健康宣教,使患者充分认识皮肤保护的重要性,并指导患者掌握照射野皮肤保护的方法。

(1)充分暴露照射野皮肤,避免机械性刺激,建议穿柔软宽松、吸湿性强的纯棉内衣,颈部有照射野时,要求衣领柔软或低领开衫,以减少刺激便于穿脱。

(2)照射野区域皮肤,可用温水软毛巾温和地清洗,禁用碱性肥皂搓洗;不可涂酒精、碘酒药膏及对皮肤有刺激性的药物;局部禁贴胶布,禁用冰袋和暖具。

(3)避免皮肤损伤,如剃毛发宜用电动剃须刀,以防损伤皮肤造成感染。

(4)保持照射野皮肤的清洁干燥,特别是多汗区皮肤,如腋窝、腹股沟、外阴等处。

(5)外出时防止暴晒及风吹雨淋。

4. 头颈部放疗护理要点 对头颈部放疗患者,应注意保持口腔清洁,预防口腔黏膜反应及喉头水肿引起的呼吸困难。

(1)保持口腔清洁:头颈部放疗患者,保持口腔清洁非常重要。由于射线的影响,唾液分泌减少,口腔自洁能力下降,容易发生龋齿及口腔感染,从而诱发更严重的放疗并发症或后遗症。因此,应指导患者注意保持口腔清洁。如每日用软毛牙刷刷牙,建议用含氟牙膏。餐后睡前漱口,清除食物残渣,预防感染和龋齿发生。

(2)张口功能锻炼:指导和督促患者张口功能锻炼,预防放射性张口困难。张口功能锻炼是预防放疗后颞颌关节纤维化的重要方法。通过被动张口、支撑、搓齿、咬合等动作,活动颞颌关节和咀嚼肌群,防止颞颌关节强直和咀嚼肌萎缩。

张口锻炼方法如下。①大幅度张口锻炼:口腔迅速张开,然后闭合,幅度以可以忍受为限,每次 2～3min,3～4/d。②支撑锻炼:根据患者门齿距选择不同大小的软木塞或木质开口器(直径 2.5～4.5cm),置于上、下门齿之间或双侧磨牙区交替支撑锻炼。张口程度以能忍受为限,保持或恢复理想开口度(>3cm),每次 10～20min,2～3/d。③搓齿及咬合锻炼:活动颞颌关节,锻炼咀嚼肌,每日数次。④放疗期间即开始张口锻炼,长期坚持,作为永久性功能锻炼之一。

(3)其他对症处理:依据患者病情进行相应处理。①眼、鼻、耳可使用滴剂预防感染,保持照射部位清洁舒适。②根据需要做鼻咽冲洗、上颌窦冲洗,保持局部清洁,提高放射敏感性。③气管切开的患者保持呼吸道通畅,观察有无喉头水肿并备齐急救物品。

（4）脑瘤患者放疗期间,观察有无颅内压增高症状,预防癫痫发作。

5. 胸部放疗护理要点　食管癌照射后局部黏膜反应较重,疼痛和吞咽困难暂时加重,应做好宣教并指导饮食,注意观察有无食管穿孔。肺癌患者放疗期间,注意预防感冒,以免诱发放射性肺炎。

6. 腹部放疗护理要点　腹腔盆腔照射前应排空大小便,减少膀胱直肠的反应,注意观察放射性直肠炎及放射性膀胱炎的症状。如出现膀胱刺激征时指导患者多饮水,严重者暂停放疗。

7. 全身反应的观察　放疗期间,部分患者出现疲劳、虚弱、食欲下降、恶心、呕吐、睡眠障碍等全身症状,在对症处理的同时,注意营养饮食,家属配合烹制美味食品增加食欲;提供安静休养环境,睡眠障碍者可药物助眠;给予精神鼓励,使患者增强信心,主动配合治疗。同时,应注意观察患者是否存在机体免疫力下降的表现,若出现带状疱疹病毒感染等症状,应给予相应处理。措施包括抗病毒、神经营养、增强机体免疫力、保持皮肤清洁、加强营养等。

8. 心理护理　由于放疗反应的出现,往往会加重患者心理负担。要加强护患之间的沟通,根据患者的具体情况,有针对性地做好阶段性健康指导,使患者对放疗的每一阶段出现的不良反应有所了解,不会导致惊慌恐惧等,并掌握应对方法。

(三)放疗后做好宣教及指导

告知患者后期放射反应可能出现的情况,以免反应出现时患者误认为病情复发或加重,感到惊慌。指导患者正确服用口服药物,保护好照射野皮肤,保持口腔清洁,保持积极向上、乐观的情绪,进行适当的体育锻炼,戒除不良嗜好,按照医生的要求定期复查。

二、后装放射治疗患者的护理

(一)治疗前护理

1. 心理护理　向患者讲解后装放射治疗的目的、过程、可能出现的反应及预防对策,消除恐惧心理。

2. 身体准备　给患者做血常规、肝功能等化验;嘱患者排空大小便,更换清洁治疗裤;每日放疗前进行阴道冲洗 1 次,保持阴道清洁。

(二)治疗时护理

治疗过程中,详细核对患者的姓名和治疗计划、部位、时间、剂量等;置患者舒适、安全体位,正确暴露操作部位、放置施治器;治疗中密切注意控制台信号及患者情况,出现异常时及时处理。

(三)治疗后护理

照射完毕去除纱布、施治器,观察患者有无腹痛、阴道流血等情况,若有异常,及时与医生联系并进行处理;详细记录体内照射的位置、剂量和时间,存入档案;严密观察后装治疗放射反应并进行护理。

1. 全身反应及护理

（1）反应表现:主要表现为头痛、眩晕、虚弱、乏力、食欲缺乏、恶心、呕吐及血象变化（白细胞下降等）。

(2)护理要点:一般采用支持疗法。饮食宜为含丰富蛋白质、维生素及易消化食物。严密监测血象变化,如有白细胞和血小板减少现象给予相应处理,必要时暂停治疗,待血象回升后再继续进行治疗。

2. 皮肤反应及护理

(1)反应表现:可表现为高度充血、水肿、水疱形成、糜烂、渗液等,严重者可形成溃疡。

(2)护理要点:保持皮肤清洁干燥,预防皮肤受刺激,可用滑石粉、硼酸、油膏、激素药膏等外涂。

3. 局部反应及护理

(1)反应表现:可出现阴道炎的表现,如局部充血、水肿、分泌物增加。

(2)护理要点:加强阴道冲洗,每日 2 次,必要时可用 1:2000 氯己定或过氧化氢冲洗。

4. 迟缓反应及护理

(1)反应表现:可出现放射性直肠炎、放射性膀胱炎、粘连性阴道炎、直肠狭窄、直肠阴道瘘等。

(2)护理要点:以预防为主,彻底做好阴道冲洗;指导患者多饮水,可预防膀胱炎;饮食方面进食少渣的食物,可保护直肠黏膜,减少损伤,减轻症状;治疗前排大便排空直肠;治疗中注意保持体位不变,避免直肠放射性损伤。

(四)健康教育

注意保持外阴清洁,穿宽松、透气内衣并勤换洗;鼓励患者多饮水、多排尿,起到膀胱冲洗的作用;放疗结束后 3～6 个月内仍需坚持阴道冲洗,防止阴道粘连;宫颈癌患者放疗结束后 2 个月可恢复性生活;若出现更年期症状,如潮热、盗汗等,应及时治疗。

三、全身放射(TBI)的护理

(一)照射前护理

1. 机房的准备　机房的洁净程度要求达到多次培养无致病菌生长,才能符合要求。因此,照射前 2h,照射室内的物品、地面、墙面、工作人员更换的拖鞋、与患者接触的所有床单、被套及病员服等均应做好相应消毒处理。在消毒的同时,进行多次、多点的细菌培养,以判断放疗室内的洁净程度。机房的温度控制在 24～28℃,同时检查照射室的闭路电视和通话设备,确保照射过程中对患者的病情观察。

2. 患者的准备　全身照射前晚嘱患者按时休息,保证充足的睡眠,全身照射前 4h 保证空腹,照射前半小时遵医嘱给予昂丹司琼(欧贝)5mg 静脉推注,以减轻胃肠道反应;照射前 15min 给予地塞米松 5mg 静脉注射及异丙嗪 25mg 肌内注射,以预防急性放射反应;建立静脉通路,通常选用 PICC 或静脉留置针,以防止在照射过程中由于患者体位的变化而引起输液外渗。

3. 抢救设备的准备　机房内配备供氧装置、心电监护仪、急救药箱等抢救设施。TBI 前,检查设备是否准备齐全,急救仪器是否处于功能状态及急救药品的质量。

(二)照射中的护理

1. 严格无菌操作　照射过程中,所有进入机房及与患者接触的工作人员均要穿无菌隔离衣,戴圆帽、口罩及无菌手套,协助患者在照射床上摆好照射所需体位,安装好铅挡块,用黑色眼罩罩住眼睛。

2. **病情观察**　由于全身照射所需时间较长,患者被动地取同一个姿势会感到疲劳,护理人员应事先告诉患者,做好心理准备,工作人员可通过监护系统观察病情,以消除患者的思想顾虑,保证全身照射的顺利进行。同时,护理人员在照射过程中应通过监护对讲系统仔细观察患者的反应,以便及时发现患者在照射过程中出现的任何不适应。在中途更换体位时护理人员应守在患者身边,询问患者有何不适,安慰患者,给患者以安全感。照射过程中保持输液通畅。

3. **患者接送的护理**　患者照射前住在层流病房,经大剂量的化疗预处理后免疫功能低下,必须避免外部环境因素引起的各种感染机会。患者自病房运送到机房及返回途中,应严格无菌操作,确保患者不接触外界环境,预防患者在运送途中受凉及感冒。照射机房的护理人员应与层流病房的医护人员做好药品、输液、病情的交接及全身照射后的注意事项等。

第 *12* 章

肿瘤化学治疗的护理

化学治疗(chemotherapy)简称化疗,是利用化学药物阻止肿瘤细胞的增殖、浸润、转移,直至最终杀灭肿瘤细胞的一种治疗方式。肿瘤化学治疗半个世纪以来已取得很多重大成果,它与手术、放疗并称为恶性肿瘤的三大治疗手段。

第一节 概　　述

化疗属于恶性肿瘤的全身治疗措施。单纯化疗可以治愈或改善某些恶性肿瘤的病情;化疗也可作为手术或放疗后的辅助治疗,可使原发肿瘤缩小,消灭残存的肿瘤细胞或微小转移灶,减少肿瘤复发和转移,提高治愈率。

一、肿瘤化疗发展史

20 世纪 40 年代,Gilman 等试用氮芥治疗淋巴瘤,揭开了现代肿瘤化疗的序幕。20 世纪 50 年代合成了环磷酰胺(CTX)、氟尿嘧啶(5-FU),并在临床上取得了很大的成功,使化疗的应用更为广泛,成为肿瘤化疗的里程碑。1965 年,荷兰医师等成功使用氨甲蝶呤、长春新碱、6-巯基嘌呤和泼尼松联合治疗儿童急性淋巴细胞性白血病,并取得了明显疗效,从而首次提出联合化疗的概念。1968 年,肿瘤内科学的概念被正式提出,标志着肿瘤化疗从过去单一寻找新药,发展成包括药物治疗、细胞增殖动力学的应用和免疫学在内的一个新的学科。

20 世纪 70 年代,顺铂和阿霉素应用于临床,使化疗从姑息性治疗目标向根治性目标迈进;虽然化疗迄今还不能治愈多数晚期肿瘤患者,但根治的概念已被普遍接受。20 世纪 90 年代,许多重要的新的抗肿瘤药物研制成功并投入临床使用,如紫杉类和喜树碱类,对肿瘤细胞免疫和抑癌基因的研究越来越深入。但由于在化疗的同时严重损伤了患者的免疫系统,使患者的生活质量降低,因此化疗的效果与必要性在学术上受到很多争议。

近年来,随着分子生物学技术的提高和从细胞受体和增殖调控的分子水平对肿瘤发病机制的进一步认识,开始了针对细胞受体、关键基因和调控分子为靶点的治疗,人们称之为"靶向治疗"。自从肿瘤靶向化疗药物如美罗华、赫赛汀、易瑞沙应用于肿瘤治疗以来,分子靶向治疗在肿瘤治疗领域取得了突破性和革命性的发展,成为新世纪肿瘤化学治疗发展的重要方向。但由于其高昂的费用和治疗的局限性使研究进入了瓶颈。

肿瘤化疗的发展不仅与抗肿瘤新药的发现息息相关,同时,化疗用药方法的改进、联合用药和用药途径的改变及化疗保护剂的使用,使肿瘤的化学治疗水平不断提升。目前,化疗不仅仅是一种姑息疗法或者辅助治疗,而且已经发展成为一种根治性的方法和手段,成为现今肿瘤治疗的三大手段之一。

化疗不同于手术治疗和放射治疗在于其治疗的整体性,通过口服及静脉给药在全身起作用。而恶性肿瘤,正是一种全身性疾病的局部表现。对患者的最大威胁是扩散和转移。化疗对于消灭某种恶性肿瘤的远处转移或防止复发,有其独到之处,是恶性肿瘤治疗方法中不可缺少的组成部分。

二、抗肿瘤药物的分类

目前临床应用的抗肿瘤药种类较多,有 80 余种,且发展迅速,其分类方法迄今为止尚不完全统一。过去的药理学曾把抗肿瘤药依据其性质和来源分为六大类:即烷化剂、抗代谢药物、抗生素、植物药、激素和其他。但这并不能概括目前抗肿瘤药物的发展,也没有包括生物反应剂和基因治疗。以下主要依据肿瘤药物作用机制和临床应用的方便进行分类。

(一)细胞毒类药物

细胞毒类抗肿瘤药物即传统化疗药物,主要通过影响肿瘤细胞的核酸和蛋白质结构和功能,直接抑制肿瘤细胞增殖和(或)诱导肿瘤细胞凋亡。

1. 作用于 DNA 化学结构的药物

(1)烷化剂:如氮芥、环磷酰胺、噻替哌、白消安(马利兰)、卡莫司汀,能与细胞中的亲核基团发生烷化反应。

(2)铂类化合物:如顺铂、卡铂和草酸铂。铂类金属化合物可与 DNA 结合,破坏其结构与功能。

(3)蒽环类:如柔红霉素、阿霉素(多柔比星)、表阿霉素(表柔比星)等。可嵌入 DNA 碱基对之间,干扰转录过程,阻止 mRNA 的形成。放线菌素 D 也属此类药物。

(4)抗生素类:如丝裂霉素,其作用机制与烷化剂相同。博来霉素可使 DNA 单链断裂而抑制肿瘤细胞的增殖。

2. 影响核酸生物合成的药物　又称抗代谢药,属于细胞周期特异性抗肿瘤药。

(1)二氢叶酸还原酶抑制药:如氨甲蝶呤、培美曲塞。

(2)胸腺核苷合成酶抑制药:氟尿嘧啶、卡培他滨。

(3)嘌呤核苷合成酶抑制药:6-巯基嘌呤、硫鸟嘌呤。

(4)核苷酸还原酶抑制药:羟基脲。

(5)DNA 多聚酶抑制药:阿糖胞苷、吉西他滨。

3. 作用于核酸转录的药物　如放线菌素 D、阿克拉霉素和普拉霉素,均是由微生物所产生的抗肿瘤药,为细胞非特异周期药,对处于各周期时相的肿瘤细胞均有杀灭作用。

4. 拓扑异构酶抑制药　直接抑制拓扑异构酶,阻止 DNA 复制及抑制 RNA 合成。

(1)拓扑异构酶Ⅰ抑制药:代表药有依立替康、拓扑替康、羟喜树碱。

(2)拓扑异构酶Ⅱ抑制药:代表药有鬼臼毒素衍生物,如依托泊苷(鬼臼乙叉苷、足草乙苷、VP-16)、替尼泊苷(鬼臼噻吩苷、特尼泊苷、VM-26)。

5. 干扰有丝分裂的药物

(1)影响微管蛋白装配的药物,干扰有丝分裂中纺锤体的形成,使细胞停止于分裂中期,如长春新碱、长春碱、紫杉醇及秋水仙碱等。

（2）干扰核蛋白体功能、阻止蛋白质合成的药物,如三尖杉碱。

（3）影响氨基酸供应、阻止蛋白质合成的药物,如门冬酰胺酶,可降解血中门冬酰胺,使瘤细胞缺乏此氨基酸,不能合成蛋白质。

（二）激素类

激素类抗肿瘤药是指改变机体激素平衡而抑制肿瘤的药物。与激素相关的肿瘤,如乳腺癌、前列腺癌、子宫内膜腺癌等,可通过激素治疗或内分泌腺的切除而使肿瘤缩小。

1.雌激素类　常用于治疗恶性肿瘤的是己烯雌酚,可通过抑制下丘脑及垂体,减少脑垂体促间质细胞激素的分泌,减少雄激素的分泌,也可直接对抗雄激素。

2.雄激素类　常用于治疗恶性肿瘤的有二甲基睾酮、丙酸睾酮、氟羟甲酮,可抑制脑垂体前叶分泌促卵泡激素,使卵巢分泌雌激素减少,也可直接对抗雌激素。

3.孕激素　如甲地孕酮、甲羟孕酮,为合成黄体酮衍生物。

4.抗雌激素药　如他莫昔芬、托瑞米芬、依西美坦等。

5.抗雄激素药　如氟他胺等。

6.芳香化酶抑制药　如氨鲁米特、福美坦、来曲唑、阿那曲唑等。

7.糖皮质激素类　如泼尼松和泼尼松龙。

（三）分子靶向药物

目前,尽管分子靶向治疗在肿瘤治疗领域取得了突破性和革命性的发展,如分子靶向药物对其所针对的肿瘤细胞有较为突出的疗效,并且耐受性好,毒性反应低,成为新世纪肿瘤化学治疗发展的重要方向,但由于其高昂的费用和治疗的局限性使研究进入了瓶颈。一般认为在相当长的一段时间内分子靶向药物还不能完全取代传统的细胞毒类药物,更常见的情况是两者联合应用。

1.单克隆抗体　利用基因工程技术所生产的抗肿瘤单克隆抗体,已有近千种,通过对受体的高选择亲和性,通过抗体依赖性的细胞毒作用,来杀灭肿瘤细胞或抑制肿瘤细胞增殖。

（1）作用于细胞膜分化相关抗原的单克隆抗体:利妥昔单抗、阿仑珠单抗、替伊莫单抗、托西莫单抗等。

（2）作用于表皮生长因子受体的单克隆抗体:曲妥珠单抗、西妥昔单抗、尼妥珠单抗等。

（3）作用于血管内皮细胞生长因子的单克隆抗体:贝伐珠单抗。

2.小分子化合物

（1）单靶点的抗肿瘤小分子化合物:伊马替尼、达沙替尼、尼罗替尼、吉非替尼、厄洛替尼、坦罗莫司、依维莫司等。

（2）多靶点抗肿瘤的小分子化合物:索拉非尼、舒尼替尼、帕唑帕尼、凡德他尼、拉帕替尼等。

3.其他　如重组人血管内皮抑制素、维A酸、亚砷酸等。

（四）生物反应调节剂

生物反应调节剂是一类具有广泛生物学活性和抗肿瘤活性的生物制剂,对机体的免疫功能有增强、调节作用。如干扰素、白介素-2、胸腺肽类等。

（五）其他

如基因治疗、肿瘤疫苗等。

(六)化疗辅助药

化疗的不良反应可能严重影响患者的生活质量,甚至限制治疗的剂量及疗程,严重者有时还会危及生命。化疗辅助药物可减轻或消除某些特定的不良反应,理想的化疗辅助用药应该可以预防各种不良反应,而对药物的抗肿瘤作用不产生任何影响,并且使用方便,价格低廉。但大多数化疗辅助药物的作用范围都相对较小,仅能作用于不良反应某一特定的方面。尽管如此,化疗辅助药物的发展仍对化疗疗效的提高及不良反应的减少作出了巨大的贡献。

1. 升血药　如粒细胞集落刺激因子、粒细胞巨噬细胞集落刺激因子、重组人红细胞生成素等。

2. 止吐药　恩丹西酮、格雷司琼等。

3. 镇痛药　阿司匹林、对乙酰氨基酚、可待因、吗啡、曲马朵等。

4. 抑制破骨细胞药物　双膦酸盐类如帕米膦酸二钠、唑来膦酸。

三、肿瘤细胞的抗药性

(一)肿瘤细胞的抗药性概述

随着化疗在恶性肿瘤治疗中地位的日益提高,新的抗肿瘤药物不断发现和广泛应用,肿瘤细胞基因也在不断变异而对化疗药物产生抗药性。化疗药物杀伤肿瘤细胞是按一级动力学进行的,要使肿瘤细胞数量减少到机体免疫功能所能控制的水平,反复几个疗程是必须的,这就容易使肿瘤细胞产生抗药性。

肿瘤细胞对化疗药物产生耐药常常最终导致化疗失败。肿瘤细胞耐药性分为内在性(未接触药物时已存在的)和获得性(接触药物后产生的)两大类。前者指有些肿瘤细胞对某些抗肿瘤药物具有天然耐药性,即对药物开始时就不敏感,如处于非增殖期的细胞(G_0期)一般对多数抗肿瘤药物都不敏感。后者指有些肿瘤细胞开始应用时对药物敏感,在治疗一段时间后才产生不敏感现象。一般来说,对一种抗肿瘤药物产生耐药性,可能会对结构和功能相似的药物产生交叉耐药性,但对其他非同类型的药物仍敏感。近年来发现在培养液中接触某种化疗药物而产生耐药的细胞株,对其他结构上无关、作用机制不同的药物也产生耐药,这种广谱耐药现象称为多药耐药性,多见于植物类药物及抗生素类天然来源的抗肿瘤药物。

(二)耐药性产生的原因

耐药性产生的原因十分复杂,不同药物其耐药机制不同,同一种药物存在多种耐药机制。耐药的遗传学研究已证明,肿瘤细胞在增殖的过程中有较固定的突变率,每次突变均可产生耐药瘤株。因此,分裂次数愈多,肿瘤愈大,耐药瘤株出现的概率愈大。国外研究报道认为化疗药物引起肿瘤细胞抗药性基因的扩增是产生抗药性的主要原因。肿瘤细胞产生抗药性的原因有下列几种。

1. 细胞药效学相关的耐药机制

(1)药物作用靶向酶的含量增高或与药物的亲和力改变。

(2)肿瘤细胞 DNA 修复增加。

(3)肿瘤细胞代谢替代途径的建立。

(4)细胞凋亡途径受阻。

2. 细胞药动力学相关的耐药机制

(1)肿瘤细胞对化疗药物摄取减少。

(2)药物活化酶的量或活性减低。

(3)药物去活酶的量或活性增加。

(4)细胞对药物的排出增加。

四、联合化疗的原理及应用

联合化疗是指两种或两种以上不同种类的抗肿瘤药物的联合应用,旨在取得多种药物杀伤肿瘤细胞的不同时相的协同作用,以达到提高疗效、降低毒性和减少耐药性的作用。

(一)联合化疗的理论基础

1. **生物化学基础** 利用能够产生不同生物化学损害的药物,分别阻断或抑制生物合成过程的某些部位或某些阶段,以达到干扰、破坏肿瘤细胞的活性,从而导致肿瘤细胞死亡的目的。

2. **药理学基础** 抗肿瘤药物对肿瘤细胞只有相对选择性,在干扰、破坏肿瘤细胞的同时也破坏正常细胞,产生各种不良反应。由于一般情况下毒性不同的药物合并应用时毒性不增加,个别抗肿瘤药物还可以降低另一种抗肿瘤药物的毒性,所以可根据各个抗肿瘤药物的药理和毒性特性,合理选择相互配伍,使疗效提高,毒性不增加甚至降低。如烷化剂与巯基化合物合并应用,巯基化合物可降低烷化剂的毒性,如给烷化剂前或后即给予半胱氨酸,可降低毒性;在体内消失较快的抗肿瘤药物与代谢抑制剂合用,可防止药物在体内迅速灭活,从而提高其疗效。

3. **细胞动力学基础** 肿瘤组织中的肿瘤细胞基本上可以分为三大群,即增殖细胞群、静止细胞群和无增殖能力细胞群。肿瘤的增长与增殖细胞群有直接关系,若肿瘤细胞的增殖速率超过细胞的丢失速率,则肿瘤体积会不断增大;若细胞的增殖速率等于细胞的丢失速率,则肿瘤大小趋于稳定;若细胞的增殖速率小于丢失速率,则肿瘤不断缩小。

(1)增殖细胞群:细胞周期是增殖细胞群中每个增殖细胞从一次分裂结束时起到下一次分裂结束时的整个过程。近年来采用同位素标记技术及流式细胞光度术等检测手段,将肿瘤细胞增殖周期大致分为以下四个阶段:

1)G_1 期:即 DNA 合成前期,是经过有丝分裂而来的子细胞继续生长的时期。此期主要合成信使核糖核酸(mRNA)和蛋白质等,为向 S 期过渡做物质上的准备。此期的长短在不同的肿瘤细胞差异较大,可以有数小时到数日。

2)S 期:即 DNA 合成期,是进行 DNA 复制的时期,此期末 DNA 含量增加 1 倍。除合成 DNA 外,S 期也合成一些其他成分,如组蛋白、非组蛋白、与核酸合成有关的酶类及 RNA 等。值得注意的是,微管蛋白的合成在 S 期已经开始。S 期持续时间为 2～30h,多数为十几个小时。

3)G_2 期:即 DNA 合成后期。此期 DNA 合成已结束,正进行细胞分裂的准备工作,继续合成与细胞分裂有关的蛋白质和微管蛋白,所占时间为 2～3h。

4)M 期:即有丝分裂期。每个肿瘤细胞分裂为两个子细胞。此期较短,所占时间为 1～2h。

依据药物对细胞增殖周期中各期细胞的敏感性,将抗恶性肿瘤药物分为以下两类。

1)周期特异性药物(cell cycle specific agents,CCSA):氨甲蝶呤、巯嘌呤、氟尿嘧啶、阿糖

胞苷等抗代谢药对 S 期细胞的作用显著,为 S 期特异性药物。长春碱、长春新碱、秋水仙碱、鬼
白毒素类作用于微管蛋白的药物,主要有阻止细胞有丝分裂的作用,为 M 期细胞周期特异性
药物。新型的抗恶性肿瘤物紫杉醇,能将细胞特异性地阻滞于 G 期和 M 期。

　　2)周期非特异性药物(cell cycle non-specific agents,CCNSA):此类药物对增殖细胞群的
各期及 G 期细胞都有杀伤作用,主要包括:①烷化剂,如氮芥、环磷酰胺、噻替哌、白消安(马利
兰)、卡莫司汀等。②抗生素类,如放线菌素 D、阿霉素、柔红霉素、丝裂霉素等。③其他,如顺
铂、泼尼松等。

　　(2)静止细胞群:处于静止细胞群的静止细胞(G_0),虽不进行分裂,对抗恶性肿瘤药物不
敏感,但有一定的增殖能力,当受到一定内外因素的刺激,如增殖周期中对药物敏感的细胞被
杀死后,G_0 期细胞即可成为增殖细胞,进入增殖细胞群,此为肿瘤复发的主要根源。一些生成
缓慢的肿瘤,有许多细胞长期停留于 G_0 期。

　　(3)无增殖能力细胞群:是指已进入老化即将死亡的细胞,与药物治疗关系不大。

　　在任何时间内,肿瘤细胞群中的细胞分别处于不同的时相中。因此,联合应用不同时相的
药物,通常可协同杀灭各时相的细胞,从而提高疗效。

(二)联合化疗的用药原则

　　(1)选用的药物一般应为单药应用有效的药物。只有在已知有增效作用,并且不增加毒性
的情况下,方可选择单用无效的药物。

　　(2)选择不同作用机制的药物或作用于不同细胞周期的药物。

　　(3)各种药物之间有或可能有互相增效作用。

　　(4)毒性作用的靶器官不同,或者虽然作用于同一靶器官,但是作用的时间不同。

　　(5)各种药物之间无交叉耐药性。

第二节　肿瘤化学治疗的临床应用

　　由于抗肿瘤药物对正常组织有明显毒性,远期毒性中还包括诱导第二原发性肿瘤,因此,
仅临床诊断的患者不宜给予化疗。其次,应充分了解肿瘤累及的范围,明确临床分期,才能确
定较为合适的化疗方式,如根治性化疗、姑息性化疗或辅助化疗。

一、化疗的指征

(一)化疗适应证

　　(1)对化疗敏感的全身性恶性肿瘤,化疗为首选治疗,且部分通过化疗可治愈,如白血病、
多发性骨髓瘤和恶性淋巴瘤等。

　　(2)化疗疗效较好的恶性肿瘤,是综合治疗的重要组成部分,如恶性淋巴瘤、绒毛膜上皮细
胞癌等。

　　(3)已无手术和放疗指征的播散性晚期肿瘤或术后、放疗后复发的转移患者。

　　(4)对化疗疗效较差的肿瘤,可采用特殊给药途径或特殊的给药方法,以便获得较好疗效,
如原发生性肝癌采用肝动脉给药(介入疗法)或大剂量化疗加解救治疗的方法。癌性胸、腹腔
和心包腔积液,采用腔内给药或双路化疗的方法。

　　(5)肿瘤引起的上腔静脉压迫、呼吸道压迫、颅内压增高患者,需要急症化疗减轻症状,再

进一步采用其他有效的治疗措施。

(6)手术前后或放疗前后需辅助化疗的患者(新辅助化疗)。

(二)化疗禁忌证

(1)骨髓造血功能低下者,白细胞总数低于 $4.0 \times 10^9/L$ 或血小板计数低于 $80 \times 10^9/L$ 者。

(2)一般状况差,出现明显的衰竭或恶病质,如 Karnofsky 行为状态评分低于 60 分。

(3)肝、肾、心、肺等重要脏器功能严重障碍者。心脏病心功能障碍者,不选用蒽环类抗肿瘤药。

(4)严重感染、高热,严重水电解质、酸碱平衡失调者。

(5)胃肠道梗阻患者,或食管、胃肠道有穿孔倾向的患者。

(6)精神病患者不能合作治疗者。

(7)妊娠女性,可先做人工流产或引产。

(8)过敏体质者应慎用,对所用抗肿瘤药过敏者禁用。

(三)停用化疗的指征

(1)白细胞下降至 $3.0 \times 10^9/L$ 以下,血小板下降至 $4 \times 10^9/L$ 以下。

(2)肝肾功能或心肌严重损伤者。

(3)感染发热,体温超过 38℃ 者。

(4)出现并发症。如胃肠道出血或穿孔、肺纤维化、大咯血等。

(5)用药 2 个周期,肿瘤病变恶化,可停用此方案,必要时改换其他方案。

二、化疗的方式

(一)根治性化疗

主要依靠化疗手段达到肿瘤治愈目的的化疗。主要用于有些单独应用化疗已可能治愈的肿瘤,如绒毛膜上皮癌、睾丸精原细胞瘤、霍奇金病、急性淋巴细胞白血病等。根治性化疗的原则是一旦患者确诊,在患者可耐受情况下,应尽早给予正规化疗,最大限度地提高化疗剂量,杀伤肿瘤细胞,强调足剂量、足疗程的标准化疗。对于化疗中出现的不良反应,应尽量予以克服,不可因惧怕可能出现的不良反应而任意减量或停止化疗。

(二)姑息性化疗

姑息性化疗的治疗目标是获得暂时性缓解,减少痛苦,提高患者生活质量和争取延长存活期。主要用于已无手术指征,不宜放疗,也不适合做大剂量根治性化疗的肿瘤患者。如晚期乳腺癌、胃癌、小细胞肺癌等对化疗具有一定的敏感性,部分患者治疗后能够延长其生存期,但不能治愈。对于化疗敏感性差的肿瘤,如食管癌、胰腺癌、原发性肝癌等,化疗只能使部分患者获得短暂的缓解,生存期延长不明显。其治疗主要以改善生活质量为主,不必追求治疗的彻底性。

(三)辅助化疗

部分肿瘤施以根治性手术和放射治疗后,再给予化疗辅助,目的是清除可能存在的亚临床转移灶或残留的病灶,提高治愈率,延长缓解期和生存期。对于化疗敏感或复发危险性较大的患者,辅助化疗意义更大。乳腺癌、非小细胞肺癌、胃癌、结肠癌、食管癌和骨肉瘤等已知具有肯定的疗效。辅助性化疗的原则是明确适应证,术后患者能够耐受时就应开始,通常在术后 2~4 周开始,不应拖延,一般化疗 4~6 个疗程。

(四)新辅助化疗

在局部治疗前[如手术和(或)放疗]所给予的化疗,又称术前化疗或诱导化疗,适用于局部晚期肿瘤的患者。其目的包括:①降低肿瘤分期,提高手术切除率或放射治疗治愈率。②清除可能存在的微小转移灶,防止术后转移。③观察化疗药的疗效,为术后选择化疗药提供依据。新辅助化疗的原则是化疗方案必须对该肿瘤有效,即肿瘤对化疗是敏感的。根据肿瘤的临床分期和拟采取手术,选择化疗方案及周期,一般为 2~4 个周期。新辅助化疗较常用于头颈部肿瘤、肺癌、乳腺癌、食管癌和骨肉瘤等。但新辅助化疗的不良反应可能增加手术的并发症,如果肿瘤对化疗不敏感,可能会失去手术机会。

(五)术中化疗

术中化疗是指在手术中切除原发癌灶后,局部给予化疗药物。因为手术操作可能使肿瘤细胞进入血液循环而导致血道播散,浸润至浆膜外的消化道肿瘤,细胞容易脱落而引起种植性播散。术中化疗是防止医源性播散的重要方法。

三、化疗的给药途径、方法及注意事项

(一)给药途径和方法

1. **静脉给药**　是最常见的给药方法,静脉给药可以减少药物吸收过程中的差异,便于剂量的准确给予。可分为静脉推注、中心静脉置管、静脉冲入法、静脉滴注给药。其中,首选中心静脉置管给药,如因条件限制,选择周围静脉给药。

(1)静脉推注:适用于刺激性小的药物,如环磷酰胺、氨甲蝶吟,经稀释后可经周围静脉缓慢推注。

(2)中心静脉置管:适用于刺激性大的药物,如多柔比星、去甲长春碱等,目前采用 PICC 置管、锁骨下深静脉置管(CVC)技术,通过中心静脉给药。

(3)静脉冲入法:适用于强刺激性的药物,如氮芥。由静脉快速冲入药液,应先建立静脉通路,待输液通畅后,先关闭上端输液管,再将药液稀释注入。因为此类药物的作用时间只有5~8min,随即氧化失效,所以需要快速注入。注入完毕后立即连接输液管,并快速冲入,输液 2~3min 后恢复原输液速度。

(4)静脉滴注:抗代谢药氟尿嘧啶、阿糖胞苷等药物可稀释后经静脉滴注。根据药物性质,需严格按照医嘱准确掌握输液速度,可使用微量输液泵持续给药。

2. **肌内注射和皮下注射**　适用于对组织无刺激性的药物,如博来霉素、平阳霉素等。选择长针头做深部注射,轮换注射部位,以利于药物的吸收。同时,注意观察注射部位有无疼痛、肿胀、硬结等局部反应。

3. **口服给药**　是一种比较方便、易操作的给药方法,如希罗达、吉非替尼等。口服化疗药需装入胶囊或制成肠溶制剂,以减轻药物对胃黏膜的刺激,并防止药物被胃酸破坏。严格掌握用药时间、剂量,注意观察不良反应。

4. **特殊途径给药**

(1)腔内给药:是指将化疗药物直接注入胸、腹、心包等体腔、脊髓及膀胱内的治疗方法。一般选用可重复使用、刺激性小、抗肿瘤活性好的药物,以提高药物疗效。每次注药前可通过留置的导管抽尽积液,注入药物后需协助患者翻身,更换体位,使药液充分扩散,最大限度发挥作用。脑膜白血病、淋巴瘤或其他实体瘤的中枢神经系统侵犯者行鞘内穿刺、给药后严密观察

以防发生头痛、出血、脑脊液渗漏、脑疝等并发症。

(2)动脉内给药:是指经导管于肿瘤供血动脉内进行化疗,可提高抗肿瘤药物在肿瘤局部的有效浓度,同时减轻化疗药物在全身的不良反应。包括经动脉灌注化疗和经动脉化疗栓塞术。用于治疗原发性肝癌、卵巢癌、肝脏转移瘤、支气管肺癌等。除了做好术前准备外,术后的监测、观察和护理极为重要。

(二)化疗药物给药注意事项

(1)执行以上提到的各种给药途径中的注意事项。

(2)注意给药顺序和时间。为提高肿瘤的治疗效果,临床上常采用联合化疗方案,但由于药物之间相互作用和周期特异性,对化疗的疗效和毒性产生影响。临床上遵循相互作用原则、细胞动力学原则和刺激性原则。因此,护理人员应严格执行化疗用药顺序和时间。

四、化疗疗程及效果评价

(一)化疗周期和疗程

1. 化疗周期 是重复使用化疗药物的时间,即指从应用化疗药物的第 1 天算起,至下一周期用药的时间,一般为 14～28 天,即 2～4 周称为 1 个周期。但由于肿瘤细胞和化疗方案的不同,周期可缩短至 15 天,甚至 1 周,亦可延长。

2. 疗程 连续化疗 2～3 个周期,大多数肿瘤需化疗 4～6 个周期后进行疗效评价才算为 1 个疗程。1 个疗程后常有较长时间的休息,一般为 2～3 个月。其目的是恢复或重建患者的机体免疫功能,使患者各脏器功能得到充分调节。

(二)效果评价

在抗肿瘤药物的临床研究和实践中,正确评价药物的有效性并制定相应的疗效判定指标是十分关键的。疗效评价的指标主要有肿瘤缩小的程度(直接效果)及生存时间两种。

1. 直接效果的疗效评价标准

(1)肿瘤病灶的定义。①可测量病灶:常规检测条件下病灶最大径>20mm 或螺旋 CT 检测最大径>10mm。②不可测量病灶包括两种类型:一是小病灶,常规检测条件下病灶最大径<20mm 或螺旋 CT 检测最大径<10mm;二是其他不可测量的病灶,如骨病变、脑膜病变、腹水、胸腔积液、心包积液、炎性乳腺癌、皮肤/肺的炎性淋巴管炎、影像学不能确诊和随诊的腹部肿块、囊性病变等。

(2)疗效评价标准:根据 WHO 化疗效果评价标准,按肿瘤大小的变化将疗效分为完全缓解或者显效(CR),部分缓解或有效(PR),不缓解或无效(NC/SD)和恶化(PD)4 个等级。WHO 与新的实体瘤疗效评价标准(RECIST)方法对于可测量病灶疗效评价标准比较见表 12-1。

(3)总疗效评价:①有效率(ORR),达到 CR＋PR 人数占所治疗人数的百分比;②疾病控制率(DCR):达到 CR＋PR＋NC/SD 人数占所治疗人数的百分比。

需要注意的是:实体瘤化疗后能达到 CR 或 PR 是病变得到有效控制的指标,但还有很多患者化疗后病灶大小无明显变化,但肿瘤相关的症状,如疼痛、发热等明显减轻或消失,全身状况好转,生活质量提高,也是肿瘤得到控制的表现。

表 12-1　WHO 与 RECIST 方法对于可测量病灶疗效评价标准比较

指标	WHO 标准	RECIST 标准	
		目标病灶评价	非目标病灶评价
CR	所有可见病变完全消失	所有目标病灶消失	所有非目标病灶消失和肿瘤标志物恢复正常
PR	肿块缩小 50% 以上	基线病灶最大径之和至少减少 30%	基线病灶最大径之和至少减少 30%
NC/SD	肿块缩小不及 50% 或增大未超过 25%	基线病灶最大径之和有减少但未达 PR,或有增加但未达 PD	基线病灶最大径之和有减少但未达 PR,或有增加但未达 PD
PD	1 个或多个病灶增大 25% 以上或出现新病灶	基线病灶最大径之和至少增加 20% 或出现新病变	出现新病灶和(或)非目标病灶明显进展

注:CR、PR 变化维持时间至少为 4 周。

2. 生活质量及生存时间的评价　评价生存时间的指标,包括中位生存时间、平均生存时间及生存率。中位生存时间是按生存时间数值大小排列的变量中居中的数值;平均生存时间是所有可评价的治疗例数的生存时间的平均值及标准差;生存率是在治疗后的某一时间生存例数占观察例数的百分比,以观察时间的不同可分为 3 年、5 年和 10 年生存率等。以生活质量的不同可分为无病生存率和无复发生存率等。

第三节　肿瘤化学治疗的不良反应及护理

抗肿瘤药物特别是细胞毒类药物对增殖期的肿瘤细胞具有一定的抑制和杀伤作用,但在抑制和杀伤肿瘤细胞的同时常"是非不清""敌我不分",对机体正常细胞也有杀伤作用,尤其对增殖活跃、代谢旺盛的细胞如骨髓细胞、消化道黏膜上皮细胞、皮肤及其附属器、子宫内膜和卵巢等器官或组织的损伤更为严重。同时对重要器官如心、肝、肾、肺、骨髓及神经系统、消化系统等产生一定的不良反应。

不良反应按出现的时间可分为四类。①立即反应:用药后 1 天内出现的反应,如消化道反应恶心、呕吐等。②早期反应:用药后几天至几周内发生的反应,如口腔炎、白细胞减少等。③迟发性反应:用药后几周至几个月内发生的反应,如心、肺毒性。④晚期反应:用药数月至几年内才发生的反应,如第二肿瘤的发生、导致不育、致畸形等。

一、化疗前的准备

(一)药品的准备

(1)严格按要求进行药品的储存和保管。

(2)认真阅读药物说明书,掌握药品的名称、剂量、用药方法、时间及注意事项。

(3)化疗药物应由经过专科培训的专科护理人员进行配制。

(4)按要求使用专用的输液器和振荡器,若需避光则按要求进行。

(5)化疗前用药应按时执行,需静脉给药的应根据药物特性严格控制速度,予以心电监护。

(二)患者的准备

(1)化疗前全面评估患者的生理、心理状态和对疾病的知晓程度,有针对性地给予心理护理。告知患者化疗的目的、注意事项、化疗后可能出现的不良反应及应对的方法,以取得理解和配合(保护性医疗患者除外),确保疗程的顺利进行。

(2)根据化疗药物的性质、患者血管状况,选择合适的静脉和置管方法,如经外周静脉穿刺中心静脉置管(PICC)、中心静脉导管(CVC)、植入式静脉输液港(IVAP)。告知患者置管的目的及意义,签署知情同意书。

(三)护理人员的准备

(1)化疗药物配制前佩戴专用的手套、防护服、面罩或眼罩等,操作中按要求做好职业防护。

(2)认真执行各项操作规程,准确抽取药品剂量,做到现配现用,注意配伍禁忌。

(3)严格遵守无菌操作原则,配药和用药前、中、后严格执行查对制度。

(4)集中管理化疗药物,最好设置静脉配置中心(PIVA),规范使用生物安全柜。

(5)化疗给药必须由经验丰富的护理人员执行或指导,化疗期间加强巡视和观察。

(6)临床试验病房护理人员遵循GCP原则,执行相应的管理制度和操作程序。

二、化疗患者的一般护理

(1)树立以患者为中心的服务理念,了解患者和家属的需求,主动关心患者,做好各项护理,为患者提供全面、全程、专业、个性化的服务。

(2)熟悉常用化疗药物和新药的药理作用、给药途径、化疗方案及使用方法和顺序,并正确执行。

(3)化疗期间注意观察患者生命体征和病情变化,主动巡视,认真记录。如有异常,及时汇报医生和进行适当处理。

(4)严密监测,观察患者用药后的反应,如恶心、呕吐、胸闷、疼痛等,积极预防和处理不良反应。

(5)营造适宜的进食和休息的环境,避免不良刺激。鼓励患者进食富含营养、清淡易消化的食物,做到少量多餐。

(6)加强安全管理,对危重、长期卧床、年老体弱、管道留置的患者应用警示标志。做好各种管道的维护。

(7)将化疗患者列为交接班内容,特别是重点药物、重点环节的巡视和交接。

三、化疗药物常见不良反应的观察和护理

(一)局部不良反应

1. 常见药物　喜树碱、依托泊苷、丝裂霉素、蒽环类、长春碱类等。

2. 临床表现　可出现药物外渗透和静脉炎。一旦发生药物渗漏,可出现肿胀,严重者溃烂坏死。出现静脉炎时,表现为顺静脉走行的皮肤红线样改变、压痛、血管呈条索状改变。局部皮肤出现大小不等的红斑、硬结、疼痛等。

3. 护理要点

(1)中心静脉置管给药:若可能应首选用经外周血管中心静脉导管留置方法给药,在给药

前必须确定导管在血管内,并保持通畅,各管路接头稳固,给药后正确封管,导管留置期间(包括化疗间歇期)做好维护工作。

(2)外周静脉给药:如受经济和血管等因素限制选择外周静脉化疗患者,应合理选择穿刺部位,提高穿刺技术。可使用留置针,减少反复穿刺。适当剂量的稀释液溶解药物,以免药物浓度过高,控制适宜的输液和推注药液的速度。

(3)病情观察:给药前、中、后注意观察血管情况,询问患者是否有疼痛、烧灼感或其他不适。

(4)静脉炎护理:发生静脉炎者,可给予硫酸镁溶液、如意金黄散湿敷或外涂喜疗妥乳膏。有文献报道,锡类散加醋局部外敷效果更优于硫酸镁。

(5)药物外渗护理:一旦疑似或发生化疗药物渗出,则会产生不同程度的损害,应立即停止注射或输注,尽早按照药物外渗护理。

(二)消化系统不良反应

1. 常见药物　顺铂、达卡巴嗪、放线菌素 D、氮芥、长春碱类、阿糖胞苷、司莫司汀等。

2. 临床表现　恶心、呕吐、食欲缺乏、严重者脱水、电解质失调。黏膜炎可表现为唇、颊、舌、齿龈部位充血、红斑、疼痛、糜烂、溃疡、腹泻、甚至出现血便。

3. 护理要点

(1)心理指导:针对患者个体情况给予心理暗示和心理疏导,指导采用深呼吸、听音乐等放松技术。

(2)病情监测:注意观察患者每天的进食量、呕吐物的时间、次数及呕吐物的性质。准确记录出入量,监测体重、电解质。同时,观察大便的量、次数、性状,如有异常,及时汇报医生处理。

(3)保持口腔清洁:选择合适的漱口液,加强口腔护理。

(4)饮食指导:指导家属根据患者情况调整食谱,宜食清淡易消化、高蛋白、高维生素食物,少食多餐,多饮水,并保持大便通畅。

(三)肺毒性

1. 常见药物　博来霉素、白消安、丝裂霉素、阿糖胞苷、氨甲蝶呤、吉非替尼等。

2. 临床表现　以慢性肺炎或肺纤维化最常见,主要表现为乏力、胸闷、干咳、呼吸困难,重者可伴有发热、胸痛、咯血等。

3. 护理要点

(1)一般指导:指导患者注意保暖,防止感冒受凉。

(2)病情观察:用药时加强观察,一旦发生肺毒性的表现,立即停用化疗药,卧床休息,取舒适卧位,低流量吸氧,适度活动,遵医嘱使用皮质类固醇药物。

(四)骨髓抑制

1. 常见药物　除博来霉素、门冬酰胺酶、激素类、一般剂量长春新碱外的大多数化疗药物。尤其干细胞移植超大剂量化疗后。

2. 临床表现　白细胞、红细胞、血小板减少,可出现发热、贫血、食欲缺乏、鼻出血、牙龈出血、呕血、便血、血尿等症状。有些甚至可出现头痛、呕吐、视物模糊、意识障碍等颅内出血症状。

3. 护理要点

(1)生活指导:嘱患者卧床休息,做好自身防护,防止感冒,增加营养。

(2)病情观察:密切观察易发生感染的部位,如口腔、咽喉、会阴部、肛周等处是否有红、肿、热、痛。观察痰液、尿液、大便的颜色、性状。

(3)血象监测:监测白细胞计数,特别是中性粒细胞数,如发生异常时,严密监测体温,增加病房消毒,减少探视。当中性粒细胞绝对计数<0.5×10^9/L时,按粒细胞缺乏护理,有条件者入住层流病房。血小板降低时,应注意预防出血,密切观察出血情况,尤其是颅内出血。尽量减少创伤性操作,拔针后延长局部压迫时间。

(4)基础护理:加强各项基础护理、疾病知识宣教及安全护理,避免碰撞。

(五)心脏毒性

1. 常见药物　阿霉素、柔红霉素、喜树碱、顺铂等。

2. 临床表现　轻者可无症状,仅心电图表现为心动过速,非特异性 ST 改变等,重者则出现心肌损伤、心包炎,甚至心力衰竭、心肌梗死等,表现为心悸、气急、心前区疼痛、呼吸困难等。

3. 护理要点

(1)心电监护:化疗前行心电图检查,给予心电监护,密切观察心率、心律的变化,出现心律失常时及时处理。

(2)病情观察:注意密切观察患者生命体征和病情变化,同时备好急救药品、物品、器械等,随时做好急救的准备。

(六)肝脏毒性

1. 常见药物　氨甲蝶呤、柔红霉素、氮芥、放线菌素 D、阿糖胞苷等。

2. 临床表现　乏力、食欲缺乏、恶心、呕吐、肝大、血清转氨酶及胆红素升高等。

3. 护理要点

(1)心理护理:做好心理护理,保持情绪稳定。

(2)生活指导:指导患者多卧床休息,进食清淡饮食,适当增加蛋白质和维生素。

(3)病情监测:用药过程中加强监测,倾听患者主诉。

(七)泌尿系统毒性

常表现为肾毒性和出血性膀胱炎两种情况。

1. 常见药物　①肾毒性:顺铂、丝裂霉素、大剂量氨甲蝶呤等。②出血性膀胱炎:环磷酰胺、异环磷酰胺、喜树碱等。

2. 临床表现　①肾毒性:尿中出现红细胞、白细胞和颗粒管型,尿素氮、肌酐升高,严重者发生肾衰竭。②出血性膀胱炎:尿频、尿急、尿痛、血尿等。

3. 护理要点

(1)多饮水:嘱患者在化疗前、化疗中多饮水,使尿量维持在每日 2000～3000ml。

(2)用药护理:大剂量氨甲蝶呤使用时,应碱化尿液及使用亚叶酸钙(甲酰四氢叶酸钙);大剂量使用环磷酰胺、异环磷酰胺时,应在用药即刻、4h、8h 使用美司钠。注意观察尿液性状,准确记录 24h 出入量。

(3)饮食指导:多食新鲜水果和蔬菜,控制含嘌呤高的食物,如肉类、动物内脏、花生、瓜子等。

(八)神经系统毒性

1. 常见药物　奥沙利铂、门冬酰胺酶、阿糖胞苷、氨甲蝶呤、长春碱类、铂类等。

2. 临床表现　外周神经系统毒性表现为肢体麻木或针刺感、感觉异常、腱反射减退或消失、外周神经炎等。中枢神经系统毒性虽少见,但较严重,表现为惊厥、癫痫样发作、意识模糊、共济失调、瘫痪和痴呆等症状。

3. 护理要点

(1)神经系统监测:监测神经系统体征,观察毒性反应。

(2)用药护理:使用奥沙利铂前,指导患者禁冷刺激,注意保暖,使用后询问患者是否有感觉异常或麻木。若出现肢体活动或感觉障碍时,可给予按摩、针灸、被动活动等,加快康复。

(九)变态反应

1. 常见药物　紫杉醇、艾素、左旋门冬酰胺酶、紫杉特尔(泰索帝)等。

2. 临床表现　皮肤瘙痒、荨麻疹、肢体痛、焦虑不安、呼吸困难、低血压,严重者甚至危及患者生命。

3. 护理要点

(1)评估过敏史:化疗前评估药物过敏史,做好预防急救措施,按时执行化疗前预处理医嘱,如口服地塞米松。

(2)病情观察:严密观察患者神志、皮肤、血压及病情变化,给予心电监护,并做好记录。

(3)积极抢救:一旦发生变态反应,应立即停药,更换药液和输液器,汇报医生,安慰患者,吸氧,保持呼吸道通畅。若发生心搏骤停,立即行胸外心脏按压,配合医生进行抢救。

(十)皮肤毒性反应

1. 常见药物　卡培他滨、白消安(马利兰)、阿霉素、博来霉素、环磷酰胺、柔红霉素等。

2. 临床表现　手足部位麻刺感、烧灼感、疼痛,皮肤黏膜色素沉着、脱皮、皮肤干燥、甲沟炎、指甲变形、脱发等。

3. 护理要点

(1)心理护理:做好心理护理,减轻焦虑。

(2)生活指导:保持皮肤清洁,避免冷热刺激和进食刺激性食物。

(3)脱发护理:若脱发明显,告知患者脱发是暂时性的,停止用药后一段时间会恢复,可佩戴帽子或合适的假发。

(十一)远期不良反应

除上述不良反应以外,化疗还有远期不良反应,主要表现为性腺功能障碍、致畸胎作用及第二恶性肿瘤等。

1. 性腺功能障碍　性腺功能障碍表现为不育和女性闭经。已知引起生殖器功能障碍的药物主要为氮芥、环磷酰胺、美法仑等。其毒性与药物剂量相关。霍奇金病患者接受 MOPP 方案化疗,男性 80% 精子缺乏,女性 40%～50% 发生卵巢功能障碍。长期大剂量应用烷化剂及含烷化剂的联合化疗可造成永久性不育。

2. 第二肿瘤　第二肿瘤是化疗重要的远期毒性反应。发病率为 6%～15%。比一般人群高 20～30 倍。发病在停止化疗后 2～10 年,发病高峰在 5 年左右。常见引起第二肿瘤的抗肿瘤药物主要为烷化剂和亚硝脲类等。第二肿瘤的发生与用药总量及增加用药时间呈正相关。

3. 远期毒性反应的处理　现代化疗及肿瘤综合治疗的发展使肿瘤的疗效不断提高,表现为患者长期生存率、治愈率不断提高。因此,化疗的远期毒性也日益受到重视。远期毒性的处理主要在于预防。具体方法如下。

(1)严格把握适应证:要重视正确掌握化疗包括辅助化疗的适应证,避免盲目扩大适应证,不适当地长期维持治疗。

(2)合理制订和选择化疗方案:例如霍奇金病的 ABVD 方案(ADM、BLM、VCR、DTIC)对生殖腺毒性较低,罕见引起第二肿瘤。医生在患者治疗初始阶段就应考虑到在保持和提高现有疗效的前提下选择远期毒性较小的方案。

总之,随着肿瘤患者长期生存率、治愈率的不断提高,防治和减少远期毒性并发症已是临床和实验研究面临的重要课题之一。

第四节 化学治疗静脉的管理

化学治疗作为恶性肿瘤治疗的主要手段之一,在肿瘤整个治疗过程中起着举足轻重的作用。化疗有多种给药途径,其中经静脉给药在临床中较为常见。经静脉给药可以快速提高血药浓度,达到治疗效果。但是因绝大多数化疗药物具有较强的细胞毒性,反复静脉穿刺、静脉留置针时间过长等因素会造成血管不同程度的损伤,甚至药液渗漏造成局部组织坏死。因此,化疗期间的静脉管理已成为专业护理人员面临的一个非常重要的问题,应引起足够重视。

一、化学治疗中静脉的评估与选择

静脉将血液从身体各部分送回心脏,始于毛细血管,终于右心房。四肢的浅静脉常被用来进行普通药物的静脉输入。化疗是治疗恶性肿瘤的方法之一,经外周静脉输注化疗药物,可能导致以下不良后果。①化疗药物的强刺激性及多疗程治疗,导致静脉内膜炎的发生。②化疗药物外渗,可造成局部疼痛及组织坏死、溃疡。③多疗程的反复静脉穿刺,可给患者的静脉造成物理性损伤并留下瘢痕。④多疗程的化疗和穿刺,会导致肿瘤患者的后期治疗没有外周静脉通路,造成患者恐惧治疗的不良心理状态。因此,作为一名肿瘤科专科护理人员,在执行静脉化疗的过程中,如果只满足于穿刺准确、输液时穿刺针不脱出血管的要求,是远远不够的。只有充分掌握静脉的解剖结构、各种静脉穿刺工具及静脉导管的特点,掌握化疗药物对静脉的化学性损伤和外渗的特性,才能对肿瘤患者化疗的静脉通路做出合理的评估和选择。

(一)静脉解剖及与化疗的关系

1. 浅静脉

(1)上肢静脉:上肢静脉管径细,血流缓慢,输注刺激性药物时容易发生静脉炎和渗漏性损伤。常用于输液的上肢静脉有头静脉、贵要静脉、肘正中静脉及手背静脉。

1)头静脉:起于手背静脉网的桡侧,于腕关节桡侧上行至前臂,沿前臂桡侧上行,至肘窝处通过肘正中静脉与贵要静脉相连,于上臂外侧沿肱二头肌外侧上行,经三角肌与胸大肌肌间沟,在锁骨下静脉穿过深筋膜,汇入腋静脉或锁骨下静脉。头静脉直径约 6mm,血流量为40～90ml/min。头静脉先粗后细,且扭曲,汇入腋静脉处几乎成直角,经头静脉置入 PICC 时易造成置管困难或导管异位。

2)贵要静脉:起于手背静脉网的尺侧,沿前臂静脉尺侧上升,在肘窝下方转向前面,接收肘正中静脉后,位于肱二头肌内侧沟的浅层内,经肱二头肌内侧沟上行至臂中部,穿过深筋膜汇入肱静脉,或伴随肱静脉向上汇入腋静脉。贵要静脉直径为 6～10mm,血流量为 90～150ml/min。贵要静脉具有粗、直、静脉瓣少、分支少、在肌肉下穿行的特点,为 PICC 的首选静脉。

3)肘正中静脉:粗而短,位于肘窝前面,连接头静脉和贵要静脉。

4)手背静脉网:浅筋膜内丰富的浅静脉互相吻合形成手背静脉网,常用于外周静脉的输液。

(2)下肢静脉:下肢常用的浅静脉有大隐静脉、小隐静脉和足背静脉。由于下肢静脉血流缓慢,静脉瓣多,一般静脉输液不宜选择下肢。静脉化疗则禁忌在下肢静脉穿刺。

(3)颈外静脉:是颈部最大的浅静脉,由耳后和枕部的静脉与下颌后静脉后支汇合而成,沿胸锁乳突肌表面下行,汇入锁骨下静脉。该静脉末端虽有一对瓣膜,但不能阻止血液反流,正常人站位或坐位时,颈外静脉常不显露。但当心脏疾病或上腔静脉血液回流受阻时,可致颈外静脉扩张。颈外静脉的体表投影在下颌角至锁骨中线的连线,是小儿静脉穿刺的常用部位之一。

2. 深静脉

(1)颈内静脉和锁骨下静脉:管径较粗,锁骨下静脉直径约为 19mm,血流量为 1000～1500ml/min,若进入空气危害较大;胸腔内压力较大,深静脉血液容易反流至中心静脉导管内堵塞导管;穿刺难度大,损伤静脉后形成血栓的概率增加。

(2)上腔静脉:上腔静脉管径粗,直径约 20mm,血流量为 2000～2500ml/min。中心静脉导管的头端通常位于此处。

(二)静脉输液路径及静脉穿刺工具介绍

1. 外周静脉路径　外周静脉穿刺针包括头皮钢针和静脉留置针。

(1)一次性静脉输液针。①优点:与输液器配套使用,经济方便。②缺点:患者活动受限,容易渗漏,需每天穿刺;输入刺激性化疗药物时,仍能引起渗漏性损伤和化学性静脉炎,不能保护血管内膜。③规格:由针柄的颜色区分,一般指输液针外径。

(2)静脉留置针:静脉留置针又称套管针,由硅胶材料制成。①优点:套管柔软、容易固定、操作方便,可减少穿刺及输液时的渗漏,有利于患者搬动及活动,患者感觉比较舒适;可随时静脉给药,便于紧急抢救;可在静脉内留置 3 天,不必每天穿刺。②缺点:输入刺激性化疗药物时,仍能引起渗漏性损伤和化学性静脉炎,不能有效保护血管内膜。静脉留置针分为开放式与封闭式两种类型。③规格:静脉留置针规格(G)与针的外径相关,有 12G、14G、16G、18G、22G、24G 等型号,其中 22G、24G 在临床上使用较为广泛。在满足临床治疗的前提下,应选用最小型号,以减少机械性摩擦及对血管壁的损伤。④使用时的注意事项:留置针穿刺宜选择粗直、富有弹性、血流量丰富、无静脉瓣膜的血管,注意避开关节位置。长期卧床的患者因下肢血流缓慢易形成血栓,应尽量避免在下肢静脉使用留置针。

2. 中心静脉路径　中心静脉导管(central venous catheter,CVC)一般分为单腔、双腔、三腔、四腔导管;按长度及置管位置不同分中等长度导管、颈内/锁骨下/股静脉导管、经外周静脉置入中心静脉导管(peripherally inserted central venous catheter,PICC)、输液港(implantable venous catheter,PORT)等。

(1)中等长度导管:有 8.33cm 和 13cm 两种类型,便于从肘部或颈部快速置入,多用于抢救。导管质地较硬,保留时间为 7～15 天。缺点是导管尖端没有到达上腔静脉,输入刺激性化疗药物时对静脉内膜有损伤。此类导管在临床上应用较少。

(2)颈内/锁骨下/股静脉导管:有 15cm、20cm 和 30cm 三种类型。常用于手术、抢救、中心静脉营养和中心静脉压监测。该导管质地柔软,可保留 15～30 天。导管头端位于上腔静脉内,可输注刺激性化疗药物,对外周静脉内膜有保护作用。缺点是保留时间不长,一次置管不能满足肿瘤患者多疗程化疗的需要。

(3)经外周静脉置入中心静脉导管(PICC):质地最为柔软,可在静脉内保留1年。导管头端位于上腔静脉内,是长期输液及静脉化疗患者首选的静脉路径。可持续或间断输注刺激性溶液,对溶液的渗透压和pH无限制,特别适用于全胃肠外营养和肿瘤患者的化疗,也可用于新生儿及早产儿。目前在国内使用较为广泛。

(4)输液港(PORT):即植入式静脉输液,是一种可植入皮下,长期留置在体内的静脉输液装置。其导管头端位于上腔静脉内,通过无损伤针刺输液即可建立静脉通路,是中心静脉导管的一种。留置时间大于PICC。需长期输液治疗或化疗患者、外周静脉条件不适宜PICC的患者,可以选择植入式静脉输液。该操作由医师在手术室完成。其优点是导管全部埋于体内,患者体表没有导管外露,不影响美观和清洁皮肤。缺点是医师需要在局部麻醉下行锁骨下静脉切开置管,取出时也要行局部麻醉及手术,这种有创伤性操作限制了植入式静脉输液的广泛应用。目前国内临床使用较少。

(三)静脉通路的选择及其使用原则

1. 静脉通路选择

(1)持续静静给药,输入发疱剂和刺激性强的药物宜选择中心静脉通路。

(2)不了解药物性质时宜选择中心静脉通路。

(3)非发疱剂和非刺激性的药物可选择外周静脉通路。

(4)经外周静脉留置针给予化疗药后,留置针不宜留置。

2. 外周静脉通路的使用原则

(1)最佳静脉条件为有完整、弹性的皮肤支持,血管柔软、粗直,富有弹性,易于触及,充盈良好且不易滑动。外周血管条件较好者,有计划地由远端小静脉开始,按照先远后近、左右交替的原则,选择粗直、弹性好、无弯曲及分叉的血管,避开手指、腕部等关节部位、静脉瓣及肌腱、神经走行的部位。注意不要反复在同一条静脉输注化疗药物,经常变换给药静脉以利于损伤静脉的修复。

(2)输注化疗药物时避免在关节、指间小静脉及下肢静脉穿刺,因下肢静脉静脉瓣多,血流缓慢,血供差,易造成药物滞留,损伤血管内皮,导致静脉炎、外渗及静脉血栓形成。

(3)输注化疗药物前连接生理盐水穿刺,确认针头在血管内再注药,输注完毕后再输入生理盐水,以冲洗附着在血管壁上的化疗药物,减轻药物对血管内膜的刺激,还可以避免在拔针时由静脉内带出少量化疗药物至皮下组织。

(4)在满足治疗需要的情况下,尽量选择小号针头穿刺,针头越小,对血管损伤越小,外渗机会也减少。

(5)输液过程中观察患者穿刺局部反应,注意观察有无肿胀、疼痛和烧灼感。如患者感到输液部疼痛或烧灼感,无论局部是否肿胀,都应立即拔针,按化疗药物外渗处理。

(6)不宜选择的静脉穿刺部位:①手术区域侧肢体如乳腺癌手术侧上肢;②肿瘤侵犯的部位;③炎症、硬化和瘢痕部位;④下肢静脉;⑤24h内有静脉穿刺史及穿刺点以下的静脉;⑥关节或其他潜在肌腱和神经损伤的部位。

二、化疗药物外渗的处理

资料表明,化疗药物在静脉给药过程中渗漏的发生率为0.1%~6%,可引起栓塞性静脉炎和局部组织坏死,应引起护理人员的高度重视。

(一)化疗药物外渗的原因

1. 解剖因素　年老体弱患者由于血管壁硬化等原因,使血管脆性增大、管腔变小,血流减慢。如果将药物注入这些静脉,可使局部药物浓度升高,发生药物外渗。

2. 生理因素　静脉压升高时(如上腔静脉压迫综合征或手术后上肢水肿),造成静脉回流受阻。如果将药液注入患肢静脉,则会增加药物外渗的危险。

3. 药物因素　局部组织损伤与药物外渗量接触时间有关。如高浓度药物易引起组织损伤。为了降低局部药物浓度,应缓慢给药,但延长给药时间又使药物与组织接触时间较长。因此,要根据患者的静脉情况,选择合适的药物浓度,并在最短的时间内给药。

4. 静脉注射部位　在选择静脉注射部位时,应避免在关节处、神经和肌腱较多的部位注射。若选择该处静脉给药,可损伤神经和肌腱。

5. 医源性因素　少数护理人员缺乏注射抗肿瘤药物的经验。或者在发生药物外渗后没有及时采取适当措施;应避免在同一部位反复穿刺给药;此外,熟练的静脉穿刺技术也至关重要。

(二)药物外渗的临床表现

化疗药物外渗性损伤的临床表现因药物种类及渗出量多少而异。例如,腐蚀性化疗药物外渗后,局部皮肤可即刻出现肿胀、大小不等的红斑、硬结甚至水疱,伴有疼痛,严重者局部皮肤发生坏死,形成慢性溃疡,可持续数周或数月,病灶不断扩大可累及筋膜、肌肉、韧带等。

(三)药物外渗后的处理原则

(1)立即停止药液输入,尽量回抽渗出的药液。

(2)立即通知医生,通过原输液针给予相应的解毒药(若针已出血管,则通过皮下注射给予解毒药)。

(3)更换输液器,输入生理盐水。

(4)抬高患肢48h,局部间断冷敷或冰敷6~12h,冰敷时注意防止冻伤发生。

(5)可给予1%的普鲁卡因+地塞米松做环形封闭。

(6)局部皮肤破溃时,应采用无菌换药的方法处理,不要涂抹任何膏剂,清理创面后可用高渗生理盐水纱布湿敷,上面覆盖透气的溃疡贴。

(7)对广泛的组织坏死,可予以手术清除、皮瓣移植等处理。

(四)化疗药物外渗的预防

(1)化疗药物的输入应该由受过专业培训或取得化疗专科证书的护理人员执行。

(2)化疗前应该识别和了解所输入药物的性质及药物对局部组织和静脉的刺激程度。

(3)将化疗药物按要求稀释到规定浓度,避免浓度过高。

(4)正确评估静脉、合理选择静脉穿刺部位,避免在放射治疗的肢体、有动静脉瘘的肢体、乳腺手术后的患侧肢体、淋巴水肿等部位穿刺;有上腔静脉综合征的患者应选择下肢静脉穿刺。避免在24h内被穿刺过的静脉给药。

(5)输注化疗药物前,检查是否有回血。若无回血,或不能确定针头完全在静脉内,则另外选择静脉重新穿刺。

(6)给药过程中不断观察静脉情况,并询问患者穿刺处有无疼痛和烧灼感。对于语言沟通障碍、老年或意识欠清的患者要给予重点关注。

(7)如果需要输入多种药物时,应先输入非刺激性的药物;两种药物之间要给予生理盐水或葡萄糖液体。强刺激性药物输注过程中,护理人员必须在床边监护直至药物全部输入体内。输注完毕后,应继续输入生理盐水,充分冲洗管道后再拔针。

(8)告知患者药物外渗的相关症状,让患者主动参与早期的观察,可对外渗的预防起到积极作用。

三、PICC 在肿瘤化疗中的应用及护理

PICC 是指经外周静脉(贵要静脉、肘正中静脉、头静脉)穿刺,将一条放射显影、硅胶材料制成的导管沿静脉送入,使导管尖端位于上腔静脉内。PICC 导管具有光滑、柔软等特点。大多数接受 PICC 置管的患者感觉良好,无特殊不适感,插管上肢活动自如,避免了传统中心静脉置管可能发生的气胸、血气胸、空气栓塞等并发症,减少了静脉穿刺次数,可输注强刺激性药物,有效保护了上肢浅静脉,减少了局部渗漏和静脉炎的发生。

(一)传统的 PICC 穿刺技术

1. 适应证

(1)有缺乏外周静脉通道的倾向。

(2)有锁骨下静脉或颈内静脉插管禁忌。

(3)需要长期静脉输液。

(4)需要输注刺激性药物,如化疗药物。

(5)需要反复输血或血制品,或反复采血。

(6)需要输注高渗性或黏稠性液体,如全胃肠外营养。

(7)需要使用输液泵或压力输液。

(8)同样适用于儿童。

2. 禁忌证

(1)凝血功能障碍。

(2)肘部血管条件太差。

(3)预插管途径有外伤史、血管外科手术史、放射治疗史或静脉血栓形成史。

(4)预插管途径有感染、皮炎或外伤。

(5)乳腺癌根治术后,患侧禁忌插管。

(6)患者确诊或疑似对导管材料过敏。

3. PICC 操作程序

(1)PICC 操作前准备

1)操作者准备:态度认真、情绪稳定、自信。清楚血管解剖位置,选择血管准确,对于操作中可能出现的问题要有充分估计和准备。

2)患者准备:告知患者 PICC 适应证及禁忌证,签署知情同意书,评估患者穿刺部位皮肤及血管情况,协助患者取平卧位或半卧位。有严重呼吸困难不能平卧者,可取半卧位穿刺置管。

3)用物准备:用物应准备齐全,并按用物顺序及无菌操作的要求摆放整齐。

(2)操作步骤

1)选择穿刺点:最佳穿刺点为肘窝下二横指。穿刺静脉一般首选贵要静脉,该静脉短直、

静脉瓣少,置管成功率高;肘正中静脉粗直,但静脉瓣多,与贵要静脉交汇处形成角度,导管送至此处易受阻,可调整患者肢体位置;头静脉由于静脉瓣多,易反折进入腋静脉。

2)测量导管置入长度:患者预穿刺侧上肢外展 90°,测量自穿刺点至右胸锁关节加 3～4cm 为置管长度。

3)建立无菌区:打开 PICC 导管包,将治疗巾铺于患者穿刺侧手臂下,戴无菌手套,抽吸生理盐水和肝素盐水。

4)预冲导管:用肝素盐水预冲导管、连接器和肝素帽,再将导管浸于肝素盐水中。

5)穿刺点消毒:按无菌原则消毒穿刺点,范围为肘关节上下 10cm。

6)扎止血带:使静脉膨胀。

7)更换无菌手套:并用生理盐水冲洗手套上的滑石粉。

8)铺孔巾:暴露穿刺部位。

9)实施静脉穿刺:一手固定皮肤,另一手持针穿刺,进针角度 15°～30°,穿刺见回血后将穿刺针与血管平行,继续推进 1～2mm,然后保持针芯位置不动,单独向前推进插管鞘,避免由于推进钢针造成血管壁穿透。

10)取出穿刺针:松开止血带,以一手拇指固定插管鞘,示指或中指压住插管鞘末端处的血管,防止出血,从插管鞘中撤出穿刺针。

11)插入并推进导管:固定插管鞘,将导管自插管鞘内缓慢、匀速推进,导管置入到肩部时,指导患者头转向穿刺侧,下颌靠肩,防止导管误入颈内静脉。

12)撤回插管鞘:当导管置入预计长度时,在鞘的远端静脉上加压止血并固定导管,然后撤出插管鞘。

13)撤出支撑导丝:轻压穿刺点以保持导管位置,缓慢将导丝撤出。

14)修正导管长度:保留体外 5cm 导管,以便于安装连接器,用无菌剪刀剪断导管,注意断面要平整。

15)安装连接器:先将减压管筒套于导管上,再将导管与连接器翼形部分的金属柄连接,注意一定要推进到底,导管不能起褶,然后将翼形部分的倒钩与减压套筒上的沟槽对齐、锁定。

16)抽回血、冲管:用注射器回抽至有回血,然后用 20ml 生理盐水以脉冲方式冲管、正压封管,安装肝素帽。

17)固定导管:将导管出皮肤处逆血管方向盘绕呈"S"形,在穿刺点处垫以纱布,其上以透明贴膜固定,透明贴要覆盖至连接器翼形部分的 1/2,然后用脱敏胶布以蝶形交叉固定连接器和肝素帽。

18)确定导管尖端位置:拍 X 线胸片确定导管尖端位置。

19)整理记录:整理完毕,记录穿刺者姓名、穿刺日期、穿刺过程及导管名称、编号、型号、置入长度和 X 线检查结果等。

(二)B 超引导下的 MST 技术

随着医疗技术的进步,B 超引导下的 MST(modified seldinger technology,MST)行 PICC 置管避免了传统方法在肘关节以下部位置管,减少了血管损伤、提高了穿刺成功率及患者满意度,降低了并发症的发生率。该技术已在临床广泛运用。

1.B 超引导下的 MST 技术与传统 PICC 穿刺方法的区别

(1)穿刺部位的选择:B 超引导下的 MST 技术通常以肘关节上 3～5cm 处为穿刺点,可减少 PICC 导管因穿刺在肘关节下而随肘关节活动在静脉内被牵拉、摩擦血管内膜及进入或退出血管等问题,并可避免肘关节处的汗液刺激穿刺点引起的不适感。

(2)选择血管方法的区别:传统的 PICC 选择血管方法为手指触摸血管有无弹性和肉眼是否能看清血管;而 B 超引导下的 MST 技术则使用探头探测血管,操作者眼看屏幕即可判断血管的走向、深度和内径大小。

(3)测量方法的区别

1)传统的 PICC 测量方法,先选择穿刺点,然后从预穿刺点开始至右胸锁关节的距离再加 3～4cm 为置管长度。

2)B 超引导下的 MST 技术分为两次测量,①第一次测量:在置管前测量,从肘关节至右胸锁关节的距离再加 3～4cm 为置管长度。②第二次测量:巴德(BD)三向瓣膜式导管,在穿刺成功后,送管时将预测刻度送至肘关节即可,然后读出穿刺点处送入体内的刻度,即为送管长度;巴德(BD)头端开口式导管,穿刺成功后准备导管时进行二次测量,即测量肘关节至穿刺点的长度,然后用公式:导管置入体内长度＝预测长度－肘关节至穿刺点的长度。

(4)消毒范围的区别

1)传统的 PICC 消毒:消毒范围为肘关节上下各 10cm。

2)B 超引导下的 MST 消毒:由于穿刺部位在肘关节上,并且贵要静脉位于上臂的尺侧,所以消毒范围为腋窝至肘关节下 10cm,两侧要求消毒至臂缘下。由助手帮助抬起患者的上臂进行消毒。

2. B 超引导下的 MST 技术的注意事项

(1)严格无菌操作。①操作者应穿无菌手术衣。因操作者在操作中为稳定探头,双肘需支撑在无菌区域内,所以必须穿无菌手术衣才能达到无菌要求。②探头需使用无菌探头罩(长约 150cm)保护,以充分满足无菌区域的要求;无菌探头罩外需要涂无菌耦合剂。③孔巾要求:至少备有 120cm×90cm 或更大的孔巾。

(2)送导丝:动作要轻柔,避免损伤血管内膜;沿导丝向前推送扩张器、置管鞘的过程要始终用手指夹住导丝末端,防止导丝完全滑入血管内。

(3)扩张皮肤:要注意一次到位,避免扩张皮肤不全而导致旋入置管鞘困难和引起患者胀痛不适;刀刃需从导丝外侧、与导丝平行的方向进入皮下组织,避免切割导丝。

(4)稳定 B 超探头:穿刺前和穿刺中一定要稳定 B 超探头,防止探头滑动,使操作者不易看清屏幕,而造成穿刺失败。

(三)PICC 置管中的常见问题及处理

1. 送管困难

(1)静脉选择:首选贵要静脉穿刺,适当调整体位,送管时动作轻柔,以减轻对血管内膜的损伤。

(2)送管技巧:送管速度不宜过快,可暂停片刻再送,边送管边向导管内推注生理盐水,使送管血管充盈以利于导管通过;必要时辅助热敷,以消除静脉痉挛引起的送管困难。

(3)患者配合:指导患者放松,避免由于患者紧张憋气导致胸腔内压力增高,使导管通过困难。

2. 导管异位　尽量避免在头静脉穿刺。如果导管异位,可用 5～10ml 生理盐水快速冲管,适当改变体位,通过自然重力下降,X 线定位确定,重新调整位置。

3. 导丝拔出困难　送管时用力太猛使导管扭曲或导管在生理弯曲处,造成拔管时有阻力感,导丝拔出困难。此时不能强行拔管,如有阻力,暂停 1~2min 后再轻轻拔出;适当调整患者体位;穿刺前用生理盐水冲管,保持导管润滑。

4. 心律失常　导管尖端位置过深,误入右心房或刺激上腔静脉丛可导致患者出现心律失常。术前应准确预测导管深度,以免插管过深;发生心律失常患者可将导管退出 3~5cm。

5. 渗血和血肿　导入针型号过大、穿刺不当或有出血倾向者,可造成穿刺部位渗血和血肿。此时应加压止血,嘱患者避免过度活动,停服抗凝药,必要时给予止血药。

(四)PICC 置管后的常见问题及处理

1. 穿刺点出血　穿刺后 24h 少量出血属正常现象,如出血不能被敷料吸收,可在穿刺点上方按压 10min,告知患者屈肘 10~20min,如出血不止,应通知医师处理。关节下穿刺置管者,指导患者在穿刺点未愈合期内避免屈肘运动,防止出血。

(1)置管后给予弹力绷带加压包扎:弹力绷带包扎后,应检查患者绷带的松紧度是否合适及患者手指末端循环状况。弹力绷带加压包扎可使出血点迅速闭合,血小板易于聚集于此,达到促凝止血的目的。

(2)吸收性明胶海绵按压止血:吸收性明胶海绵的主要成分是药用明胶,为质轻多孔的海绵状物,有吸水性,揉搓不易崩碎。将吸收性明胶海绵对折后覆盖在穿刺点部位,再覆以透明敷贴按压穿刺点 10min,对于局部止血、预防出血具有很好的效果。

(3)外用止血药物:如云南白药外敷止血效果较好。方法为穿刺点外敷云南白药粉末,用无菌纱布覆盖即可。

2. 导管阻塞　如通过导管给药时有阻力,输液速度减慢或停止,无法抽到回血,应考虑为导管阻塞。应检查导管是否有曲折、受压情况,根据堵管液体的性质(血栓、脂质物、酸性物、碱性物等)选择尿激酶、75% 乙醇、5% 碳酸氢钠、弱盐酸等通管。

3. 机械性静脉炎　机械性静脉炎是 PICC 常见并发症之一,为急性无菌性炎症,常发生于置管后 48~72h。由于导管对血管壁的摩擦、撞击作用,造成血管痉挛和血管内膜损伤,引起组胺、5-羟色胺、缓激肽、前列腺素、前列腺环素等炎症介质的释放,从而使毛细血管扩张、血管通透性增加,血液从血管中渗出,形成局部炎症性水肿,导致机械性静脉炎,可见置管侧手臂沿血管走向的皮肤红肿现象。

处理原则为抬高患肢,加快上肢静脉血液回流速度,改善静脉炎症状,避免剧烈运动,局部湿热敷或理疗仪治疗,温热刺激可使静脉扩张,静脉血液回流加速,改善微循环,同时促进静脉内膜组织新陈代谢,加速静脉内膜组织的修复。如上述治疗不能控制症状,应做 B 超排查有无血栓形成。

4. 血栓形成　仔细观察患者置管侧上肢有无肿胀、疼痛、皮温增高及皮肤颜色变化,沿静脉走向有无红肿现象。静脉血栓一旦形成,应立即停止经 PICC 导管输入液体并封管,通知分管医师及护理人员,遵医嘱及时给予抗凝及溶栓治疗,根据患者实际病情决定是否拔出 PICC 导管。

(1)心理护理:主动与患者交流与沟通,讲解深静脉血栓发生的过程及溶栓治疗的必要性、安全性及注意事项,使患者对并发症有全面的了解,从而保持良好的心态,积极配合治疗和护理。

(2)患肢的护理:患肢制动并抬高 20°~30°,以促进血液循环,注意患肢保暖,室温保持在

25℃左右;严禁患肢按摩,以防血栓脱落引起肺栓塞。每日测量患肢、健肢同一水平臂围,观察对比患肢消肿情况,并观察患肢皮肤颜色、温度、感觉及桡动脉搏动,做好记录,及时判断治疗效果。

(3)严禁冷热敷:由于热敷促进组织代谢,同时增加动脉血流,引起肿胀加重,增加氧耗量,对患者无益;冷敷引起血管收缩,不利于解除疼痛和建立侧支循环。

(4)避免患肢输液和静脉注射。

(5)监测出血倾向:监测患者血常规、血小板计数、出凝血时间、凝血酶原时间、粪便隐血试验等。

(6)预防患肢压疮:由于患肢制动且血栓引起血液循环较差,容易引起压疮。应保持床单清洁干燥,患肢下垫小软枕,防止受压。

(7)预防肺栓塞:血栓形成后1~2周最不稳定,栓子极易脱落,随血液循环回流入心脏,继而进入肺动脉,造成肺栓塞。血栓形成的患者除积极抗凝、溶栓治疗外,急性期应卧床休息1~2周,防止一切使静脉压增高的因素,避免血栓脱落。如果患者突然出现剧烈咳嗽、胸痛、呼吸困难、发绀、咯血甚至休克,应考虑肺栓塞的发生。

5. 穿刺点感染 无菌操作不严格、敷料渗透未及时更换、有糖尿病病史者均可发生穿刺点局部感染。表现为局部皮肤红肿、疼痛,有渗液,甚至出现脓性分泌物。有感染症状者,应严格无菌操作,加强换药,及时更换敷料,保持穿刺点清洁干燥;有脓性分泌物者,应将脓性分泌物清除干净,避免残留,并遵医嘱使用抗生素治疗。

6. 导管断裂 高压力注射操作、导管堵塞后强行冲管及导管固定方式不当等皆可造成导管断裂。若导管断裂部分发生在体外,断裂点距离穿刺点5cm以上,方可采用修复导管的方法(巴德三向瓣膜式导管);若导管在体内断裂,应立即在穿刺侧上肢腋窝处扎止血带,患肢制动,紧急X线检查,确认导管在体内的位置,然后请介入或心脏导管室医师于腔静脉用介入方法取出断裂的导管。

(五)PICC置管后的护理要点

1. 更换敷料

(1)PICC穿刺时建议使用无菌透明贴膜固定。置管术后24h内更换贴膜,并观察局部出血情况,以后酌情每周更换1~2次。

(2)换药时应沿导管方向由下向上揭除透明贴膜,避免牵动导管,防止将导管带出体外。

(3)检查导管穿刺点有无发红、肿胀,有无渗出物。

(4)洗手、打开无菌包、戴手套。

(5)先用乙醇棉球清洁穿刺点3遍,从中心向外螺旋清洁,消毒范围直径至少达到20cm。

(6)用碘仿棉球以同样方法消毒3遍,待干2min。

(7)消毒剂待干后,贴敷料。敷料贴以穿刺点为中心覆盖全部体外导管,下缘固定到连接器翼形部分的一半,注意勿使用胶布直接固定导管,以免损伤导管。

(8)用脱敏胶布以蝶形交叉方式固定连接器和肝素帽。

2. 冲管频率 每次静脉输液、给药或血制品、输注全胃肠外营养等高黏滞性药物后必须立即冲管。治疗间歇期每7天冲管1次。每次输液后,封管时不要抽回血,用10ml以上注射器抽吸生理盐水10~20ml以脉冲方式进行冲管,并正压封管。

3. 更换肝素帽 使用无菌技术打开肝素帽包装,预冲肝素帽。取下原有的肝素帽,消毒导管接头的外壁,连接新的肝素帽,用 10ml 的生理盐水冲洗导管,用脱敏胶布以蝶形交叉固定好连接器和肝素帽。更换频率为常规每 7 天 1 次,如遇有裂纹、残留血液等特殊情况,需立即更换。

此外,应密切观察患者情况,发生感染时应及时处理或者拔管。

第 *13* 章

肿瘤其他治疗的护理

肿瘤的治疗技术发展迅速,除了传统的手术、放疗、化疗之外,生物治疗、介入治疗、放射性核素治疗、热疗、冷冻治疗等在近几年也得到较快发展。此外,传统中医治疗在肿瘤治疗中的作用也逐渐受到重视。本节介绍其中部分治疗的护理。

第一节　肿瘤生物治疗的护理

肿瘤生物治疗(biotherapy)是运用各种生物技术和生物制剂通过激发和增强机体自身免疫功能、调整基因表达、调控内分泌网络等方式调节肿瘤患者机体的生物反应,达到直接杀伤肿瘤细胞或间接抑制肿瘤细胞生长及减轻肿瘤治疗相关不良反应的多种治疗方法的总称。

一、肿瘤生物治疗的概述

(一)发展简史

肿瘤生物治疗始于 1891 年,美国医师 Coley 利用化脓性链球菌和灵杆菌滤液治疗晚期肿瘤患者,称为 Coley 疗法。1953 年,Feley 和 Preho 发现动物肿瘤特异性移植抗原,建立了现代肿瘤免疫概念,随后多种非特异性生物制剂(卡介苗、短小棒状杆菌、免疫核糖核酸、转移因子等)的大量临床应用和动物实验为人类的肿瘤免疫治疗奠定了科学基础。20 世纪 80 年代中叶,Bosenberg 和 Oldham 等提出生物反应调节概念(BRM),奠定了现代肿瘤生物治疗的理论基础。BRM 是指能够直接或间接地修饰宿主-肿瘤的相互关系从而改变宿主对肿瘤的生物学应答,产生有利于宿主而不利于肿瘤的治疗效应。20 世纪 80 年代末至今,应用细胞因子、肿瘤疫苗、单克隆抗体、干细胞、免疫淋巴细胞和基因治疗方法获得可喜成果。

(二)生物治疗在肿瘤治疗中的地位

近 20 年来,生物治疗逐渐成为肿瘤临床研究的热点。随着大量的生物治疗制剂进入临床使用,生物治疗已经成为继手术、放疗、化疗后的第 4 种恶性肿瘤的治疗模式,在改善肿瘤患者生活质量、延长生存期、降低肿瘤复发率等方面的重要作用得到越来越多的认可和重视。

生物治疗涉及范围广泛,主要包括肿瘤免疫治疗、基因治疗、细胞因子治疗、分子靶向治疗和内分泌治疗等,这些方法均属于目前最新的肿瘤临床治疗方法,也是当今恶性肿瘤临床治疗研究的热点,特别是基因治疗,众多的研究者进行了各种基因治疗肺癌,消化系统、血液系统及妇产科恶性肿瘤等的研究,免疫治疗也在不断研究中取得了进展,已逐步在临床使用。近年来,恶性肿瘤治疗研究热点集中在将基因治疗、免疫治疗等与药物化学治疗结合起来,以提高疗效、减轻不良反应。

(三)肿瘤生物治疗存在的问题和应用前景

1. 生物治疗存在的问题　虽然恶性肿瘤的生物治疗研究蓬勃发展,不断有新机制、新技术问世,但目前许多尚处于研究阶段,存在疗效不确切,同时,其特异性和安全性问题也需要不断探索和完善。此外,其昂贵的价格也制约了在恶性肿瘤临床治疗中的广泛应用。

2. 生物治疗的前景　肿瘤生物治疗是应用各种生物治疗制剂和手段来调节和增强机体的免疫和抗癌能力,维护机体生理平衡,抗御肿瘤,变被动抗癌为主动抗癌,有着巨大的治疗潜力和生命力。从生物治疗发展的过去和现代生物疗法的未来和取得的疗效看,生物治疗是有其潜在的疗效和光明的前途,从某种意义上讲将具有决定性的长期疗效。

二、肿瘤生物治疗的分类

近年来,生物科技发展迅猛,新的生物制剂和治疗技术不断涌现,其中有些已开始在临床治疗中应用,按照生物治疗作用机制的不同,可将肿瘤生物治疗分为以下六类。

(一)免疫治疗

肿瘤免疫治疗是应用免疫学原理和方法,提高肿瘤细胞的免疫原性和对效应细胞杀伤的敏感性,激发和增强机体抗肿瘤免疫应答,并应用免疫细胞和效应分子输注宿主体内,协同机体免疫系统杀伤肿瘤、抑制肿瘤生长。肿瘤免疫治疗在清除少量、残留的肿瘤细胞过程中具有重要作用,故用常规疗法清扫大量的肿瘤细胞后,再用免疫治疗有可能达到治愈恶性肿瘤的目的。包括主动免疫治疗、被动免疫治疗和非特异性免疫治疗。

1. 主动免疫治疗　肿瘤的主动免疫治疗即肿瘤疫苗,是指给机体应用各种形式的肿瘤抗原物质,刺激机体免疫系统产生针对肿瘤抗原的特异性抗肿瘤免疫应答,从而达到杀伤肿瘤细胞、阻止肿瘤生长、减少转移和防止复发的目的。肿瘤的主动免疫治疗可产生长期的免疫记忆,抗肿瘤作用比较持久,适用于手术后清除残留的游离肿瘤细胞和微小转移灶,预防肿瘤转移和复发。肿瘤疫苗可以分为:以细胞为载体的肿瘤疫苗、蛋白/多肽疫苗、核酸疫苗、抗独特型疫苗和异种疫苗等。

2. 被动免疫治疗　又称过继免疫治疗,是指被动性的给肿瘤患者输注外源的、具有抗肿瘤活性的免疫制剂或细胞,由这些外源的效应物质在机体发挥抗肿瘤的作用。被动免疫治疗不需要机体产生初始免疫应答,因此适用于已经没有时间或能力产生初始免疫应答的晚期肿瘤患者。被动免疫治疗包括抗体治疗和过继性细胞治疗。

(1)抗体治疗:抗体药物是以细胞工程技术和基因工程技术为主体的抗体工程技术制备的药物,具有特异性高、性质均一、效价高、可针对特定靶点的特点,在肿瘤的治疗中发挥着重要作用。抗体治疗是肿瘤免疫治疗中较为成功的一种方法。

(2)过继细胞免疫治疗:通过输注抗肿瘤免疫效应细胞等方法增强肿瘤患者的免疫功能达到抗肿瘤的目的。目前所用的免疫活性细胞主要包括以下几类:淋巴因子激活的杀伤细胞(LAK)、肿瘤浸润淋巴细胞(TIL)、细胞因子诱导的杀伤细胞(CIK)及其他的抗肿瘤效应细胞。

3. 非特异性免疫调节剂治疗　是指应用某些生物制剂或化学制剂等效应细胞刺激剂,通过增强免疫效应细胞的功能发挥抗肿瘤作用,或者应用免疫负调控抑制剂通过抑制免疫负调控细胞或分子的功能,打破免疫耐受,抑制肿瘤生长的生物治疗方法。

(1)效应细胞刺激剂:主要包括细胞因子类(干扰素、白介素、肿瘤坏死因子、集落刺激因子等)、微生特制剂(卡介苗、短小棒状杆菌等)、多糖类、免疫组织和细胞提取物等。

(2)免疫负调控抑制剂:主要包括程序性死亡配体-1(PD-L1)抗体、1-甲基-色氨酸、地尼白介素等。

(二)基因治疗

肿瘤基因治疗是应用基因转移技术将外源基因导入人体,直接修复和纠正肿瘤相关基因的结构和功能缺陷,或间接通过增强宿主的防御机制和杀伤肿瘤能力,从而达到抑制和杀伤肿瘤细胞的治疗目的。

肿瘤基因治疗的主要策略有:①抑癌基因治疗;②"自杀基因"治疗;③反义基因治疗;④耐药基因治疗;⑤联合基因治疗;⑥异种同源基因的抗肿瘤作用。

(三)造血前体细胞治疗

包括自体造血干细胞移植(autologous hematopoietic stem cell transplantation,auto-HSCT)和异基因造血干细胞移植(allogeneic hematopoietic stem cell transplantation,allo-HSCT)两种。

1. 自体造血干细胞移植(auto-HSCT) 指采取自身造血干细胞(HSC)进行移植,其优点是供者来源为自身,不受供者限制,不存在免疫排斥现象,不发生移植物抗宿主病(graft versus host disease,GVHD),移植后并发症少,成活率较高,能在临床上广泛应用。但目前尚无解决微小残留病变(minimal residual disease,MRD)的有效方法,故移植后复发率高,这与其缺乏移植物抗肿瘤(graft versus tumor,GVT)效应有关。某些肿瘤对放疗及某些化疗药物的量效曲线呈正相关,在一定范围内,放、化疗的剂量越大,抗肿瘤效应越明显,但过高的放、化疗剂量会严重损害机体的造血功能,造成免疫功能低下和骨髓抑制等不良反应。

2. 异基因造血干细胞移植(allo-HSCT) 是目前治疗血液系统和某些恶性肿瘤的有效方式。allo-HSCT 的实质就是"器官移植",准确地讲是异体造血系统与免疫系统的移植。与实体器官移植比较,allo-HSCT 在去除病变器官(预处理)时采取了超剂量放、化疗,以清除受者造血和免疫组织,使移植入的供者 HSC 植活,并重建供者型的造血与免疫系统。Allo-HSCT可以利用 GVT 效应实现对放、化疗抵抗的实体瘤的抑制和杀伤,具有移植后疗效好,复发率低等优点。但必须选择与受者人类白细胞抗原(HLA)系统完全相同的供者,否则会产生严重的 GVHD,致使移植失败。HLA 相合的 allo-HSCT 不仅能够有效地治疗白血病、恶性淋巴瘤等血液系统恶性肿瘤,而且对乳腺癌、肾癌等转移性实体瘤、特别是对于放、化疗不敏感或复发的恶性肿瘤也是一种有效的治疗手段。

(四)分子靶向治疗

随着基因工程和分子生物学的迅速发展,人们发现了一些蛋白分子在肿瘤的发生发展过程中起着关键作用,并设计出针对这些特定分子和基因靶点的药物,选择性杀伤肿瘤细胞。这种治疗方法称为肿瘤药物的分子靶向治疗(molecular targeted therapy)。分子靶向治疗的效果取决于靶向药物的自身特性和肿瘤内是否存在靶向药物作用的分子靶点及其异常状态。

理想的肿瘤靶点具有以下特点:①是一种对恶性表型非常重要的大分子;②在重要的器官和组织中无明显表达;③具有生物相关性;④能在临床标本中重复检测;⑤与临床结果具有明显相关性。

(五)内分泌治疗

肿瘤内分泌治疗是基于部分肿瘤对内分泌存在依赖性,因此可通过改变体内内分泌环境的平衡来控制和治疗肿瘤,除妇科肿瘤如卵巢癌、子宫内膜癌可用黄体酮类药物治疗外,乳腺癌、前列腺癌、甲状腺癌等也常用内分泌药物治疗。内分泌药物有给药方便,不良反应少,疗效持久等优点。

(六)诱导分化治疗

肿瘤诱导分化治疗是指恶性肿瘤细胞在体内外分化诱导剂的作用下,向正常或接近正常细胞方向分化逆转的现象,其着重点不在于杀灭肿瘤而是将肿瘤细胞"改邪归正"。

1. 全反式维 A 酸　其作用机制在于作用于正常和异常早幼粒细胞的维 A 酸受体和维 A 酸靶基因,促进不成熟的恶性早幼粒细胞分化和凋亡,但不能完全清除白血病克隆,用全反式维 A 酸诱导缓解后,使用强化疗可以提高完全缓解率和长期生存率。在实体瘤治疗方面,可以用于基底细胞癌、皮肤鳞癌、黑色素瘤和膀胱癌的治疗。

2. 亚砷酸　作用机制是引起早幼粒细胞白血病/维 A 酸受体融合蛋白的损伤和退化,使早幼粒细胞进一步分化,同时可抑制 *BCL-2* 基因 mRNA 和蛋白表达而诱导凋亡。还可显著抑制人肝癌细胞株 SMMC-7721、食管癌细胞株 EC8712 等的生长,其机制与诱导肿瘤细胞发生凋亡有关。可作为急性早幼粒细胞白血病的二线药物,更适用于经全反式维 A 酸及化疗后复发病例或无反应的病例,还可用于原发性肝癌晚期等。

三、肿瘤生物治疗在肿瘤综合治疗中的应用

肿瘤传统治疗包括手术、放疗、化疗或是这些方法的联合。临床实践表明,对大多数恶性肿瘤患者而言,任何一种单一的治疗模式均无法达到根治肿瘤这一世界难题。因此,综合治疗是目前治疗肿瘤最理想的治疗模式。手术、放疗或化疗均是通过外因的作用达到治疗肿瘤的目的,但由于放疗或化疗缺乏特异性,导致这些治疗方法在杀伤肿瘤细胞的同时也杀伤正常细胞,引起相应不良反应,导致患者难以坚持;而肿瘤生物治疗是通过调动内因来控制肿瘤的生长、延缓肿瘤的发展。若合理联合各种方法,采用综合治疗,有望提高肿瘤的治疗效果。如利用肿瘤的常规疗法可迅速清除大量的肿瘤细胞,降低体内肿瘤细胞负荷;而肿瘤生物治疗,尤其是肿瘤免疫治疗能持久清除残留在体内的少量、播散的肿瘤细胞,且能提高机体因放、化疗而受损的免疫功能。

可见,根据肿瘤的特征和临床分期,将常规疗法和肿瘤生物治疗进行合理的组合,可望延长患者生存时间,提高生活质量,最终达到彻底治愈肿瘤或长期带瘤生存的目标。肿瘤生物治疗与其他现有传统肿瘤治疗手段的联合应用,代表了一种革新的方法,为肿瘤的综合治疗提供了有希望的新途径。

(一)肿瘤生物治疗与手术联合

外科手术是治疗早期实体肿瘤的重要选择,多种肿瘤生物治疗方法可与手术治疗相联合,有可能提高肿瘤治疗效果,达到治愈肿瘤的目的。可依据不同情况,选择术前或术后联合应用生物治疗。

1. 手术前生物治疗　如结直肠癌的新辅助治疗,采用化疗联合贝伐单抗或西妥昔单抗(针对 K-RAS 基因野生型患者)等分子靶向药物治疗,可使部分无法手术切除的转移灶转变为可手术切除,从而提高根治性切除率。

2. 手术后生物治疗

(1)手术与激素治疗联合:对于激素受体阳性的乳腺癌、前列腺癌患者,配合术后辅助内分

泌治疗可降低局部和远处的复发风险,提高患者的总体生存率。

(2)手术与过继性细胞免疫治疗联合:①利于手术加强过继性细胞免疫治疗效果:根治性手术快速去除肿瘤负荷,解除肿瘤对免疫系统的抑制作用,以利于过继免疫细胞充分发挥抗肿瘤免疫功能;②过继性细胞免疫治疗巩固和加强手术治疗效果:手术所致机体损伤常导致患者免疫力低下,术后应用过继性细胞免疫治疗可增强机体免疫功能,有望清除游离在血液和淋巴系统内的残存肿瘤细胞,消灭微小瘤灶,防止肿瘤的复发和转移。

(二)肿瘤生物治疗与放疗联合

资料表明,放疗不仅可造成大多数放疗敏感肿瘤细胞的死亡,放疗还具有一定的免疫调节作用。如放疗可促进濒死肿瘤细胞产生特殊的危险信号,如钙网蛋白(CRT)和高泳动族蛋白 B1 (high-mobility group protein B1,HMGB1)。肿瘤细胞受到放射线照射后,钙网蛋白转位到濒死肿瘤细胞的表面,发生"免疫原性死亡",可促进树突状细胞(dendritic cells,DC)识别并摄取肿瘤抗原。濒死肿瘤细胞释放的 HMGB1 作为危险信号则可激活 DC。激活的 DC 携带肿瘤抗原,迁徙至引流淋巴结,在此与 naive T 细胞相互作用,使其被激活、增生成为效应 T 细胞。效应 T 细胞不仅对放疗靶区的肿瘤细胞具有杀伤作用,对靶区外转移部位的肿瘤细胞同样可以发挥作用。可见,放疗除单纯的肿瘤细胞杀伤效应外,尚可增强肿瘤细胞的免疫原性来诱导机体产生特异性抗肿瘤免疫应答。临床上肿瘤局部放疗和免疫治疗的合理联合运用将为肿瘤治疗提供更多的选择和机会。

(三)肿瘤生物治疗与化疗联合

生物治疗和化疗联合应用,也称为肿瘤的生物化疗,是用于恶性肿瘤生物治疗的全新综合治疗模式。资料表明,将分子靶向药物或单克隆抗体和化疗同时应用,优于单纯化疗的效果。如硼替佐米和化疗同时应用改善了多发性骨髓瘤患者的预后;非特异性免疫调节剂贯穿于肿瘤化疗过程也有助于化疗效果的提高;过继性细胞治疗和一些化疗药物的交替使用,能够改善机体免疫抑制状态,增强免疫治疗的效果,改善总体生存率。

通常认为,大多数化疗药物由于存在骨髓抑制毒性,不利于免疫治疗。但近年来发现,许多化疗药物除具有直接的细胞毒作用外,也具有调控机体抗肿瘤免疫反应的能力,而肿瘤免疫治疗也有增加化疗敏感性的潜能,化疗联合免疫治疗具有潜在的协同作用。因此,联合应用化疗与生物治疗时应注意,在追求抗肿瘤效果的叠加和增强的同时,追求不良反应的持平或减轻。

(四)肿瘤生物治疗与介入治疗联合

介入治疗是在医学影像设备(血管造影机、透视机、CT、MRI、B 超)的引导下,在血管、皮肤上作直径几毫米的微小通道,或经人体原有的管道,将特制的导管、导丝等精密器械,引入人体,对病灶局部进行治疗的方法。

借助介入治疗作为引导技术,各种生物治疗方法可以实现在肿瘤局部应用,直接作用于病变部位,提高病变部位生物制剂浓度,减少系统应用剂量,降低不良反应的目的。肿瘤生物治疗与介入治疗联合的模式有多种,例如在影像引导下,肿瘤局部肿瘤内注射过继免疫细胞、缓释细胞因子、非特异性免疫调节剂、放射性核素、定向导入基因等。

(五)多种肿瘤生物治疗方法的联合应用

目前,尚难以凭借单一方法治愈肿瘤。肿瘤生物治疗方法多样,作用机制各有不同,可以联合应用两种或数种方法,以在不同环节通过协调作用共同发挥抗肿瘤作用。例如,过继性细胞免疫治疗可以联合细胞因子或单克隆抗体或分子靶向治疗、基因治疗联合细胞因子或免疫调节剂治疗、单克隆抗体联合细胞因子治疗等。

(六)肿瘤生物治疗在肿瘤综合治疗中作为支持治疗方法

骨髓抑制是化疗常见不良反应,肿瘤患者使用骨髓抑制性化疗药物,特别在强烈的骨髓剥夺性化学药物治疗后,可引起白细胞或中性粒细胞减少症、血小板减少症和贫血。若配合使用合适的造血生长因子可以预防或治疗骨髓抑制。高剂量化疗联合自体造血干细胞移植能为淋巴瘤患者化疗引起的骨髓抑制提供有效的治疗方法,使化疗的剂量得以提高而改善疗效。免疫功能低下的肿瘤患者接受放、化疗时,全程配合应用适宜的非特异性免疫调节剂作为支持治疗,可有助于免疫功能的恢复,防治各种病原体感染及帮助其他治疗手段顺利实施。

四、肿瘤生物治疗的护理

(一)生物治疗的一般护理

1. 加强心理护理及健康教育　向患者和家属介绍肿瘤生物治疗的原理、可能出现的不良反应及护理措施,取得患者的配合,提高遵医行为,增强对康复治疗的信心。

2. 过敏试验　首次给药前需询问过敏史,需要做过敏试验者,按说明要求进行。

3. 药物管理　药物使用前需认真阅读使用说明书,了解药物的特性、注意事项,正确储存及保管药物,如免疫制剂一般在 4℃冰箱保存,现配现用等。

4. 操作要求　严格执行无菌原则及查对制度,认真检查药物有无浑浊沉淀,肌内注射时需给予深部肌内注射,以防注射过浅而影响药物吸收,导致局部疼痛、硬结等。

5. 病情观察　免疫制剂输注过程中,应加强巡视,密切观察患者有无变态反应如寒战、发热、皮疹、喉头水肿等。动态监测生命体征和尿量等。如有异常,及时协助医师给予处理。

(二)生物治疗的不良反应及处理

1. 流感样综合征　表现为寒战、发热、全身不适、肌肉酸痛、头痛等,部分患者可出现鼻塞、流涕、头晕等流感样症状。鼓励患者多饮水,若体温＞39℃时,遵医嘱给予物理降温或其他对症处理。

2. 消化道症状　表现为恶心、呕吐、食欲缺乏、口腔溃疡等,一般不需特殊处理,症状较重者对症处理,特别严重者应考虑减量或停药。

3. 心血管系统症状　表现为心悸、胸闷、心律失常等,遵医嘱给予心电监护及相应的药物对症处理。

4. 骨髓抑制　表现为外周血白细胞及血小板降低,尤其在用药的第 1 周需加强观察,注意无菌操作,加强口腔、皮肤护理,预防感染。

5. 皮肤症状　表现为躯干和四肢发生斑丘疹,部分患者表现为弥漫性红斑及荨麻疹等。轻度皮疹多属自限性,不必特殊处理。严重者可考虑减量或停药,并遵医嘱给予抗过敏药物使用。另外部分患者可出现轻、中度脱发。

6. 变态反应　表现为呼吸困难、血压下降,严重者可出现过敏性休克。遵医嘱给予抗过敏治疗及抗休克治疗。

第二节 肿瘤介入治疗的护理

肿瘤介入治疗是介入放射学的重要组成部分,介入放射学(interventional radiology)作为现代临床治疗学中又一新的诊疗体系,正以其在医学影像导向下,集影像诊断与微创性治疗为一体的鲜明学科特点,得到学术界和广大患者的认同。特别是在肿瘤治疗中的应用,近30年来取得了重大成就,赋予了传统意义上的肿瘤诊疗崭新的内涵。

一、肿瘤介入治疗的概述

(一)基本概念和范围

介入放射学是指以影像、临床诊断学及临床治疗学原理为基础,在医学影像设备的引导下,利用简单器材获得病理学、细胞学、生理生化学、细菌学和影像学资料和对各种病变进行治疗的一系列治疗技术方法。

按照所涉及的临床范围,介入放射学包括:①肿瘤的介入诊疗学;②非肿瘤病变的介入诊疗学;③心脏及大血管疾病的介入诊疗学;④神经系统疾病的介入诊疗学。肿瘤介入就是将介入放射技术应用于肿瘤的诊断及治疗中。而其中研究最多、开展最早、发展最快、内容最丰富的是肿瘤介入诊疗学。

(二)肿瘤介入治疗的分类

目前肿瘤的介入治疗技术中,临床上多分为血管性介入治疗和非血管性介入治疗技术。前者主要包括各类肿瘤的经动脉栓塞/灌注化疗术,后者则包括各类经皮穿刺活检/引流、局部注射药物、消融术(冷冻、射频、激光、高能聚焦超声等)、空腔脏器恶性狭窄的支架置入术等。由于介入诊疗技术具有微创性、可重复性强、定位准确、疗效高、见效快、并发症少和恢复快等特点,目前已成为肿瘤临床诊断和治疗的重要方法。

(三)肿瘤介入治疗在肿瘤综合治疗中的作用

肿瘤介入治疗在肿瘤综合治疗中起着举足轻重的作用。通过介入治疗,能较大程度地控制肿瘤的发展,甚至是缩小肿瘤实体,使患者获得二次治疗的机会。

1. 肿瘤介入治疗与手术联合 对不能常规手术切除的肿瘤经过介入治疗后能变为可以切除;可切除的肿瘤经过介入栓塞治疗后也可减少术中的风险及出血。

2. 肿瘤介入治疗与放疗联合 通过介入的方法将放射性物质导入肿瘤内部,可对肿瘤进行内放射治疗;将介入治疗和外照射治疗结合起来对肿瘤可起到综合治疗的作用。

3. 肿瘤介入治疗与化疗联合 经动脉局部灌注化疗可明显地提高药物在肿瘤局部的浓度;介入消融治疗与常规化疗相互结合可增强化学药物的细胞毒性,还可为化疗争取机会。

4. 肿瘤介入治疗与生物治疗联合 介入治疗还可将生物制剂如 LAK 细胞、白介素、CIK、NK 等通过局部动脉灌注的方式对肿瘤进行生物治疗。

肿瘤应是多学科联合诊断和综合治疗的优选应用。介入治疗作为一种新的治疗手段,在肿瘤综合治疗中的应用日益广泛,几乎涵盖所有的实体肿瘤,并且以肿瘤组织接受药物剂量大、不良反应小、并发症少、恢复快等优势,成为肿瘤治疗不可或缺的方法之一。

需要注意的是:客观评价介入治疗在不同期别、不同肿瘤综合治疗中的价值十分重要,应做到既不过分强调它的优势,也不过分忽视它的劣势,以充分估计其在综合治疗中的作用。此外,何时采用介入治疗,药物剂量如何,间隔如何,临床应用中争议较大,目前尚缺乏具有符合循证医学的数据可供参考,治疗尚不规范。

二、肿瘤介入治疗的临床应用

(一)头颈部肿瘤的应用

1. 颅内恶性胶质瘤和转移瘤 动脉灌注化疗时,因为存在血脑屏障(BBB),一般化疗难以达到肿瘤部位,因此在灌注治疗前通常用 20% 甘露醇 200ml 行颅内动脉灌注,致血脑屏障开放;同时,优先采用可通过血脑屏障的抗肿瘤药物,如尼莫司汀(ACNU)、卡莫司汀(BCNU)、替尼泊苷(VM-26)、司莫司汀(Me-CCNU)等,因为这类化疗药属于毒性较低的细胞周期特异性药物,亲脂性好,较易通过血脑屏障。

2. 颌舌部恶性肿瘤 适合于动脉灌注化疗,主要有上颌窦癌、舌癌、恶性颌骨肿瘤、腮腺下颌腺癌等。

(二)胸部肿瘤的应用

1. 支气管肺癌 对支气管肺癌动脉灌注的疗效已被确认,通常与放疗相结合效果更佳。选择性支气管动脉插管的成功是灌注治疗的关键,避免损伤脊髓动脉,支气管动脉栓塞是治疗肺癌大咯血的有效手段之一。

2. 食管癌 不能手术的中晚期食管癌患者经动脉灌注化疗是一种姑息治疗,主要选择食管动脉插管,根据血供情况,上段选择支气管动脉灌注,中段选择食管固有动脉,下段选择胃左动脉,但一般食管癌的血供有时为多支供血,故应仔细寻找血供,多支灌注化疗是保证疗效的关键。

3. 乳腺癌 对有些不宜手术的乳腺癌患者,如炎性乳腺癌或局部复发不能再手术的患者,可选择内乳动脉或肋动脉分支灌注化疗。

4. 肺转移癌 采用双途径支气管动脉及肺动脉灌注化疗,因为肺转移癌为双血供应。

(三)腹部肿瘤的应用

1. 肝恶性肿瘤 对于原发性肝细胞癌患者,单纯动脉内灌注化疗效果不满意,多与栓塞治疗同时应用。有时由于肿瘤的边缘缺乏血供,可结合经皮肝穿刺无水酒精消融术,更能取得满意的疗效。肝转移瘤多采用肝动脉内间断或连续灌注化疗,以埋入式导管药盒系统应用更为广泛。

2. 胰腺癌 介入治疗可缓解症状,延缓病程。胰腺癌血供来源较多且复杂,多数由腹腔动脉供血,因此,主动腹腔动脉灌注化疗,可达到治疗目的。

3. 晚期贲门癌及不能切除的胃癌 应用动脉灌注化疗优于全身化疗。

4. 肾癌 肾癌患者行术前栓塞治疗能减少术中出血,由于栓塞后肿瘤周围水肿,便于分离切除肿瘤组织,减少经静脉转移的概率。肾癌无手术指征的晚期患者,采取动脉灌注结合栓塞术,可明显提高疗效。

(四)盆腔肿瘤的应用

1. 妇科盆腔内恶性肿瘤 如恶性葡萄胎、晚期卵巢癌、宫颈癌,可选择髂内动脉化疗和栓塞治疗,特别是伴大出血者,经导管动脉内栓塞能即刻止血。子宫肌瘤的动脉内栓塞治疗创伤小,恢复快,症状改善明显,且能完好地保留子宫功能及生育能力,较传统方法简单、经济。

2. 膀胱癌 通过动脉灌注治疗可使原来无法切除的膀胱肿瘤获得手术机会。对于原来可以切除的膀胱肿瘤,通过动脉内化疗使肿瘤浸润深度及恶性程度降低,提高切除率和延长生存期。

(五)四肢骨肿瘤的动脉灌注化疗

四肢恶性骨肿瘤的动脉灌注化疗可作为手术前后的辅助治疗。以骨肉瘤为例,动脉灌注及栓塞治疗已成为保肢不可缺少的方法,尤其是血供丰富的病例,可以大大减少术中出血。不能手术或术后复发的病例通过动脉灌注治疗能更好地缓解症状。

(六)非血管性介入治疗

(1)恶性梗阻性黄疸的介入治疗。可采用胆管金属内支架置入术及内外引流术。内支架的应用使胆汁引流更接近人体生理功能,减少外引流管给患者带来的诸多不便和感染机会。

(2)不能手术的中晚期食管癌、食管气管瘘和纵隔瘘患者。行支架置入可延长生存期和提高生活质量。

(3)原发、转移性肺癌及纵隔肿瘤压迫支气管而致呼吸困难者。应用支架能有最好的减轻症状的作用。

(4)CT导向下经皮肺穿刺活检及肿块内药物注射,准确性和阳性率高、并发症少,深受临床医师重视。肿块内药物注射与支气管动脉灌注、肺动脉灌注等介入技术配合使用可提高疗效。

(5)B超或CT导向下经皮无水酒精注射,可治疗小肝癌和肝动脉内灌注治疗及栓塞后的残余癌灶。

三、肿瘤介入治疗的护理

(一)术前护理

1. 心理护理　由于介入治疗是一种新兴的治疗方法,大多数患者对此还并不十分了解,对整个治疗过程非常陌生,有的患者还会抱有怀疑、不相信的态度而引起紧张。而且手术中又始终在患者清醒的状态下进行,为避免患者由此而产生的紧张、恐惧等心理问题,术前应向患者解释介入治疗的目的、大致过程、术中配合要点、注意事项等,增强患者的信心,使其积极配合手术。

2. 全面评估　术前详细了解患者的病情,包括既往史、药物过敏史等。完善心电图、胸部X线等辅助检查,完善常规实验室检查,包括血常规、尿常规、粪常规、肝肾功能、血清电解质、血糖、凝血功能、肿瘤标志物、输血免疫全套等。

3. 训练床上排便　由于术后需绝对卧床休息24h,因此,应于术前2天训练患者床上大小便,护理人员要向患者解释床上排便的重要性,消除其因害羞心理产生的抵触情绪,防止术后因不习惯床上排便而引发的尿潴留。指导患者术前需排空膀胱,若为盆腔介入治疗者,术前行留置导尿。

4. 饮食护理　一般患者术前可给予高热量、高蛋白、高维生素、低脂易消化饮食,戒烟酒。术前4h指导患者禁食、禁饮,以免术中发生呕吐导致窒息。

5. 皮肤护理　指导患者做好个人卫生、更换清洁衣裤等,并取下首饰及活动义齿等。常规做好手术野皮肤的准备,并注意穿刺部位有无皮肤病、皮损或感染。必要时检查穿刺点远端动脉搏动情况,便于手术后对照。

6. 物品准备　术前1天做好碘过敏试验,按医嘱准备好术中所需药品,如化疗药物、麻醉药、造影药、栓塞药、止吐药、肝素、生理盐水等。同时,准备好敷料及 1kg 重的沙袋。

(二)术中护理

1. 体位摆放　协助医师给患者正确摆放手术体位,充分暴露手术野,并配合皮肤消毒,同时注意保暖。

2. 加强观察　注意观察生命体征变化;观察穿刺侧肢体足背动脉搏动情况;注射造影剂时观察有无变态反应征象;灌注化疗药物时观察有无消化道反应等。如有异常,及时给予对症处理。

3. 压迫止血　导管治疗结束后用手压迫穿刺点 15～20min,然后加压包扎 12～24h 或用 1kg 的沙袋加压 6～8h,嘱患者回病房后卧床休息 24h,严密观察穿刺点有无出血和血肿。穿刺侧肢体温度和足背动脉搏动是否正常。

(三)术后护理

1. 严格交接　护送人员需与病房护理人员进行规范详细的交接班,包括患者术中情况,治疗相关情况及其他特殊需注意的事项。

2. 体位与休息　指导患者术后绝对卧床休息 24h,穿刺侧肢体伸直并制动 8～12h,禁止弯曲。伤口加压包扎 12～24h 或用 1kg 的沙袋加压 6～8h,密切观察穿刺点有无渗血、出血、局部有无血肿形成等。

3. 密切观察生命体征　术后 24h 内遵医嘱给予心电监护,密切观察患者生命体征变化情况,并做好记录。尤其应注意是否伴有发热的表现并做好相应护理。

4. 发热护理　发热是栓塞术后最常见的并发症,发热大多是由于化疗药物或栓塞剂注入肿瘤组织使瘤组织坏死,机体吸收坏死组织所致。一般在栓塞化疗后 1～3 天出现,通常在 38℃ 左右,经过对症处理后 7～14 天可消退。对栓塞化疗患者,术后 3 天内应每日测量体温 4 次,当腋温为 38.5℃ 以上时,应嘱患者卧床休息,保持室内空气流通,并给予清淡、易消化的高热量、高蛋白、含丰富维生素的流质或半流质饮食,鼓励患者多饮水、汤、果汁,选择不同的物理降温法如冰敷、温水或乙醇擦浴、温盐水灌肠,若无效则按医嘱使用解热镇痛药。

患者高热时还要保持口腔清洁,注意保暖,出汗后及时更换衣服,不要盖过厚的被子,以免影响机体散热。遵医嘱给予输液和抗生素,记录降温效果,高热致呼吸急促者给予低流量吸氧。若体温持续在 38.5℃ 以上不退,应给予抽血进行细菌培养及药敏试验。

5. 密切观察病情变化　密切观察足背动脉搏动有无减弱或消失,下肢皮肤颜色是否苍白及温度是否下降,毛细血管充盈时间是否延长,穿刺侧下肢有无疼痛或感觉障碍。若穿刺侧肢体出现小腿疼痛、感觉障碍、趾端苍白、皮温下降时除考虑是否由于包扎过紧而压迫血管外,需考虑是否有股动脉栓塞。此外,应密切观察患者术后疼痛、呕吐等症状,出现异常及时通知医生给予对症处理。

6. 疼痛护理　疼痛是栓塞术的必然结果,由于栓塞(或化疗药物)使肿瘤组织缺血、水肿和坏死可引起不同程度的手术后暂时性疼痛,造成患者精神上的过度紧张和焦虑,常使疼痛加重。导致患者认为病情加重,治疗效果不好,心情消极,烦躁不安甚至拒绝合作。

护理人员应了解患者的心理状态,采取相应的护理措施,给予正确的引导,告知患者疼痛是介入治疗的一种常见反应,烦躁会加重痛苦。患者疼痛时护理人员应观察疼痛的性质、程度、时间、发作规律、伴随症状及诱发因素,疼痛较轻者可告知疼痛原因、分散注意力、采取舒适体位等方法帮助患者稳定情绪,缓解疼痛。疼痛严重者要及时给予药物控制疼痛,并观察记录用药后效果。

7. 饮食护理　介入治疗术后 2h 如无不良反应,即可开始进食富含营养、清淡、易消化的半流质饮食,逐步过渡到软食、普食。指导患者多饮水,保证每日尿量在 2000ml 以上,以促进造影剂的排出。

8. 解除加压包扎　在介入治疗 24h 后给予解除加压包扎。如有肢体血液循环障碍。指导患者加强肢体功能锻炼。给予下肢按摩促进血液循环。必要时可给予热水袋热敷以保持肢体温度。但应注意防止烫伤。

9. 呃逆现象　有些患者特别是肝癌或肺癌患者,由于介入治疗后病灶受化疗药物及其代谢产物、血管栓塞等因素影响,继发性引起膈肌充血或膈肌间受到刺激产生痉挛可出现呃逆。轻者持续 2～3 天,重者可达 1 周以上。轻者嘱其深吸一口气,然后再慢慢呼出,反复多次,或用纱布包住舌尖轻轻地牵拉多次,一般都可奏效;重者则需应用药物治疗,如丁溴东莨菪碱(解痉灵)、山莨菪碱肌内注射或者足三里注射。

10. 局部皮肤损伤　因肿瘤内毛细血管丰富,血流缓慢,在介入治疗过程中,当高浓度的化疗药物和栓塞剂局限于某一区域时会对正常的皮肤黏膜造成损伤,表现为皮肤红、痛、肿、灼热,严重时会出现水疱、溃烂。当皮肤出现红肿时立即冰敷患处,以减少药物的吸收;也可外敷喜疗妥或用 33% 硫酸镁溶液冷湿敷,切忌热敷。如果出现了水疱或已溃烂时要防止感染,每日换药,保持患处清洁、干燥,必要时应用抗生素。

第三节　肿瘤中医治疗的护理

中医药治疗肿瘤历史悠久,近年来在中医理论指导下,开展了大量的针对肿瘤的临床和基础研究,显示了中医多靶点、多途径的作用机制,整体观念和个体化辨证论治的诊治特点及提高患者生活质量,带瘤生存的优势。

一、肿瘤中医治疗的概述

(一)肿瘤中医治疗历史

中医治疗的理论基础和所用的药物与西医有着很大的不同,由于它是几千年来实践经验的总结,因此在治疗肿瘤方面有独特的疗效。在我国古代医学文献中,对肿瘤的病因病机、症状、体征及预防治疗早已有大量的描述和记载,对肿瘤有着较完整而系统的认识。其中许多理论和方法至今仍然指导着中医临床治疗并取得较好疗效。

近 40 年来中医不断发展,从过去的单一的辨证论治到今天中医利用现代的诊断手段和实验方法,应用中西医结合的方法治疗肿瘤,明显提高了疗效,被越来越多的医生和患者所采用。

目前,肿瘤的中西医结合治疗不但是国内肿瘤专家采取的治疗方法,而且逐渐得到了国际上学者和患者的接受和认可,中医、中西医结合防治肿瘤工作事业正在迅速发展。

(二)肿瘤中医治疗的原则

1. 辨证论治是中医的精髓　中医强调治病必求其本,治疗疾病始终要遵循辨证论治这个原则,这也是肿瘤中医治疗的最根本原则。中医在四诊(望、闻、问、切)的基础上,用八纲辨证(阴、阳、表、里、虚、实、寒、热)和脏腑辨证(心、肝、脾、肺、肾、胃、大肠、小肠等)的方法,根据患者的各种症状和体征,辨别出阴虚、阳虚、气虚、血虚,辨别出气滞、血瘀、痰湿等变化,辨别出病变部位(脏腑)，根据辨证立法(如健脾益肾法、益气养阴法等)，开出药方。在这里需要指出的是中医"证"与"症"的概念不同："症"即症状，如头痛、咳嗽、呕吐等；"证"是"证候"，它是机体在疾病发展过程中某一阶段出现的多种症状的概括。

辨证论治作为指导临床诊治疾病的基本法则，由于它能辨证地看待病和证的关系，既看到一种病可以包括几种不同的证，又看到不同的病在其发展过程中可以出现同一证候，因此在临床治疗时，还可以在辨证论治的原则指导下，采取"同病异治"或"异病同治"的方法来处理。①"同病异治"是指同一种疾病，由于发病的时间、地区及患者机体的反应性不同，或处于不同的发展阶段，所以表现的症候不同，因而治法也不一样。②"异病同治"是指几种不同的疾病，在其发展过程中，由于出现了具有同一性质的证，因而可采用同一方法治疗。

2. 整体与局部辨证相结合　中医学认为，肿瘤是一种全身性局部表现的疾病。在疾病过程中，正气和邪气这两种力量不是固定不变的，而是在其不断斗争的过程中，发生力量对比的消长盛衰变化。一般来说，正气增长而旺盛，则促使邪气消退；反之，邪气增长而亢盛，则会损耗正气。随着体内邪正的消长盛衰变化，形成了疾病的虚实病机变化。虚即正气虚，先天禀赋不足，体质虚弱，情志所伤，正气虚弱，不能驱邪外出，邪积于内，日久成癌；实则是局部肿瘤所致局部实，局部气滞血瘀，脉络不通，临床表现为：胀、痛、痞块等。肿瘤病的发生发展，是一个因虚致实，因实致虚的恶性循环过程，虚者全身虚，实者局部实。治疗上把整体治疗和局部抗肿瘤治疗结合起来，即扶正与祛邪相结合，既要看到肿瘤对机体的损害所引起的各种证候，又要认识到这些证候的根本原因是肿瘤组织的发展。肿瘤初期正胜邪实，治疗以攻为主；肿瘤中期宜攻补兼施；肿瘤晚期正气虚弱，宜以扶正为主。

3. 辨证与辨病相结合　辨证是中医对疾病本质的认识，根据辨证，不同肿瘤可能表现出相同的中医证，可采用相同的治法。如食管癌、乳腺癌，从症候表现辨证，可诊断为肝气郁结证，即可采用疏肝解郁法治之。同理，同一种肿瘤，由于体质不一，病理类型不同，可表现为不同证型。如肺癌患者可表现为气阴两虚型，又可以表现为痰湿阻肺型，显然治法不同。同一个患者，在疾病发展过程中，随着疾病的发展及治疗情况，其中医辨证类型也会随之变化，法则也会不一样。

中医学与现代医学的理论体系是两种不同的理论体系，各有其特点，两种医学体系从不同的侧面和不同层次来观察和认识人体与疾病的关系及疾病的本质。中医在治疗肿瘤时以辨证为根本，而现代医学以辨病为主，明确病理类型，明确分期以确定治疗原则。要求在临床上辨证和辨病结合，才能更好地把握疾病的本质，体现了中医"同病异治，异病同治"的特色治疗。

(三)肿瘤的中医治法

中医治疗肿瘤遵循辨证论治的基本法则，根据肿瘤发病机制、临床特点和既往的治疗(手术、放疗、化疗等)，总结肿瘤的治疗经验，归纳起来有以下四大法则：扶正培本法、活血化瘀法、清热解毒法和软坚散结法。

1. 扶正培本法　扶正培本是当前中医治疗肿瘤最大的特色。正气虚弱、脏腑功能失调，是肿瘤发生和发展的根本原因，如《黄帝内经》所言，"正气存内，邪不可干""邪气所凑，其气必虚"。因此扶正培本法在肿瘤防治中具有重要的意义。它贯穿了肿瘤治疗的全程。正如《黄帝内经》所说"虚者补之，损者益之"。扶正培本的意思即扶助机体不足的正气，协调脏腑气血阴阳之平衡。现代医学认为，扶正培本能提高机体免疫功能，调整内脏功能，改善全身状况，抑制肿瘤生长，部分扶正药本身还有直接抗癌功能。同时，扶正培本还可增强机体对化疗的耐受性,减轻化疗的骨髓毒性,提高生活质量,延长晚期肿瘤的生存时间。因此,扶正培本法应贯穿于肿瘤的全程防治中,具体治疗方法包括益气、养血、滋阴、温阳,但临床使用应注意扶正与祛邪的辩证关系。

常用扶正培本中药有:人参、天冬、麦冬、沙参、生地黄、龟甲、鳖甲、天花粉、知母、墨旱莲、女贞子、党参、当归、阿胶、熟地黄、黄芪、黄精、白术、淮山药、附子、淫羊藿、补骨脂、紫河车、鸡血藤等。

2. 活血化瘀法　气滞血瘀是肿瘤发生发展的主要机制之一,活血化瘀能使血络通畅,瘀滞消散,达到散瘀、止痛、消肿的目的。

临床实践观察到,几乎所有肿瘤患者都存在瘀血证的表现,因此,活血化瘀法是肿瘤临床常用治法。活血化瘀法不仅能削减肿瘤,对瘀血引起的发热、瘀血阻络引起的出血、疼痛等也有一定作用。现代医学证明,活血化瘀能改善机体微循环,增加血管通透性,改善肿瘤患者的血液高黏状态,有减少转移的作用。

常用的活血化瘀中药有:丹参、红花、桃仁、赤芍、郁金、延胡索、乳香、没药、五灵脂、王不留行、水蛭、全蝎、蜈蚣、斑蝥、三七、石见穿、血竭等。

3. 清热解毒法　在肿瘤的疾病过程中,临床常有发热、疼痛、肿块、局部灼热、口渴、便秘、苔黄、脉数等症状,中医学认为,此为热毒之邪所致,是热毒内蕴的表现,因此采取清热解毒法。热毒之邪是恶性肿瘤的主要病因病理之一,清热解毒法为肿瘤的治疗大法之一。现代医学认为:清热解毒法能控制和清除肿瘤周围的炎症和感染,调整机体免疫力,同时清热解毒药又具有较强的抗肿瘤活性,如在临床常用的化疗药紫杉醇,开始是从我国云南紫杉树中提取的,后来根据成分人工合成;羟喜树碱是从喜树提取而成。

常用的清热解毒药有:金银花、连翘、白花蛇舌草、半枝莲、龙葵、山豆根、板蓝根、虎杖、鸦胆子、紫草、紫花地丁、蒲公英、鱼腥草、夏枯草、败酱草、穿心莲、黄柏、苦参、龙胆草、石上柏、土茯苓、大青叶等。

4. 软坚散结法　肿瘤古称"石瘕""石疽""岩"等,多为有形之物,坚硬如石,临床常表现某一部位或某一脏器发生肿块,如在浅表的淋巴结转移瘤致淋巴结肿大,肺癌多为在影像学中表现为肺野出现肿块。针对肿块,《黄帝内经》有言,"坚者削之……结者散之",因此,肿瘤多用软坚散结法治疗,临床上软坚散结治法通常配合其他治疗肿瘤的法则和方药使用,如清热解毒、理气散结、化瘀散结等。

软坚散结类药:凡能使肿块软化、消散的药物。常用的软坚散结类药物有:龟甲、鳖甲、牡蛎、海浮石、海藻、昆布、地龙、瓦楞子、海蛤壳、夏枯草、半夏、天南星、瓜蒌等。

二、肿瘤中医治疗的临床应用

(一)肿瘤中医治疗的适应证

(1)直接的抗肿瘤治疗。

(2)与手术治疗、放疗、化疗等同时应用,可减轻手术、放疗、化疗的不良反应,使患者顺利完成疗程。

(3)对不能手术、放疗、化疗的患者,中医药作为主要的治疗方法,目的是尽可能控制肿瘤、改善症状、提高生活质量。

(4)对某些终末期恶性肿瘤,中医药可减轻症状,在一定程度上改善患者的生活质量。

(二)肿瘤的中医治疗方法和途径

1．口服煎剂　是中医最传统、应用最广泛的方法。在中医理论指导下,根据患者病种、症状及机体状况辨证论治,处方用药,此法方便灵活,可随症加减,最能体现中医特色。

2．使用传统成药　包括丸、散、膏、丹、酊剂等制剂,如犀黄丸、梅花点舌丹用于乳腺癌和食管癌,六味地黄丸治疗食管上皮细胞重度增生等。

3．现代新药

(1)根据传统中医理论,在现代医学研究的基础上研制的各种口服药或注射剂。如复方斑蝥胶囊、平消胶囊、金龙胶囊、肺瘤平膏、参民扶正注射液、康莱特注射液、苦参注射液、生脉注射液等。

(2)从中药中提取抗肿瘤的有效成分,制成药物用于临床。如山慈菇中提取秋水仙碱、喜树中提取喜树碱等。

4．针灸疗法　针灸用于止痛、肿瘤合并症治疗;偶见用火针治疗体表肿瘤。

5．其他　如推拿按摩和导引术等均有其适应证。

(三)中医药治疗肿瘤在多学科综合治疗中的应用

1．中医药治疗与手术治疗相结合

(1)术前用药:术前患者用中药调理,可纠正机体的阴阳失衡,减少手术的并发症和后遗症,有时可扩大手术的适应证。术前中医药治疗以期控制肿瘤的进展,但这种短期术前用药只是次要的辅助手段。术前中医药治疗多为扶正治疗,可改善某些脏器的功能,改善患者体质,有利于手术顺利进行。

(2)术后短期应用中药:目的在于加速康复,改善临床症状或减轻术后的一些不良反应。手术耗伤气血,术后常有气血不足、脾胃虚弱的表现,如出现低热、乏力、虚汗、胃纳减退、腹部胀气、大便不畅等症状,通过健脾理气、益气养阴等治疗,常有满意的效果。术后应用中药,除可改善体质外,还可避免或减少复发、转移,提高远期效果。

2．中医药治疗与放疗相结合　放射治疗是肿瘤治疗的一个重要手段。放疗可用于控制肿瘤的症状,可直接杀伤肿瘤细胞,不仅能使原发灶不同程度地缩小,而且能解除转移部位(如纵隔淋巴结转移、脑转移、骨转移等)的压迫和疼痛,从而延长生存期和改善生活质量。但放射治疗也可损伤正常组织细胞,对骨髓造血功能、胃肠消化功能造成损伤。出现明显的放射线损伤,如放射性肺炎等。

中医学认为,放射线造成人体热毒过盛,阴液亏损,气血不和,脾胃失调,肝肾阴津枯涸等,损伤机体,降低疗效,影响治疗的进行。中医以清热解毒、养阴生津、益气和血、健脾开胃、滋肝补肾之法配合治疗,可增加肿瘤对放疗的敏感性,减轻放疗的不良反应,增加患者的耐受性,使放疗的顺利完成率大大提高。运用益气活血中药合并放疗治疗食管癌、鼻咽癌等,可加强效果,延长生存期。

3．中医药治疗与化疗相结合　化疗是目前治疗中晚期肿瘤的主要手段之一,但其严重的不良反应常导致患者无法顺利完成,化疗药物的毒性包括骨髓造血功能抑制,消化系统胃肠道反应,免疫功能低下及心、肝、肾的损害等。

中医学认为,化疗对机体的损伤是:气血亏损、脾胃失和、肝肾亏虚、热毒壅盛等,中药用益气养血、健脾和胃、滋补肝肾、清热解毒的方法进行缓解。根据中医药辨证组方可增强化疗药物对肿瘤细胞的杀伤作用,减轻化疗的不良反应,减轻患者的痛苦、改善临床症状、提高生活质量及生存率,表明中草药联合化疗对中晚期肿瘤的治疗具有明显的优势。

4. 中医药治疗与分子靶向治疗相结合 分子靶向治疗具有很多优点,较传统化疗方法具有某些优势,口服用药,方便、易接受,改善临床症状效果显著,毒副作用小。常见的不良反应是皮疹、腹泻、皮肤干痒、肝功能异常、恶心等。若适时切入中医药,可根据中医药辨证组方减轻此类毒副作用,以便分子靶向治疗能顺利进行。如吉非替尼用药后出现腹泻,可按辨证选药原则拟定中药灌肠,中药用白及、五倍子、蒲公英、马齿苋、蛇舌草、黄柏、黄连或锡类散等。

可见,中医药在多学科综合治疗中的运用,主要目的为提高疗效,减轻其他治疗的不良反应,保证治疗的顺利进行,延长生存期并改善患者的生活质量。

(四)中医药在晚期肿瘤治疗中的应用

晚期肿瘤患者,失去手术、放疗、化疗的指征,或经济原因,寻求单纯中医药治疗,如何发挥中医药治疗的优势,以控制病情的发展,延长患者的生存期,减轻临床症状,提高生活质量,是中医临床科研的重要课题。

晚期肿瘤患者,阴阳气血俱虚,脏腑功能严重失调,其中又以脾胃受损,元气耗伤为中心环节。根据"脾为后天之本""气血后化之源"和"有胃气则生,无胃气则死"的理论,在使用"补益"法的过程中,应将"健脾气""保胃气",贯穿于"补"的全过程,一切有损于脾胃功能和克伐脾胃生机的药物均当慎用。应用补益扶正药时要掌握补而不壅,温而不燥,补运结合的原则,并注意醒脾药的有机配合,从而达到"以补助攻"的目的。

(五)中医药在肿瘤康复期的应用

肿瘤的康复期:是指经过手术、化疗、放疗等手段治疗后,处于恢复期的患者,包括躯体和心理的康复。

采用中医药的目的:改善或者消除疾病造成的某些功能障碍,把人体中潜在的能力充分发挥出来,调节机体内环境,稳定瘤体,尽可能地恢复到患病前的状态,提高生活质量,延长生存时间,带瘤生存。

中西医结合是中国的特色,应用多学科的综合治疗是肿瘤治疗有效的办法,随着现代科学技术的高度融合,多元科学的交叉渗透,多学科的参与,生命科技与中西医药的紧密结合,肿瘤的中西结合防治将会有更大收获。

三、肿瘤中医治疗的护理

1. 整体观念 中医十分重视人体的整体性和统一性,它认为人体是一个有机整体,人体的各个组成部分在结构上是不可分割的,在功能上是相互协调、相互为用的,在病理上是相互影响的,并且与自然界是息息相关的。在护理工作中应根据患者的个体差异、地理、季节、气候对机体的影响程度和心理状态来实施整体护理。

2. 辨证施护 辨证施护是从整体观念出发,通过对望、闻、问、切四种诊断方法所收集的有关疾病症状和体征的资料等进行综合分析,辨清疾病的原因、性质及邪正关系,从而采取相应的护理措施。因此,辨证与施护是互相联系不可分割的两个方面,是理论与实践相结合的体现。

3. 情志护理 所谓情志护理即心理护理。中医把喜、怒、忧、思、悲、恐、惊这七种情志变化称为七情,是人体对外界客观事物的不同情绪反应。护理人员要重视情志与疾病之间的关护,通过语言、表情、姿势、态度、行为及气质等来影响和改变患者的情志,使患者能在最佳的心理状态下接受治疗和护理,从而早日康复。

4. **病情观察**　通过望、闻、问、切的方法对患者的一般情况、舌象、脉象、热象、疼痛等病情进行观察,根据阴阳、五行、八纲、脏腑辨证法,对收集的资料进行综合分析并做出正确的辨证,为医生诊断及施护提供依据,并对疾病的发展趋势和转归做到心中有数。

5. **饮食调护**　中医治病重食疗,饮食除选择富含营养、清淡易消化的饮食之外,也应辨证择食,病证有虚、实、寒、热之分,食物也有四性五味之别,在饮食调护中应按病证的不同选择相宜的食品。

6. **给药护理**　中药是中医治疗最常用的手段,护理人员应正确掌握给药的途径、方法、时间、起效时间和服药禁忌等,并注意观察服药后反应及效果,指导患者和家属掌握正确的煎煮中药的方法和时间,如外涂中药止痛时应注意观察局部皮肤和全身有无反应。

综合以上对各种肿瘤治疗方法的介绍,不难看出,虽然肿瘤有多种治疗方法,且新的治疗方法也不断出现,但迄今为止尚未能攻克恶性肿瘤这个世纪难题。目前用于治疗恶性肿瘤的各种疗法及手段,都各具特色和优势,也都存在局限性与短处。目前基本上没有肯定的单一方法有根治的效果,故倾向于各种方法的整合治疗。如何用现代医学模式将中、西医现有的各种治疗方法与运动、饮食、心理疗法等有机地整合起来,以提高临床疗效、改善患者的整体心身状况和生活质量,有其必要性和可能性,是一个值得探讨的有前途的治疗方向。

以下有关一个肿瘤患者治疗过程中的真实感受(附),也许会给医务人员及患者在选择治疗方案时参考。

附:这个患者的日记值得所有人看看

来源:医学界(微信:2015.4.24)

导读:我是一名癌症患者,治疗结束后写了一些感想,与大家分享。

结束治疗已经 1 年。回想治疗期间的点点滴滴,虽仍觉伤心委屈,但庆幸自己挺过来了。这一年中每次去复查,偶尔遇见曾经的"病友",有的精神焕发,有的萎靡颓废。在与病魔斗争的过程中,有人越战越勇,有人逐渐败下阵来。想写下一些自己的亲身经历,写下一些这一年多来的感悟,希望能传达一些正能量,也希望能给其他患者一些参考。

我 2014 年被诊断出患了鼻咽癌。被确诊之后容不得我有任何考虑的时间,一下子就被带到了肿瘤病房,插上了 PICC。当时脑子挺懵的,但我当时并没有自己要"完蛋了"的感觉,因为之前就已经出现了颈部淋巴结肿大的症状,辗转多家医院都没查出个因果,所以被确诊是鼻咽癌之后,我第一个也是最重要的一个心理反应是:我的病终于确诊了,终于有办法治疗了,心理压力并不是很大。

这样的一个心态给我非常大的帮助,因为我始终坚信,痛苦是暂时的,即使治疗的过程很痛苦,但总是有办法治疗的,而且一定可以治好。

正式化疗之前医生说化疗会掉头发,会恶心呕吐。可我进行完第一次化疗之后并没有掉头发,我当时心中窃喜,觉得自己真是幸运,头发都没掉呢。可这种窃喜没持续几天就被无情打破了,变成"秃子"简直就是一瞬间的事!外观的改变对人的打击很大,自信心会被迅速摧毁。我不敢照镜子,更怕别人看我,连我爸妈看我我都会觉得自卑,几乎 24h 都戴着帽子。所以我想告诉所有要进行放化疗的人,如果医生提前告知会掉头发,那么,一定要提前准备好一顶假发,等到头发光秃秃的时候再去买,心理压力会很大。

化疗对体力的损害真的是不知道该怎么形容,每做完一次化疗我的感觉都像是被人堵在角落里连着不停地群殴了好几天,特别的疲惫。每天觉都睡不够,而且坐不住,坐一会就想躺下,有时候连拽都拽不起来。前几次化疗我还算多多少少能吃进去一些东西,到后来真的是一口也吃不进去,而且只要一闻到饭味就恶心要吐。鼻咽癌放疗对唾液腺、味觉的伤害特别大,我咽不下东西尝不出味道,而且嗓子痛得厉害,每次吃东西都是边哭边吃。人迅速就瘦下来了。不过这都是暂时的,是可以恢复的,所以不必要过度紧张。

在肿瘤病房,经常会有各种各样的人传播着各种各样的"秘方"和特效药。各种特效药的广告单会源源不断地流入病房刺激着患者和家属敏感的神经。而且因为放化疗既痛苦又伤身,这时中医的作用就会被无限放大或者是"神化"。我周围有很多病友,在一个周期化疗结束后会立即去抓中药喝,一是说"解毒"、二是说"补身";或者是在治疗期间边化疗边喝中药,也说是"解毒"或者只是为了止吐。治疗过程中我始终没有喝过中药,不是说我不相信或是否定中医的作用,是因为我始终坚定地坚持只听我主治医生的医嘱,吃什么药不吃什么药我只听他一个人的。

在治疗的那段时间,我周围有不少病友都是"半路转来"或是"半路转走"。他们大都因为没有及时看到疗效就否定了主治医生的能力,认为他们"没水平""骗人""庸医",继而直接转投其他医院。也有的患者在接受治疗的同时会去其他医院找其他医生为自己"诊病",然后根据打听到的消息对自己主治医生的治疗手段"指指点点",甚至出现不配合的情况。这一点我想说,请一定要对自己的主治医生"从一而终"。因为从发病确诊到治疗方案的确定、治疗过程中身体各项指标的变化情况、对药物的敏感程度、治疗间隔期该注意什么等问题只有主治医生最清楚,能根据个体情况进行最合适的安排。不否定多请教人的好处,但对于肿瘤这种个体差异特别明显的病来说,对主治医生"从一而终"是一个明智的选择。

对于靶向药,我没吃过,理由挺直白的,因为吃不起。所以也没啥发言权。但我周围的病友有吃靶向药的,有的效果还特别好,人也不受罪,可就是太贵了……治疗恶性肿瘤有一点确实很让人绝望,因为它不像别的病,别的病钱花的多了少受罪,而且身体情况会越来越好,而癌症,却是"花大价钱受大罪"。钱花得再多罪一样受,而且还不保证疗效,"人财两空"的情况并不少见。所以希望患者不要盲目地去相信"特效药"之类的,要把钱花在刀刃上,在医生的帮助下接受性价比最高的治疗方案。

治疗期间我嘴里常常都是溃疡没办法嚼,嗓子痛也不好咽。我买了一些婴儿果泥等"泥"类的婴儿食品吃,能解决一些问题。

治疗时我遇到一个姐姐,她说她把什么都放下了,甚至是自己的妈妈,她都"不在乎""不考虑"了,因为只有这样她才能不胡思乱想专心治病。对于这个,我不能完全赞同。治疗期间感情的支撑真的很重要,一定要把心里的想法都说出来,不要藏着掖着,也不要胡思乱想,有什么话就和家人朋友说,千万别自己憋着,也别仿佛看破了一切失了希望。允许有负面情况,允许一天哭八场,但要始终坚信自己能治好,能正常生活,这才是最重要的。

以上是我的一点点体会,愿与大家共勉。一起好好生活。

第 **14** 章

肿瘤患者常见症状的护理

肿瘤患者常出现疼痛、发热、疲乏、恶心、呕吐、腹泻、便秘、恶性积液、上腔静脉症候群及急性肿瘤溶解综合征等表现,及时发现与解决这些问题是肿瘤专业护理人员工作能力的基本要求。

第一节 癌症疼痛的护理

疼痛是伴随现存的或潜在的组织损伤而产生的不愉快的感觉和情绪上的体验。这一概念强调疼痛是一种主观感觉,提示在评估疼痛强度时,应以患者自身的主诉为依据。癌症疼痛(简称癌痛)是指由肿瘤本身或肿瘤治疗相关因素导致的疼痛。癌痛是恶性肿瘤患者的常见症状之一,严重影响了患者的生活质量。恶性肿瘤患者中,30%以上伴有疼痛,而晚期恶性肿瘤患者的疼痛发生率约为 70%,其中 1/3 的患者为重度疼痛。

一、癌症疼痛的原因

WHO 大致将引起疼痛的原因分为四类

1. **直接由肿瘤侵犯引起的疼痛** 由肿瘤直接浸润、压迫或转移引起的疼痛。最常见的是骨转移,压迫或浸润破坏神经等。

2. **与肿瘤相关但不是直接引起的疼痛** 如恶性肿瘤患者长期卧床不起、便秘、压疮、肌肉痉挛等,或患者因恶性肿瘤而导致的精神紧张、焦虑等都有可能引起疼痛。

3. **由肿瘤治疗和检查引起的疼痛** 常见于手术、放疗、化疗及创伤性检查操作后,如手术损伤痛、放疗所致皮肤灼伤痛、化疗引起的静脉炎及瘤体注射等。

4. **与肿瘤无关的疼痛** 由其他并发症等非肿瘤因素所引起的疼痛,如骨关节炎、痛风、风湿等。

二、临 床 表 现

1. **根据疼痛的生理机制** 可将疼痛分为躯体痛、内脏痛和神经痛三种。各种疼痛的临床特点如下:①躯体痛主要表现为刺痛和酸痛;②内脏痛主要表现为定位不准确,伴有挤压痛、胀痛或牵拉痛;③神经痛则主要表现为烧灼样痛、钳夹样阵发性痛,往往伴有感觉和运动功能丧失。

2. **根据疼痛持续的时间** 可将疼痛分为急性疼痛和慢性疼痛两种。其中,癌症疼痛通常表现为慢性疼痛。癌症疼痛如果得不到缓解,将影响患者的整体生活质量,甚至干扰抗癌治疗的施行。

3. 疼痛对患者生活质量的影响　大量调查资料表明,伴有疼痛的癌症患者的生活质量明显低于无痛的癌症患者。癌症疼痛对患者生活质量的影响通常表现在以下三方面:①对生理方面的影响表现为功能减退,体力和活动耐力下降,恶心、呕吐、食欲缺乏,失眠等;②对心理方面的影响表现为焦虑、恐惧、抑郁、注意力不集中,甚至失去控制、有自杀倾向等;③对社会方面的影响表现为社会活动减少,性功能和情感降低,依赖性增加等。

三、癌症疼痛的综合治疗

恶性肿瘤患者的疼痛比较复杂,疼痛的治疗方法需根据病因和疼痛具体情况决定,基本分为以下 3 种方法:抗肿瘤治疗(包括放疗、化疗和姑息性手术)、止痛药物治疗、非药物治疗(包括创伤性非药物疗法、物理疗法和心理社会干预)。

(一)抗肿瘤治疗

抗肿瘤治疗包括放疗、化疗与姑息性手术等。这些既是恶性肿瘤的治疗方法,也可用作晚期恶性肿瘤止痛。

(二)止痛药物治疗

1. 止痛药物治疗原则　止痛药物是癌症疼痛治疗的主要方法。世界卫生组织(WHO)推荐的三阶梯止痛方案(图 14-1),目前已经成为在国际上被广泛认可和接受的癌症疼痛的药物治疗方法,可以根据具体情况用于癌症疼痛的患者。

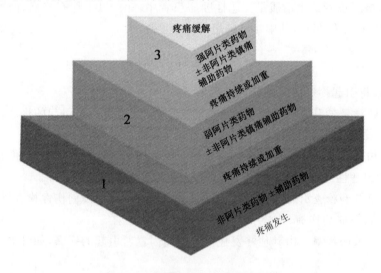

图 14-1　世界卫生组织止痛三阶梯

WHO 同时提出镇痛药的应用要点:口服、按时、按阶梯、个体化和注意细节。

(1)口服给药:口服给药简单、经济、易于接受、稳定的血药浓度、更易于控制和更有自主性、不易成瘾及产生耐药。

(2)按时给药:即按照规定的间隔时间给药,如每 12h 1 次,无论给药当时患者是否发作疼痛,不是按需给药,保证疼痛连续缓解。

(3)按阶梯给药:即遵循三阶梯原则,根据疼痛程度选择不同阶梯的镇痛药。第一阶梯:以阿司匹林为代表的非阿片类药物,用于轻至中度的癌痛。第二阶梯:以可待因为代表的弱阿片类药物,用于中度持续性疼痛。第三阶梯:以吗啡为代表的强阿片类的药物,用于中度至重度持续性疼痛等。非阿片类药物可以增强阿片类药物的镇痛效果;针对疼痛不同性质均可以加辅助用药。

(4)个体化给药:对麻醉药品的敏感度个体间差异很大,所以阿片类药物并没有标准用量,凡能使疼痛得到缓解并且不良反应最低的剂量就是最佳效果。

(5)注意具体细节:对用止痛药的患者要注意监护,密切观察其反应。其目的是使患者获得最佳疗效而发生的不良反应最小,提高患者的生活质量。

2. 止痛药物的分类及作用机制

(1)止痛药物的分类:止痛药物种类繁多,一般分为非阿片类和阿片类两大类。前者以阿司匹林、对乙酰氨基酚(扑热息痛)、布洛芬、吲哚美辛为代表,主要用于轻度疼痛尤其是骨和软组织疼痛;阿片类药物依据作用强度分为弱阿片、强阿片类,弱阿片类以可待因、氨酚待因为代表,用于治疗中度疼痛;强阿片类以吗啡、芬太尼、哌替啶为代表,用于治疗重度疼痛。

(2)止痛药物作用机制:非阿片类药物包括对乙酰氨基酚和非甾体类抗炎药。对乙酰氨基酚的作用机制主要在中枢神经系统抑制前列腺素合成酶起作用。而非甾体类抗炎药主要作用在外周,通过抑制环氧化酶,阻止炎症组织产生的花生四烯酸转化为前列腺素而起到抗感染、止痛、解热的作用。非甾体类抗炎药用于治疗疼痛时,镇痛作用均有极限。阿片类药物通过与中枢神经系统的阿片受体结合而产生镇痛效应,镇痛作用无极限。

3. 止痛药常见不良反应及处理

(1)非阿片类药物不良反应及处理:与阿片类镇痛药相比,非阿片类镇痛药长期或大剂量用药发生器官毒性反应的危险性明显高于阿片类镇痛药。当非阿片类镇痛药的用量达一定剂量时,增加用药剂量不会再增加镇痛效果,但是药物的不良反应将明显增加。因此,若需长期服用镇痛药或者非阿片类镇痛药物的剂量达到限制性用量时,应考虑换用阿片类镇痛药,如果是联合用药,则只增加阿片类镇痛药的用药剂量。

非甾体类抗炎药物最常见的不良反应是胃肠道反应,长期服用可能出现消化不良、反酸、恶心、腹泻、便秘、腹胀,长期大剂量服用可能出现消化道出血或发生溃疡。另外,此类药物可以影响血小板的聚集引起出血,长期服用还可能发生肾功能和肝功能的损伤。其不良反应的发生,与用药剂量及使用持续时间相关。对于服用这类药物的患者应密切观察药物的不良反应。

减少非阿片类药物不良反应的主要措施有:选择适当的药物种类;长期用药时控制用药剂量;联合使用抗酸药、H_2受体拮抗药、米索前列醇、奥美拉唑等药物以预防消化道溃疡;注意并发症对用药的影响,如低白蛋白血症等并发症可能会明显增加非甾体类抗炎药的肾毒性和耳毒性。

(2)阿片类药物常见不良反应及处理

1)便秘:是阿片类药物最常见的不良反应,发生率可达 $90\%\sim100\%$。一般不产生耐受。严重的便秘还可能会引起或加重患者的恶心、呕吐,而通畅的大便则可能缓解患者的恶心、呕吐。因此,预防和治疗便秘是阿片类药物镇痛治疗中不容忽视的问题。

预防:多饮水、多食含纤维素的食物,适当的活动、预防性地给予缓泻药。

治疗:评估便秘的原因及程度,根据便秘程度选择缓泻药,必要时灌肠,或可减少阿片类药物的剂量,合用其他镇痛药。

2)恶心、呕吐:恶心、呕吐的发生率约为30%,一般发生在用药初期,症状大多在4～7天有所缓解,以后逐渐减轻,并完全消失。患者出现恶心、呕吐时,应排除其他原因所致,如便秘、化疗、放疗、脑转移、高钙血症等。患者是否出现恶心、呕吐及其严重程度有较大的个体差异。一般来说,恶性肿瘤患者既往化疗中恶心、呕吐反应严重者,初次用阿片类药物也容易产生恶心、呕吐。

预防:初次使用,第1周内,最好同时使用止吐药物预防。常用甲氧氯普胺(胃复安),每日3次,餐前半小时服用。

治疗:轻度恶心可选用甲氧氯普胺等治疗;重度恶心、呕吐应按时给予止吐药,必要时用恩丹西酮等;由于便秘可能会加重恶心、呕吐,因此对于持续性重度恶心、呕吐的患者,应及时了解是否合并便秘,若有便秘要及时解除便秘症状;症状持续1周以上,排除其他原因,则应减少阿片类药物的用量或换药,或改用其他途径给药。

3)嗜睡及过度镇静:其发生原因是长期疼痛导致失眠,有可能是疼痛理想控制后的表现。在用阿片类药物治疗的最初几天,患者可能会出现嗜睡,数日后症状多可自行消失,有的患者还会出现明显的过度镇静症状。要注意的是,当患者出现嗜睡及过度镇静时要排除其他的原因,如使用其他中枢镇静药、高钙血症等。

预防:初次使用剂量不宜过高。剂量调整以25%～50%的幅度逐渐增加。老年人尤其要慎重滴定用药剂量。如果患者出现明显的镇静过度,则应减低阿片类药物的剂量。若镇静程度持续加重,应严密观察患者的意识和呼吸情况,当患者对躯体刺激没有反应,呼吸频率小于8/min,并出现针尖样瞳孔,考虑为阿片类药物过量中毒,予纳洛酮解救处理。

治疗:纳洛酮0.4mg溶于10ml生理盐水中,每隔2min取0.5ml皮下或静脉注射,一边用药,一边呼唤患者姓名。通常患者在1～2min睁眼。停药指征:患者清醒,呼吸次数大于9/min。纳洛酮使用及限量为0.8mg。如患者意识、呼吸仍无好转,应考虑其他原因。

4)尿潴留:常出现于合并使用镇静药,腰麻后,或合并前列腺增生症;腰麻后,应用阿片类药物,尿潴留的危险增至30%。

预防:避免同时使用镇静药,定时排尿(如4h排尿1次)。

治疗:诱导自行排尿:流水诱导、会阴部灌冲热水、膀胱区轻按摩,仍无效考虑导尿。

5)中枢神经系统毒性:长期使用哌替啶(杜冷丁)的患者容易出现。这是因为哌替啶在体内的代谢产物去甲哌替啶有中枢神经系统毒性,而且它的半衰期为3～18h,长期用药容易蓄积,出现神经系统中毒,表现为战栗、震颤、抽搐、癫痫大发作等症状。因此哌替啶只用于短时镇痛,不适用于慢性疼痛。

6)药物依赖:癌性疼痛的患者通常需要长时间大剂量地使用阿片类药物,可能会导致耐受和依赖。但是,耐受和依赖的存在及患者对耐受和依赖可能发生的恐惧,都不能干扰阿片类药物的正确使用。

(三)非药物治疗

1. 创伤性非药物疗法　包括姑息手术、麻醉及神经外科方法等。

(1)姑息手术:可减少肿瘤的体积,减轻梗阻和压迫症状。

(2)麻醉方法:通过局部用麻醉药进行神经阻滞,大多情况下用来控制难治性疼痛。

(3)神经外科方法:包括神经切除术、电神经刺激法和神经药物的使用,适用于躯体痛,不适用于神经痛。

2. **物理疗法**　包括皮肤刺激、锻炼、固定术、针刺及经皮电神经刺激等。对患者进行有效的物理疗法可以减轻疼痛,同时也可以减少患者对止痛药物的需求,但不能代替药物治疗。

(1)皮肤刺激:包括在皮肤表面热敷、冷敷、湿敷、按摩等,可以帮助患者松弛,分散疼痛的注意力。例如,按摩可以促进局部血液循环来减轻疼痛,特别适于治疗期活动受限引起的酸痛。

(2)锻炼:对治疗慢性疼痛很重要,它可以活动强直的关节,增强肌肉力量,帮助患者恢复身体的平衡与协调性,增加患者的舒适感,改善患者心血管功能状况。要注意的是:一是锻炼要适度;二是当患者因恶性肿瘤侵犯可能发生病理性骨折的情况下,要避免做任何负重的锻炼。另外,改变体位也是令患者更为舒服、预防或缓解疼痛的简单方法。

(3)固定术:常用来治疗急性疼痛发作及固定骨折或丧失功能的肢体、关节。在需要制动的时候,可使用一些支持装置,但要保持关节的最佳功能位。骨转移的患者可采用固定术预防骨折。

(4)针刺:是一种治疗疼痛的神经刺激技术,操作时用小的实心针插入皮肤到不同的深度,一般要刺入肌肉。但目前还不能确定哪些类型的疼痛可以或不能用针刺来缓解。

(5)经皮电神经刺激(TENS):是通过皮肤将特定的低频脉冲电流输入人体以达到缓解疼痛的目的。目前的研究表明,TENS 的部分疗效可归为安慰剂作用,轻度疼痛的患者可以从TENS 中受益。

3. **心理社会干预**　是疼痛治疗模式中的重要组成部分,这种疗法需要与止痛药物相结合来控制疼痛。心理社会干预可采用认知和行为技术,或两者兼用,以帮助患者得到疼痛被控制的感觉。认知技术强调的是领会和思考,它是用来教会患者如何看待事件和身体的感觉,可以给患者一些关于疼痛和止痛治疗的知识,以帮助患者用不同的观点来看待疼痛。行为技术是直接帮助患者开发克服疼痛的技巧,帮助患者改变对疼痛的反应。应鼓励恶性肿瘤患者使用认知-行为疗法,它不仅对控制症状有效,而且能恢复患者的自我效能、自我控制感,主动地参与自己的治疗。常用的方法包括转移与分散注意力、放松和意念想象。

(1)转移与分散注意力:是使患者的注意力从疼痛或恶劣情绪中转移到其他刺激上。转移与分散注意力可以是内在的,如在心里数数、给自己唱歌;也可以是外在的,如与家人或朋友谈话、看电视、听音乐帮助放松或听别人读书等。

(2)放松疗法:是指导患者使身体及精神达到一种松弛状态,身体放松指的是降低骨骼肌的紧张状态,精神放松指的是缓解焦虑。放松疗法包括逐步放松肌肉、沉思及音乐松弛法等。尤其是音乐可以对人的行为和情绪产生微妙影响。悦耳动听的音乐对大脑可以产生良好的刺激,可以协调内分泌、心血管、消化系统的功能,缓解患者的紧张和疲劳。人们在一种声级较低的柔和音乐下,会感到轻松与愉悦,对患者而言能消除他们的不良情绪,进一步起到镇痛及镇静的作用。也就是说音乐能同时改善患者的心理及生理状态。

(3)意念想象:愉快的意念想象能帮助患者放松。例如可以鼓励患者设想一个宁静的景色,如海浪轻拍沙滩,或者让患者进行缓慢的深呼吸,同时想象着疼痛正在离开身体。意念想象与放松疗法结合会更为有效,特别是当每位患者按照自己喜爱发挥想象力时效果最为理想。

心理社会干预最好在疾病的早期应用,因为这时患者有一定的体力和精力,能够学习和实践这些疗法,易于成功,同时能促使患者产生继续应用这种疗法的动力。除了这些干预疗法外,有些患者还可受益于短期的心理治疗。

短期心理治疗的目的是给患者提供感情支持,帮助患者更好地度过危机,适用于疼痛伴有抑郁、焦虑的患者。心理治疗主要由临床心理专家、精神病学专家等专业人士来完成。

支持组织来自家庭、病友和社会各界等,可以帮助患者正确看待疾病,增强患者战胜疾病的信心,并且患者通过交流可以获得很多对自己有帮助的信息。

实施疼痛教育的目的是针对患者在疼痛治疗中存在的问题进行指导和解释,以提高患者的治疗依从性。由于患者家属在疼痛治疗中的作用非常重要,因此,实施疼痛教育的对象应包括家属在内。

四、癌症疼痛的护理

(一)癌症疼痛的护理评估

1. 疼痛评估的意义　在疼痛控制过程中,疼痛评估是治疗的首要环节,只有主动、客观、持续地评估疼痛,才能取得正确合适的控制措施。及时、准确评估镇痛药的效果和不良反应,可帮助患者正确用药和及时防治药物不良反应。在疼痛治疗过程中只有动态、准确、客观评估影响疼痛治疗效果的因素,才能有的放矢采取干预措施。评估患者及家属对药物治疗的"知、行、信"度,教育患者及家属,改变对药物不良反应、成瘾性的错误认知,可提高药物治疗的效果。

2. 疼痛评估的原则

(1)相信患者的主诉原则:由于疼痛是一种主观感觉,因此评估疼痛强度应该以患者的主诉为依据并如实记录,不能依赖主观判断或者怀疑患者报告疼痛的程度和真实性。

(2)全面评估原则:全面评估是指对恶性肿瘤患者的疼痛情况及相关病情进行全面评估,包括了解疼痛的病因、疼痛的类型、疼痛的性质、影响因素、疼痛的程度、疼痛对生活质量的影响、止痛治疗情况、体检及相关检查情况、心理状况、重要器官功能情况、家庭和社会支持情况及既往史等。

(3)动态评估原则:动态评估是指持续、动态地评估癌症疼痛患者的疼痛变化情况,包括评估疼痛的发作、治疗效果及转归。患者的病情、镇痛治疗效果及不良反应存在较大个体差异。动态评估对于药物止痛治疗剂量滴定尤为重要,以此来制定和调整镇痛药的剂量,可获得理想镇痛效果。

3. 疼痛评估的方法　疼痛评估的最佳方法是对疼痛本质的认识,使用可靠的评估工具并了解疼痛知识,可以更好地理解疼痛的本质。

(1)0~10数字疼痛评估标尺的使用(NRS):图14-2。用0~10的数字代表不同程度的疼痛,0为无痛,10为剧痛。让患者自己圈出一个最能代表疼痛程度的数字。

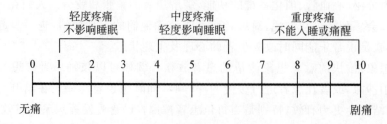

图14-2　数字疼痛强度评估量表(NRS)

（2）视觉模拟疼痛强度评估量表（VAS）：图 14-3。将一条 100mm 的水平线或垂直线模拟分成 100 个点，两端代表从无痛到最痛，请患者根据自己的感觉对疼痛强度做出标记。

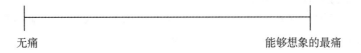

无痛　　　　　　　　　　　　　　　　　　　　　　能够想象的最痛

图 14-3　视觉模拟疼痛强度评估量表（VAS）

（3）疼痛影响面容量表（图 14-4）：用图画的形式将面部表情由高兴到极其痛苦分成 6 个等级，0 代表无痛，1 代表极轻微疼痛，2 代表稍痛，3 代表疼痛显著，4 代表重度疼痛，5 代表最剧烈疼痛。这种评估方法简单、直观、形象，适用于儿童和有认知障碍的人。

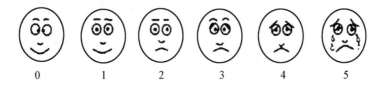

图 14-4　面部表情疼痛评分量表

（4）主诉疼痛程度分级法：根据疼痛对患者生活质量的影响程度将疼痛强度分为 4 个等级：0 级为无痛；1 级为轻度疼痛，有疼痛但可以忍受，能正常生活，睡眠不受干扰；2 级为中度疼痛，疼痛明显，需用止痛药治疗，睡眠受干扰；3 级为重度疼痛，疼痛剧烈，不能忍受，睡眠受到严重干扰，可伴有自主神经紊乱或被动体位。

4. 疼痛评估内容

（1）评估疼痛的一般情况：包括疼痛部位及范围、疼痛性质、持续时间、疼痛程度，疼痛发作的相关因素，疼痛对生活质量的影响，疼痛治疗情况。在伴有疼痛的患者入院时，主管护理人员应了解疼痛情况，详细记录在护理记录单中，并教会患者正确使用疼痛强度评估标尺。

（2）评估疼痛对患者功能活动的影响：包括对自理能力、休息、睡眠、娱乐、社会交往、性生活、家庭角色等方面的影响。评估的目的是为制定有针对性的护理干预措施提供依据，并制定相应的护理目标，注意与患者和家属共同制定。

（3）评估疼痛对患者心理情绪的影响：目的是及时提供相应的支持和辅导，对于改变患者的负面情绪，避免意外发生是有必要的。

（4）评估患者对疼痛治疗的态度和治疗依从性：护理人员可根据评估结果制定相应的教育计划，消除患者的顾虑，提高其在疼痛治疗中的依从性，保证疼痛治疗的顺利进行。

（5）评估社会家庭支持系统在疼痛控制中的作用：通过疼痛教育消除他们对患者的负面影响，充分发挥其在疼痛控制中的积极作用。

5. 疼痛评估注意事项　疼痛评估是一个动态评估的过程，在应用疼痛评估测量工具时应注意前后测量工具的一致性，保证测量的信度和效度。所有的疼痛测量工具都不能全面涵盖患者疼痛的复杂性，因此要选择合适的测量工具，掌握最简单有效的评估方法。此外。在疼痛评估过程中，护理人员必须掌握疼痛的相关知识，才能保证对疼痛评估的准确性。疼痛严重影响患者的生活质量,护理人员准确的评估是疗效观察的重要手段,因此护理人员必须重视疼痛评估的价值和重要性。

(二)癌症疼痛药物治疗的护理

1. 止痛药不良反应的护理 长期大剂量服用非甾体类抗炎药的患者应告知患者,若出现胃肠道不适或加重,及时通知医务人员,并密切观察有无出血征象。

服用阿片类药物的患者,应指导同时服用润肠通便药以预防便秘。初次使用者,应向患者解释可能出现恶心、呕吐等不适,并遵医嘱给予甲氧氯普胺等药物预防,以消除患者顾虑。对初次使用或明显增加阿片类药物剂量的患者,尤其是老年人,应注意询问患者有无思睡或嗜睡等表现,连续评估并记录镇静程度,若程度严重,应建议医生减少阿片类药物用量,以免发生呼吸抑制。一旦确认药物中毒致呼吸抑制,立即用纳洛酮解救。需强调的是,患者出现阿片类药物中毒引起的呼吸抑制不宜吸氧,特别是高浓度吸氧。

2. 使用透皮贴剂患者的护理 用于疼痛相对稳定患者的维持用药,一次用药维持作用时间可达72h,便秘的发生率低。初次用药后6~12h达血浆峰浓度,12~24h达稳定血药浓度。

护理中需注意的方面:选择合适的粘贴部位,多选择躯干平坦、干燥、体毛少的部位,如前胸、后背、上臂、大腿外侧;粘贴前清水清洁皮肤,不要用肥皂或乙醇擦拭。待皮肤干燥后打开密封袋,取出贴剂,先撕下保护膜,手不要接触粘贴层,将贴剂平整地贴于皮肤上,并用手掌按压30s,保证边缘贴紧皮肤。体温增高3℃,血药浓度峰值可增高25%,局部不能加温,如热水袋、电热毯或暖气等;72h及时更换,不宜拖延,以免出现暴发痛;更换时重新选择部位。

3. 对患者进行疼痛教育 很多患者担心用麻醉性镇痛药会成瘾,护理人员应告诉患者无需担心停药带来的不适,因为当病因解除后,按照阿片类药物规范化撤药方案,戒断症状完全可以避免;还应告知患者合理调整用药剂量,按原有剂量的25%~50%逐渐增加,药物的镇痛作用则随之增加。

4. 老年疼痛患者护理 有调查发现老年癌痛患者多不愿意汇报疼痛;对疼痛治疗的顾虑明显高于年轻人。因此护理中,应注意对患者的全面评估,鼓励其表达疼痛感受并给予充分的信任和理解。鼓励患者说出对疼痛药物和治疗存在的顾虑,给予正确的解释,消除顾虑。另外老年患者对阿片类药物的治疗效果的毒性反应更敏感。因此,老年疼痛患者用阿片类药物起始剂量小于年轻人,一般为年轻人起始剂量的25%~50%,并根据反应缓慢加量。在护理中应特别注意止痛药物不良反应的观察、预防和处理。

5. 癌症疼痛的院外延续管理 癌痛患者在住院期间给予疼痛管理,出院后将疼痛管理继续应用于非在院状态的一种方法,以保证癌痛镇痛治疗不间断,护理管理不间断。通过做好癌痛治疗健康宣教、协同家属做好患者心理及精神支持、营养支持等护理措施,使患者疼痛症状得到显著改善。将正规的镇痛治疗引入家中,可有效缓解患者疼痛,对提高患者的生活质量具有积极意义。

实施方法:对出院后的患者建立疼痛随访档案,通过电话、讲座、经验交流会等形式普及癌痛镇痛相关健康知识,将癌痛镇痛治疗过程中患者可能存在的误区给予一一解答,同时运用一些成功控制癌痛的实例鼓励癌痛患者,帮助他们改变错误的观念,纠正不良的服药行为,树立治疗的信心。

(三)癌症疼痛非药物治疗的护理

在控制癌症疼痛的过程中,恰当应用非药物疗法有时可以起到较好的效果,但不能代替药物治疗。护理人员应掌握常用的非药物疗法的使用范围和方法,指导患者及其家属正确实施。在疼痛评估中,特别要注意评估患者的心理状态,若发现患者有明显的抑郁、焦虑,应及时给予心理护理,严重的患者可请心理治疗师进行治疗。

研究显示,对癌症疼痛患者进行疼痛教育可以提高患者的治疗依从性,同时提高疼痛缓解的有效性。另外,护理人员作为癌症疼痛患者支持组织的成员,应积极参与到患者的疼痛控制的过程中,并起到协调和组织的作用。同时,护理人员在对疼痛患者的全程关护中,应充分发挥健康教育的职能,结合临床实际,将健康教育做得更具体和实用,使健康教育真正成为疼痛综合治疗手段之一。

疼痛不仅是一种症状,更是一种疾病。WHO 已将疼痛列为人体第五大生命体征,无痛是患者的基本权利。治疗癌性疼痛不仅是医生的义务,更需要护理人员、患者、家属、社会的共同参与,才能达到令人满意的效果。

第二节　癌性发热的护理

正常人在体温调节中枢的控制下,体内产热和散热保持动态平衡,体温保持相对恒定。机体在致热原的作用下,或各种原因引起体温调节中枢功能紊乱,使产热增加,散热减少,体温升高超过正常范围,称为发热。

癌性发热通常是指恶性肿瘤患者出现的直接与恶性肿瘤有关的非感染性发热和患者在肿瘤发展过程中因治疗而引起的发热,是恶性肿瘤患者常见的并发症之一。由于其发病机制复杂,热程长短不定,可严重影响患者心理和生理。

一、常见病因

(1)恶性肿瘤生长迅速,导致组织相对缺血缺氧而引起自身组织坏死,导致机体发热。

(2)肿瘤侵犯或影响体温调节中枢引起中枢性发热。

(3)恶性肿瘤细胞本身可能产生内源性致热原,如恶性肿瘤细胞内释放抗原物质引起免疫反应而发热。

(4)肿瘤细胞能分泌一些活性物质,例如肝癌细胞产生甲胎蛋白等。都对机体产生各种反应,其中有些物质可引起发热。

(5)在肿瘤治疗中化疗、放疗,应用干扰素、白介素-2、集落刺激因子、肿瘤坏死因子、肿瘤疫苗等制剂也可引起发热。

(6)有效治疗后肿瘤细胞迅速破坏溶解,释放出大量炎症介质或毒性产物,导致机体发热。

二、临床表现

癌性发热一般具有以下几个特点。

(1)发热可呈间歇性,热程或短或长,有的可达数月之久。

(2)常为弛张热或不规则热,少数呈稽留热,体温在 37.5~38.5℃。患者多不伴有寒战或恶寒,以下午或夜间发热为主。

(3)发热时全身症状可不明显,患者有时不能感知或无明显不适。

(4)抗感染治疗无效,对解热镇痛药和抗癌药物反应较好。

（5）部分单纯的癌性发热常以低热为主或仅自觉身热，而体温并不升高，外周血中白细胞计数及中性粒细胞比值大多正常。

（6）癌性发热有时可能为恶性肿瘤首发症状，如果患者发热持续不退，应及时到医院就诊，找出真正的病因。

（7）热程长的患者除了要忍受身体上的痛苦外，也会导致心理上的痛苦，可出现焦虑、烦躁等负性情绪。长期发热可严重影响患者的生活质量，也给临床治疗和护理带来许多困难。

三、治疗方法

癌性发热的发病机制复杂，目前常用的降温方法有物理降温法（乙醇擦浴、温水擦浴、冰袋降温等）、药物降温法（解热镇痛类药物等）、中医药治疗（口服中草药汤剂、针刺疗法等）及直肠给药法等。

四、护理措施

1. 环境要求　保持病室整洁，定期开窗通风，但要注意保暖，切勿受凉。

2. 心理护理　正确评估患者发热时的心理状态，对体温变化及伴随症状给予合理的解释，向患者介绍肿瘤发热的机制、诱因和临床表现等，缓解其紧张情绪。经常巡视患者，给予精神安慰，解除不适，满足患者的需要。

3. 发热护理　根据不同情况采取物理降温或药物降温的方法，但要注意退热后，患者往往会大量出汗，这时护理人员应当及时帮助患者擦干身体，更换清洁衣服及床上用品，防止压疮和感冒。

4. 病情观察　护理人员要按时测量患者的生命体征并详细记录。患者用药后督促患者多饮水并分别于用药后 0.5h、1h 监测体温变化直至体温正常。另外严格按照常规体温监测并记录，如体温为 39℃ 或以上时应每 4h 测体温 1 次，体温降至正常后每日测 3 次连测 3 天。

5. 口腔护理　发热时唾液分泌减少，口腔黏膜干燥，易出现口腔感染，应于晨起、餐后、睡前协助患者漱口，以保持口腔清洁。

6. 饮食护理　在体温降至正常后鼓励患者进食高热量、高蛋白质、富含维生素、清淡、易消化的流质或半流质饮食，增加身体抵抗力，勿食油腻、辛辣等食物。在高热期及体温降至正常后均应鼓励患者多饮水，以利于降温和预防水、电解质平衡失调。

7. 活动与安全　高热期绝对卧床，体温恢复正常后逐渐增加活动量，以减少能量消耗，利于机体康复，但活动过程中应注意安全防护。此外，高热发生抽搐时应注意安全防护，给予约束带或加床栏，以防止坠床。

第三节　癌因性疲乏的护理

癌因性疲乏（cancer related fatigue，CRF）是一种痛苦的、持续的、主观的乏力感或疲惫感，疲乏程度与活动不成比例，与恶性肿瘤或恶性肿瘤治疗相关，并常伴有功能障碍。

研究显示，CRF 在各个年龄阶段的恶性肿瘤患者中均有发生，在接受放疗的恶性肿瘤患者中，65% 的人感到疲乏，在接受化疗的恶性肿瘤患者中，82%～96% 的人容易感到疲乏。CRF 是恶性肿瘤患者的重要症状之一，可以由癌症本身引起，也可以是恶性肿瘤治疗的结果，极大地影响患者的自理能力及生活质量。

一、常见病因

1. 恶性肿瘤本身　如恶性肿瘤所致的负氮代谢是持续性CRF的主要原因。
2. 恶性肿瘤常见并发症　是加重CRF的主要原因,如疼痛、睡眠不足或失眠等。
3. 恶性肿瘤治疗　化疗产生的贫血、白细胞减少、肝肾功能的损害、水电解质及酸碱平衡失调,放疗导致的免疫功能低下及细胞损伤等都和疲乏的产生有关。
4. 心理社会因素　恶性肿瘤的诊断、治疗及患者对功能的丧失、预后的担心及社会角色的认同等因素都会导致患者出现一系列精神心理上的不良反应,如沮丧、恐惧、焦虑、抑郁等,这些可促进和加重疲乏。
5. 其他因素　如感染、肥胖、肝炎、肾炎、神经系统及内分泌功能紊乱等均会不同程度地增加恶性肿瘤患者的疲乏症状。

二、临床表现

CRF的临床表现包括身体疲倦、精神迟钝和情感顺应性缺乏的感觉。CRF症状为非特异性的疲劳、虚弱、无力、全身衰退、嗜睡等。CRF不同于一般的疲乏,它发生快,程度重,从体力、精神、心理、情绪等方面严重影响患者的生活质量,并且持续时间长,不能通过休息得以缓解。

三、治疗方法

CRF的治疗主要针对两方面,一是CRF几种常见的诱因,如贫血、睡眠障碍、情绪障碍等;二是针对CRF出现的症状,采取相应的措施。具体方法包括非药物干预和药物干预两类。

1. 非药物干预　包括活动锻炼、进行娱乐活动、心理干预、改善睡眠、营养支持、对肿瘤患者和家属进行健康教育和咨询等。
2. 药物干预　如抗贫血药、抗精神病药、催眠药等。

四、护理措施

(一)信息支持

加强认知护理,为患者提供CRF的相关信息。

(1)使患者认识到CRF是治疗的不良反应,与健康人群的疲劳是不同的,会影响到自己的生活质量。

(2)使患者了解CRF可能发生的时间、程度、持续的时间及CRF的可能原因等。

(3)使患者了解有效的干预措施能减轻CRF,帮助患者树立正确的信念,提高生活质量,缓解压力。

(4)向患者提供积极向上的警句格言、建议等,增强患者战胜疾病的信心。

(二)病情观察

(1)密切观察患者CRF的症状及其变化状况。正确使用评估量表,以日记的形式记录疲劳状况、日常活动水平、睡眠形态、心理需求等,制订个体化护理计划。

(2)观察患者有无骨髓抑制、消化道反应、睡眠不足、沮丧、恐惧、焦虑、抑郁等加重疲乏的相关因素。

（3）准确记录24h出入量,若患者出现头痛、头晕、发热、便秘等不适症状,及时向医生报告并遵医嘱给予对症处理。

（三）饮食护理

（1）教会患者养成良好的饮食习惯,如少量多餐,选择高蛋白质、高热量、富含维生素、易消化食物。

（2）指导家属注意食物多样化,烹调时多采用蒸、煮和炖的方法,少用煎或炸等方法。

（3）对进食困难者必要时可采取完全胃肠外营养,以维持其最佳营养状态。

（四）睡眠护理

（1）根据患者的习惯制定适宜的睡眠时间表。

（2）为患者创造光线柔和、温湿度适宜的休养环境。

（3）在病情许可情况下,鼓励患者逐渐增加白天活动时间和次数,以利于晚间睡眠。

（4）鼓励患者在入睡前听轻音乐,达到舒缓压力、分散注意力的目的;睡眠前避免过度活动以保证心情平静,利于入睡;睡前用温热水泡足、喝牛奶或蜂蜜,避免饮用易引起兴奋的饮料。

（5）集中完成晚间治疗,避免影响患者休息。

（五）活动与安全

（1）轻、中度疲乏患者鼓励其适量活动,如有外出要求时,在病情许可的情况下借助轮椅、手杖等,在护理人员或家人帮助下去风景宜人的地方散步,可缓解疲乏程度。

（2）重度疲乏患者,应卧床休息,减少活动;认真落实生活护理,如床上擦浴、洗头、口腔护理、皮肤护理等;将患者经常使用的物品放至易拿取的地方,减少其活动量和体力消耗;患者活动时护理人员或家人陪伴左右,防止跌倒。

（六）心理社会支持

（1）指导患者渐进式肌肉放松、冥想放松、意念想象,达到减轻焦虑和抑郁,达到缓解疲乏的作用。

（2）鼓励患者参加社交娱乐活动及与朋友、家人、病友谈心等活动,建立健康的社会关系等,适度恢复工作与回归社会同样能一定程度地减轻CRF。

第四节　恶心、呕吐的护理

恶心、呕吐是临床常见症状。恶心是一种特殊的上腹部不适、紧迫欲吐的感觉,通常发生在胃上部、咽喉或扩散到整个腹部。常伴有胃部收缩力消失、肠道蠕动减少、十二指肠收缩及小肠内容物反流到胃部的情形。恶心反射由自主神经传导,故常合并有出汗、面色苍白、胃部饱胀感及心动过速等症状。呕吐是通过胃的强烈收缩迫使胃内容物或一部分小肠内容物,通过食管逆流出口腔而排出体外的一种复杂的反射动作。呕吐发生时常伴有一些全身症状,如冷汗、皮肤苍白、感觉虚弱、眩晕、呼吸快且不规则等。

恶心常为呕吐的前奏,一般于恶心之后随之呕吐,但也可只有恶心而无呕吐,或只有呕吐而无恶心。恶心和呕吐是一种机体反射,可将食入胃内的有害物质吐出,因此可视为人体要将体内有害物质排出的自我保护功能。但频繁而剧烈的呕吐同时也会引起失水、电解质紊乱、酸碱平衡失调、营养障碍等情况。

肿瘤患者发生恶心、呕吐主要是因为恶性肿瘤的放疗、化疗、疾病情况、手术(麻醉原因)等。随着近几年新的止吐药物的应用,很多化疗引起的恶心、呕吐得到了很好的控制,但是,还有大量的肿瘤患者经历着不同原因、不同程度的恶心、呕吐,严重地影响了患者的生理、心理和生活质量,有时还会影响进一步的治疗。

一、常见病因

(1)恶性肿瘤及其治疗导致的胃肠功能障碍,如肿瘤压迫食管、肝大、腹水、消化性溃疡、胰腺肿瘤等导致胃肠功能障碍。

(2)恶性肿瘤导致的肠梗阻。

(3)原发肿瘤或肿瘤转移导致的颅内压增高。

(4)肿瘤治疗反应,如化疗或放疗后味觉改变;化疗、镇静或镇痛药物的不良反应;胃肠道区域的放射治疗等。

二、临床表现

(一)化疗引起的恶心、呕吐

1. 分类　不同化疗药物引起的恶心、呕吐因其发生快慢、持续时间及严重程度不同,可有以下三种类型。

(1)急性恶心、呕吐:常发生在化疗后 24h 内,而大部分化疗药物导致的恶心、呕吐在静脉给药 1～2h 后开始。此期发生的恶心、呕吐最为严重,因此要注意针对此期进行预防性治疗。

(2)迟发性恶心、呕吐:常发生在化疗 24h 后,甚至更长时间,其发生可能与化疗药物的残留代谢物或胃肠黏膜的直接刺激有关。迟发性恶心、呕吐虽然没有急性者严重,但由于持续时间长,可引起水与电解质失衡、营养不良或生活质量下降等。

(3)预期性恶心、呕吐:可发生在化疗前或者化疗期间,主要见于在以前化疗过程中呕吐控制不好的患者,是一种条件反射。患者在接受致吐性化疗药过程中或既往使用强致吐化疗药中经历了难受的呕吐反应,因此对下次治疗感到恐惧,就连看到或听到该化疗药物名称时,或嗅到该药气味时都会发生。另外,在某些与化疗有关的情况下,如医院的环境等有时也可触发呕吐。

2. 影响因素

(1)化疗药物:化疗药物引起恶心、呕吐的快慢、持续时间和强度与化疗药物的致吐强度、使用剂量、给药方式等有关。①化疗药物的致吐强度越高,发生恶心、呕吐的时间越早;致吐性越低,发生恶心、呕吐的时间越晚。例如,高度致吐性药物可于治疗后 1～2h 即可发生恶心、呕吐,中度致吐性药物可于治疗后 6h 内发生恶心、呕吐;低度致吐性药物可延迟到 12h 才发生恶心、呕吐。②一般化疗药物的剂量越大则引起的恶心、呕吐的强度就越强。同时多种致吐药物的联合使用比单药使用更易引起恶心、呕吐。③静脉大量一次给药比小剂量分次给药更容易引发恶心、呕吐。

(2)患者特征。①性别:一般女性比男性更容易发生恶心、呕吐。②年龄:年轻患者发生化疗引起的恶心、呕吐的概率较高。③晕动敏感者:恶心、呕吐发生率增高;反之常饮酒者反应就轻些,并且对止吐药的效果亦较好。④过去有化疗经历:患者之前在化疗期间接受抗呕吐药物治疗的有效性对下次化疗是否发生恶心、呕吐有很重要的意义,有效的抗呕吐治疗会减少下次发生恶心、呕吐的概率。

(二)放疗引起的恶心、呕吐

放疗引起的恶心、呕吐主要与照射剂量、照射野和分次照射计划有关。照射剂量越多，越容易造成恶心、呕吐。如果照射野涵盖胃肠道，尤其是上腹部，发生恶心、呕吐的概率极高。资料表明，接受全身放疗的患者有 57%～90% 的机会产生恶心、呕吐；接受半身放疗(以肚脐为界)，上半身区域照射者，发生恶心、呕吐的概率为 55%～88%，下半身照射者发生的概率为 17%～56%；一般局部放射治疗，头颈部 10%、胸部 21%、腹部 60%～70%，若患者下肢区域接受放疗，则一般不会发生恶心、呕吐。

三、治疗方法

对于恶心、呕吐的治疗，目前主要采用药物治疗，原则是阻断各种呕吐中枢传导的路径。

1. 防治原则

(1)预防性给药：目的是预防恶心、呕吐的发生。在治疗前应该先计划抗呕吐药的给药时间、给药途径和方法。刚开始使用时，可以采取积极的预防，必要时减量。

(2)有针对性给药：可根据化疗药物的致吐强度、剂量及给药途径选择合适的抗恶心、呕吐药物。

(3)适当调整给药剂量：可根据患者恶心、呕吐的严重程度来调整抗恶心、呕吐药物。

(4)根据患者特征及经验给药：若前期抗恶心、呕吐效果较好，之后的治疗可以继续应用此方案。

(5)联合用药：可以选择不同作用机制的抗恶心、呕吐药物联合使用，使疗效相加而非毒性相加。

2. 抗恶心、呕吐药物

(1)5-HT$_3$受体拮抗药：5-HT$_3$受体主要存在于中枢神经系统和胃肠道中，5-HT$_3$受体拮抗药可以阻断 5-HT$_3$受体，阻断小肠末梢神经发挥阻断作用，多用于治疗恶性肿瘤患者手术和化疗引发的恶心、呕吐。代表性药物主要有格雷司琼、昂丹司琼(恩丹西酮)、多拉司琼等。5-HT$_3$受体拮抗药是抗恶心、呕吐药物中非常有效的一类。这类药物相比于大剂量的甲氧氯普胺更易耐受，几乎没有锥体外系反应。

(2)苯甲酰胺类：代表药物是甲氧氯普胺(胃复安)。具有中枢和外周两方面的作用。中枢作用主要表现在可阻断多巴胺受体而止吐，研究表明大剂量甲氧氯普胺还能阻断 5-HT$_3$受体；外周作用主要表现在它可增强胃和肠段上部的运动，促进肠道的蠕动和排空，提高内容物通过率，这些作用可增强止吐效果。但长期反复或大剂量使用甲氧氯普胺会引起锥体外系反应，表现与吩噻嗪类相似。本药不宜与吩噻嗪类药物合用。

(3)吩噻嗪类：本类药物主要是阻断多巴胺受体而止吐，代表药物有氯丙嗪等。这类药物经常使用，常与其他药物联合用于治疗轻中度致吐的抗癌药引起的呕吐，对高度致吐的抗癌药引起者无效。不良反应主要有镇静及较少见的肌张力障碍。

(4)丁酰苯类：可特异性阻断多巴胺受体而止吐。代表药物是氟哌啶醇和氟哌利多。两者均有中等的抗恶心、呕吐作用，甚至可缓解部分患者因顺铂引起的强烈的恶心、呕吐。主要不良反应有镇静、肌张力障碍等。

(5)糖皮质激素：作用机制尚不清楚。研究发现，这类药物对中度致吐的抗癌药引起的呕吐作用较突出。单独使用作用不明显,与其他抗恶心、呕吐药联合应用时效果较好,代表药物如地塞米松。近年来,地塞米松已与大剂量甲氧氯普胺合用,或与昂丹司琼合用,以降低强致吐抗癌药物引起的恶心、呕吐。结果显示地塞米松可以增强昂丹司琼的止吐效果。本药也可减少因使用大量甲氧氯普胺引起的腹泻,预防放疗引起的呕吐。此类药物间断短期应用于止吐时,不良反应较少见,但糖尿病等其他禁忌证的患者慎用。

四、护理措施

1. 病情评估与观察　评估患者消化道功能、化疗药物毒性及不良反应;评估患者是否存在恶心、呕吐及其程度,患者是否存在焦虑等心理问题。

严密观察病情,评估恶心、呕吐及脱水程度并记录,严重呕吐可导致营养不良、脱水、电解质紊乱、酸碱平衡失调,严格记录出入量,评估脱水情况,及时纠正电解质、酸碱平衡。患者呕吐时给予帮助,剧烈呕吐时警惕窒息的发生,取舒适体位,保持床位及衣物整洁,协助漱口,保持口腔清洁。

2. 心理护理　关心体贴患者,耐心与患者沟通,做好心理疏导,减少患者焦虑或恐惧的产生。治疗前给予知识宣教,进行心理指导,消除患者焦虑心理;教会患者以循序渐进方式进行适度有氧运动和行为治疗技巧,如渐进式肌肉放松、冥想、脱敏法及引导式想象等,并鼓励患者阅读、看电视、从事其感兴趣的活动,以转移、分散注意力,可以降低恶心、呕吐反应。

3. 对症处理　遵医嘱应用对症治疗药物,并观察记录疗效。如发生脱水,遵医嘱给予静脉补液治疗。口服药分次餐后或睡前服用。及时并且准确地给予止吐药物,必要时可使用镇静药物辅助治疗。

4. 创造良好的环境　为患者营造舒适、轻松的环境,保持病室内干净、整洁、无异味、无不良刺激。对一些爱好音乐的患者,可以指导其聆听一些舒缓、平和的音乐,以分散患者的注意力,有效缓解患者的不良反应和焦虑,同时可减轻恶心、呕吐。

5. 饮食护理　饮食要以清淡易消化的高营养、高维生素食品为主,温热适中。嘱患者多饮水,避免产气、油腻或辛辣的食物,偏酸的食物可缓解恶心。饮食采用少食多餐,每日 4～6 餐。如果营养严重失调且不能经口进食者,可酌情给予肠内或肠外营养支持。

6. 口腔护理　长期、反复的恶心、呕吐可使口腔黏膜和牙齿持续暴露于酸性胃内容物中,从而引起口腔并发症。因此,护理人员要尽早发现患者的口腔不适,细致评估患者的症状,制订好相应的护理计划,以预防潜在的感染,提高患者的生活质量。

第五节　腹泻、便秘的护理

一、腹　泻

腹泻是指每天排便次数、水分含量或粪便重量增加,如在 24h 内发生超过 3 次不成形的排便;当排出的粪便含水量超过 75% ;或每天排便量超过 200g 均可定义为腹泻。

化疗、放疗均可引起肿瘤患者腹泻。与肿瘤或肿瘤治疗有关的腹泻发生率大约占全部住院肿瘤患者的 6% ,在晚期肿瘤患者中腹泻发病率约为 10% ,而在接受腹盆腔放疗的患者中可达 20%～49% ,接受 5-FU 和拓扑异构酶治疗的患者腹泻发生率为 50%～87% 。

(一)常见病因

1. 肿瘤 结直肠的肿瘤可引发部分肠道的阻塞,可能会促使腹泻的发生;或由于肿瘤促进黏膜的分泌从而使粪便变得松软;内分泌肿瘤会造成分泌性腹泻。

2. 肿瘤治疗 ①放射治疗:腹部或盆腔放疗的患者出现放射性肠炎,易发生腹泻。②化学治疗:常用的化学治疗药物如氟尿嘧啶、氨甲蝶呤、柔红霉素等可造成黏膜损伤,从而导致腹泻的发生。

3. 饮食 过量的膳食纤维会造成腹泻及过多水分的流失;饮食中含有过量经由肠道吸收消化的特定营养素或二价离子,如镁离子或硫酸盐,都可能造成严重腹泻。

4. 吸收不良 胰腺肿瘤、胃或肠道肿瘤切除后,营养素吸收障碍导致的分泌作用。

5. 并存疾病 如溃疡性结肠炎、甲状腺功能亢进症等。

6. 心理因素 对肿瘤本身及放疗、化疗等各种治疗手段存在恐惧、焦虑或紧张情绪,使胃肠蠕动及消化液的分泌量增加而致腹泻。

(二)临床表现

1. 每天的粪便重量、水分含量增加 每天排便量超过 200g,排出的粪便含水量超过75%。

2. 排便次数增加 24h 内发生超过 3 次及以上不成形的排便。

3. 其他 腹泻会引起继发性脱水、感染和营养不良,严重时可危及患者的生命。由于腹泻迫使患者减少治疗剂量,同时治疗延缓,很大程度上限制了肿瘤患者的治疗,导致疗效降低和病情加重。

(三)治疗原则

1. 停止化疗

2. 应用止泻药 减低胃肠蠕动。

3. 抗感染治疗 主要是大肠埃希菌感染,可选用庆大霉素、氨苄西林等。

4. 补充足够的营养 维持水及电解质的平衡,尤其要防止低钾血症的发生。

(四)护理措施

1. 病情观察 观察排便情况(腹泻次数、量、颜色、气味、性状等)并做好记录;观察伴随症状及全身情况;评估腹泻及脱水程度;监测水电解质及酸碱平衡情况,发现异常及时报告医生。

2. 对症治疗 先给予口服补液,补充水溶液应含有适当的电解质及葡萄糖,给予清淡流质饮食及单糖的补充。必要时按医嘱给予止泻药和静脉应用抗生素等对症处理,并注意观察疗效及不良反应。做好患者物品和床单的清洗和消毒,预防交叉感染。

3. 饮食护理 宜进食少渣、低纤维饮食,避免进食易产气的食物。鼓励进食富含营养、有足够热量的流质或半流质饮食,鼓励多饮水,每日 3000ml 以上。

4. 休息与活动 慢性轻症者可适当活动。急性起病、全身症状明显者应卧床休息,注意腹部保暖,可用热水袋热敷腹部,以减弱肠道运动,减少排便次数,并有利于腹痛症状的减轻。

5. 肛周皮肤的护理 为减少感染和促进患者的舒适,可采取以下措施。①每次排便后用温水和软性皂清洗肛门和骶尾部,并用软纸轻轻吸干。②肛周皮肤表面涂用氧化锌等软膏,以促使皲裂皮肤愈合。③温水坐浴,每 4h 1 次。④指导患者穿棉质、柔软的内衣。

二、便　秘

便秘是临床常见的症状,而不是一种疾病,主要是指排便次数减少,一般每周少于 3 次,伴有粪便干结、排便费力等。将近一半的肿瘤患者及超过 3/4 的晚期肿瘤患者都会发生便秘。尤其在女性和老年患者中更常见。

(一)病因

1. 肿瘤性因素　如盆腔肿瘤可引起肠道阻塞,使肠内容物通过受阻,以致到达直肠的粪便很少,不能触发排便反射而引起便秘。或因肠道外肿瘤压迫肠道引起便秘。此外,肿瘤会直接或间接损害排便的相关神经系统而导致便秘。

2. 治疗性因素　常见于药物的应用和医疗干预。如阿片类药物、化疗药物、抗呕吐药物、放射治疗、手术吻合口狭窄等,均有可能引起便秘。

3. 代谢性因素　肿瘤患者常合并有代谢方面的紊乱,如低钾血症、高钙血症甚至尿毒症等,均可引起便秘。

4. 精神性因素　肿瘤患者往往存在焦虑、紧张或抑郁的情绪,这些消极情绪可引起或加重自主神经功能紊乱,影响胃肠道的功能,导致胃肠功能紊乱。同时,消极心理也会影响食欲,患者进食减少,不足以引起排便反射,从而引起便秘。

5. 生活习惯的改变　例如低纤维素饮食、活动量的减少或者不适当的排泄环境和时间等也可引起便秘。

(二)临床表现

1. 排便异常　①异常的、干硬的粪块。②排便费力。③异常的排便频率,超过 3 天 1 次的排便。④排便时间较长,每次排便时间超过 10min。

2. 其他　便秘可造成腹部疼痛与不适、食欲缺乏、恶心或呕吐、肛裂、痔的加重及由于便秘而拒绝进食阿片类药物,导致不能很好地控制疼痛和生活质量的下降。

(三)治疗原则

1. 首选非药物的干预方式　例如增加蔬菜、水果、膳食纤维的摄入,增加液体摄入量,适当增加活动量,建立规律的排便习惯等。

2. 选择合适的缓泻药　例如果导、番泻叶、开塞露等。

(四)护理措施

1. 病情观察　评估便秘情况并记录,根据进食情况,2 天无大便者,应进行处理。排便时注意病情观察,以预防意外发生。

2. 对症处理　遵医嘱应用对症治疗药物,必要时给予开塞露、灌肠、人工协助排便等。

3. 饮食护理　建议患者膳食中应有适量的纤维素,多吃新鲜蔬菜、水果和一些粗粮。鼓励多饮水,每日饮水 2000～3000ml。

4. 健康指导　鼓励患者尽可能下床活动和进行力所能及的日常自理活动;养成定时排便的习惯,每日按时进厕所;进行有规律的腹部按摩,即每日起床前用双手按摩结肠走行方向,有利于促进肠蠕动及排便。大便干结引起肛裂者,指导患者每次排便后清洁肛门皮肤,防止感染。

第六节　恶性积液的护理

本节内容包括恶性胸腔积液和恶性腹水两种。

一、恶性胸腔积液

恶性胸腔积液是指由肺癌或其他部位的恶性肿瘤累及胸膜或胸膜原发性肿瘤所导致的胸腔积液,是恶性肿瘤患者晚期的常见并发症之一。临床上恶性肿瘤患者一旦出现恶性胸腔积液就意味着病变已到晚期,已局部转移或全身播散,即失去了手术治疗机会。

(一)病因

引起恶性胸腔积液最常见的前4位恶性肿瘤依次为肺癌、乳腺癌、恶性淋巴瘤和卵巢癌。大多数肺癌是通过癌细胞种植和淋巴转移导致恶性胸腔积液;乳腺癌则主要是淋巴转移所致。

(二)临床表现

1. 症状　主要症状与积液的量和形成速度有关。少量恶性胸腔积液时常无明显症状,有时在检查中无意发现。大量胸腔积液有明显的症状,主要表现包括以下几点。

(1)进行性加重的呼吸困难:源于肺脏受压。呼吸困难的程度与胸腔积液的量、形成的速度及患者本身的肺功能状态有关。若积液量少或形成速度慢,呼吸困难就较轻,仅有胸闷、气短等。若积液量大,肺脏受压明显,呼吸困难则重,甚至出现端坐呼吸、发绀等。积液量虽然不大,但在短期内快速形成者,也可表现为较重的呼吸困难,尤其是在肺功能代偿能力较差的情况下更为明显。

(2)咳嗽:多为刺激性干咳,由胸腔积液刺激、压迫支气管壁所致。

(3)胸痛:壁层胸膜被侵袭时多是持续性胸痛。

(4)并发症:由于胸腔内液体的增加,肺扩张受到了限制,影响了心肺功能,易并发肺不张和感染。患者常常出现气急、胸闷、不能平卧及严重的呼吸困难和循环障碍,极大影响了患者的生活质量,若不及时治疗,可危及生命。因此,积极治疗恶性胸腔积液是延长恶性肿瘤患者生命和提高生活质量的有效措施之一。

2. 体征　体格检查可发现患侧肋间隙饱满,呼吸运动减弱,气管向健侧移位,积液区叩诊呈浊音,呼吸音消失。

(三)治疗原则

1. 病因治疗　积极治疗原发病。

2. 胸膜固定术　胸膜固定术也称胸膜闭锁术。即向胸膜内注入硬化剂引起化学性胸膜炎,造成胸膜粘连固定,使胸腔积液增长缓慢或不再增长。胸腔内注入硬化剂最大的不良反应就是疼痛,一般与利多卡因同时使用,可减轻疼痛。

3. 胸膜腔穿刺术　既是诊断的方法,又是治疗的手段。它可以进行胸膜腔内排液,以缓解患者呼吸窘迫的症状。

胸膜腔穿刺的注意事项如下。

(1)操作前准备:操作前应向患者说明穿刺的目的,消除顾虑,同时签好知情同意书。

(2)操作中注意:①尽量避免咳嗽、深呼吸和转动身体,以免损伤肺脏。患者若出现剧烈咳嗽应终止操作;②严格无菌操作,要始终保持胸膜腔负压,防止空气进入胸膜腔;③密切观察患者的反应,若患者出现面色苍白、头晕、出汗、心悸、胸部压迫感或剧痛等症状,应立即停止抽液,协助患者平卧,吸氧及进行其他对症处理。

(3)操作处理:①抽液,一次抽液不可过多、过快,防止纵隔移位,诊断性抽液 50~100ml 即可;减压抽液,首次不超过 600ml,以后每次不超过 1000ml;②用药,胸腔内用药治疗时,嘱患者卧床 2~4h,并不断变换体位,使药物在胸腔内均匀涂布。

(四)护理措施

1. 病情观察　①观察呼吸的速度与幅度,注意是否有呼吸困难或呼吸急促的症状。②做好积液出入量的记录,评估积液再生的速度。③胸膜腔穿刺后注意记录胸腔积液的量和性状,注意观察患者有无咳嗽、咯血、气胸及皮下气肿等并发症的发生。④若胸腔内用药,注意观察药物的反应,发现异常及时报告医生。

2. 休息环境　提供安静舒适的环境,保持室内空气湿润,可利于患者的休息,也有助于咳嗽和排痰。

3. 对症处理　患者取半卧位,增加心输出量,促使肺复张。减少患者的活动,促进、维持患者的呼吸。遵医嘱给予吸氧,必要时可用药物减轻患者的焦虑和疼痛。

二、恶　性　腹　水

恶性腹水是恶性肿瘤晚期常出现的一种严重并发症。大多数患者短时期内腹水骤增,严重腹胀,反复穿刺抽液无明显效果,迅速出现恶病质、衰竭甚至死亡。近年来一些不良反应小、疗效好的抗肿瘤药物联合应用于腹腔化疗,可以改善恶性腹水患者的预后。

(一)病因

主要是由于腹膜癌结节、低蛋白血症等使液体渗出增加,腹腔静脉和淋巴管阻塞导致液体回吸收障碍使腹腔内液体增加。常见于卵巢癌患者,肠道恶性肿瘤产生的恶性腹水多发生在疾病的晚期。

(二)临床表现

恶性腹水可造成患者有饱腹感,食欲缺乏。大量腹水可出现呼吸困难和行动不便,患者常表现为腹胀、腹痛、消化不良、消瘦等。

(三)治疗原则

(1)积极纠正低蛋白血症,改善血浆胶体渗透压,减轻腹水。

(2)适当使用利尿药,要循序渐进,从小剂量开始。

(3)对于顽固性恶性腹水可进行腹膜-静脉分流术。

(4)腹腔穿刺术是必不可少的治疗手段。

腹腔穿刺的注意事项如下。

1)操作中:密切观察患者的反应,若患者出现头晕、心悸、气促、恶心、面色苍白、脉搏增快等症状,应立即停止操作,并适当处理。注意无菌,防止腹腔感染。

2)放腹水处理:放腹水不应过多、过快,防止腹压骤降,血液重新分配,导致血压下降甚至休克。一次放腹水一般不超过 3000ml。若流出不畅,可嘱患者变换体位或将穿刺针稍作移动,有助液体流出。

3)术后观察:术后严密观察有无出血和继发感染等并发症。

(四)护理措施

1. 病情观察　定期测量患者的腹围和体重并记录,每天记录出入量。使用利尿药时要注意水、电解质平衡。

2. 休息与活动　嘱患者减少活动,注意休息,维持舒适的体位,减轻呼吸困难。

3. 饮食指导　饮食以高热量、高蛋白、高维生素及易消化的食物为主。根据腹水的量,适当限制水和钠盐的摄入。

第七节　上腔静脉综合征的护理

上腔静脉综合征(SVCS)是由胸腔内肿瘤压迫上腔静脉引起的一组躯体症状,可表现为急性或亚急性呼吸困难、面颈肿胀、淤血水肿;也可因肿瘤浸润、栓塞或血管纤维化所致,为一组症候群,系肿瘤专科急症,易引起猝死。

一、常见病因

上腔静脉为管径粗、管壁薄、管腔内压力低、血容量较多的大静脉,其周围相邻的组织为胸骨、气管、右侧支气管、主动脉、肺动脉、肺及肺门、气管旁淋巴结及纵隔淋巴结等组织和器官,这些部位生长肿瘤或肿瘤转移至这些器官,随肿瘤负荷增加,极易造成上腔静脉压迫,阻塞上腔静脉回流而造成上腔静脉综合征。上腔静脉受阻最常见的原因是肿瘤或增大的淋巴结压迫血管;而肿瘤直接侵入上腔静脉并不常见。

(一)SVCS 相关的恶性疾病

1. 肺癌　SVCS 的患者中大约 85% 是肺癌患者,最常见的是小细胞肺癌,其次为鳞状上皮细胞肺癌。由于上腔静脉位于右肺部,因此右肺癌症引起的 SVCS 的概率较高。即使如此,只有 6%～7% 的肺癌患者会发生 SVCS。

2. 非霍奇金淋巴瘤　为第 2 位引起 SVCS 的恶性疾病。7%～20% 的非霍奇金淋巴瘤会发生 SVCS。要注意的是,虽然霍奇金疾病一般会牵扯到纵隔,但是它并不是 SVCS 的常见原因。

3. 胸内转移肿瘤　多为原发于乳腺的肿瘤,所以乳腺癌是引起 SVCS 最常见的转移性疾病。

(二)引起 SVCS 的非恶性疾病

血栓是目前引起 SVCS 最常见的非恶性原因。其他包括上腔静脉狭窄、胸骨后甲状腺腺瘤、良性胸腺瘤等。另外先天性心脏病及手术后、中心静脉插管或心脏起搏器引起的栓塞导致上腔静脉受阻也会引起 SVCS。

二、临床表现

(一)上腔静脉回流障碍的表现

可表现为头颈、上肢的非凹陷性水肿,平卧时加重,坐位或站立时减轻,常伴有头晕、头胀;胸壁静脉扩张,颈静脉怒张,当阻塞发展迅速,上述症状会加重,可出现全身水肿,并发胸、腹腔积液和心包积液。

(二)气管、食管和喉返神经受压的表现

气管受压可以引起咳嗽、呼吸困难、胸闷、口唇发绀甚至不能平卧;食管受压可引起进食不畅;喉返神经受压可引起声音嘶哑。

(三)其他表现

上腔静脉阻塞可导致中枢神经系统损害,患者可出现颅内压增高的症状,如头痛、呕吐、视盘水肿导致视物模糊、意识及精神改变等。还会出现脑水肿、结膜充血、周围静脉压升高等。

SVCS 为肿瘤急症,若短期内上腔静脉完全阻塞,且尚未建立侧支循环,则可导致上腔静脉压急剧增高,引起颅内压增高,颅内静脉破裂而死亡。但多数病例发病缓慢,当患者进行弯腰、身体向前弯曲或任何增加胸腔、颅内压力体位时,所有的症状和体征都会加重。

三、治 疗 方 法

(一)一般处理

1. 体位与休息　患者应卧床,取半坐卧位或头高足低位。可增加静脉回流血量,减轻颜面及上部躯体水肿。

2. 吸氧　可缓解暂时性呼吸困难。

3. 限制液体及钠盐摄入量　减少循环血量,减轻症状。患者要低盐饮食,同时利尿药的使用可以减轻阻塞所致的上部水肿,如脑水肿,常用呋塞米。

4. 抗凝　由于患者常处于高凝状态。必要时可给予一定的抗凝、抗栓治疗,以预防血栓。也适用于非恶性病因所致的有血栓形成的情况,可缓解症状,但对肿瘤本身无效。

5. 糖皮质激素　可抑制正常组织内的炎性反应,减轻压迫,控制喉、脑水肿,预防和治疗颅压升高所导致的生命威胁,可用地塞米松等。

6. 镇静药和止痛药　减轻因呼吸困难和疼痛导致的焦虑与不适。

(二)放射治疗

放射治疗具有良好的疗效,除小细胞肺癌和恶性淋巴瘤外,对绝大多数恶性病因所导致的SVCS,放疗仍是首选的治疗方法。放疗可以减小肿瘤体积,减轻上腔静脉的压迫,缓解症状。对于临床症状严重的患者,在没有明确病理的情况下,放疗也是最初治疗的手段。但是只要情况允许,按照标准应先确立病理再开展适当的治疗。起初通常采用高剂量成分,一般 24~72h 症状会有所改善。

(三)化学药物治疗

当 SVCS 继发于小细胞肺癌和恶性淋巴瘤时,有时可先化疗,有显著的效果。对于病变较广泛,需要照射的范围过大的患者也可先化疗。若用化疗,一般必须有明确的组织学诊断,才能制订出较为有效的化疗方案。在给药途径上,因上腔静脉受压,血液回流受阻,速度减慢,药物通过同样也减慢,所以应避免上肢给药,即避免从上腔静脉特别是右上肢静脉注入。

(四)外科手术治疗

外科手术治疗对少数患者是有效的方法,常用于良性疾病所导致的SVCS,患者能立即缓解症状。可行肿瘤切除、上腔静脉松解术、上腔静脉成形术等改善上腔静脉阻塞。另外,对恶性肿瘤侵犯范围大、有远处转移、预期生存时间短的患者,也可用外科手段作姑息性治疗,如可给予静脉支架植入或建立旁路血管等。

四、护理措施

1. 病情观察 观察患者的上腔静脉压迫的症状和体征变化,密切监测患者的生命体征,必要时记录 24h 出入量;及时发现心肺功能的变化;严密观察患者神志变化,及时发现缺氧征兆,预防缺氧症状进行性加重导致的严重后果。

2. 心理护理 做好心理护理,保持情绪稳定,避免情绪波动,积极配合治疗。

3. 对症处理 保持呼吸道通畅,防止窒息。患者应卧床休息,取半坐卧位或头高足低位,同时给予持续低流量吸氧。协助翻身、叩背,指导患者进行有效咳嗽及排痰,必要时雾化吸入,避免过度活动以减少能量的支出。加强眼睛、口腔和皮肤护理,减轻因水肿和结膜充血引起的不适,预防并发症。

4. 做好饮食护理及营养指导 给予高蛋白、高维生素、高糖、清淡易消化的低脂低盐饮食,少量多餐,多食新鲜水果蔬菜,保证患者大便通畅。

5. 皮肤护理 由于 SVCS 的患者上半身水肿,血液循环障碍,皮肤弹性降低,易引起皮肤感染,要禁用热水袋。按时检查皮肤完好情况,观察皮肤的颜色、温度、末梢循环情况,是否有静脉炎、静脉淤血、血栓及出血的危险。同时保持床铺的平整清洁,床上加海绵垫,注意保暖,温水擦浴,勤换内衣,减轻局部皮肤压迫,防止压疮。

6. 静脉穿刺部位选择 避免从上肢、锁骨下和颈内静脉穿刺输液,应从下肢静脉穿刺输液,控制输液速度。

7. 落实安全护理 尤其是意识障碍的患者,应防止坠床、跌倒及其他安全问题。

8. 放、化疗患者要做好相关的护理

第八节 急性肿瘤溶解综合征的护理

急性肿瘤溶解综合征是指由于肿瘤本身坏死或放疗、化疗的应用引起肿瘤细胞崩解,大量细胞内代谢产物迅速进入血液循环,从而导致高尿酸血症、高钾血症、高磷血症及低钙血症等代谢紊乱,最终发生少尿性肾衰竭的一系列危急综合征。

一、常见病因

急性肿瘤溶解综合征主要发生于肿瘤生长增殖迅速及肿瘤负荷较大的患者。由于各种原因所致肿瘤细胞崩解,造成大量细胞内代谢产物迅速进入血液循环,而引起"三高一低"的代谢性紊乱表现。

二、临床表现

1. 高尿酸血症 溶解细胞所释放的尿酸盐沉积在肾小球、肾小管导致急性肾功能损害,沉积在关节内可引起痛风发作。

2. 高磷血症 肿瘤细胞释放的无机磷酸盐沉积在肾内可导致高磷血症。

3. 高钾血症 可引发恶心、呕吐、腹胀、全身乏力、腓肠肌痉挛,心律失常及心搏骤停等,患者情绪烦躁或表情淡漠。

4. 低钙血症 心肌应激性增加,严重时可引起意识障碍和抽搐。

三、治　疗　原　则

体积大、增殖快,而又对放、化疗敏感的肿瘤,在进行化疗或放疗前、中、后,应积极采用水化、碱化尿液、利尿、服用别嘌醇等措施,以防止或减少急性肿瘤溶解综合征的发生。

四、护　理　措　施

1. 病情观察　评估患者病情变化,对存在危险因素的患者,应密切观察病情;遵医嘱监测电解质、尿素氮、肌酐、尿酸、钾、钙、磷及心电图等的变化,如异常应给予对症处理;密切监测尿的酸碱度。准确记录 24h 出入量,保证出入量平衡。

2. 心理护理　向患者及家属讲解治疗的方法、步骤,预防急性肿瘤溶解综合征的重要性和意义,减轻患者的焦虑心理,使其积极参与预防和治疗。

3. 对症处理　遵医嘱在化疗前给予患者口服别嘌醇。化疗时给予利尿、水化、碱化尿液以保护肾功能。

4. 生活指导　嘱患者卧床休息,保持心情平静、排便通畅,避免诱发心搏骤停。

5. 饮食指导　指导患者进食碱性食物,如牛奶、油条、苏打饼干及各种水果等,以增加尿的碱性程度。

第 **15** 章

肿瘤治疗阶段患者及家属的心理社会支持

肿瘤治疗阶段患者其家属有着同医务人员合作的义务。依据传统的生物学模式,患者在医疗活动中一般处于被动依赖地位,一切要听从医务人员的安排。对此,不同患者的心理反应不尽相同。对于性格比较依赖型的患者,显然比较容易适应这种依赖角色,会感到有了依靠,从而产生安全感。然而,也有一些患者则很难适应这种"任人摆布"的角色或局面,他们在接受医务人员的关心和照顾的同时;也希望自己尽可能多地参与自己的医疗决策。若医务人员不能做出积极的反应,他们有时会产生失望、沮丧、愤怒、甚至敌对的情绪和冲动行为,这对患者遵从医嘱、培养良好的医患关系带来负面影响。

第一节　肿瘤治疗阶段患者的心理社会支持

一、肿瘤治疗阶段患者的心理反应

治疗期间患者的心理反应主要与住院、药物有关的两类心理反应。

(一)与住院有关的心理反应

住院患者可因住院得到医护人员的照料而产生安全感,但焦虑、恐惧、忧虑、抑郁、愤怒和孤单等情绪也很常见。住院期间患者不良心理反应的产生主要与以下三个方面的因素有关。

1. 医院环境　初次住院的患者对医院环境陌生,充满紧张感和压力感。这里有各种医疗设备,空气中散发着各种特殊的气味,病房中住着各类患者,充斥于耳目的经常是痛苦和生死别离的景象,如疼痛、呕吐、咳嗽、呻吟、哭泣等,还有抢救与死亡。患者还必须求助于自己所不熟悉的医务人员,但有些医务人员并不理解患者的需要和愿望,缺乏对患者的尊重、耐心和同情心。此外,患者也必须改变自己的某些生活习惯和沟通方式,如同亲人分离独自住院、离开心爱的工作岗位等,这些均有可能引起心理应激反应。

2. 疾病　恶性肿瘤是当今人类三大死亡原因之一,是严重危害人类健康和预后不良的疾病。综合分析患者的心理过程,主要有以下五个阶段。①震惊:患者表现为惊呆、沉默、感情麻木和无反应。②否认:不能接受自己的病情,认为医生把自己的疾病严重化了,迫切希望医生能排除此诊断。③忧郁:变相压抑心情,可表现为无助、悲观失望、甚至产生自杀念头,这种表现持续时间较长。④对抗和孤立:对医院形成依赖,对治疗不积极,不愿意面对社会,产生孤立消极的心理。⑤适应:通过医务人员和家属的针对性护理,患者逐渐面对自己的病情,并在心理和行为上开始适应,情绪好转,积极配合治疗。

3. 特殊检查与治疗　为进一步明确诊断和观察治疗效果,患者往往需要做某些特殊的检查。在治疗方面,除了所熟悉的药物治疗外,还可能接受手术、介入、放疗、化疗等,这些都会使患者产生各种不同的心理变化,如焦虑、担心、害怕等。

(1)手术及介入手术患者的心理反应:手术作为一种应激源,严重地影响围术期患者的心理,会给患者的精神心理带来沉重的负担。研究表明,负性情绪可出现在手术前后的各个时期,其特征以焦虑、抑郁和恐惧为主。

1)手术前患者的心理:术前可有以下心理:担心疼痛;关心主治医师的技术水平及手术效果;紧张,要求关心照顾;关心预后情况;术中不想输血;担心经济等问题。

2)手术后患者的心理:手术后患者最关心的就是渴望知道手术效果如何;其次是对手术部位功能与形体改变的顾虑。大多数患者会出现不同程度的心理障碍,主要原因是形体改变产生的强烈心理反应,不敢面对家人、同事及朋友,加上术后化疗的不良反应,尤其是脱发,对患者心理是一种挑战。

(2)化学治疗患者的心理反应:目前,恶性肿瘤患者多采用化疗等手段。由于化疗时间长,大多需联合用药,且药物本身的不良反应较大,会引起化疗患者生理和心理上较大的变化。这样既给患者躯体带来极大的痛苦,又对心理健康产生影响,出现心理障碍,产生恐惧、烦躁、焦虑、孤独等负性心理活动。而这些心理障碍又影响患者的生活质量和身体康复,并有可能引起病情的恶化。

1)化疗前患者的心理:化疗前可有以下心理:暴躁情绪、抑郁猜疑心理、焦虑心理、恐惧心理、化疗药物的依赖心理、抗药心理。

2)化疗后患者的心理:化疗后患者可能出现两种截然不同的心理。一是盲目乐观心理:在经历了长时间的化疗折磨后,部分患者认为化疗结束后就万事大吉了,从而对以后的治疗不认真,放松警惕,使治疗的连续性和疗效大打折扣,甚至出现病情恶化的现象。二是悲观绝望心理:化疗对多数患者的疗效都是有限的,当患者经历化疗的种种折磨之后,却发现自己的病情未被很好地控制,甚至恶化,患者的精神支柱瞬间崩溃,从而出现悲观、绝望心理,这种心理严重影响今后的化疗效果。

(3)放射治疗患者的心理反应:放射治疗是治疗恶性肿瘤的一种重要手段,约75%的患者在治疗的不同时期需要接受根治或姑息性的放疗。恶性肿瘤放疗患者多是由手术科室或恶性肿瘤内科转诊过来的,多数患者都经历过手术或化疗,他们有的在手术时有不同程度的身体结构的破坏,有的则对化疗药物的不良反应有深刻的体会,经历着痛苦的折磨。因此,他们一方面对放疗存在着殷切期望,一方面又对放疗的最终结局存有疑虑,加之经济困难,往往存在着严重的紧张、恐惧、焦虑、抑郁等精神障碍。

(二)与药物有关的心理反应

有些患者可能会以为药物能够解决一切问题,而忽视了包括改变生活方式和心理调整在内的其他干预或治疗措施的作用;有些患者会迷信外国进口药物和价格昂贵的药物,不相信国产价廉、有效的药物;还有些患者总是要求输液或静脉给药,不相信口服用药。凡此种种都是患者的认知误区,须由医护人员帮助纠正。

二、肿瘤治疗阶段患者的心理社会支持

1. 健康教育　为减少住院患者由于知识缺少或认知不足所产生的不良心理反应,肿瘤护理中应注意以下两方面的健康教育。

（1）医院环境：帮助患者尽快熟悉医院及其周边环境，鼓励患者采用适当的防御机制来面对所遇到的某些环境挑战，更要向患者提供所需要的信息与情绪支持，消除误解与错误信念。

（2）检查和治疗：帮助患者做好各种检查与治疗的心理准备。由于肿瘤治疗手段很多，对接受药物治疗的患者，医护人员应向患者讲解药物的功效、不良反应和如何应对这些不良反应。手术和放、化疗等治疗前，应向患者讲解治疗计划，应将可能出现的不良反应和解决方法向患者讲清楚，同时帮助患者树立治愈疾病的希望，使患者和家属有思想准备，并且积极配合治疗。

2. 心理指导 注重指导和教授患者调整不良心理状态的方法，如指导和鼓励患者勇于表达自己的情绪，治疗过程中有情绪波动属于正常状况，不需要过分紧张。当治疗过程中出现严重并发症时，患者会表现急躁，缺乏信心，护理人员应及时给予患者情感方面的支持，积极鼓励患者坚持治疗，讲解治疗的安全性、有效性，使他们能顺利地接受治疗。同时，教授患者自我心理调节技术，如放松技术、积极的应对技巧等，减轻焦虑、抑郁等负性情绪，以乐观、积极的态度对待治疗。

3. 社会支持 鼓励患者建立有效的社会支持系统。在肿瘤治疗及应对的过程中，有效的社会支持系统的共同应对很重要。对我国肿瘤患者及家属的质性访谈研究表明，社会支持系统包括多方面因素，如家庭、病友、专业人员及政府等。

（1）家庭支持：在中国传统文化背景下，家庭及亲戚朋友的支持非常重要，这也被多数参与受访者所认同。多数肿瘤患者家庭照顾者（家属）认为，尽管他们作为主要的照顾者在陪伴患者，但其实在整个应对疾病和治疗的过程中，离不开家人及亲戚朋友的相互支持。如"我主要在医院陪伴和照顾老伴，但其他事情就只能靠其他家人互相帮忙了。我家儿子很不错，他不仅给我们交医药费，还在下班后抽空来医院替我照顾老伴。我们知道他也挺不容易的，但只要能治好，我们全家即使卖房子也要坚持。""必须承认家人和朋友的支持，也是我们坚持治疗的心理支柱之一，有时想想为了他们，我们也应该坚强地坚持治疗。"

（2）病友支持：受访者认为来自"病友"，尤其是患有同一种肿瘤的病友的支持也非常重要。有时大家在一起可以互相诉说一下，有一些经验也可以互相分享。如有人表述："俗话说，同病相怜，大家住在一个病房或病区就是'战友'，在一起可以互相鼓励，并分享如何应对的一些技巧，有时会谈及饮食方面，如该吃什么，不该吃什么等。我会告诉那些新来的患者如何应付化疗后的反应，就像我们刚进来时也是其他病友在告诉我们遇到这些情况该怎么处理。有时大家一起交流下还是可以让自己轻松很多。"

（3）专业人员支持：一般肿瘤患者和家属不仅期望专业人员能提供更多的有关疾病及治疗的信息，同时他们认为来自专业人员的理解、支持和鼓励也很重要。如"我们也理解护理人员比较忙，但哪怕是一句问候的话：如老张今天看上去气色不错嘛，都会让我们感到很亲切！如果护理人员能够给我们一点希望，如带给我们一些治疗好转的消息，都会激励我们战胜疾病的信心。"

（4）政府支持：研究对象提出肿瘤治疗过程中昂贵的治疗费用给他们带来了很大的经济负担。他们希望政府能多关注肿瘤患者群体并给予更多支持。如"目前肿瘤患病率越来越高，政府应该对肿瘤的病因研究方面多一些投资，同时能增加对肿瘤患者的报销比例。现在好多药都是自费，这确实负担太重"。另有参与者表达："最好社会可以重视我们这些肿瘤患者家庭的困难，给予一些特殊政策支持。""我有一个希望，就是希望国家在这个肿瘤领域中，主要是指在这个肿瘤的治疗方面有补助和照顾,能有所体现。现在国家政策上已经有了体现了,但是,如果要进一步治疗的话,你比如说我们现在已经是第三次化疗,用的是进口药,一次就要二万四左右,全自费的,作为家属来讲,主要是想延长他的生命,只要有一线希望还是舍得花钱的,如果说长期这种情况,3、5 次下来就真的吃不消了,有可能就要出问题了"。

因此,医务人员在对待肿瘤患者漫长的治疗过程中,不仅需要进行个体化的治疗与护理措施,还应进行有利于肿瘤患者社会支持网络的建立,如积极支持癌症俱乐部的有效运行,也可设计一些小组心理社会支持干预模式。

第二节　肿瘤治疗阶段家属的心理社会支持

一、肿瘤治疗阶段家属的心理反应

肿瘤患者家属往往是最了解患者心身需求的人,是肿瘤患者最重要的看护者、保护者和社会支持者,他们能够给予患者精神上的支持,对患者的病情发展起到重要作用。同时,家属又因患者的病情而痛心、难过,在这个过程中,患者家属背负着巨大的压力,极容易出现心理问题。

1. 担心与恐惧　主要表现为以下三个方面。①常同肿瘤患者接触的亲属们,害怕肿瘤会传染或遗传,因此,他们心怀恐惧与担忧。②担心自己照顾患者的能力,由于多数家属对照顾肿瘤患者并无充分准备,但家庭照顾者又需要给患者提供身体、心理、精神等全方位的支持,因此家属往往会怀疑自己的照顾及应对能力,担心不能照顾好自己的亲人。③患者亲属常因想到患者患绝症而意识到可怕后果来临,温暖而多彩的家庭将遭破坏,失去亲人,从而产生恐惧不安的心理。

2. 委屈心理　长期遭受恶性肿瘤残酷折磨的患者,其心理状态亦发生畸形的变化。有些患者常以自我为中心,心胸狭窄,总觉得事事不尽如人意,于是常对亲属百般挑剔,甚至粗暴蛮横,莫名其妙地无事生非,向家属发泄。而家属虽无端受责,深感委屈,如与其争辩会导致患者情绪更坏,加速病情恶化,只好忍辱负重,委曲求全。

3. 忧虑与烦恼　当亲属患肿瘤后,双职工家庭的担子完全落在一个人身上,既要料理日常家务,又要照管未成年子女的学习、生活和年迈体弱的老人,还要长期请假照护患者,对患者进行身体、心理学等全方位的支持,到处求医问药等。

在患者的漫长治疗过程中,如手术、放疗、化疗等,患者家属也经受了痛苦的心理煎熬,心理承受能力也在承受痛苦的过程中变得越来越差。治疗肿瘤的各种手术方式虽然已经比较成熟,但术后仍存在诸多不确定因素,如感染、各种并发症、复发、转移等。这些可能导致患者家属出现各种心理问题,甚至出现躯体症状。

在治疗过程中,患者生活质量也会对家属心理状态产生影响。当患者成功地接受手术并度过危险期后,患者家属的心理状态可趋于平稳,但此时患者术后的生活质量仍是患者家属最关心的问题,也是影响患者家属心理状态最重要的因素。手术虽然已经顺利完成,患者今后的生活质量仍是问题,特别是发现患者病情已经到中晚期,家属对患者病情及预后的担忧;还有就是反复多次的化疗、放疗引起的不良反应会给患者带来巨大的身心痛苦,也使家属产生巨大的心理压力。

4. 矛盾心理 表现在三个方面：

一是患者病情告知程度：患者对病情的知情状况对家属心理健康会造成直接影响，许多家属为了避免或减少肿瘤给患者带来沉重的打击，害怕患者知道病情后会使病情加重，他们常常采取隐瞒的态度。无论是不知情或知情的患者，医护人员都无法和他们进行医疗沟通，只能借助于家属，与家属沟通相关事宜，家属们为了隐瞒病情，绞尽脑汁，不让患者知道具体情况，致使他们身心疲惫不堪，在强烈的压力中，很容易就出现心理问题。

二是对是否继续治疗的选择：对晚期患者的病情，家属是很清楚的，他们在理智上明知患者已无任何治愈希望，但在感情上还常常到处打听有何仙丹秘方，盼望患者出现"绝处逢生"的奇迹来。如听到某地方某人有家传秘方，专治肿瘤，已治愈多少，于是蜂拥而至，其结果往往适得其反，服药后又吐又泻，加速病情的恶化。此外，选择继续治疗的经济负担也会加重家属的心理负担。手术、反复的放疗、化疗等产生巨额的医药费，会造成家属沉重的经济负担，而患者可能无力承担这些费用，或者是家庭经济状况本身就不是很好，患者的治疗费用无疑是雪上加霜，而这些重担都要由患者家属来承担，使得家属的心里更加矛盾和疲惫不堪。

三是在恶性肿瘤长期治疗过程中，患者家属可能会因过度悲伤、消耗过大的人力及财力，心理承受较大的压力，一方面心理会产生害怕、担心患者死亡，另一方面有时又希望患者死亡的矛盾心态。由此患者家属心理也会产生愧疚感。

5. 对医护人员寄予愿望 在与家属进行对话和问卷调查中。家属一致要求增添病床，以满足住院的要求；请求医护人员尽量抽些时间多与患者谈心，以解除患者恐惧、忧虑、悲观绝望等心理活动，使患者从绝望中看到一线光明，从而增加治疗的信心；亲属更迫切地要求尽快攻克肿瘤难关，以拯救他们的亲人。

总之，作为患者的家属，心理上的反应往往要经历和患者相同的历程，从否认事实到非常悲伤。由于亲人之间接触密切，距离近，患者与家属之间的坏情绪容易进入一个恶性的相互影响的过程。正如一位患者家属的描述："照顾肿瘤患者是一个费心费力的工作。影响自己的身体状况，不分日夜的照顾加上体力、精神及心理的打击和折磨，使人情绪不好，同时庞大的医疗费用使经济状况也不乐观。自己也许觉得手足无措、害怕、孤单、无助、伤痛、忧虑等。"他说"在照顾家人的时候总是觉得自己有气无力，不知道如何是好，而且在医院这种环境下，时间久了总觉得自己哪里都不舒服，甚至有时觉得自己都有病了，也去做检查但并没有什么异样，就是一种整日无精打采的状态，不知道为什么会有这种感觉"。

二、肿瘤治疗阶段家属的心理社会支持

肿瘤患者家属接触最多、最信任的就是医务工作者，因此对肿瘤患者的心理干预最有效最直接的方法，就是医务工作者在做好肿瘤患者治疗和护理的同时，对肿瘤患者的家属进行心理社会支持。

(一)健康教育

调查发现：肿瘤患者家属对知识有高度需求，因为希望能为患者提供更多的支持，他们渴望了解与肿瘤疾病相关的知识与技能，以便自己能有效地参与到患者疾病的治疗与康复过程中，帮助患者尽快恢复健康状态。因此，医务人员应加强对向家属的健康教育，如介绍一些照顾患者的相关技巧(附1)。

1. 疾病知识 医务人员应向家属传播有关肿瘤的相关知识、治疗原则、一些检查的必要

性、可能出现的问题及防护措施,同时指导家属如何配合护理人员按照护理计划实施各项治疗,如何护理患者、给患者提供合理的膳食营养等,这些可以帮助患者家属更加从容地面对患者的护理工作,并能够主动配合医务工作者及患者,产生合力效应。

2. 生活方式指导　指导患者家属建立健康的生活方式,根据患者的身体状况,鼓励家属陪伴患者适当活动,如散步、听音乐、看书等,以分散患者对不良反应的注意力;鼓励家属参与患者的照护活动,以减轻患者的孤独情绪,家属也从中得到安慰。

(二)情绪支持

在治疗护理中,注重与家属的沟通交流,及时发现家属情绪变化。针对家属出现的孤独、抑郁、焦虑等不良情绪反应,进行有效的心理疏导,提供适当的场所和机会让家属宣泄内心的悲伤,鼓励家属诉说内心的痛苦和真实想法。耐心倾听家属的诉说,理解与尊重家属的失落感和悲伤情绪,并给予适当的安慰,为家属提供最大限度的情绪支持。

(三)自我保健

肿瘤患者家属因长期遭受精神痛苦和体力疲劳,容易导致各种疾病的发生,身体状况很容易影响心理情绪的变化。指导家属平衡饮食、合理休息、学习放松技术、自我调节情绪等。

(四)加强社会支持

调查发现,80%的恶性肿瘤患者家属表示对网上相关治疗信息感兴趣,65%的家属对网上群体支持有兴趣。网上平台有医务工作者、心理学专家、社会学专家等,患者家属按自身需求,自发地参与网络团体互助,可获得长期社会支持。

1. 开展活动　增加一些娱乐活动,比如听音乐、画画、说笑话,或让其闭上双眼回忆过去的趣事,转移其注意力。建立家属加油站,请生存期延长或者抗肿瘤成功的患者家属介绍他们的成功经验,使其他家属树立信心和高度的责任感,以积极乐观的态度与患者共同携手抗癌。这些活动一方面使患者家属暂时忘记各种担忧,另一方面可调动患者共同参加活动,增进彼此间的交流,有助于情绪的宣泄。

2. 其他社会支持　鼓励家属多寻求其他家人、朋友等的支持,同时也可寻求社会相关机构的支持。医务人员主动给他们提供一些可能性社会支持系统,如癌症俱乐部等,以使他们能与患者共同参与,有利于患者康复的同时,也可减轻家属的压力。

附 1:肿瘤患者家庭照顾者的照顾技巧

如果您在帮忙照顾一个您的亲人,他/她得了恶性肿瘤,那么您就是一个"照顾者"。您也许并不把自己当作照顾者,您也许认为自己只是做应该做的事情:照顾您的亲人。然而对于很多人来说,照顾患者并不是一件简单的事情。您可以学习一些方法使照护工作由复杂变简单,以下会给照顾者一些建议,帮助您更好地照顾患者。

照顾者能给予恶性肿瘤患者相当重要而且一直持续的情感及生理上的支持。通常,主要的照顾者一般是配偶,还有其他的一些照顾者,比如母亲,其他家庭成员或者朋友。给予照顾可能意味着您帮助受照顾的人做一些日常的活动,如联系医生,准备三餐。给予照顾也可能指您在协助他/她处理情绪异常或解决心事。

尽管不同患者对照顾者的要求不同,但通常情况下,照顾者主要的任务可以分为三类:医疗方面、情感方面及行为方面。

一、医 疗 方 面

您的家人可能完全具有自理能力,或者具备部分自理能力,只是在疾病和日常生活某些方面需要协助。如果您能懂一些帮助他的常识或许会很有帮助。不过切记,只做您确定正确的事情。如果您不确定是否正确,可以向医务人员寻求帮助。

(一)服药

1. **仔细检查药品标签** 确保在正确的时间内通过正确的方法帮助患者用药。药物有很多种类,有口服药、注射药、外用药和新剂型药,有的是片剂,有的是液体,还有的通过注射或皮肤给药。因此服药前需仔细检查。

2. **药物只能按规定服用** 一般情况下,医生会告诉您和家人药物的作用和服用方法等。如果您和家人不清楚,可直接咨询主管医生或其他专业人士,如护理人员。

3. **注意服药时间** 有些药物要求在特定的时间服用,而有些药物则是需要时才服用。比如,有些止痛药在患者疼痛时才用,而有些则是在白天或晚上特定的时间内服用。如果服用药物种类比较多,您应当做个表格记录下用药时间的具体情况(见附表15-1),这样可以确保正确服药。

附表 15-1 用药记录表

日期	时间	药物	剂量	大小便情况

4. **药物保管** 服药过程中,换药是很常见的。需要注意的是如果之前停用的药物以后不再服用,需要妥善处理,以避免误服药物;若以后需要使用,可以将其存放至安全、阴凉干燥的地方,与经常服用的药物分开放置,以避免误服。同时您的服药时间表也需要相应地调整。

5. **及时补药** 如果您剩余的药物不多,记得联系医生尽快开药。不要拖延,如果可能不要周末去开药。

6. **服药技巧** 如果口服药物吞咽困难,就需要把药片碾碎连同食物或液体一起服用。当然,首先需要咨询医生或护理人员,因为某些药物不能碾碎服用,那么这时候就需要医生开处方找个替代药。

7. **注意药物不良反应** 许多止痛药缓解疼痛时也会带来不良反应,出现不良反应时就应该及时告知您的主管护理人员,因此用药时就需要仔细观察用药后的反应。尽管用药后24～48h不良反应会逐渐减退,但我们也应该尽可能地避免不良反应的产生。

8. **对强力止痛药的担心** 有些患者或家属都非常担心使用强力止痛药(阿片类药物,例如吗啡)。他们担心自己可能会上瘾,长期使用可能会减短寿命。但是最新研究发现,当这类药物给予止痛时,并不会导致上瘾。使用合理剂量的阿片类药物并不会减短寿命。事实上,当患者疼痛缓解后,生活质量也有所提高。不仅胃口好了,而且可以自由活动。

(二)生活护理

1. 提供生活护理的方式　您可以在旁边搭把手,也可以帮您的配偶洗脸洗手、冲洗或拧毛巾,也可以协助洗个淋浴或在床上擦浴,也可以协助下床去卫生间等,这些护理人员都可以指导您完成。通常在医院,您乐意的话,护理人员会提供生活护理,您也可以学着和她一起做,以便回到家中进行护理。

2. 注意安全　在家里安全是非常重要的。可以考虑在洗手间或者楼梯处装横杆,也可以购买或租用一个洗澡凳,这样患者就不用总是站着,家里有个手持软管的淋浴会相对方便些。如果条件允许,可以请专业人士到家里对浴室进行设计提高安全性。如果患者无法站稳,也有其他辅助设施辅助其行走。

3. 大小便失禁的护理　如果患者大小便失禁,可以借助一些辅助用品,使患者感到干净舒适。不要介意与专业护理机构或医生谈论详情。

(三)饮食护理

1. 食欲缺乏　很多病重的患者食欲缺乏,这是由于疾病、药物的不良反应、恶心、情绪差、便秘、劳累或口干等原因造成。同时,疼痛也会导致食欲下降。

2. 饮食护理小技巧　无论什么原因,食欲缺乏是导致患者消瘦的重要原因,建议如下。

(1)少食多餐:用小点的盘子放食物。

(2)尝试新菜式:一个人喜欢的口味也许会改变。例如,一个以前喜欢甜食的人,现在可能更喜欢辣的食物。

(3)营养饮品:您可以从超市购买一些营养饮品,也可以自己做果汁。如果不想吃东西,可以尝试流质饮食。

(4)餐前一杯酒可以增强食欲:需要注意的是喝酒前需要询问医生这样做是否可行,因为在服用一些药物期间是不可以喝酒的。

(5)口腔护理:养成良好的口腔卫生习惯,每天漱口刷牙。若发现口中有白点,记得告诉医生,这是很常见的一种口腔疾病,极早治疗会很容易治愈。

随着疾病的加重,您会发现您的家人吃得越来越少。这时候保证每天均衡饮食已经不重要了,重要的是您需要关注您的家人想吃什么,正如下面所呈现的那样。

"我每天给阿姨做菜都非常认真小心,给她喂时却经常看到她吐出来。有一次当我给她一些冰激凌和巧克力时,她两眼放光,吃了很多。后来营养师告诉我给他们吃他们喜欢吃的比他们什么都不吃要好。"

(四)需要一些技术的护理

一些患者在护理过程中需要携带一些管子,输液泵或还有伤口,这就要求家属护理时掌握一些技术。然而,一些人却不擅长做这些。正如下面的照顾者所说:"我会这些护理技术,但每次做都非常紧张。"

如果您无法胜任这方面的护理工作,可以向护理人员咨询。您既可以请他们教自己相关的技术,也可以全权委托给护理人员去做。

(五)辅助器械的使用

您需要根据患者和自身情况,决定使用什么样的辅助器械。辅助器械可以帮助患者活动,减轻家属负担,同时营造一个更为安全的环境。您可以根据情况在家中使用以下辅助器械。

1. 洗澡凳　可以安全地坐着洗澡。

2. 淋浴沐浴防滑扶手　洗澡时可以有东西扶着。

3. 浴室防滑踏板　帮助家人安全地进出浴室。

4. 医用便盆、尿壶　帮助家人在床上大小便。

5. 纸尿裤　患者大便失禁、尿失禁时使用,无论在床上还是在椅子上都比较方便。

6. 塑料单子　放在大小便失禁的患者床上。

7. 药盒　帮助患者准时服药。

8. 利器盒　装用过的针头。

9. 病床　可以降低或升高床头,床两边有栏杆防止摔倒。

10. 拐杖　帮助患者站起来或下床。

11. 压疮床垫　一种特殊的床垫,放在床上或椅子上,可以防止压疮的发生。

12. 助行架　用来辅助行走的装置。

13. 轮椅　辅助不能行走的家人移动。

如果您需要以上提到的设备,专业护理人员都会帮您挑选哪种是必要的。他们也会告知您如何使用,还会提供一些相关的安全小贴士。

(六)处理常见症状

症状是指患病时对疾病的主观感受。个人情况不同,因此每个人的症状也不同。我们列出了一些常见的症状(例如疼痛、便秘、恶心与呕吐、乏力等)和缓解这些症状的基本措施。症状可能不会完全消失,但在大多数情况下,症状可以控制在一个可忍受的范围内。如果出现其他症状,可以咨询专业护理团队,他们会告诉您如何解决。您也可以把患者的一些症状记录下来,等下次看医生时,向医生咨询。

1. 疼痛　很多照顾者担心患者不舒服。首先我们需要注意的是不舒服并不代表疼痛。我们在不同的情况下都会感到不舒服,人们总是会把不舒服和疼痛联系到一起,然而,当我们生病、劳累、着急或不安时也会感到不舒服。如果患者感到疼痛,专业人员可以帮助患者缓解疼痛。但是重要的是无论多先进的治疗,疼痛是不能彻底消失的,专业人员只能尽可能去缓解患者疼痛。

每个人处理疼痛的方式都是不同的,当患者疼痛时,建议家属按以下方式做。

(1)评估疼痛:您可以问患者这些问题并写下答案,这可有助于医生或护理人员选择治疗方案。

1)什么部位疼痛(疼痛的部位可能不止一处)?

2)是怎样的痛(锐痛、灼烧样疼痛、搏动性疼痛)?

3)通常持续多久?

4)这是一种新的疼痛吗?

5)在1~10怎么评价自己的疼痛(1是不痛,10表示难以忍受的疼痛),如果答案在7~8,那么疼痛暂可忍受。

6)有没有想呕吐?

7)上次大便是什么时候(有时便秘也会导致疼痛)?

8)护理人员也许会给您一个疼痛量表让患者及其家属填写,如果患者不理解或不知道如何去回答,家属有必要去询问护理人员如何评估。

（2）疼痛处理措施

1）让患者躺在床上或坐下。

2）让患者深呼吸 10 次。

3）如果患者感到疼痛时，需要服用止痛药，注意服用前留心当天是否服用过，记得根据说明书给药。

4）教会患者通过看书、看电视、听歌转移注意力。

5）给患者按摩足、手及其肩膀。

6）如果在 30min 内无法缓解疼痛，可以打电话给专业人员，他们了解后会建议可采取的相应措施。

（3）担心阿片类药物会减短寿命：阿片类药物是强力止痛药，一般只有当其他止痛药无效时才会使用。一些患者和（或）家属担心阿片类药物可能会减短寿命。前已述及，一般按医嘱在需要时使用是不会成瘾或缩短寿命的。注意医生所开药物的剂量，了解药物的疗效，为何使用这种药物是十分重要的。

2. 恶心与呕吐　恶心是指人感到想吐或看到、想到某种食物就有呕吐的冲动或不舒服。恶心与疾病、药物、化疗、放疗、便秘、体内缺少某种物质有关。如果患者呕吐，建议您按下述方法做。

（1）确保身边有桶或盆让患者呕吐时可以使用。

（2）让患者评估自己呕吐的程度并对其进行分级（1 为轻度呕吐，5 为呕吐极为严重）。

（3）如果患者服用止吐药，要记得查看患者是否按医嘱服用，若患者服药后状态更差，则需立即停止服用。

（4）一些人恶心时会不吃东西，另外一些人发现吃一些东西会更有效。

（5）记得关注患者上次大便的时间，若超过 2 天，可以参照下面的便秘内容。

（6）鼓励患者休息。深呼吸，听一些柔和的音乐，可以给患者足部、颈部进行按摩。如果患者身体允许，可以为患者洗澡。

（7）如果呕吐在 1h 内未缓解或更厉害，您可以打电话给专业人员咨询。

3. 便秘　便秘是指患者很多天没有大便。便秘可以导致呕吐、疼痛、乏力。便秘通常与摄入流食减少、运动量减少、节食或与疾病有关。强力止痛药也可以导致便秘。但大多数情况下便秘是可以预防的。

可通过以下措施预防便秘。

（1）鼓励患者多喝水、多喝果汁。

（2）若允许，多吃一些膳食纤维类食物。

（3）若允许，建议患者每天散步。

（4）记录下大便状况：软硬、大小、稀稠、颜色。

（5）记录下何时大便。

（6）若患者服用强力止痛药（吗啡），确保医生也开了导泻药。

（7）有些治疗便秘的天然药物可以与医生给的药物一起服用，但使用前请咨询专业人员。

（8）如果患者 2 天没有大便，记得让医生根据患者需求制订一个治疗计划。

（9）若患者不吃东西，也会导致便秘。

4. 呼吸困难　呼吸困难是由肺部哮喘、肺气肿、胸腔感染、其他脏器压迫或生气所引起。

我们根据不同情况采取不同措施。

(1)陪伴患者,鼓励患者端坐位。

(2)打开电风扇或打开窗户。

(3)建议患者穿宽松的衣服。

(4)听轻音乐,保持冷静,为患者按摩足、手及肩。

(5)如果医生开了针对呼吸困难的药物,请根据医嘱服药。

(6)若没有医嘱不能自行吸氧。

(7)如果呼吸困难没有缓解或加重,请联系专业人员。

5. 乏力　乏力是指感觉极度的劳累,常见于很多癌症患者。引起乏力的原因有很多,包括失眠、缺氧、厌食、沮丧等,化疗、放疗、感染或疾病本身也会引起患者乏力。

乏力很难控制,可以采取以下措施。

(1)白天可以小睡一会儿。

(2)经常锻炼身体。

(3)鼓励健康饮食。

(4)当精力充沛时,可以做一些消耗体力的事情,例如洗澡。

(5)鼓励患者培养一些不消耗体力的爱好,例如下棋,听有声读物,听收音机,看电视等。

(6)假如您认为患者乏力加重,请及时联系专业人员。

6. 脱发　不是所有的抗肿瘤药物都会导致脱发。若有药物会导致脱发,医生或护理人员会提前告知您,脱发给肿瘤患者带来巨大的困惑,可以使其自我形象紊乱,影响其生活质量,但是也有很多方法可以应对脱发。

每个人的情况是不同的,因此告诉医生或护理人员治疗怎样影响到您头发是很有意义的。一般而言,脱发出现于化疗后的 7~21 天,治疗结束后,头发又开始长起来,不过颜色和发质可能与之前的有区别。

如何应对脱发?

总的来说,化疗后的患者都希望自己可以佩戴一些东西来遮掩,例如围巾、头巾、帽子、假发。有的医疗保险是包括这一部分费用的。

如果患者选择戴假发,建议患者在头发完全掉光之前就购买,这样可以买到与自己头发颜色匹配的假发,做好充分准备提早买好假发。同时也可以请专业理发店帮您佩戴假发,有些理发店有专门为化疗后患者服务的。

二、情 感 方 面

对于患者的情感支持,很难给出准确的指导。但您可以留心,患者在生病时心情也有高潮和低谷,有时候他们会生气烦躁不安,然而有时候他们也会很乐观。

患者也许会担心自己的生活,也许把这些不安告诉其他人或专业护理人员会对其有所帮助。要学会不要总是独自试图去解决所有的问题。

以下几点建议可能会帮助您。

(1)如果需要的话,每天提供一些独处的时间。

(2)询问他有什么您可以帮忙做的,使事情更容易一些。

(3)共同做一些愉快的事情。

（4）询问他有什么特别的愿望。

（5）您的家人总是觉得很沮丧,告诉他这是正常的。

（6）鼓励多参与日常社交活动。

（7）告知您的亲人专业人员随时可提供帮助。

（8）告诉您的亲人您有多关心他/她,并愿意给予帮助。

同时,特别注意以下两点。

（1）倾听您关爱的人:倾听而不评判或者喝彩是非常重要的。当我们听到恐怖或者悲伤的想法时,我们经常会试着说"您会好起来的"。但是往往,简单的聆听他们的真实感觉会更有帮助。

（2）做有效果的事情:想想过去某个困难的时期,你们是怎么互相帮助对方的。是一次有趣的远行还是一次有用的分散注意力的方法？或者是你们更喜欢安静的环境和对话？做对您和患者都有效的事情,同时不要害怕尝试新的方法。

在某些情况下患者和（或）其家属比较担心患者抑郁或焦虑后会发生什么。尽管每个人都会有不开心的时候,但抑郁通常意味着这个人大多数时间内伤心、难过或感到悲惨,失去了对诸多日常活动的兴趣和乐趣,这些症状持续了 2 周以上。虽然有多种类型的焦虑症并且其症状具有独特性,但它们具有一些一般性的体征和症状,如下所言。

（1）大多数时间感到着急。

（2）难以冷静下来。

（3）害怕,极度恐慌。

（4）正常人不会产生恐慌的情境,患者容易产生恐慌情绪。

（5）躲避产生恐慌的人或事情（例如社会活动或拥挤的地方）。

（6）在创伤过后会时常做噩梦,或时常闪现在脑海中。

如果患者有以上这些症状,请告诉医生或护理人员。他们会给患者做适当的评估并采取一些缓解病情的措施。

三、行 为 方 面

1. 患者应当知道多少自己的病情　您可能选择不告诉患者他自身疾病的严重程度,留下所有的信息让您来代替患者做决定。尽管有时患者可能已经意识到自己所患的疾病正威胁着生命,但他们仍选择回避这个话题,这样就给您带来了巨大负担,这时寻求专业人士的意见就显得尤为重要。如何就这个棘手的话题与家人交流取决于您的家庭关系。在过去,您可能会问:"我们可以就这个事情跟其他人谈谈吗?"专业人员可能会帮助我们做出决定。同时也要记住,有些曾拒绝谈论他们疾病的患者可能会改变想法,这也是意想不到的,但我们要有所准备。

在某些情况下家庭照护者认为患者不应该被告知疾病的诊断。这可能是因为他们认为患者无法接受这样的消息或者是因为特定的文化因素不适于谈论生死。然而当疾病威胁生命时,将离去的人都希望可以计划去哪,把身边的事情安排妥当,向大家告个别,而不愿意再去接受不必要的治疗。不告诉患者是很困难的,俗话说"真相会让我们痛一阵,但谎言会令我们痛一生"。专业人员在这方面很有经验,可以告诉患者疾病对自己的影响。

2. 支持患者的治疗决定　也许您处在可以共同决定的位置上,但最终还是他/她的身体和精神去承受病痛的折磨。

3. 获取有关互援团的信息 加入互援团支持小组,如癌症患者俱乐部,给您爱的人一个交流的机会,与其他人讨论如何战胜癌症,如何控制自身情绪。有时支持团体是由社会工作者或咨询师领导的,同时也可以咨询医院的社工。

4. 帮助患者解决一些实际问题 除了感情上的支持与医疗上的帮助,照顾者还可以帮助解决一些实际问题,例如每天的日常工作、家务事、饮食准备、照看孩子等。

因为恶性肿瘤的治疗可以给家庭带来巨大的经济负担,照顾者还要解决一些经济问题。

最后,请您记住,患者最需要的是您的用心陪伴与倾听(附2)。

附2:用心陪伴与倾听——一位癌症患者治疗过程中的感受

来源:阿杰特.眺望光明.一位癌症患者的康复手记.安徽科学技术出版社,2014.

> 患者最希望的,只是每个亲友都可以做的:陪伴,您只要陪着他,让他感受到您的关心。他不想讲话的时候,别老是催着他讲;当他想讲心事的时候,您肯仔细听,成为了解他的人、他可以倾诉的人。

用心聆听,不仅能了解患者的问题,也能让患者感受大家的关心,这是癌症治疗过程中最重要的事情。事实上,不只对患者要倾听,我们面对任何人,都要多听少讲。只有在我们学会倾听之后,我们才知道要如何与人相处。

任何想为患者做一点事的人,包括医院的工作人员、家属亲友,都必须了解患者,才帮得上忙。了解有两个前提,一个是有人肯倾听,另一个是患者愿意说。这有两个问题,一是患者想讲的时候,没有人要听,所以没有人了解他们;二是因为没有人了解患者,在他们不想讲的时候,老有人催着他们讲。

倾听的能力

和所有的人一样,癌症患者最想得到的是别人对他的了解。但几乎每一个癌症患者都会在心里抱怨,根本没有人要听他们说话。癌症患者不一定要求百分之百治愈,他们只想有人能听他们把问题说完,了解他们在意的事,但就是没有人要听他们讲!

以我自己的观察,没有几个人具备倾听癌症患者心声的能力,主要原因不是因为没时间或没耐性,真正的原因是没勇气听。这个应该要听的人,他自己受不了那种无力的感觉。既然没人听,癌症患者即使肯讲满腹的委屈,也讲不下去。纵观整个癌症过程,没几个癌症患者有福气说出自己内心的真正感受。

癌症患者都会感到孤独,但是孤独不等于寂寞。寂寞的人一直期待有人来陪,什么人都好,只要他肯来,都好。至于孤独,才没这么随便。如果来的人不够了解您,您只会嫌他吵。他热闹的言行,衬托出他对您现况的陌生。您在他的陪伴下感到特别的寂寞,您想他赶快走,您要一个懂得您的人来陪!他走了,您又回到孤独状态。有时孤独真的也不错,至少不必应酬。

癌症患者当然希望朋友家人爱他,但他不希望以生病为手段赚取人家的怜悯关爱。他也不希望他的病房就是他的灵堂,他不想看到人家以为他行将就木,纷纷表态。对于癌症患者而言,什么口头上爱不爱的,实在肤浅,他们也不稀罕!他们最想得到的是真真实实的了解:"士为知己者死",有幸遇到理解他们的人,死亡也不算什么。对于他们而言,理解是最崇高神圣的事,宁可没有,也不容假装冒充。

陪伴的能力

很少有人是做好心理准备才得癌症的,绝大多数的人都是忽然有一天就成为癌症患者了。好比本来在温暖明亮的仲夏早晨正享受海边冲浪的快感,突然一下子掉到冰冷黑暗的深冬子夜,一个人在看不到路的山谷中,踽踽独行。不知道为什么会这样,真不晓得该怎么办,这种苦真难受。自觉受苦的人,都渴望有人了解自己的困难,体谅自己内心的苦楚。没尝过这滋味的人,可真不了解这个时候如果有个体贴的人陪着他走一段,那有多温暖、多受用!

事实上,患者最希望的,只是每个亲友都可以做的:陪伴。您只要陪着他,让他感受到您的关心。他不想讲话的时候,别老是催着他讲;当他想讲心事的时候,您肯仔细听,成为了解他的人、他可以倾诉的人。但一般人都看不起这个,非得做一些自己认为对患者有用的事,还认为只有像自己这样替患者设想才是关心。

患者未必需要您为他做那么多事,他最企盼的是有人关心他,最好是陪在他身旁关心他。他希望当他有问题的时候,有人可以帮忙,有人愿意倾听。虽然倾听未必能解决问题,但只要他们的悲伤有一个宣泄的出口,要熬过去就不会那么困难了。关心患者的您,患者真正在意的问题,您听进去了吗? 您能替他解决吗? 您可以陪他坐一阵子,听他讲讲话,让他愿意跟您讲心里的话吗?

第五篇

健康管理篇

第 **16** 章

肿瘤健康管理概论

肿瘤健康管理,即指肿瘤康复管理。恶性肿瘤是严重威胁人类健康的疾病。近年来,其发病率显著增加,在各类疾病导致的死亡中,恶性肿瘤高居榜首,尤其是肺癌、乳腺癌、胃癌、大肠癌等肿瘤的发病者逐年增加。面对肿瘤,每一位患者、家属和看护者,都有许多的困扰和疑虑,都面临着生死攸关的艰难选择,如手术后化疗必须做吗? 什么样的方案更合理? 挥之不去的极度疲乏如何得到缓解? 营养支持能够提高治疗效果吗? 会不会让肿瘤一起增大? 内心的紧张、焦虑、压抑严重影响了康复效果,如何才能舒缓、减轻? 人体自身的抗肿瘤免疫功能怎样激活? 诸如以上这些问题正是肿瘤康复管理所希望解决的问题,其管理目标是延长肿瘤患者的生存期,提高患者的生活质量。因此,肿瘤健康(康复)管理对每一位肿瘤患者、家属和看护者来说都显得非常重要。

第一节 康复医学概述

一、康复医学的概念及原则

(一)康复医学及康复的概念及内涵

1. 康复医学(rehabilitation medicine) 是 20 世纪中期出现的一个新的概念,被称为不同于预防医学和治疗医学的"第三医学",是一门有关促进残疾人及患者康复的新兴的综合性学科,更具体地说,它是为了康复的目的而应用以物理方法为主的医学手段进行有关功能障碍的预防、诊断、评估、治疗、训练和处理的一门医学学科。康复医学(第三医学)与临床治疗医学(第一医学)、预防医学(第二医学)、保健医学一起,被认为是现代医学的四大支柱。

2. 康复的定义与内涵 WHO 对康复的定义是指综合地、协调地应用医学的、教育的、社会的、职业的各种方法使病伤后可能出现或已经出现的功能障碍进行以功能训练为主的干预,尽快地、尽最大可能地改善其功能,使他们在体格上、精神上、社会上和经济上的能力得到尽可能的恢复,使他们重新走向生活,重新走向工作,重新走向社会。可见,康复不仅针对疾病而且着眼于整个人,从生理、心理、社会及经济能力等方面进行全面康复,其内涵包括:医学康复、教育康复、职业康复和社会康复。

(1)医学康复:是利用医学手段促进患者康复。

(2)教育康复:是指通过特殊教育和培训手段促进患者康复。

(3)职业康复:是指帮助患者恢复就业能力,取得就业机会。

(4)社会康复:是指在社会层次上采取与社会生活有关的措施,促使残疾人能重返社会。

康复最终目标是提高残疾人及患者的生活素质,恢复独立生活、学习和工作的能力,使残疾人及患者能在家庭和社会过着有意义的生活。

(二)康复的基本原则和基本条件

1. 康复的基本原则　依据美国心理学家 Maslow 在 20 世纪 50 年代提出的需要层次论的理论,这一理论认为人有五种需要,并按其重要性排列成不同层次,首先是生理需要,而后依次为安全需要、社交需要、尊敬的需要和自我实现的需要。残疾人及患者也同样有这些需要,因此对残疾人及患者需要进行全面的康复,不仅需要进行功能训练,而且要在生理、心理、职业和社会生活等方面进行全方位的整体康复,最终重返社会。因此,康复的三项基本原则包括:功能锻炼、全面康复、重返社会。

(1)功能锻炼:包括生理、心理及社会三方面的功能锻炼。生理功能的锻炼是指个体躯体的感官和运动功能的锻炼;心理功能的锻炼是指通过相应的锻炼使个体保持良好的认知功能和情绪状态;社会功能的锻炼是指通过康复锻炼使个体具有一定的自我照顾能力、相应的职业功能及休闲娱乐能力。

(2)全面康复:包括个体器官与肢体功能的康复、整体的生活能力的恢复和职业能力的恢复。

(3)重返社会:通过功能锻炼和全面康复,使参与对象具有人的社会性,有参与社会活动的能力、有建立良好人际关系的能力、有履行社会责任和遵守社会规范道德的能力,最终实现重返社会。

2. 康复的基本条件　康复的基本条件包括以下五个方面:①具有良好的自我意识;②具有良好的自理与自我照顾能力;③具有较好的躯体健康水平;④有良好的交流与沟通能力;⑤具有一定的职业技能和稳定的经济收入。

康复治疗的范围很广,涉及医学的各个领域,主要包括神经系统的疾病与伤残的康复、精神残疾的康复、骨关节疾病与伤残的康复、感官与智力残疾的康复、一些慢性病如肿瘤、糖尿病等的康复等。

需要注意的是,康复并不是指疾病后期或治疗期结束才开始的,目前将康复分为 3 级,即1 级康复、2 级康复和 3 级康复。1 级康复即早期康复,通常于住院阶段在病房内进行;2 级康复也称恢复期康复;3 级康复即后遗症期康复,主要在社会层面进行。

二、康 复 评 定

个体的整个康复过程包括康复评定和康复治疗两个方面。客观准确的康复评定是进行合理、有效康复治疗的前提和基础。

(一)康复评定的概念

康复评定类似于临床医学的诊断过程,是指通过客观、准确的检查,判断患者功能障碍的性质、部位、范围、程度;确定患者尚存的代偿能力情况;估计患者功能障碍的发展、转归和预后;找出患者康复目标,制定康复计划和措施;判定康复效果;决定患者去向的过程。

(二)康复评定的内容

康复评定的内容主要包括以下四个方面。

1. 躯体功能评定　包括关节活动功能评定、肌肉力量评定、上下肢功能评定、神经电生理评定、感觉与知觉功能的评定、日常生活活动能力的评定、上下肢穿戴假肢或矫形器的能力评定等。

2. **精神心理功能评定**　包括情绪评定、残疾或患病后心理状态评定、疼痛的评定、失用症和失认症的评定、痴呆评定、非痴呆性认知障碍(注意力、记忆、思维)的评定、人格评定等。如评估患者在疾病发生、发展过程中的心理过程,心理因素对疾病过程的影响,对遭遇不同应激事件的心理反应和应对能力。

3. **语言功能评定**　包括失语症评定、构音障碍评定、语言失用评定、语言错乱评定、吞咽功能评定、听力测定和发音功能的仪器评定等。

4. **社会功能评定**　包括社会生活能力评定、生活质量评定、就业能力的评定等。如评估患者职业行为的恢复程度,以发病前工作水平作参照,评估其职业性质、种类、强度、职业人群间的协调性等。

康复评定的目的是全面了解患者目前的功能状态,以便根据其状态制订科学、可行的康复计划。因此,康复评定应贯穿于患者整个康复过程中,根据患者功能恢复的情况调整康复训练计划,从而让患者能获得最好的康复效果。

三、康 复 治 疗

康复治疗是康复医学的重要内容之一,是使康复对象,如病、伤、残者康复的重要手段,常与药物治疗、手术治疗等临床治疗综合进行。如上所述,康复治疗前应先对个体进行全面的康复评定,并依据评定结果制定一个科学、可行的康复治疗方案。康复治疗方案的实施则由以康复医师为中心的、康复治疗师和临床医学相关人员共同组成的康复治疗组去实施,并在实施过程中不断总结、评定和调整,直至康复治疗结束。

康复治疗的技术很多,包括医学的、职业的、社会的等多种治疗方法和训练服务,属于康复医学传统范畴的治疗技术主要包括:物理疗法、作业疗法、言语疗法、心理疗法、康复工程和康复护理等。

(一)物理疗法

物理疗法是指应用物理因素如电、力、声、光、磁、冷、热等进行疾病治疗的方法,是康复治疗中最常用的方法。根据物理因素的不同,物理疗法可分为物理因子疗法、电疗法和运动疗法等。其中,物理因子疗法简称"理疗",是指用自然界中或人工制造的物理因子作用于人体,以治疗与预防疾病。种类很多,用于康复治疗的物理因素主要有两大类:一类是大自然的物理因素如日光、空气、海水、温泉等;另一类是人工制造的物理因素如电、光、超声波、磁、热等。

(二)作业疗法

作业疗法是康复治疗又一较最常用的治疗方法,指应用有目的的、经过选择的作业活动,对于身体、精神、发育等方面有功能障碍或残疾,以致不同程度地丧失生活自理和职业能力的个体,进行治疗和训练,使其恢复、改善和增强生活、学习和劳动能力,作为家庭和社会的一员过着有意义的生活的一种康复方法。

1. **作业治疗的特点**

(1)目的性:用于治疗的作业是经过选择的、有目的的活动。所谓"有目的的活动"就是与患者所处的环境有关的活动,进行这些活动可改善患者与其所处环境之间的关系。

(2)选择性:完成一项作业活动,常需协调地、综合地发挥躯体的、心理的、情绪的和认知的等方面因素的作用,故可根据患者训练和治疗的重点目标,选择以躯体运动为主的,或以情绪调节为主的,或以认知训练为主的作业。

(3)补偿性:作业治疗应重视利用各种辅助器械,以补偿功能的不足。

(4)协助性:作业治疗着眼于帮助个体恢复或取得正常的、健康的、有意义的生活方式、生活能力和取得一定的工作能力。

(5)目标性:作业治疗的目标是使患者掌握日常生活技能,能适应各自居家条件下的生活,适应在新的环境和条件下的工作。

2. 作业治疗的分类　根据作业活动所达到的目的,可将作业活动分为三类。

(1)维持日常生活所必需的活动:如穿衣、进食、行走、个人卫生等,这些生活作业是生活自理和保持健康所必需的。

(2)能创造价值的工作活动:通过从事这种作业活动,可以取得报酬,从而达到在经济上自给和抚养家庭,作业的成果又能为社会提供服务或增加精神财富和物质财富,如各种职业性的工作活动。

(3)消遣性作业活动:一般在业余和闲暇时进行,其目的主要是满足个人兴趣,消遣时间,并保持平衡的、劳逸结合的生活方式,如听音乐、看电视、集邮、种花、下棋、打球、游戏等。

(三)语言治疗

语言治疗原指一套为矫正发声和构音缺陷而设计的与行为有关的技术和方法,如矫正口吃。目前也指用于失语症的康复和处理发育性言语障碍的技术和方法。语言治疗的途径主要包括以下4种。

1. 训练和指导　如听觉的活用、促进语言的理解、口语表达、恢复或改善构音功能、提高言语清晰度等。

2. 手法介入　对一些言语障碍的患者可以利用传统医学的手法帮助改善与言语产生有关的运动功能受限。

3. 辅助器具　如重度运动性构音障碍腭咽肌闭合不全时,可以给患者戴上腭托,以改善鼻音化构音。

4. 替代方式　当重度言语障碍很难达到正常的交流水平时,可考虑使用替代交流方式,如手势、交流板等。

(四)心理治疗

心理治疗又称精神治疗,是指以临床心理学的理论系统为指导,以良好的医患关系为桥梁,运用临床心理学的技术与方法治疗患者心理疾病的过程。简言之,心理治疗是心理治疗师对求助者的心理与行为问题进行矫治的过程。

1. 心理治疗的形式　主要包括以下3种。

(1)个别心理治疗:个别心理治疗是一种普遍应用的心理治疗方式,是医务人员与患者通过个别会谈形式而进行的心理治疗。医务人员与患者会谈的目的在于了解疾病发生的过程与特点,帮助患者掌握自己疾病的情况,对疾病有正确的认识,消除紧张不安的情绪,接受医务人员提出的治疗措施,并与医务人员合作,向疾病作斗争。事实上,医务人员与患者的交往过程中,已经有意或无意地运用了个别心理治疗,如医务人员对患者正确的解释、指导与嘱咐等均能影响患者的心理。

医务人员进行个别心理治疗时应注意:①态度诚恳、热情、耐心而细致,以取得患者的信任,获得可靠的信息;②在会谈过程中,要耐心地倾听患者的叙述,然后,根据病情与患者的个性心理特点,进行指导与帮助;③有目的、有计划地对患者进行心理治疗。每次都安排好内容,治疗时间以 1h 左右为宜;④个别心理治疗的房间应该在安静的环境中,要简易舒适,整洁调和。

(2)集体心理治疗:是指把同类疾病的患者组织起来进行心理治疗的方式。集体心理治疗的主要方法包括讲课、讨论与示范。医务人员根据患者中普遍存在的消极心理因素与对疾病的错误看法,深入浅出地对患者讲解有关疾病的症状表现、病因、治疗和预后等。使患者了解疾病的发生发展的规律,消除顾虑,建立起与疾病作斗争的信心。医务人员邀请治疗效果较好的患者做治疗的经验介绍,通过患者的现身说法,起到示范作用。集体心理治疗还可以与个别心理治疗结合应用,集体心理治疗着重同类患者的共同的问题,个别心理治疗则侧重解决个别患者的具体问题。

(3)家庭心理治疗:医务人员根据患者与家庭成员之间的关系,采取家庭会谈的方式,进行心理协调,建立良好的家庭心理气氛与家庭成员之间的心理相容,解除患者的消极心理状态,适应家庭生活。在家庭心理治疗时,家庭所有成员都要参加。治疗地点,既可以在患者家中,也可以在医院。

2. 心理治疗的基本原则

(1)接受性原则:指对所有的患者,不论其年龄大小、职务高低、初诊或复诊,进行心理治疗时都要做到一视同仁。

(2)支持性原则:要不断地向患者传递支持的信息,说明疾病的可治性,并可列举成功的例子,以解除他们因缺乏相关知识而产生的焦虑不安的情绪和增强同疾病作斗争的信心和勇气。

(3)成长性原则:要帮助患者反省、发现自己在人格上的不完善、不成熟的方面,并指导患者经过长期努力来解决这些人格上的问题,最终达到人格完善、心理健康成长与发展的治疗目标。

(4)保密性原则:即在心理治疗过程中要注意对患者情况的保密性,这也是取得患者信任和保证心理治疗效果的基本前提。

(五)康复工程

康复工程指工程技术人员在全面康复和有关工程理论指导下,与各个康复领域的康复工作者,残疾人、患者及其家属密切合作,以各种工艺技术为手段,帮助残疾人最大限度地开发潜能,恢复其独立生活、学习、工作、回归社会、参与社会能力的科学。康复工程服务的主要手段是提供能帮助康复个体独立生活、学习、工作、回归社会、参与社会的产品,即康复工程产品或称残疾人用具。目前康复工程的主要产品包括:治疗和训练辅助器具、矫形器和假肢、生活自理及防护辅助器具、个人移动辅助器具、家务管理辅助器具、家庭及其他场所使用的家具及配件、通信、信息及信号辅助器具等。

(六)康复护理

康复护理在康复治疗中具有非常重要的地位和作用,是康复医学不可分割的重要组成部分。康复护理随着康复医学的发展而发展,是为了适应康复治疗的需要,从基础护理中发展起来的一门专科护理技术。

在临床工作中,医护人员应该为患者创造良好的治疗和康复环境,加强心理沟通,遵循"整体健康观"理念,不仅重视身体健康,而且重视心理、精神和社会适应,强调建立健康的行为活动,在疾病治疗康复中充分发挥自身潜力,尽可能地帮助其提高生活质量。

第二节　肿瘤健康管理概述

肿瘤健康管理,即肿瘤康复管理,是指对肿瘤患者诊断、治疗、并发症、预后、随访、预防及康复人员的培训与康复科室的发展等方面的管理。据报道,一种新的肿瘤康复管理模式正在悄然兴起,由肿瘤专家、中医专家、营养专家、心理专家、全科医师、体疗师及护理师等组成的多学科专业团队,在对患者进行综合评估的基础上,提供咨询方案和第二意见,有针对性地采取个体化的康复措施,这就是在发达国家盛行的"肿瘤康复管理"。在美国,从确诊肿瘤的第一天起,肿瘤康复就及时介入,专家团队全程相伴。实践证明,由专业的第三方机构提供的肿瘤康复管理服务,可以帮助患者提高生活质量,延长生存期;增强患者的自主意识,更好地配合医院和临床医生,取得更好的治疗效果;独立的第二意见咨询,避免治疗误区,让患者少走弯路,少花冤枉钱;私人医生定期回访,动态监测病情变化,第一时间提供合理建议,把握最佳治疗时机,掌握治疗主动权。还有机会与知心病友交流康复经验,及时掌握国内外最新的康复信息。

一、肿瘤健康(康复)管理的内容

肿瘤发生后,肿瘤不仅能够直接侵犯、压迫和损害人体的重要脏器,如脑瘤可以造成偏瘫,肺癌引起胸腔积液,胃癌、肝癌引起大出血等导致机体功能的损伤;由于恶性肿瘤生长迅速,能够消耗机体大量的营养物质,导致肿瘤患者消瘦、乏力、食欲缺乏,晚期还会出现恶病质、昏迷等;肿瘤本身及肿瘤分泌的毒素也可造成多种症状,如引起局部及全身疼痛,长期低热,甚至高热等;肿瘤的治疗如手术、放疗、化疗、生物治疗等均可能造成患者机体或器官功能的损伤;肿瘤患者在整个诊疗过程中,出现非常严重的心理变化和心理反应过程,病程开始时的震惊、恐惧、否认,逐步过渡为淡漠、抑郁、焦虑、悲伤,病情恶化、治疗后出现严重不良反应时患者的心理状况可能出现更明显的波动和恶化等,使肿瘤患者的躯体功能、生理功能、心理功能等产生严重的损伤。因此为了延长肿瘤患者的生存期,提高患者的生活质量,肿瘤健康(康复)管理对每一位肿瘤患者都非常重要。肿瘤健康管理内容包括以下三方面。

1. 躯体方面　恶性肿瘤患者除渴望尽快清除体内的肿瘤以外,也希望能及时解除疼痛、咳嗽、呼吸困难、恶心、厌食、营养不良等躯体痛苦,减轻各种治疗所带来的不良反应,需要增强体质,为各种治疗及适应家庭和社会生活提供良好的身体条件。

2. 心理方面　肿瘤患者长时期的疾病折磨及疾病引起的社会适应性的明显降低都可以使患者产生较严重的心理问题或障碍。患者需要得到理解、支持、鼓励和安慰,减轻心理上的痛苦。

3. 社会方面　恶性肿瘤患者仍然具有社会属性,患者有得到家庭及社会支持、受人尊重、建立人际关系、参加社会活动、重新工作等权利和要求。这些都需要通过康复治疗和健康管理来给予指导和解决。

二、肿瘤健康(康复)管理的目的

1. 提高治愈率　临床治疗是治愈恶性肿瘤的关键,而康复治疗和健康管理则是治愈肿瘤的保证。临床上经过手术、放疗或化疗等各种治疗,可见的肿瘤可以被清除或达到完全缓解,如能实施科学的康复治疗,就可能防止肿瘤复发或转移,使患者长期存活。另外,有不少带瘤者,经过适当的康复治疗,可以使病情稳定,甚至在少数患者可出现肿瘤完全消失。

2. 延长生存期　对于一些临床治疗效果不佳的中晚期恶性肿瘤患者,通过免疫、中药、心理等康复治疗,可以起到延缓病情发展、延长患者生存期的作用。

3. 改善生活质量　适当的心理治疗和护理、及时有效的对症治疗、合理的营养等措施,可以减轻患者的心身痛苦,增强患者的体质,从而达到提高其生活质量的目的。

4. 回归社会　治疗肿瘤的目的不仅要让患者活着,而且要让其尽可能地回归家庭和社会,承担家庭和社会责任,享受家庭和社会生活带来的幸福,在这一点上,临床治疗后体质的恢复、受损器官功能的锻炼、健康心理的重建等康复措施显得尤其重要。

三、肿瘤健康(康复)管理的范围

1. 心理康复　随着肿瘤心理学的发展,人们逐渐认识到社会心理因素在肿瘤发生、发展及预后中的重要作用。恶性肿瘤患者从怀疑诊断起,普遍存在着不同程度的心理压力,这种心理压力作为应激源可引起机体强烈的应激反应,并通过降低机体免疫力、影响进食和睡眠等,大大减低机体的抗病能力,促进肿瘤发展、降低治疗效果。更有甚者,患者可因绝望而拒绝接受治疗,或出现轻生和自杀的念头和行为。临床上也发现,心理素质较好、心理压力较小的患者,治疗效果往往较理想,预后也较好;而心理压力较大、情绪低落的患者往往会出现不好的疗效和预后。因此,适当的心理康复对于提高恶性肿瘤患者的治愈率和生活质量可起到关键的指导作用。

2. 减轻痛苦　肿瘤康复管理可针对患者的各种症状和治疗的不良反应采取相应措施给予治疗,其中包括一些姑息治疗,如为解决消化道阻塞进行的改道手术、肿瘤压迫呼吸道而进行的放射治疗等,还有控制癌痛、抑制呕吐、促进食欲等对症治疗,这些均有助于减轻或消除患者的痛苦,改善患者的生活质量,最有代表性的癌痛控制就是减轻患者痛苦、提高生活质量的重要措施之一。

3. 增强抗病能力　肿瘤康复管理采用生物免疫、中医药治疗、营养支持、体育锻炼等措施提高患者的免疫力,可起到抑制肿瘤生长、减少复发和转移的作用。

4. 合理营养　合理营养可起到预防和减轻恶病质、帮助患者尽快恢复体质、增强抗病能力的作用。

5. 器官功能康复　其中包括喉癌患者喉切除术后配置人工喉,或锻炼用食管发音恢复语言能力,乳腺癌术后上肢水肿的恢复,直肠癌和泌尿道术后瘘口的护理,面部手术的整容,截肢患者残肢功能的重建等。

6. 体能锻炼　运动可提高机体抗病能力,可以疏导精神压力所引起的各种生理和病理生理反应,经常参加体育锻炼可使人精力充沛、自信心增强、思维敏捷、乐观开朗。运动还可使人更多地注意自己的身体,唤起对自身健康的责任心,体育锻炼不仅可以增强体质,而且也是有效的心理治疗方法。

7. 导引术锻炼　导引术是练引术者发挥意识能动作用,综合运用调息(呼吸锻炼)、调身(身体锻炼)和调心(心理锻炼)三类手段,对心身进行锻炼,通过调动和培养自身的生理潜能,来实现强身治疗目的的一项医疗保健方法。

8. 生活指导　包括如何处理治病养病与生活、学习、工作之间的关系,如何调整病后的生活目标,肿瘤患者的婚姻、性和生育问题,如何建立一个健康的生活方式等。

9.　**家庭及社会支持**　可以从精神上、经济上、社会适应性上给患者以支持,有利于患者的全面康复。

10.　**临终关怀**　对临终患者给予生理、心理、精神、社会等多方面的照顾,同时对其家属提供心理支持。

四、肿瘤康复治疗与临床治疗的关系

康复治疗与临床治疗是对立统一的关系。

(一)治疗方法方面

1.　**共同之处**　临床上的一些姑息治疗,如解决消化道阻塞进行的改道手术、肿瘤压迫呼吸道而进行的放射治疗等,也可以说是康复治疗。再如,免疫治疗、中医中药治疗等既可以作为临床治疗,也可用于康复治疗。

2.　**各有侧重**　临床治疗主要采用手术、放疗、化疗等,康复治疗则偏重于心理治疗、减轻患者的痛苦、营养支持、生活指导等。

(二)总体目标方面

康复治疗和临床治疗的总体目标是一致的,同时,二者又各有侧重。临床治疗主要侧重于尽快清除体内的肿瘤,而康复治疗则侧重于帮助患者尽快恢复心身健康,提高生活质量,防止复发和转移,提高患者的社会适应能力。

(三)时间方面

一般认为临床治疗在前,康复治疗在后,但实践中二者已无严格界限。一旦建立诊断,毫无疑问要首先进行临床治疗,但同时也离不开康复治疗。例如,肿瘤患者的心理问题几乎贯穿于整个诊疗过程中,所以诊疗的开始就应该实施心理康复治疗。从某种意义说,临床治疗本身也可以起到很好的心理治疗作用,因为疗效的好坏直接影响着患者的心理变化过程。另外,设计临床治疗方案也应该考虑日后患者器官功能的恢复和重建问题。

总之,康复治疗和临床治疗二者不能截然分开,在实际工作中,应根据不同的病情、在不同的时间合理地结合应用。

第三节　康复治疗在肿瘤患者治疗中的应用

一、总体应用概述

(一)肿瘤康复评定

康复评定的内容包括躯体功能评定、癌症疼痛评定、活动功能评定、心理评定、营养状况的评定等。

1.　**躯体功能评定**　恶性肿瘤所引起的躯体功能障碍分为两大类,即肿瘤本身所致的功能障碍和肿瘤治疗所致的功能障碍。前者包括:肿瘤引起肢体活动功能障碍、继发性损伤、恶性肿瘤对体质的消耗致营养不良、贫血、长期卧床致肌力减退、肌肉萎缩、血栓形成等。后者则包括诸如喉癌术后失声、乳腺癌术后肩关节活动障碍与上肢淋巴性水肿、肺癌的呼吸功能下降、放化疗后的骨髓功能损伤、肝肾功能损伤等。

2.　**癌症疼痛评定**　详尽而全面的癌痛评估是合理、有效进行止痛治疗的前提,癌症疼痛

评估应当遵循"常规、量化、全面、动态评估"的原则。详细请参考癌症疼痛护理相关内容。

3. 活动功能评定　活动功能评定常用两种方法：Kamofcky 评分法（KPS，百分法）和 ECOG 评分法（五分法），见表 16-1。

表 16-1　患者功能状态评分标准

1. Kamofcky 功能状态评分标准（KPS，百分法）	
体力状况	评分
正常，无症状和体征	100
能进行正常活动，有轻微症状和体征	90
勉强可进行正常活动，有一些症状或体征	80
生活可自理，但不能维持正常生活工作	70
生活能大部分自理，但偶尔需要别人帮助	60
常需人照料	50
生活不能自理，需要特别照顾和帮助	40
生活严重不能自理	30
病重，需要住院和积极的支持治疗	20
重危，临近死亡	10
死亡	0
2. 体力状况分析标准：Zubrod-ECOG-WHO（ZPS，5 分法）	
体力状况	级别
正常活动	0
症轻状，生活自在，能从事轻体力活动	1
能耐受肿瘤的症状，生活自理，但白天卧床时间不超过 50%	2
肿瘤症状严重，白天卧床时间超过 50%，但还能起床站立，部分生活自理	3
病重卧床不起	4
死亡	5

4. 心理评定　其内容主要包括认知的评定、情绪的评定、个性特征的评定、临床心理症状的评定、危害心理健康的环境因素评定等。

心理评定的方法可采用观察法、会谈法、作品分析法、个案法、心理测验法等，其中会谈法是心理评定的最基本方法。

5. 营养状况的评定　营养状况评定的方法包括对患者体重的动态测定、简易营养评价法、体重指数[体重（kg）/身高（m²）]、生化检测等，但目前没有一项指标可以单独用来衡量个体的营养状况，需要综合分析各项指标。

（二）肿瘤康复治疗

1. 躯体功能障碍的治疗　其方法主要包括运动疗法和物理因子疗法两种。常用的物理因子疗法有加温疗法、冷冻疗法、激光疗法、光敏疗法、直流电抗癌药物导入疗法和磁场疗法等。

2. 癌痛的治疗　癌痛应当采用综合治疗的原则，根据患者的病情和身体状况，或采用非药物疗法、药物疗法及其他等（请参见癌症疼痛护理的相关内容）。

3. 心理治疗 对恶性肿瘤患者开展心理治疗的指征包括：对恶性肿瘤及其治疗的焦虑和抑郁反应等，植物性精神症状，如失眠、坐立不安等，由于恶性肿瘤而趋于明显的潜在冲突或人格障碍，创伤后应激反应（PTSD），配偶关系和源于家庭中的冲突和接受问题等。

对恶性肿瘤患者开展心理治疗的目标是减少患者的情绪症状如焦虑和抑郁、支持患者将应激性情感如愤怒、恐惧、暴怒和失望用言语表达出来、学习应对疾病中的行为技巧、学习重新过正常的生活、减少家庭或伴侣关系中的情绪应激、解除对死亡开展讨论的禁忌、学习放松技术以减轻失眠、疼痛等。

对恶性肿瘤患者开展心理治疗的方法包括支持性治疗、认知行为治疗、音乐治疗、生活意义疗法、尊严心理治疗、人际心理治疗、家庭治疗、集体心理治疗、综合性心理治疗等。

恶性肿瘤患者的心理治疗应特别注意以下几方面。

(1)方法的同一性：临床治疗应视为心理治疗的一部分。恶性肿瘤患者产生心理问题的原因比较清楚，主要是对肿瘤产生的恐惧或在治疗过程中对一些知识的不了解等引起的。因此，能够清除或减轻肿瘤的各种治疗措施，如手术、放疗、化疗、生物治疗等，本身就是很好的心理治疗方法。很显然，当一个合理的治疗方案使肿瘤缩小或消失时，患者的不良情绪就会得到改善。

(2)人员的协同性：肿瘤患者的心理易波动，且多疑，对有关人员的言语非常敏感，因此，对肿瘤患者进行心理治疗不能单纯依靠专业心理医生，而需要医护人员、家庭成员和社会有关人员的密切配合。患者周围人群应注意如下内容。①言行一致：可以想象，一方做耐心细致的疏导工作，而另一方不注意言行，说出一些不应该的话或做出一些不应该的行动，是起不到很好的治疗作用的。②主管医生的作用：最能影响患者心理的是主管医生，因为患者住进医院，把身体的一切都交给了主管医生，主管医生是他最信赖的人，因此主管医生应多关心、体贴患者，提升自身修养，注意自身言行一致。③家属的作用：家属的作用是他人不可替代的，家属无微不至的关怀可给患者以安慰和希望，可缓解患者的孤独感，亲戚朋友的鼓励也有助于增强患者的信心，因此肿瘤患者的心理治疗需要多方面的协助。

(3)治疗的长期性：肿瘤患者心理治疗是一个长期的过程，肿瘤患者的心理压力一般较重，很难在较短时期内经过几次治疗得到完全缓解，加上疾病本身的慢性和反复的过程，所以对肿瘤患者实施心理治疗需较长时期坚持不懈的努力。一些心理压力较重的患者经过疏导治疗后，情绪可很快得到好转，但几天后心理压力会再度加重，原因之一也与短时间内未见到病情明显好转有关。

(4)治疗的主动性：对肿瘤患者实施心理治疗应有主动性。按常规，患者求医，医生施治，但肿瘤患者的心理问题是伴随着躯体疾病出现的。在患者看来，身体是第一位的，加上患者对心理因素在恶性肿瘤治疗和康复中的重要作用认识不够和不愿暴露自己内心的脆弱，所以临床上很少有患者主动找医生解决心理问题。为了帮助患者从身心两方面得到康复，要求医务人员在进行药物、手术、放疗等临床治疗的同时，主动为患者解除心理上的痛苦。

(5)治疗的动态性：注意了解患者的心理变化，因为肿瘤患者的心理往往是不稳定的，在疾病的不同阶段、接受不同的治疗、不同的疗效反应等情况下，可出现不同的心理，并且很容易受外界因素影响而出现情绪波动。因此，医务人员应时刻注意患者心理的变化，针对不同的心理采取相应的治疗方法加以处理。只有这样才能达到最佳的心理治疗效果。本书中的心理治疗或护理即贯穿于患者治疗的不同阶段，同时又在各种治疗方法也强调心理护理，可以说是对患者的全程心理关护。

4. **营养治疗**　调查表明,恶性肿瘤患者营养不良的发生率为 40% ~ 80%,发生营养不良的原因包括摄入不足、代谢异常、消耗过多等,长期营养不良可导致对抗肿瘤治疗耐受性下降及并发症的增加。因此,恶性肿瘤患者接受营养支持治疗是改善抗肿瘤治疗愈后效果,提高生活质量的有效手段。

病情的不同发展阶段,进行营养支持的目的有所不同。在积极的抗肿瘤治疗阶段,营养支持的目的是增加抗肿瘤治疗的效果,维持器官功能,减少并发症和不良反应的发生。在晚期姑息治疗阶段,营养支持的目的是维持日常家居生活,改善生活质量。

营养支持也应早期使用,才能发挥其最大的效果。虽然营养支持不作为抗肿瘤治疗如手术、化疗、放疗的常规辅助方法,但如果患者存在严重的营养不良,胃肠道不良反应明显,存在胃肠道不能进食状态时,均必须使用营养支持治疗。

当胃肠道有功能且可以安全使用时,首选肠内营养支持途径。肠内营养支持的优点是符合生理、保护胃肠道屏障功能、价廉、使用方便。肠外营养支持适应于短肠综合征、放射性肠炎、肠梗阻的患者。

总之,应根据不同的疾病状态,选择合理的途径。肿瘤患者营养评价及营养支持的详细情况请参阅肿瘤患者的营养章节的相关内容。

二、在几种常见肿瘤患者治疗后的应用

(一)肺癌术后的康复

肺癌是发病率和病死率增长最快、对人群健康和生命威胁最大的恶性肿瘤之一。近 50 年来,许多国家都报道肺癌的发病率和病死率均明显增高,男性肺癌发病率和病死率均占所有恶性肿瘤的第 1 位,女性发病率占第 2 位,病死率占第 2 位。外科治疗是肺癌首选和最主要的治疗方法,也是唯一能治愈肺癌的治疗方法。手术可引起呼吸功能的减退、易继发肺部感染等并发症,放疗、化疗所引起的不良反应,给患者心理上造成很大的压力,往往存在焦虑、悲观、失望、自卑等心理状态,直接影响疾病的转归及生活质量。

1. **康复评定**　肺癌患者术后康复评定的内容包括心理评定和肺功能的评定。

2. **康复计划**　肺癌患者的康复计划在手术前即应根据胸廓手术、肺切除的范围和其他可能造成的损害及放疗、化疗的影响而制定。术前应指导患者呼吸训练和正确的咳嗽方式、戒烟、吸入支气管扩张药等,伴有脓痰者应用抗生素。训练其做呼吸操,呼吸操需要强调合适的体位,有效的咳嗽是通过正确的呼吸调节的。手术后患者一旦苏醒后应鼓励其咳嗽,医生应在肺部叩诊,有助于肺部小细支气管分泌物的排出,若手术患者需要体位引流,则要执行该医嘱至咳嗽时无分泌物和患者能下床活动为止。

(二)乳腺癌患者术后的康复

乳腺癌是女性一种常见的恶性肿瘤,其发病率呈逐年上升的趋势,而且发病年龄趋向年轻化。手术是乳腺癌综合性治疗中重要的手段之一,但手术后由于女性特征发生改变及放疗、化疗所引起的不良反应,给患者心理上造成很大的压力,往往存在焦虑、悲观、失望、自卑等心理状态,直接影响疾病的转归及生命质量。

标准乳腺癌根治术的切除范围包括患侧全部乳腺及表面皮肤,胸大肌、胸小肌,腋窝和锁骨下的脂肪淋巴组织。改良根治术在此基础上保留胸大肌或胸大肌、胸小肌均保留。由于手

术创伤大,手术时与肩关节、肩胛骨运动有关的肌肉及血管、神经被暴露、切断或切除,使手臂功能受到影响,造成一定程度的上肢功能运动障碍,甚至出现淋巴结水肿、瘢痕挛缩及上肢活动受限等术后并发症。

1. **康复评定** 乳腺癌患者康复评定的内容包括心理评定、肩关节活动范围测定和上肢围径测定。

2. **康复目标** 包括重建外形、心理支持、恢复功能。

(1)重建外形:术后乳房重建能重塑体形,提高活力,恢复女性特征和性魅力,令患者感觉到有良好的生活质量。因此,对于那些惧怕切除术后影响身体美感而又不得不将其作为乳腺癌治疗手段之一的患者来说,术后乳房重建无疑是一种良好的选择,术后重建既是医疗也是情感上的决定。重建的时机可选择立即或延期进行,立即重建可提高整复效果并缓和切除术后负面情绪,因此立即重建有明显的心理优势;而延期重建可给患者更多的时间作决定。总体而言立即重建更受欢迎。重建方式主要包括假体重建、自体组织乳房重建2种。

(2)心理支持:对于女性乳腺癌患者而言,患病后最担心的就是乳腺切除,未婚者要考虑切除乳腺后会给婚姻蒙上一层阴影,未生育的患者担心将来孩子的哺乳问题等,几乎所有的女性乳腺癌患者都存在乳腺切除后性征和性问题。肿瘤科医务人员应针对患者失望、耻辱、抑郁、焦虑和恐惧等心理活动给予适时疏导,让患者首先承认失去乳房这一事实,然后再提供一个心理支持方案,帮助患者协同配合治疗,术后可帮助患者佩戴假体,以减轻患者的心理负担。

(3)恢复功能:主要是上肢功能训练,乳腺癌患者术后常有上肢功能的损伤,由于淋巴回流受阻常常引起患侧上肢水肿且很难消除,严重影响患者的生活质量,因此应及早进行上肢功能锻炼,以减轻患肢功能的损伤、预防水肿发生。一般在乳癌患者术后第1～2天应尝试患侧腕部和肘部的握拳、屈腕、屈肘练习,根据个人情况,4～6/d,每次3～5min;1周后可开始肩关节的抬举功能训练。要循序渐进,同时在恢复期内,切忌挤压患侧上肢,也不要用患肢提举重物或进行采血、输液等。

(三)结、直肠癌根治、腹壁造口术后患者的康复

大肠癌、泌尿系统的恶性肿瘤患者很可能要行造口术,造口术后患者的康复主要是不定期大小便、造口部位感染及心理适应。

手术前医师要仔细设计,如注意造口的位置、大小及尽可能地符合生理要求,排便无规律是结肠造口术后早期常见的并发症,康复的办法是经结肠造口灌肠,训练患者增强定时排便的意识,开始每天上、下午各1次,以后逐渐减少,乃至完全不用。

此外,造口部位的感染是又一个很重要的问题,泌尿系统造口最易发生逆性感染,引起败血症或肾衰竭,预防的办法是始终保持造口及周围的清洁,感染一旦发生,则应加强抗感染治疗。

造口术患者全身情况恢复后可从事适当的工作,但应避免从事过于繁重的体力劳动。

第四节 肿瘤健康管理工作存在的问题和展望

一、肿瘤健康(康复)管理存在的问题

肿瘤康复治疗是新近发展起来的康复医学与肿瘤学相结合的一个分支。肿瘤康复工作在

一些发达家早已受到重视,并取得了长足进展。美国一些肿瘤康复专家特别注重患者的心理康复,他们利用心理疏导、想象、音乐、放松等心理治疗,使一些晚期恶性肿瘤患者树立了战胜疾病的信心,改善了患者的生活质量,并使个别患者得到长期存活。

美国癌症协会于 1973 年就明确了 4 个恶性肿瘤康复目标:①诊断时的心理支持;②治疗后的最佳身体功能;③需要时的职业咨询;④恶性肿瘤治疗和控制的最终目标和理想的社会功能。然而,我国的肿瘤康复工作起步较晚,受各种因素的影响,还存在许多需要解决的问题。

(一)认识不够

1. 只重视临床治疗,不重视康复治疗　目前,绝大多数医务工作者对生物-心理-社会医学模式、健康及生活质量的概念认识和理解不足,基本上仍按单纯的生物医学模式来指导医疗实践,治疗的对象主要是肿瘤本身,而不是完整的患者;考查疗效也是看肿瘤是否完全被清除,或肿瘤缩小了多少,患者的生存率有多高,不知道改善和提高患者的生活质量也是治疗肿瘤的目的之一;只重视临床治疗,不重视康复治疗,不了解临床治疗和康复治疗之间的关系,康复治疗观念淡薄,康复治疗的知识缺乏。

2. 康复理念淡薄　整个社会、患者及其家属,甚至不少医务工作者都认为"癌症是不治之症"。这种观念上的错误必定会给医疗和康复实践带来偏差,医生觉得经过治疗能够让患者活下来已经是很幸运了,对患者的生活质量考虑较少。在同样思想的影响下,患者则觉得治疗中忍受一些痛苦在所难免,治疗后也较少考虑重新回归社会的问题。社会上则很少把患者的康复作为自己的责任,患者从社会上得到的精神、经济及职业等方面的支持与国外相差甚远,不少情况下患者还会受到社会的歧视。这些都严重阻碍着恶性肿瘤康复工作的开展,影响着患者的生活质量。

(二)缺乏专门的机构和专业人员

目前我国专门开展肿瘤康复工作的机构为数甚少,即使有个别肿瘤康复医院、康复中心或疗养院性质的机构,也很少按照要求开展系统的肿瘤康复工作,一些真正意义上的肿瘤康复治疗是在肿瘤医院内部进行的。在恶性肿瘤康复治疗中能够发挥作用的组织和人员缺乏沟通和结合,不能形成系统的工程,像发达国家所说的癌症康复组织几乎不存在。从事恶性肿瘤康复的专业人员也很少,大部分的康复治疗是随着临床治疗由肿瘤各科临床医护人员完成的。除了恶性肿瘤患者自发组织起来的一些康复组织开展一些自助治疗以外,出院后患者的社会支持体系不健全。这些都给恶性肿瘤康复工作带来不少困难。

二、肿瘤健康(康复)管理展望

在我国,20 世纪 80 年代一些恶性肿瘤患者自发组织起来,开展了以身心锻炼为主的群众性的康复活动,收到了较好的效果,得到了恶性肿瘤患者和家属的好评,同时也受到了医学和社会各界人士的关注。为了对该项活动给予科学的指导,推动我国肿瘤康复事业的发展,1990年成立了中国抗癌协会恶性肿瘤康复会。近几年每年都召开一次全国性的肿瘤康复经验交流会,对群众性的康复活动走向科学化、正规化等方面起到了积极的推动作用。为了推动全国的恶性肿瘤康复工作和开展恶性肿瘤康复的临床和基础研究,1993 年中国抗癌协会又成立了恶性肿瘤康复与姑息治疗专业委员会。该委员会在癌痛控制的宣传和普及工作方面起到了很重要的作用,在全国范围内收到良好的效果。还进行了恶性肿瘤恶病质等姑息治疗方面的研究。

　　目前,我国的肿瘤康复工作逐渐受到重视,肿瘤康复治疗在整个肿瘤治疗中的地位也正在被肯定,一些医院已经成立了康复科,为患者提供康复咨询和指导。纵观国内外肿瘤康复工作的进展,相信随着社会的发展,人们对肿瘤康复意识的不断提高,我国的肿瘤康复事业必将得到蓬勃发展。

第 17 章

肿瘤患者的营养

恶性肿瘤是危害人类健康的最主要的疾病之一,目前已成为人类死亡的第 2 大原因。营养不良能显著增加肿瘤患者的病死率和发病率,降低肿瘤患者对抗癌治疗的耐受力和患者的生活质量。因此,为恶性肿瘤患者提供优质、充足的营养,合理评估、有效地为肿瘤患者提供营养支持,不仅能对患者的治疗起到积极作用,并能有效地改善肿瘤患者的预后及生活质量。

第一节　营养与肿瘤的关系

据了解,肿瘤已经成为我国城市的第 1 位死亡原因。引起人口死亡的主要肿瘤为胃癌、肝癌、肺癌、食管癌、直结肠、肛管癌及白血病;肺癌和肝癌呈明显上升趋势。

一、膳食因素在肿瘤发生中的作用

根据美国科学家研究表明,各种因素及其在肿瘤发生中占的权重如下:①吸烟占 30%;②饮食因素平均占 35%,其变化幅度为 10%～70%;③生育和性行为占 7%;④职业因素占 4%;⑤乙醇滥用占 3%;⑥地理因素占 3%;⑦环境和水污染占 2%;⑧药物和医疗因素占 1%。许多流行病学调查结果也提示,肿瘤的发生与饮食习惯有关。良好的膳食营养不仅具有潜在的预防肿瘤的作用,某些营养素还有抗氧化、抑制肿瘤细胞的增生、刺激人体产生干扰素等功能,因此在一定程度上也起到了积极的作用。

(一)蛋白质与肿瘤

国外学者发现动物蛋白及膳食总蛋白的摄取量与乳腺癌、结肠癌、胰腺癌及子宫内膜癌呈正相关。认为牛肉、猪肉增加乳腺癌的危险性。不同种族调查也认为动物蛋白的摄取量与乳腺癌、子宫癌和前列腺癌有关。在平时的膳食中不可能食入纯化的蛋白质,人们在摄入动物蛋白质的同时,也摄入了脂肪等其他成分,可能导致肿瘤的发生。目前,仍然主张供给适量的蛋白质,且脂肪与蛋白质比例适宜为好。

(二)脂肪与肿瘤

膳食中脂肪与肿瘤的关系可能是研究最彻底的因素。目前一致的看法是高脂肪促进结肠癌和乳腺癌的发生。流行病学调查结果说明前列腺癌与摄入高脂肪膳食有关。高脂肪影响大肠癌发病的机制,主要是由于高脂肪使肝脏胆汁分泌增多,胆汁中初级胆汁酸在肠道厌氧细菌的作用下转变成脱氧胆酸及石胆酸。而脱氧胆酸和石胆酸是促肿瘤物质。国外学者用不同浓度的玉米油比较对 7,12-二甲基苯丙芘(DMBA)致癌作用的影响。发现高油饲料能够促 DMBA 诱发纤维腺瘤及腺癌,并且发生肿瘤的时间也短,摄入主要为不饱和脂肪酸的高玉米油饲料,乳腺组织中不饱和脂肪酸增加,特别是亚油酸增加。在脂肪与肿瘤的关系中,胆固醇是值得注意的问题。我国 65 个县的生态学研究发现血浆总胆固醇水平与多种主要肿瘤的病死率呈明显的正相关。资料又进一步证明多不饱和脂肪酸为主的植物油能促进致癌过程。因此在防癌膳食中应强调减少膳食总脂肪的摄入。

(三)糖类与肿瘤

国外学者研究发现摄入精制糖量与乳腺癌发生率有关。胃癌的病死率与谷物摄取量呈正相关。膳食物质主要以谷物、蔬菜及水果的摄取量为主。

(四)纤维素与肿瘤

目前一致认为纤维素能缩短食物残渣在肠道停留的时间,从而缩短致癌物在肠道的停留时间,也减少了致癌物质与肠壁接触的机会。许多纤维素有吸水性而增加粪便的体积和促进肠道蠕动。有些实验证明麸皮能降低某些化学物质的致癌作用,纤维素起保护作用,防止化学物质诱发肿瘤。有研究报道吃低纤维素高脂肪膳食的人患结肠直肠癌的相对危险性高于吃低脂肪高纤维素的人。

(五)维生素与肿瘤

近年来流行病学调查结果显示维生素 A 或 β-胡萝卜素的摄入量与肺癌、胃癌、食管癌、膀胱癌、结肠癌呈负相关,也有学者研究提示 β-胡萝卜素不能抵抗肿瘤,但在预防肿瘤中可能起一定的作用。维生素 E 能够阻断致癌性亚硝基化合物合成的能力,是天然的抗氧化剂,能够限制过氧化物和环氧化物在体内的生成,保持细胞膜的稳定性,防止某些酶和细胞内部成分遭到破坏。维生素 E 在防止乳腺癌方面有一定的作用。维生素 C 能够有效地、快速地阻断致癌性亚硝酸基化合物的合成,国内外学者一致认为维生素 C 有防癌作用,是一种较好的抗氧化剂,能清除体内的自由基,提高机体的免疫力,能够对抗多种致癌物质。冰岛地区的人们以鱼肉为主,很少吃到新鲜的蔬菜和水果,维生素 C 的摄入量少,而胃癌的发病率比其他地区明显增高。B 族维生素对化学致癌作用的影响较为复杂。维生素 B_6 缺乏时,可使机体的免疫体系受损。动物实验提示,维生素 B_2 缺乏时可诱发肝癌。

(六)微量元素与肿瘤

流行病学调查确定,对人类具有直接或潜在致癌作用的微量元素有砷、镉、铬和镍及其化合物,其中铬和镍盐的致癌作用最强;硒、锌、碘、钼则有防癌、抑癌、抗癌等作用。其他在动物中已有致癌模型的元素有钴、铁、镁、铅、锑和锌化合物。也有些研究认为氟、铜、镁、锌、钴、铬、硒等元素,既可抑制癌的形成,又诱发癌的形成,这可能与它们在体内的含量有关。许多学者报告,锌元素缺乏时,可诱发动物的肿瘤发生,锌缺乏时食管癌发病率增高。食管癌高发区主要吃玉米或小麦,是由于主食中锌缺乏。而食管癌低发区主要以小米、高粱、红薯、木薯、花生等为主,这些食物所含的营养素及锌元素较丰富。铁缺乏时可能引起上消化道肿瘤,流行病学调查,砷与皮肤癌及肺癌有关。硒元素是强抗氧化剂,与肿瘤的发生呈负相关。人们发现硒摄入量与白血病、结肠、直肠、胰腺、乳腺、前列腺、胆囊、肺和皮肤等部位的肿瘤成负相关。硒的生物功能是通过谷胱甘肽过氧化酶发挥其功能。目前,硒缺乏可以致癌,补硒抗癌已被人们广泛接受。植物来源的硒比动物性来源的硒更益于人体的吸收。

二、营养不良与肿瘤

营养不良是恶性肿瘤患者常见又难以处理的课题。研究表明恶性肿瘤患者营养不良的发生率高达 40%～80%,患者常常因营养不良致手术、放疗、化疗等不能顺利进行,手术后伤口愈合慢,伤口感染率增高,还可导致患者的生活质量下降。研究报道约 20% 的恶性肿瘤患者的直接死亡原因是因为营养不良。

因此,正确理解和应用营养支持治疗,对不同肿瘤患者在延长生存期,改善症状、提高生活质量及配合手术、放疗、化疗等抗肿瘤治疗方面具有重要意义。

(一)恶性肿瘤患者发生营养不良的原因

1. **高分解代谢状态** 恶性肿瘤患者容易发生营养不良,与其特殊的营养代谢特点有关,恶性肿瘤患者的营养代谢主要表现为高分解代谢。

(1)糖代谢异常:由于糖皮质激素和肾上腺激素水平升高,糖异生增加,糖代谢加快,肝糖原合成和分解加速,血糖增高。虽然血糖和胰岛素都升高,但肌肉等正常组织表现为胰岛素抵抗,糖利用减少,肿瘤组织利用糖增多。

(2)蛋白质代谢异常:肿瘤组织消耗机体大量蛋白,肝脏合成白蛋白减少,肌肉等组织的蛋白分解加速,提供糖异生的原料,表现人血白蛋白降低,肌肉减少,体内氨基酸也严重消耗。

(3)脂肪代谢异常:肿瘤患者往往丢失大量蛋白质,应激和肿瘤本身很大程度上依赖于脂肪氧化供能,导致体内脂肪分解作用增加,合成降低,血清脂蛋白酶活性降低,血清游离脂肪酸(FFA)化供能增加,进而出现高脂血症。

2. **机体摄入减少** 恶性肿瘤疾病引起机械性梗阻、厌食、疼痛等,影响患者食物的摄入或摄入量减少,使肌体消耗增加,直接导致患者体重下降,肌体功能状态不良,免疫功能、血浆蛋白、血脂、血糖等的异常。

3. **医护人员认识不足** 医护人员只重视疾病本身的治疗,忽视了恶性肿瘤引起的营养不良,错误地认为这是肿瘤患者的必然状态,任其发展,未及时给予饮食干预和营养支持,使营养不良不断加重,甚至发展到恶病质。

4. **治疗费用受限** 恶性肿瘤患者因治疗周期长,各种费用昂贵,大部分医疗费用都花在检查、手术、放疗、化疗方面,用在饮食营养和营养支持方面的就非常有限。

5. **心理因素** 肿瘤疾病本身和化疗引起抑郁、焦虑、入睡困难和睡眠不足等对营养不良的发生产生了促进作用。

6. **治疗反应** 抗肿瘤治疗也会对机体的营养状况造成诸多不良影响。手术治疗胃部的肿瘤,需切除大部分胃,胃容积变小,容纳食物量减少,严重影响患者食物的摄入。放、化疗在治疗肿瘤的同时,也对正常的组织细胞有一定的杀伤作用,特别是对增殖较快的组织细胞,如消化道黏膜上皮细胞等,引起黏膜溃疡,食物不易被吸收。此外,化疗药物引起的胃肠道反应也较常见,如纳差、乏力、恶心、呕吐、腹泻、便秘等不良反应,进一步加重营养不良,使机体综合耐受能力下降。化疗后患者的免疫功能受损,易合并感染,更加剧能量的消耗。如放、化疗引起恶心、呕吐、食欲下降等,手术引起的机体损伤、失血、体液丢失、手术前或后的禁食均可使营养不良加重。

7. **其他** 研究表明:严重的癌性恶病质的发生与促炎性细胞因子(TNF-α)基因多态性有关;免疫系统针对肿瘤状态产生大量的前炎性细胞因子,导致急性炎性反应增加,癌性恶病质的发病可能还与 ATP 依赖的泛素蛋白酶体(ATP-ubiquitin)活性增强等分子机制有关。

(二)营养不良对肿瘤患者的影响

1. **影响肿瘤患者的疾病进展和治疗效果** 营养不良可引起患者器官功能与系统功能(例

如免疫功能等)不同程度的减退,降低患者对手术、放疗、化疗或生物治疗等的耐受性。由于营养不良,患者血浆蛋白水平降低,机体对化疗药物的吸收、分布、代谢及排泄均产生障碍,明显影响化疗药物的药物动力学,导致化疗药物的毒副作用增加,机体耐受性下降,抗肿瘤治疗效果也有明显影响。体重下降超过 10% 的患者肿瘤发病率和病死率升高,20%～50% 的肿瘤患者死于营养不良或恶病质而非肿瘤本身。研究显示,营养不良的肿瘤患者住院时间延长,短期内再入院率升高,住院费用增加,并发症发生率和病死率均较高。

2. 影响肿瘤患者的生活质量　肿瘤治疗的效果主要根据 5 年生存率等数量指标来判断。随着医学科学的发展,将社会学中的生活质量概念引入医学领域。使患者保持一定的生活能力并尽量减轻痛苦,尤其是进展期肿瘤患者的生活质量的评价,对患者来说具有更重要的意义。营养不良的肿瘤患者在躯体功能、疲乏、疼痛、恶心呕吐、呼吸困难、食欲丧失和整体健康状况/生活质量方面明显差于营养良好者。

第二节　肿瘤患者营养状况评价方法

目前,临床常用的有 4 种评价方法,分别是传统营养评价方法、主观综合营养评价法(Patient Generated-Subjective Global Assessment,PG-SGA)、欧洲营养风险筛查(Nutrition Risk Screening 2002,NRS 2002)、微型营养评定法(Mini Nutritional Assessment,MNA),均是如今临床上有效评估肿瘤患者营养状况的方法,针对肿瘤患者的实际情况需要做出适当的选择。

一、传统营养评价方法

传统的单项营养评价指标由于测定简便、迅速,曾一度在临床上被普遍应用。近年来,大量临床实践发现单纯应用某一项指标作为营养评价指标存在很大的局限性。目前,综合性传统营养评价方法是应用较广的一种营养评价方法,它包括人体测量、实验室检查和膳食调查三方面,但尚无一项指标可以单独用来衡量个体的营养状况,必须将各项指标综合起来分析。

(一)膳食调查

采用询问法,连续调查 3 天,并根据年龄、性别、餐次及 3 餐热能分配比例计算每人每日食物摄入量、热能及各种营养素摄入量并与标准供给量(RDA)比较。

(二)体格检查及生化免疫指标检测

人体测量和生化指标的检查包括身高、体重、三头肌皮褶度上臂肌围(AMC)、体重指数(BMI)、血红蛋白(Hb)、血清蛋白(ALB)、前清蛋白(PAB)、总淋巴细胞计数(TLC)、血清总胆固醇(TC)、三酰甘油(TG)和空腹血糖等。

1. 体重(weight)　体重与体内能量平衡密切相关,是营养评价中最简单、最直接、最可靠的指标。评价标准实际体重与理想体重比(IBW)在 90%～110% 为体重正常,0～69% 为重度营养不良,<80% 为消瘦,80%～90% 为偏轻,110%～120% 为超重,>120% 为肥胖。

2. 体重指数(BMI)　体重指数=体重(kg)/身高(m)^2,被认为是反映蛋白质能量营养不良及肥胖症的可靠指标。亚洲人 BMI 的正常值为 18.5～24.0kg/m^2,若 BMI>24.0kg/m^2 为超重,BMI<18.5kg/m^2 为慢性营养不良,BMI<14kg/m^2 的危重症患者存活的可能性很小。

3. 上臂中围(MAC)　取肩峰至尺骨鹰嘴连线中点处卷尺测量。参考值:男 22.8～27.8cm,女 20.9～25.5cm。

4. 上臂肌围(AMC) 上臂肌围(cm)＝上臂围(cm)－3.14×三头肌皮褶厚度(mm)。参考值：男 25.3cm，女 23.3cm。

5. 肱三头肌皮褶厚度(TSF) 取肩峰到尺骨鹰嘴中点前侧上方约 2cm 处，皮肤连同皮下脂肪捏起，使脂肪与肌肉分开，用皮褶厚度计测量，共测 3 次，取平均值，三头肌皮褶厚度男性为 8.3mm，女性为 15.3mm。90%～110% 为正常，80%～90% 为体质轻度受损，60%～80% 之间为中度受损，<60% 为体质重度受损，若皮褶厚度<5mm，表示无皮下脂肪，超过参考值 120% 以上则为肥胖。

6. 人血白蛋白(albumin) 人血白蛋白水平代表内脏的蛋白质储存，是反映患者营养状态的有用指标。文献报道白蛋白与营养状态密切相关，更多地反映机体损伤的严重度。因为白蛋白体库大(4～5g/kg)，半衰期长(20 天)，从肠内补充营养制剂或静脉输注外源性白蛋白，1～2 周看不出白蛋白的变化情况，不能改善预后。但是，由于经济、易于检查，白蛋白在临床营养评估中仍得到广泛应用。

7. 前白蛋白(pre-albumin) 前白蛋白的体积很小，半衰期为 2 天，在任何急需合成蛋白质的情况下，前白蛋白都迅速下降，故在判断蛋白质急性改变方面较白蛋白更为敏感。正常值为 3g/L(30mg/dl)以上，为目前国际上评价营养状况和监测营养支持效果的重要指标之一。

8. 氮平衡(nitrogen balance,NB) 氮平衡是反映一定时间内蛋白质合成与分解代谢动态平衡的一个重要指标，是评价机体蛋白质营养状况的最可靠与最常用指标。住院患者在一般膳食情况下，大部分氮的排出为尿氮，约占排出氮总量的 80%，所以氮平衡＝蛋白质摄入量(g)/6.25－[尿素氮(g)＋3.5]。尽管 24h 尿素氮容易被测定，但缺少精确度。无论采用何种营养支持，氮平衡是检测营养支持合理与否的重要指标。

9. 免疫功能测定 淋巴细胞总数(白细胞总数×淋巴细胞百分数)采用瑞氏染色法；体液免疫(IgA,IgG,IgM)采用免疫仪测定；T 细胞亚群(CD3$^+$,CD4$^+$,CD4$^+$/CD8$^+$)采用流式细胞仪测定，细胞因子(IL-1,IL-2R,IL-6,IL-8,TNF-α)采用酶联免疫吸附试验(ELISA)和放射免疫法。

二、主观全面营养评价法(subjective global assessment,SGA)

SGA 评估法是 Detsky 在 1987 年首先提出的，是根据病史和体格检查的一种主观评估方法，其主要特点是简单、可靠、重复性强，不需要复杂的实验室方法，医生和护理人员评价吻合率达 90%。缺点是重点在营养物质摄入及身体组成的评估，没有考虑到内在蛋白质水平。SGA 评估内容：①体重下降程度；②饮食变化；③消化道症状；④生理功能状态；⑤皮脂、肌肉消耗程度。各条目内容分 A、B、C 3 个等级，A 为营养良好，B 为轻中度营养不良，C 为重度营养不良。

三、营养风险筛查 NRS-2002

营养风险筛查 NRS-2002 是 2002 年 ESPEN 通过分析 128 个临床随机试验，基于住院患者推出的营养风险筛查工具，是中华医学会肠外肠内营养协会推荐用表。其内容包括人体学测量、近期体重变化、膳食摄入情况和疾病的严重程度四方面。NRS-2002 已广泛用于外科手术、住院肿瘤患者的营养风险筛查和营养评估，具有较高的敏感度和特异度。

四、微型营养评定法(mini-nutrition assessment,MNA)

20 世纪 90 年代初,Vellas 等创立和发展了新型的营养状况评定方法。MNA 评价内容包括四方面:人体测量(anthropometry)、整体评定(global assessment)、膳食问卷(dietary questionnaire)、主观评定(subjective assessment)。MNA 的优点:简便易行,可在 10min 内完成。它既是筛选工具,又是评估工具;不需要进一步的侵袭性检查,且与传统的人体营养评定方法及人体组成评定方法具有良好的线性相关性。

第三节 恶性肿瘤患者的营养支持

大量实验研究显示,恶性肿瘤的发生与烟酒嗜好、饮食营养不合理、职业接触理化因素及宿主自身等多种致肿瘤因素密切有关。在随机的临床验证中,营养支持对肿瘤患者恶病质的作用不能令人满意,其原因主要在于:观察人群的差异性、肿瘤的种类和分期、宿主的特征(如协同的疾病)、营养不良的不同分期、不同的治疗方法和不恰当的随机程序等。对恶性肿瘤治疗的目的是要满足患者机体需要,改善其营养状况,增强免疫功能,提高患者对手术、放疗、化疗的耐受力。因此,对于营养支持在治疗中所扮演的角色需要由大型的、多种新的、前瞻性的随机临床验证来证明。

一、肿瘤患者营养支持治疗目标

营养支持的目标是提供给机体适当的营养底物,维持机体的组成及生理和免疫功能,帮助患者安全度过治疗阶段,减少或避免由于治疗引起的不良反应,维持良好的生活质量。

恶性肿瘤患者营养支持治疗的最初设想是:营养支持能够扭转恶病质,进而防止继发并发症与死亡。首先,应增加营养摄入,预防和减少营养失衡或缺乏的发生,防止体重减轻,维持充足的蛋白质储存及体细胞等。但与单纯性营养不良和饥饿性恶病质不同,恶性肿瘤恶病质发生机制相当复杂,包括多种代谢紊乱。因此,营养支持只能部分扭转恶病质,恶病质往往伴有多方面的代谢紊乱。为达到最终治疗目标,应同时关注以下几个方面:宿主营养状况、生活质量的改善和对于预后的影响等。

二、肿瘤患者营养支持治疗指南

2009 年,美国肠外肠内营养学会(ASPEN)发布了临床肿瘤患者营养支持治疗新指南,再次强调营养支持治疗在肿瘤患者综合治疗中的重要性。指南重点如下。

(1)无证据表明营养支持会促进肿瘤生长。虽然理论上有担心营养支持可能促进肿瘤的生长,但多年来的临床实践没有证据显示营养支持促进了肿瘤生长。

(2)虽然目前没有明确的证据表明预防性使用营养支持可以延长肿瘤患者的生存时间,但有证据表明针对营养不良的肿瘤患者积极开展营养支持,可减少并发症,改善生活质量。

(3)营养良好的手术患者不需要常规使用营养支持,无论肠外或肠内营养支持都没有显示出比口服进食更好的优越性。

(4)对于中度或重度营养不良的手术患者,术前进行 7~14 天的营养支持是有益的,但需要评估营养支持与延迟手术之间的利弊。

(5)营养支持不应作为营养良好的患者进行化疗时的常规辅助手段。营养支持也不应作为营养良好的头颈部、腹部或盆腔放疗患者的常规辅助手段。

(6)对营养不良及长期不能进食或营养吸收不够的患者,进行积极抗癌治疗时宜给予营养支持。

(7)在姑息支持终末期的肿瘤患者中,通常很少使用营养支持。只有少数患者可能获益,如预期生存超过40～60天,没有严重器官功能障碍者。但需要医护人员与家属及患者进行充分沟通获得配合。

三、帮助患者建立良好的饮食习惯

良好的饮食习惯对维持患者的健康起着非常重要的作用。护理人员应根据患者的营养评估、患者的疾病及其对营养的需要,与医生、营养师进行共同协商,确定患者的营养状况,并制订营养计划。在制订营养计划的同时,护理人员应考虑患者疾病的特点与需要及患者身体的耐受能力和经济状况等。因此,护理人员在帮助患者养成良好饮食习惯方面起着关键的作用。

(一)健康教育

护理人员可以根据患者不良的膳食结构如大量饮酒、体重肥胖等,进行合理搭配,要耐心对患者解释调整饮食的原因及重要意义。对于不良的生活方式加以调整,如戒烟、增加体育锻炼等;远离致癌物质如化学药品、病毒等。让患者了解形成良好饮食习惯的必要性及改变既往饮食习惯对患者身体健康的必要性。护理人员应结合实际情况,帮助患者改变不良的饮食习惯及不适宜的饮食习惯。如患者是否偏食,摄取营养素的量、质是否合适等。

(二)对患者的饮食评估

在制订饮食计划时,应尽量以患者的饮食习惯为框架,根据患者的经济状况、年龄、疾病种类、个人喜好等指导患者合理饮食,用容易接受的食物代替限制性食物,便于患者容易适应改变后的饮食习惯。

(三)为患者制订合理的饮食指导模式

建议应用以下要点指导患者,其均以实物为基础,并尽可能以量化表示。

1. 食物多品种　食用营养丰富的以植物性食物为主的多样膳食,营养搭配适宜,但不主张素食。

2. 保持适当的体重　将整个成年阶段人群的平均体质指数BMI保持在21～23,而个体BMI保持在18.5～25,避免过高或过低。

3. 坚持体力活动　每天坚持适量活动能预防肿瘤。

4. 蔬菜和水果　鼓励多吃蔬菜和水果。提供达到7%的总热量。

5. 其他植物性食物　多食谷类、豆类、根茎类食物,尽量食用粗加工食物。

6. 乙醇饮料　建议不要饮酒或可少量饮用葡萄酒。

7. 肉类食物　红肉摄入量应低于总能量的10%,或摄入量少于80g,最好选用鱼类、禽类。

8. 总脂肪和油类　限制动物脂肪多的食物,应选择不饱和脂肪并且氰化程度较低的植物油也要限量。

9. 食盐与盐腌　成年人每日摄入盐量不应超过6g,儿童少于3g,其中包括盐腌食品。

10. 食物储藏　尽量减少真菌对食品的污染,应避免食用受真菌污染或在室温下长期储藏的食物。

11. **食品保藏**　易腐败的食品如不立即食用应冷藏或冷冻。

12. **食品添加剂或残留物**　应制定食品中的添加剂、杀虫剂及残留的化学污染物品的安全限量，并制定严格管理和检测办法。

13. **食物的制备和烹调**　不要高温烹调，不要经常食用炙烤、熏制、烟熏的食物。

14. **营养素补充剂**　不要依靠食用营养素补充。应从膳食中获得备种营养成分。

(四)避免进入饮食误区

肿瘤患者及家属在疾病治疗期间常常容易走入各种各样的饮食误区，护理人员应帮助患者及家属避免走入以下误区。

1. **容易走两极端**　有的人担心吃多了营养丰富会使恶性肿瘤长得快，于是不敢吃，也有的人听说某种食品对肿瘤患者有好处，就大吃特吃。其实，这两种观点都是不正确的。前者容易导致营养不良，影响对放疗、化疗的耐受性，对患者的治疗及康复不利。后者则会增加胃肠道的负担，同时容易引起体内营养素的失衡。通过合理饮食，广泛摄取人体所需的各种营养素，才是最好的饮食方法。

2. **忌口太过**　一直以来，在坊间认为恶性肿瘤患者应忌口，尤其是"发物"不能吃，有的患者过分苛求忌口，甚至连鸡蛋、鱼都不吃。实际上，肿瘤患者的食谱不宜太窄，除吃中药时应遵医嘱忌口外，不宜过度忌口，但有些容易使病情加重的食物要少吃或尽量避免，如：①含有大量激素的食物，如公鸡肉、老鹅、蜂王浆等；②刺激性的食物，如酒类、辣椒等，这些辛辣的食物对消化系统有刺激性；③容易引起过敏的食物；④黏腻的食品，如酒酿、黏米容易积滞，引起消化吸收不良；⑤油腻的食品，脂肪虽然是人体热量的主要来源，但不宜摄入过量，而且患者在治疗过程中，常有恶心、呕吐、消化功能差等表现，故应采用清淡低脂的饮食。

3. **不恰当的进补**　家属希望患者早一点恢复体力，尽快康复，往往想方设法给患者进补，甚至听信广告认为吃某种补品能治疗肿瘤。其实，这些想法不科学，这些补品只能作为辅助治疗，必须配合手术、放化疗等其他综合治疗才能起到一定疗效，而且不是所有好的滋补品适合每一个肿瘤患者，在选择补品之前最好咨询医务人员。对于龟、甲鱼、海参等所谓"大补"食物，患者应视胃口而定，不可盲目过多食用，如果进食过多，这些食物不但不能消化吸收，还会加重消化系统负担，甚至加重厌食等情况。所以，"饮食均衡是第一位，补品是次要的"。

4. **营养在汤里**　在病房常常听到"营养在汤里"的说法，也会看到患者喝汤，家属吃渣的现象。事实上，据科学测试，汤的营养只有原料的一些游离氨基酸、无机盐等，而大部分营养（如蛋白质）都留在渣里。因此，尽量汤和渣一起吃，病情不允许时才只喝汤，同时注意饮食均衡。

四、特殊营养支持的方法

(一)肠内营养(EN)

肠内营养(enteral nutrition，EN)是经胃肠道提供代谢需要的营养物质及其他各种营养素的营养支持方式。肠内营养的途径有口服和经导管输入两种，其中经导管输入以包括鼻胃管、鼻十二指肠管、鼻空肠管和胃空肠造瘘管。除传统营养支持物质外，越来越多的研究深入到免疫营养领域。给予肠内免疫营养制剂在改善患者营养状态的同时，还可明显提高患者的免疫功能，称之为肠内免疫营养。

EN 应用方便,营养补给更符合生理要求。如今,配方 EN 制剂已广泛应用于临床。多数学者认为 EN 是恶性肿瘤患者营养的首选途径,只要患者肠道还保留一定功能,就应尽量应用 EN。EN 有助于维持小肠黏膜的完整性和屏障功能及黏膜 IgA 的量,还可以抑制各种前炎症介质的释放,增加内脏血流,使代谢更符合生理需要,并可减少肝、胆并发症的发生。此外,EN 还具有操作简便、并发症少、费用低廉等优点。

(二)肠外营养(PN)

肠外营养(parenteral nutrition,PN)是经静脉途径供应患者所需要的营养素,包括热量(糖类、脂肪乳剂)、必需和非必需氨基酸、维生素、电解质及微量元素。全部营养从肠外供给称全胃肠外营养(total parenteral nutrtion,TPN)。肠外营养分为完全肠外营养和部分补充肠外营养。

肠外营养的途径有周围静脉营养和中心静脉营养。目的是使恶性肿瘤患者在无法正常进食的状况下仍可以维持营养状况、体重增加和创伤愈合。目前认识到,PN 的目的不仅是维持平衡,提供营养底物,更重要的是维持细胞代谢,改善肌体整体功能,以促进患者康复。而且可使恶性肿瘤患者在无法正常进食的状况下仍可以维持营养状况、体重增加和创伤愈合。

在应用方面,临床上将各种营养物质按比例配制成全营养混合液(NTA),混合在 3L 袋里一同输入,这种做法在很大程度上缓解了各种成分单独使用时的高渗问题,使输注营养更全面,更利于肌体吸收,而且提高了操作便利性,减少了感染机会。PN 的径路从经周围静脉发展到中心静脉导管输入,解决了外周静脉不能耐受高渗、低 pH 值液的问题。此外,PN 制剂也得到迅速发展,一批质量好,营养价值高,使用安全、有效的营养制剂相继问世。

五、营 养 制 剂

肿瘤患者出现营养不良和恶病质的原因和机制颇为复杂,既有肿瘤本身的原因,也有来自抗肿瘤治疗的相关因素。所以,普通的膳食调理往往很难改善肿瘤患者的营养状况,需要在强调营养支持的同时,针对患者的代谢异常进行调节。传统的 EN 虽提供了充足的热量,却不能有效地减轻创伤、肿瘤等高度应急状态下机体的分解代谢、炎症反应过程和免疫功能损害。故近几年有很多学者提出了免疫营养的概念。目前,已有很多的研究表明谷氨酰胺作为免疫营养物质用于肿瘤患者,既达到了改善营养、免疫及生活质量的目的,又可以延长肿瘤患者的生存时间。

六、肿瘤患者营养支持方法

(一)手术患者的营养支持

外科手术是治疗肿瘤的一种常用的方法,但是同时必须认识到,外科手术在治疗疾病的同时,也给机体带来了创伤。术前如果改善机体的营养状况,能增加机体的抵抗力和对手术的耐受力,减少术后并发症和感染,促进伤口愈合。术后有效的营养供给对机体早日康复有积极的作用。手术前营养补充可以提高免疫力也促进肿瘤生长。

胃癌患者术前营养支持,补充能量和氨基酸 1 周。NK 细胞活性增高,CD4$^+$、CD8$^+$ 增高,肿瘤细胞异倍体增加、DNA 含量增加、S 期百分比增加、增殖细胞百分比增加。

对于非胃肠手术的手术前患者饮食以低脂肪、高蛋白质、高维生素和矿物质为主。选择富含优质蛋白质的鱼肉、鸡肉、鸡蛋、牛奶、豆制品及富含维生素和矿物质的新鲜水果蔬菜。

胃肠道手术的患者术前 2～3 天起可给予少渣半流质饮食。术前 1 天给予流质饮食,或者在术前5天开始给予要素膳。患者手术后,当患者可以进食后,饮食量可根据身体情况逐渐增多,由流食逐渐过渡到半流食、软食和普通饮食。

(二)化疗肿瘤患者营养支持

化疗是肿瘤治疗的一个有效手段,但几乎所有的化疗药物都会引起患者不同程度的食欲缺乏、恶心、呕吐等,从而影响患者的营养状况。合理的饮食能预防和减少因治疗带来的体重减轻和营养不良。

研究发现,某些抗氧化营养素可以减轻化疗引起的不良反应,所以应该多补充抗氧化营养素,例如,维生素A、维生素C、维生素E、β-胡萝卜素、富含微量元素锌和硒的食物。补充营养素后24h各种营养素可以达到最大血液浓度,所以补充营养素后24h是化疗的最适宜期。

化疗患者的膳食营养应针对化疗的不良反应进行。化疗的不良反应主要表现在全身反应、消化道反应、骨髓抑制等多方面。化疗患者的饮食宜清淡、富营养、易消化,可进食少渣半流食或少渣软饭食,忌油腻、难消化的食品。为防止或减轻骨髓抑制引起的白细胞、血小板等的下降,宜多食血和肉等,烹制上以煮、炖、蒸等方法为佳,可以选择含铁质较多的食品,如动物内脏、蛋黄、瘦肉等,以纠正肿瘤患者的缺铁性贫血。菌类中的香菇、蘑菇、猴头菇、木耳之类食品,已被发现其中富含多糖类,对提高人体的细胞免疫功能有很大功效。

(三)放疗患者的膳食营养

患者在放疗期间往往出现口干、咽痛、恶心厌食、鼻咽干燥、尿黄尿少等症状,尤其是颌面部或咽部的恶性肿瘤,放疗反应较重,还可引起口腔、咽喉、食管等处的放射性炎症。放疗反应严重,胃口不好、吞咽疼痛、口腔有溃疡者,宜选用半流饮食或管饲营养支持。为刺激食欲,可稍稍多放点食盐以缓和口中乏味的感觉,肉类可划细或炖烂,蔬菜或水果若无法咽下可以榨汁。忌狗肉、羊肉、葱、姜等热性食品和辛辣刺激食品。

头颈部放疗的患者,以汤水较多、细软、清淡的食物为主。如果吞咽困难,可以吃一些冷食来缓解、多饮水。腹部放疗的患者,饮食宜细软,多选择容易消化的食物。多饮水,少量多餐,少食牛奶、甜食和蜂蜜,以防肠道不适。放疗后宜选择高蛋白、高热量的饮食以补充因治疗而损耗的能量。多选择瘦肉、鸡肉、鱼肉、鸡蛋、豆腐等含优质蛋白丰富的食物。还可选用些能补气益血、健脾补肾的食品,我们指导患者食用如红枣、山药、芝麻、牛肉、鱼、豆制品、蛋、奶等食物。另外,可用黄芪、人参、当归、枸杞等炖鸡或鸭食用,注意饮食多样化,以适合患者口味。

(四)骨髓抑制患者的膳食营养

此类患者宜多食能供给足够造血原料,供给高蛋白和富含铁质食物,指导患者用红枣、桂圆、粳米适量煮粥,或猪肝适量切碎搅成糊状蒸熟食用,或乌鸡1只,加黄芪适量炖熟分次食鸡汁,若WBC$<3\times10^9$/L,PLT$<(50\sim80)\times10^9$/L,应及时应用促进血细胞生成的药物。

(五)胃癌患者的饮食营养

胃癌患者宜多吃能增强免疫力、抗胃癌的食物,如山药、扁豆、薏苡仁、金针菜、香菇、蘑菇、葵花籽、猕猴桃、无花果、苹果、沙丁鱼、蜂蜜、鸽蛋、牛奶、猪肝、猴头菇、鲍鱼、海参、牡蛎、乌贼、老虎鱼、黄鱼、海马、甲鱼等。患者伴有腹泻时,宜吃扁豆、梨、杨梅、芋头、栗子、石榴、莲子、芡实、青鱼、白璻花等。患者伴有腹痛时,宜吃金橘、卷心菜、比目鱼、海参、乌贼、黄芽菜、芋头等。

(六)直肠癌患者的饮食营养

患者宜食清淡、容易消化而营养丰富之饮食,如奶类、蛋类、鹅肉、鸭肉、酸乳酪等。患者宜多食高纤维素的食物,如新鲜蔬菜、水果等,膳食纤维有防癌作用。患者宜食有抑癌作用的食物,此类食物有芦笋、菱、慈菇、芋头、马兰头、马齿苋、胡萝卜、香菇、草菇等。肠癌久泻或长期发热患者需多饮水和汤汁,以食粥、面等半流食为宜,便秘者应多食山药糊、薏苡仁粥、扁豆粉等。

(七)乳腺癌患者饮食营养

宜适当减少脂肪的摄入量,如少食肥肉、奶酪、奶油等。需食清淡而富含蛋白质、维生素之饮食。术后尤需增加益气养血之品,如乳类、瘦肉、河鱼、红枣、菠菜、猪肝等。患者宜吃具有软坚消肿、抗癌作用的食物,如海带、海参、紫菜、牡蛎、慈菇、蛇肉、薏苡仁、无花果、猕猴桃、芦笋等。同时适当食用有调节卵巢功能之食物,如蛤蟆、蜂乳等。乳腺癌患者放疗时,易耗伤阴津,故宜服甘凉滋润食物,如杏仁霜、枇杷果、白梨、乌梅、莲藕、香蕉、胡萝卜、苏子、橄榄等。乳腺癌患者手术后,可给予益气养血、理气散结之品,如山药粉、糯米、菠菜、丝瓜、鲫鱼、泥鳅、红枣、橘子、山楂、玫瑰花等。

(八)宫颈癌患者饮食营养

患者宜选食有抑制宫颈肿瘤作用的食物,如薏苡仁、山药、海参、甲鱼、香菇、菱角、芦笋、金针菇等。有出血症状的患者宜吃既有凝血又有抑癌的食物,此类食物有荠菜、藕粉、苜蓿、海参、黑木耳等。宜配以补气养血、生精填髓的食物,如山药、桂圆、桑葚、枸杞子、猪肝、驴皮胶等;因放、化疗出现消化道反应时,应以健脾和胃膳食调理,如甘蔗汁、姜汁、乌梅、香蕉、金橘等;如果放疗后出现放射性膀胱炎和放射性直肠炎时,则应予以有清热利湿,滋阴解毒作用的食物,如西瓜、薏苡仁、赤小豆、莲藕、黑木耳、菠菜等。

七、影响营养摄入的因素及护理

由于肿瘤和肿瘤治疗所产生的许多症状会影响患者的膳食营养摄入,通过膳食及药物手段可减轻这些症状带来的不良影响。

1. 厌食　是肿瘤和肿瘤治疗中最常见的症状之一。为减轻厌食,应当从心理和食物加工的方法上进行改进。

2. 味觉迟钝　少量多餐,多进食新鲜水果、蔬菜,增加食物的色泽和香味,并避免可能引起异味的某些蛋白质食物,有可能部分克服味觉迟钝带来的不良影响。

3. 口干　出现于头颈部放疗之后,由于唾液腺分泌减少所致。可增加多汁的饮食和水果,咀嚼无糖的口香糖,酸辣食物应慎用。

4. 吞咽困难　常常是头颈部放疗或口腔手术的并发症,如症状不严重,可进食软食,但不主张进流质饮食以避免食物吸入呼吸道。如症状严重,则改用管饲或静脉营养。

5. 腹胀　是因胃肠道消化能力下降和食物通过的时间延长所致,也与所进食物性质有关。少量多餐,避免进食肥腻、油炸、产气食物及牛奶和碳酸饮料。

6. 便秘　可由于缺乏膳食纤维、活动减少和使用麻醉药品所致。膳食中应增加新鲜蔬菜、水果、全谷面包和麦片,也应增加进液量,必要时可用轻泻药或灌肠。

7. 腹泻　可因化疗、腹部放疗或肠道手术所致。开始仅服液体使肠道休息,逐步增加无渣或少渣食物,再过渡至低渣软食再至正常饮食。应避免进食油腻、辛辣、刺激、过冷及含纤维素多的食物。必要时可用药物。

8. 食管炎　由化疗或头颈区放疗所致。往往造成吞咽疼痛和困难,含漱或咽下止痛液如利多卡因可缓解疼痛和刺激,有助于缓和对食管黏膜的刺激,必要时可口服解热镇痛药来减轻痛苦。

第 *18* 章

肿瘤健康管理阶段患者及家属的心理社会支持

几十年来国内外大量的研究表明,心理社会因素在恶性肿瘤的发生、发展和转归过程中具有十分重要的作用。肿瘤健康管理,即康复管理包括躯体、心理和社会三方面内容。其中,心理和社会的康复在恶性肿瘤患者的康复过程中,具有主导和关键的作用。

第一节　肿瘤健康管理阶段患者的心理社会支持

一、肿瘤健康管理阶段患者的心理反应

由于肿瘤患者治疗周期长,在放疗和化疗的间歇期或者是手术后患者身体器官功能受损或衰退,如放、化疗后引起的体力下降、全身乏力及手术治疗后的身体缺陷等。在这些患者中常可见到不同程度的焦虑、忧虑、抑郁、愤怒、敌意、哀怨和自怜等情绪反应,他们的认知功能、意志及人格也可发生一些变化。

(一)恶性肿瘤康复者长期生存的影响因素

尽管肿瘤的发病原因至今尚不完全明了,治疗也尚无突破性进展,但经过有效的综合治疗后,在康复过程中积极锻炼,健康生活、工作而成为"寿星"的例子,无论是在国外,还是在国内,确是不少的。且不去说那些自行消退和经过根治手术或放疗的患者,就是带瘤生存者,存活5年、6年、7年、10年、甚至30年、40年的人也为数不少。这些"癌症寿星"长寿的原因虽然一时尚难完全阐述清楚,但是不少恶性肿瘤患者可以长寿,确是不争的事实。

不少个案证实,恶性肿瘤患者是可以战胜疾病的,且可以像正常人一样地生活、学习与工作,一样健康长寿的,这是客观存在的事实。如不少绒毛膜上皮癌患者经过治疗,痊愈后生育了小孩;不少年轻的恶性肿瘤患者,如乳腺癌、肠癌、胃癌等,经治疗后建立了幸福的家庭。

对恶性肿瘤康复者的研究表明,肿瘤康复者长期生存的影响因素包括:①有一定文化程度,能发现不适及时到正规医院就诊,病理确诊率高;②疾病分期与病理类型等;③重视综合治疗,治疗手段规范、全面;④患者年龄;⑤出院后坚持定期到医院复查;⑥有乐观的生活态度,主动面对肿瘤,认为恶性肿瘤不可怕或可治愈;⑦坚持每天适当的体育锻炼;⑧有一定的经济能力,能够保证正常的治疗费用;⑨有良好的社会支持,家庭和睦、亲友关爱、单位照顾。

(二)恶性肿瘤康复者长期生存的心理影响因素

1. 主动、积极配合治疗　英国皇家马斯登医院(The Royal Marsde Hospital)的 Watson 等,曾对一组患乳腺癌的女性进行研究,与她们谈话并要求她们回答 MAC(mental adjustment to cancer)量表中的问题,然后将她们的情绪反应状态分为 4 种类型,5 年和 10 年之后,结果很

清楚:奋斗型生存率最高,不信型第二,淡然接受型和无望型情况不佳。

Sklar 和 Anisnan 等进行的应激防卫能力与恶性肿瘤细胞生长关系的动物实验也发现:能积极主动进行防卫的小鼠,在接种了肿瘤细胞后,肿瘤的生长速度要比不能进行积极主动防卫的对照组小鼠缓慢且病死率低,关于精神(心理)和肿瘤之间生物学联系的研究是一个新的有意义的研究课题,途径可能是多方面的,其中之一是免疫系统。事实上,人体免疫系统的正常功能很大程度上是靠减少心理压力来保持的,也就是说,心理上的压力在很大程度上可以影响人体免疫系统的正常功能。

医学调查表明,恶性肿瘤患者中大约有 66% 的患抑郁症,10% 的患精神衰弱症,8% 的患强迫症。由此可见,心理问题是肿瘤患者康复的主要障碍之一。大量的事实告诉我们,患了肿瘤之后,持一种乐观、积极向上的态度,主动参与治疗的大部分患者都可以在不同程度上得到康复,甚至可以出现奇迹。所以心理的康复在癌症患者的康复过程中,具有举足轻重的作用。

2. 改善不良个性特征,保持良好的心态　有学者对恶性肿瘤治疗后正常生活 10 年以上(其中生活最长者为 42 年)的 26 名各种肿瘤患者进行定性研究。其研究问题是:"您认为患癌症后对于患者什么是最重要的?"综合分析归纳以下十三个方面内容。

(1)一定要积极到正规医院进行专业治疗,兼顾其他综合治疗。

(2)心情开朗、乐观、豁达、放松非常重要。

(3)改变生活及行为方式。

(4)不要恐惧,意志坚强,相信一定能战胜癌症。

(5)中医中药治疗。

(6)饮食配合,保证营养。

(7)作息规律,保证休息。

(8)适当进行身体锻炼,如坚持散步等。

(9)适当参与社会活动和人际交往。

(10)多做自己感兴趣的事。

(11)亲人、朋友、同事及社会对康复有很大的帮助。

(12)参加群体抗癌及与同类患者交流使自己获益匪浅。

(13)自己已做努力后,万事随缘。

其中所有被访者认为,前两点是最重要的,即坚持综合治疗的同时,保持良好的心态。从以上分析也不难看出,肿瘤患者的康复需要"医、心、体、食、休"等多因素综合作用。如有一位肺癌存活期超过 20 年的患者描述:当医生预言他最多只能活 3 年时,他没有被肿瘤吓倒,反而把患肿瘤作为自己人生的一个转机,他改变了自己内向的性格,戒除了不良的饮食习惯,持之以恒地运动,并独创了抗癌的舞蹈疗摆。在谈到自己的抗癌经验时,他指出,要战胜癌症,重要的是要战胜自己,战胜自己的恐惧,战胜自己的软弱;战胜癌症要靠"五疗",即医疗、心疗、体疗、食疗和休疗。要完全康复,离不开医护人员、家庭及社会各方的关怀和支持;而强调最多的是良好的心态对癌症康复的重要性。

对恶性肿瘤长期存活(5 年以上)与恶性肿瘤对照组(存活期在 3 年以内)的研究表明,恶性肿瘤长期存活且生活质量高者有共同的心理特征:积极乐观、意志坚强、豁达放松、理解接纳、任运随缘。

长期存活者注重改善自己不良的个性特征,因而情绪也随之改善,他们更多采用"面对"和

"发泄"的应对方式,而较少采用"幻想""回避与压抑"和"屈服"的应对方式,他们在"情绪/自尊""主观感觉""人际关系/社会生活""日常生活"和"其他"等心理调节情况方面明显较好;生活质量明显较高,在活动能力、执行角色能力、社会交往能力、情绪状态及主观感受方面均表现较好,他们对生命更多地表现出信心,对疾病更多地采用面对、乐观的态度,更乐于向亲人及朋友倾诉,这一方面使之具有相对良好的心理状态,另一方面也更容易获得社会方面的各种支持,因而具有较好的生活功能。

在接受手术、放疗、化疗等常规治疗后,患者大多存有怕复发转移的心理隐患。如果不能克服心理障碍,免疫系统就会加快受损,这对康复十分不利。那些有心理矛盾和不安全感,惯于压抑自己的愤怒与不满及受悲观、失望情绪折磨的人最容易得恶性肿瘤,也最容易复发。相反,安定的社会环境,和睦的家庭生活,必要的社会福利保证,坚定的生活信念等都有利于患者治疗后的康复。

二、肿瘤健康管理阶段患者的心理社会支持

肿瘤健康(康复)管理对每一位肿瘤患者都非常重要,其内容包括躯体、心理及社会3方面。心理方面由于肿瘤患者长时期的疾病折磨及疾病引起的社会适应性的明显降低都可以使患者产生较严重的心理问题或障碍。患者需要得到理解、支持、鼓励和安慰,减轻心理上的痛苦。社会方面则表现为恶性肿瘤患者仍然具有社会属性,患者有得到家庭及社会支持、受人尊重、建立人际关系、参加社会活动、重新工作等权利和要求。这些都需要通过康复治疗和健康管理来给予指导和解决。

显然,康复阶段,患者需要医护人员、家庭及社会给予支持。康复阶段的患者大多是在家中和社区度过的,现代医学模式要求护理人员不但护理住院患者,还要关心在家庭、社会范围内的患者。

(一)家庭康复指导

(1)做好出院指导,让患者出院后,仍能按照治疗计划进行康复训练。

(2)与患者家属制订切实可行的康复计划。向家属宣传护理中的心理护理知识,从房间布置、患者情绪的调整,到如何给患者心理支持,让家属充分起到对患者心理护理的积极作用。

(3)与患者保持联系。及时询问患者康复情况,会增加患者的安全感与康复的信心。

(4)适时鼓励患者参与社会活动,如鼓励肿瘤患者自发组织活动,在一起锻炼身体,交谈养病经验等。

(二)社区康复干预

恶性肿瘤康复期的社区干预为恶性肿瘤患者提供了有效的帮助,事实说明:"集体抗癌"在癌症康复中发挥了重要的作用,如我国各地的"生命之光俱乐部""康复乐园"等、澳大利亚悉尼的华人抗癌组织"Canrevive"等,其会员的生存期均较长,生活质量均较高,患者感觉很受帮助,其实这些都是有效的心理社会支持组织,对癌症康复有积极的作用。

恶性肿瘤康复期患者仍有复发、转移的可能,有的患者则因为治疗造成了身体的缺陷或残疾,如乳腺癌根治术后的患者乳房缺失,鼻咽癌患者放疗后出现耳聋失聪等缺陷,故仍有对疾病的担心或缺失感,调整心态仍非常重要,因此,适时进行心理干预非常重要。在社区癌症康复干预中,可以采用个体、集体或家庭干预方式,以个体的自我干预调整为重点,具体内容建议如下。

(1)进行健康教育与交流,宣传肿瘤康复的新技术、新方法及长期存活、生活质量高的康复者的经验,传播与分享积极与良性的信息。

(2)培养良好的生活习惯,科学饮食,合理作息,适当运动。

(3)明确生活与生命的意义,树立理想,缔造美梦,生活充实。

(4)营造良好的生活环境与家庭环境。

(5)调整认知习惯、人格特征、心理行为模式。

(6)采用豁达放松治疗。资料表明,豁达放松治疗对恶性肿瘤患者有良好的疗效,有利于癌症康复。

第二节　肿瘤健康管理阶段家属的心理社会支持

恶性肿瘤患者是一个特殊的群体,无论在家庭,还是在社会,都倍受关注和重视,而其家属往往被人们所遗忘,甚至受到社会的指责。但是,在恶性肿瘤患者从怀疑到确诊,从治疗到康复,或是复发,甚至到死亡的过程中,其家属都见证和经历了每一个环节,他们的痛苦、他们的心理,也需要去理解、去疏导,甚至去治疗。对他们实行人文关怀,通过他们的支持,重拾患者战胜病魔的勇气和信心,将有利于对患者的康复。

一、肿瘤健康管理阶段家属的心理反应

(一)家属心理反应

目前,在我国医疗卫生保健体系尚未健全及居家安宁疗护尚未开展的背景下,受传统观点的影响,越来越多的恶性肿瘤患者选择回家休养,家庭成员成为恶性肿瘤患者最主要的照顾者和支持者。资料表明,长期繁重的照护工作给照顾者带来了相当重的负荷,其生理、心理、社会各方面都受到较大影响。在心理方面,轻者表现为情绪紧张、疲乏无力、感觉过敏等;重者则表现为焦虑、抑郁、恐惧、遗忘及自主神经功能紊乱等。

资料表明,家属所经历的心理负担等于,甚至高于肿瘤患者本身。如对我国肿瘤患者家庭照顾者的访谈研究表明,受访者表示在照顾患者过程中,自己总是处于各种担心之中,但患者反倒挺好。例如:"目前我是全职陪老伴,她自己感觉倒挺好(确诊肺癌后 12 年),但是我一直都很担心,明知担心没用,就是要不停地担心。如做检查时会等待结果,生怕疾病又加重了,治疗期间会担心治疗效果,当然也不愿意看到老伴受苦,有时反应大的实在让人心疼;回家了又担心疾病突然复发或恶化等。总之就是放心不下,也许是欠老伴的吧,我经常会和她说上帝要让我每天这么陪着你,为你担心。"

(二)产生心理反应的原因

1. 个人需要推迟或放弃　例如有的肿瘤患者考虑家庭的经济情况后,会考虑放弃治疗等,这些原本的计划改变后,可能会影响家属的心理。

2. 家庭中成员角色与职务的调整与再适应　家庭调整有关成员的角色,如慈母兼严父等,以保持家庭的相对稳定,这些也在无形中增加了家庭成员的压力。

3. 压力增加,社交减少　家属在照料肿瘤患者期间,必定带来精神的悲伤,体力、财力的消耗,最后感到心力交瘁,有些家属就可能对患者产生欲其生,又欲其死,以免连累全家的矛盾心理,这种想法也常引起家属的内疚与罪恶感。此外,长期照料患者是一件辛苦的事,家属只

能减少与其他人的社会交往。如一个对肿瘤患者家庭照顾者的质性研究表明,照顾者参加社会活动很少。受访者表示,目前一切社会活动基本都不参加,一切围绕患者转,参加这次的小组访谈可以说是照顾患者以来的第一次社会活动。如有受访者描述:"现在除了照顾患者,其他活动想都不想,没有时间,也没心思。"

4. 隐瞒病情 大多数人在压抑自我悲伤的同时,又要努力隐瞒病情,此时家属的心理压力会更大,因为他们不能与其他人分享内心的悲伤感受,向他人倾诉或谈论有关死亡的感觉或彼此安慰鼓励,反而还要在患者面前掩饰自己内心真实的情感,抑制自己的悲伤,这些都更加重了患者家属的身心压力。

二、肿瘤健康管理阶段家属的心理社会支持

如前所述,康复阶段的患者大多是在家中度过的,因此护理人员应对家属进行适宜的健康指导或必要的心理社会支持,以使家属在与患者共同面对疾病的过程中,能尽可能"回归正常生活"。

(一)制订康复计划

与患者家属制订切实可行的康复计划。向家属宣传护理中的心理护理知识,从房间布置、患者情绪的调整,到如何给患者心理支持,让家属充分起到对患者心理护理的积极作用。

(二)提供患者所需要的支持

恶性肿瘤患者需要一个健康和谐的婚姻生活及家庭环境。研究表明,肿瘤康复者的离婚率并不比健康人高。然而,对肿瘤康复者来说,冲突、离异或亲人离去,无疑会给他们应对肿瘤增添巨大的负担。稳定的、亲密无间的家庭关系对肿瘤患者来说是很必要的。

当一个家庭成员不幸被诊断为肿瘤时,其家属,如配偶及家庭其他成员要恰到好处地帮助患者。即使最稳定的婚姻关系,在其中一方必须与肿瘤拼搏的情况下,也会面临挑战和压力。配偶或其他家庭成员无法理解患者的真正感受是最常见的问题。有时,患者自我感觉良好,而配偶担心他们伤到自己,阻止他们做任何"费力"的事情,这让患者感到自己被过分地保护了,有的甚至觉得严重地伤害了他们的自尊,让他们觉得自己很没用。与"过分关注"相反的是,虽然在病危的时候亲属十分投入地照顾患者,但随着时间的推移,尤其到康复阶段,他们对患者的支持可能会越来越少,这会让患者感到沮丧、抑郁。因此,在对患者进行心理支持时,家属应调整好自己的心态,知道自己应如何面对患者;如何理解患者的情绪反应;如何与患者进行良好的沟通。因为只有在了解患者需求的前提下,如明确患者想要哪一种关怀和照顾,家属才可能恰到好处地给予关怀和照顾。

(三)提高自我效能感,处理好相关人际关系

1. 自我效能感 一个照顾者的自我效能感被认为是积极看护方面决定性的因素之一。研究证实,自我效能在照顾者的正面情绪和负面紧张压力之间有积极向上的联系。因此,有较高自我效能感的照顾者更多报道的是有较低的负面紧张情绪。这个特性有利于他/她们搞好与所照顾对象:肿瘤患者的关系,并由此延伸惠及亲戚、朋友。

2. 处理好与被照顾者的关系

(1)艰难环境下的照顾:甚至在好的环境下,照顾肿瘤患者的工作也不容易。一旦有紧张的人际关系,则可能面临额外的压力。

照顾一个和您相处比较紧张的人是一项有挑战性的工作。旧的创伤,悲伤的记忆,过去的

误会可以使看护变得更困难。此时,您和肿瘤患者需要放下分歧,关注现在。一起努力去解决肿瘤有关的问题,而不是关注那些已经有的分歧,这样能够促进您的人际关系。

有时,尽管对曾经冲突过的患者进行亲密的接触,可能会让人感到不舒服。但可能生病是个好时机让您们消除误解,相互理解,相互交流,表达爱意,谅解对方和被谅解。如果您发现还是很难开口,就尝试去写,如发一条简单的短信,一个感激的邮件给对方,以此作为开始。如果您将自己的努力和内心深处的感受分享给一个值得信任并且可能帮助您的家庭成员时,那么这是有益的。和一个信赖的人交谈可释放您的内心情感。或者如果需要专业的帮助,可以选择一个癌症社会工作者、心理咨询师等都可以提供帮助。这些资源可以在您需要帮助的情况下提供专业的帮助、谅解和安慰。

(2)促进关系行为:在与患者沟通的过程中,可以注意以下三方面有利于增进人际关系的措施。①相互自我表露:相互表露内心对癌症的担心和感受(自我表露)。自我表露有利于增进人与人之间的相互理解,协调人际关系,提高沟通者之间亲密程度及获得更多社会支持。②伴侣回应:伴侣回应是指感到理解、喜欢和接受另一方。回应是社会支持理论、亲密人际过程模型和关系恢复模型的重要组成部分。③关系约定:关系约定是一个包罗万象的术语,从关系的角度看肿瘤,在应对肿瘤的同时,维持并提高人际关系。

在恶性肿瘤患者照顾的特定状况下,关系约定有以下特征:①肿瘤是对亲情关系的挑战,敞开心扉与对方讨论这些改变;②专注于已经改变的关系,或得病后需要改变的关系(例如,关系的优先和角色);③在患病期间,努力维持原来的关系(例如,把另一方看为家人而不是照顾者与患者的角色)。

3. 与其他家庭成员或者朋友的关系　您与家庭其他成员及朋友的关系同样是重要的。有些您认为会经常联系您的人也许不会经常联系您,不要对这些人带有个人感情色彩。一些人不喜欢探访病危的患者或者谈论死亡的话题。建议反复打电话给他们寻求一些实用性的帮助,比如一顿饭或者交通方面的帮助。他们会表示感激并觉得自己至少帮到了一些。您会发现不少家庭、朋友都提供了帮助,或者探访、电话问候并提出建议。

有时,亲戚朋友基于他们自己的感受和反应想要给您一些建议。这常常是出于对您的关心。然而,要是意见欠佳,您叹可能仅仅说"谢谢,我会考虑的"。记住,您需要做的是您感觉对您来说是正确的事,不用管别人认为您应该如何。

无论您是什么情形,您与那些在您照顾患者时期给予您支持的人,将会有着更深远而持久的友谊。

(四)在照顾患者期间找到生活的意义

1. 照顾者在日常生活中的角色意义　"照顾者在日常生活中的角色意义"是指尽可能保持患者及其家庭的正常生活,同时改变价值观,重新寻找自己在新生活中的意义。照顾者能看到患者和家里人维持正常生活,这对于他们是莫大的鼓舞。

2. 重新找到生活的意义　恶性肿瘤使得许多患者和照顾者用一种新的方式去看待生活。他们开始考虑生活的目的。而且他们经常关注他们最看重什么。

您和您所照顾的亲人可能会质疑为什么肿瘤会走进您们的生活,您渴望生病前的生活。然而,疾病也会给您带来好的一面,比如让您们的关系更亲密,所以,凡事都有两面性。

恶性肿瘤可以在不同程度上影响一个人的信念,有的人始终相信自己的信念,有的人会有所动摇。质疑自己的信念是很正常的,但经常回想自己信念的意义就会继续坚定自己原有的信念。对一些人而言,寻找意义也是一种应对的方式。一些寻找意义的方式包括:①阅读或者收听励志材料;②祈祷或者冥想;③与神父、牧师或者精神领袖进行对话;④寻求宗教或者精神服务;⑤与其他照顾者交流;⑥阅读有关人们处理恶性肿瘤的书籍和手册。

3. 照顾者的成就感　照顾者的成就感有很多不同的表现,比如获得奖励、发现个人的成长、获得别人的满意,感觉到被需要并且得到了照顾对象的尊重和赞赏。资料表明,在照顾者-患者关系中双方都会有成长。有良好沟通的双方通常表现为彼此之间的关系有增进,亲密感增加,或者是让他们变得更加关注彼此的感受。有效的关系应对方式不仅可以增进双方的关系,而且可以使双方都参与到其中,减轻应对疾病的压力。

(五)心理辅导

对于存在焦虑、恐惧心理的患者家属,主要通过交谈,了解家属产生焦虑和恐惧的原因,通过解释、鼓励和安慰,使其察觉其痛苦是一种没有明确对象及具体内容的恐惧不安,剥离焦虑和恐惧的偶然内容。还可通过放松训练、发泄疗法等方式减轻家属精神负担,避免焦虑和恐惧心理。对于存在抑郁心理的家属,采用疏导的方法,引导其讲出内心的苦闷,然后给予鼓励和支持,提高其信心,并通过重复教育、认知重建,使家属对恶性肿瘤有比较正确的认识,清除"癌症不可治"的观点,帮助家属树立正确地对待患者疾病的态度,做好陪护工作。

(六)加强社会支持

社会支持是个体可以利用的外部资源。一般认为社会支持与负性情绪及疾病发生和进展有直接的关系,并且影响着生活质量。通过家庭访视提供社会心理支持对恶性肿瘤患者家属生活质量的情感功能、认知功能和社会功能及整体健康状况的提高都有统计学意义。

总之,心理因素与肿瘤的发生、发展有密切关系,与肿瘤患者的生活质量和生存期有明显的相关性。现代护理方式,不仅要支持患者,而且还要支持他们的家庭。因此,对肿瘤患者家属进行身心护理已成为护理人员的职责。工作对象也应从患者扩大到健康人,从医院扩大到家庭和社会。为患者及家属创造一个良好的社会心理环境,使肿瘤患者能有一个良好的情绪,为患者的康复提供有力保证。

第 **19** 章

肿瘤患者家庭照顾者负担研究现状

随着肿瘤诊断及治疗手段的进步,肿瘤患者的 5 年生存率不断提升。肿瘤生存率的提升对其家庭照顾者需求及影响也愈来愈受到学者们的关注。肿瘤患者家庭照顾者不仅需要承担照顾患者的艰巨任务,还要应对各种各样的需求,诸如疾病相关症状和并发症的处理,身体、心理、社会及经济等方面的支持。当照顾患者的角色需求超过家庭照顾者自身角色转变及应对能力时,家庭照顾者便会感到压力,长期的照顾压力则会导致肿瘤患者照顾者身体、心理、社会及经济等方面的负担。

第一节　家庭照顾者概念及研究概况

一、家庭照顾者概念

到目前为止,虽然对家庭照顾者(family caregiver,FC)的研究不断增多,但对家庭照顾者概念尚缺乏统一的认识,不同学者间对其存在不同的解释和理解。有学者于 1995 年指出家庭照顾者应具备以下几点:①患者的家属、亲戚或朋友;②与患者生活在一起;③承担多数照顾患者的工作;④不收取任何报酬。这也是国内学者应用较多的一种解释。Kalra 等则进一步明确,照顾者应该是指那些非专业的、非社会工作者及非志愿者群体,他/她们共同维护患者的利益,承担照顾患者的任务。可见,这种对照顾者定义认识和理解的不一致,限制了此类研究的推广。多数学者认为对照顾者定义的最低标准是这种照顾是免费或不收取报酬,家庭照顾者即反映这种非报酬性的照顾模式。对家庭照顾者定义的其他标准包括:①提供支持照护的类型,如器械或精神支持;②提供支持照护的强度,如照顾持续时间。

在我国,由于社区医疗及护理服务体系的不完善,对肿瘤患者来说,家庭是其最基本的,也是最主要的社会支持体系,即肿瘤患者的照顾任务主要由其家庭成员承担。家庭照顾者承担着绝大多数肿瘤患者的照顾责任。通常所指主要家庭照顾者需满足以下条件:①肿瘤患者家庭成员;②承担绝大部分照顾患者的工作;③不收取报酬者。以下内容中提及的“照顾者”或“家庭照顾者”均指主要家庭照顾者。

二、家庭照顾者研究概况

在肿瘤患者的整个病程康复过程中,肿瘤患者家庭照顾者与肿瘤患者的关系在患者病情、家庭经济状况、社会地位、法律及医疗水平等的影响下发生着有意或无意的动态变化,且有些变化是不可预测的。目前对肿瘤患者家庭照顾者这一角色对其自身的影响尚缺乏统一认识。

研究表明,肿瘤患者家庭照顾者不仅需要承担照顾患者的艰巨任务,还要应对患者各种各样的需求,诸如疾病相关症状和并发症的处理,身体、心理、社会及经济等方面的变化。当照顾患者的角色需求超过家庭照顾者自身角色转变及应对能力时,家庭照顾者便会感到压力,甚至出现身心疲惫,身体及心理负担,多数家庭照顾者还伴有严重的经济负担。肿瘤患者家庭照顾者角色可对照顾者自身产生多方面的负面效应,包括总体生活质量的下降,生理、心理、经济和社会负担的增加等,具体表现可包括乏力、睡眠障碍、食欲缺乏、焦虑、抑郁、婚姻质量下降等。此外,也有报道家庭照顾者中,其 5 年之内的病死率可增加 63%。因此,肿瘤患者家庭照顾者的角色可导致家庭照顾者出现许多方面,如身体、心理、社会及经济维度的负担。

资料显示,肿瘤患者主要家庭照顾者一般为患者配偶及子女,尤其以配偶照顾者最为常见。随着社会向人口老龄化的转变,据估计 2010－2030 年,老年人的肿瘤发病率将达到67.0%,远高于年轻人群的 11.0%,子女照顾者也逐渐受到学者的重视。对我国 2000 年以来家庭照顾者相关研究的综述结果也表明,肿瘤患者主要家庭照顾者中以配偶及子女为主。

随着对肿瘤研究的不断深入,学者们逐渐认识到肿瘤患者照顾者与肿瘤患者之间在成对或双向水平方面存在互动的过程,同时两者之间可能相互影响。导致对肿瘤的研究焦点已从个体水平,如分别研究照顾者或患者自身的感受,向照顾者-患者双向水平转移。Fletcher 等同时提出,未来对肿瘤患者家庭照顾者的研究应注重强调家庭照顾者与患者的合作伙伴关系,而非简单照护提供者和接受者的关系。

第二节 照顾者负担概念及研究现状

一、照顾者负担概念

照顾者负担(caregiver burden,CB)一词在医疗文献中逐渐被广泛认知开始于 20 世纪 60年代中期以后。在 20 世纪 60 年代,Grad 等首次提出"家庭负担(family burden)",并从家庭层面将照顾者负担定义为患者家庭在照顾患者过程中,照顾患者的任务需求或照顾者角色对照顾者家庭可能造成的所有负面效应。随之,对照顾者负担一词的认识经历了从单维度、双维度到多维度的演变过程。单维度照顾者负担主要强调照顾者对其照顾过程的主观感受。其代表人物 Zarit 等对"负担"定义是:照顾者在照顾患者过程中,感知到的多方面的变化,如身体、情感、家庭社会或经济地位等。双维度负担概念包括主观负担(subjective burden,SB)和客观负担(objective burden,OB)两个方面。主观负担指的是家庭照顾者在照护患者过程中的态度、体验或情绪等方面的主观感受或反应;客观负担则是指诸如照顾患者所耗费的时间或经济花费等这些可以从客观上测量的照顾工作量。随着对照顾者负担丰富内涵认识的不断深入,从身体、心理、社会及经济等多维度定义和认识照顾者负担概念已逐渐被学者们所接受。

本研究中照顾者负担采用身体、心理、社会及经济等多维度概念。照顾者负担具有超负荷、动态变化及主观感受等特点。①超负荷:超负荷是指在照顾病患的过程中,由于照顾需求与照顾者可及的支持资源之间失去平衡,从而导致照顾者负担,使照顾者产生不同程度的压力,甚至出现与患者及其他家人关系紧张等。照顾需求包括患者、家庭其他成员、工作及社会等的压力;支持资源指照顾者可利用的或其他非正式资源,以应对照顾患者的需求。②动态变化:动态变化指照顾者负担随着照顾需求及照顾者参与程度的不同而不断产生的变化。③主观感受:主观感受主要指照顾者对照顾需求及支持资源等的不同自我感知及应对所致,因而同样的照顾者负担,在不同照顾者之间会感知不同。因此,在照顾者负担研究中应重视照顾者主观感受的测量,研制合适的照顾者负担自我测量量表。

二、照顾者负担研究现状

研究表明,作为肿瘤患者的家庭照顾者可对其自身身体、心理及社会等方面产生负面影响,照顾者可表现为身体状况下降、失眠、抑郁、孤独及社会活动减少等。此外,肿瘤的诊断不仅影响患者及照顾者的生活质量,而且也会导致婚姻质量的下降,甚至会使离婚率增加。本研究依据照顾者负担的结构模型从身体、心理、社会、经济等维度对照顾者负担加以描述。

(一)身体负担

身体负担是指家庭照顾者在照顾患者过程中所经历的多种身体功能衰退的现象,可表现为体力下降、身体疼痛、睡眠障碍等。肿瘤患者主要照顾者需要长期照顾患者的生活起居、配合治疗及情感支持等,这些责任使得照顾者以牺牲自身健康为代价,而专注于满足患者的需求。有报道指出,照顾者角色甚至可以导致照顾者自身发病率及病死率均增加。Stenberg 等于 2010 年对肿瘤患者照顾者相关研究的综述结果表明,肿瘤患者家庭照顾者最常见的身体负担为:睡眠障碍、疲乏、体力下降、疼痛、食欲缺乏、体重降低等。澳大利亚的一项关于肿瘤患者家庭照顾者的报道也显示,照顾者角色影响超过半数以上照顾者的身体状况,其身体负担表现由高到低依次为疲乏无力(54.5%)、颈肩及背部问题(33.8%)、血压或心脏问题(12.6%)、关节炎(10.0%)、应激相关性疾病(6.6%)、身体不适和体重变化(5.5%)、胃肠不适(4.6%)、腿部问题(4.6%)。

对晚期肿瘤患者照顾者的研究表明,超过 2/3 的照顾者在基线水平即表现为疲乏,且其疲乏程度随着照顾时间的延长及患者病情的恶化而加重。照顾者的疲乏表现可以导致照顾者注意力难以集中(69.0%)、活力降低(58.0%)、影响与周围人的关系(46.0%)、降低日常生活活动能力(42.0%)、影响情绪(35.0%)等。

Colgrove 等通过用 SF-36 量表对肿瘤患者配偶照顾者的研究表明,其身体维度的健康状况明显低于普通人群的正常值范围。对终末期肿瘤患者家庭照顾者的研究也表明,肿瘤患者家庭照顾者的身体功能低于正常人群。Weitzner 等报道,与接受姑息治疗的肿瘤患者相比,其家庭照顾者表现为身体功能($P<0.001$)、总体健康($P<0.001$)、活力(如精力/疲乏,$P<0.002$)的受损。对性别因素的研究显示,女性较男性照顾者更易出现身体方面的表现,如体力下降、身体功能降低等。此外,也有报道认为肿瘤患者家庭照顾者生活方式改变,如参与身体锻炼活动的减少也是导致其身体功能降低的因素之一。

国内的相关研究表明,随着患者病程延长及照顾时间的变化,肿瘤患者照顾者总体生活质量可相应发生变化。对肿瘤患者照顾者生活质量影响因素的研究显示,照顾者负担可影响照顾者生活质量($P<0.01$),患者日常生活能力和照顾者自身特征可通过影响照顾者负担,对照顾者生活质量产生间接影响。综上所述,肿瘤患者照顾者可出现各种身体负担,对照顾者身体负担的研究已受到学者的广泛关注。然而,在现代社会中,由于快速的生活节奏和激烈的社会竞争,使得照顾者群体,尤其是中青年照顾者,逐渐意识到"时间性压力"的重要性。分析其原因可能与家庭照顾者不仅需要照顾患者,还需要考虑自己在社会中的生存和发展,多重角色导致的压力负担过重有关。

(二)心理负担

照顾者心理负担指的是由于照顾者角色或照顾患者的经历给照顾者带来的各种形式的心理情绪困扰和症状,如恐惧、焦虑、抑郁、孤独、失落、无奈等。如前所述,肿瘤的诊断及治疗对肿瘤患者及整个家庭来说,都是一个严重的压力事件,尤其对主要家庭照顾者更是如此。在中国文化背景下,肿瘤患者主要照顾者不仅要满足照顾患者的各种需求,同时还要对患者隐瞒病情,加之对治疗效果及患者病情愈后的担心等,均可导致照顾者出现矛盾、焦虑、抑郁、孤独和无助的感觉。

焦虑及抑郁是诸多心理负担的表现形式中研究较多的两方面。一项对于肿瘤患者家庭照顾者心理负担的 Meta 分析表明,家庭照顾者所经历的心理负担如焦虑、抑郁等程度等同于、甚至高于肿瘤患者本身。有关持续照护肿瘤患者 2 年的照顾者的研究报道,52.9％的照顾者具有患抑郁的危险性(如流调用抑郁自评量表,CESD 评分＞15)。Lambert 等发现肿瘤患者家庭照顾者中约 1/3 符合临界或临床焦虑,约 17％符合临界或临床抑郁。在肿瘤患者诊断后 6～12 个月,多数抑郁照顾者可同时伴有焦虑表现。Price 等也报道肿瘤患者照顾者的焦虑、抑郁水平高于肿瘤患者及社区正常人群。这与国内学者的研究结果相一致,即肿瘤患者家庭照顾者普遍存在心理问题,如抑郁、焦虑、照顾者反应等均出现阳性结果。

研究表明,肿瘤患者家庭照顾者可表现为较高的焦虑和抑郁水平,其水平不仅高于全国常模水平,甚至大于或等于肿瘤患者本身。荣志宏等的研究证实,肿瘤患者家庭照顾者心理问题发生率(10.0％)高于国内常模。对照顾者抑郁状态(应用抑郁自评量表,SDS)的另一研究也显示,肿瘤患者主要照顾者 SDS 总分高于国内常模($P＜0.01$),且存在性别差异,即 SDS 水平在女性照顾者显著高于男性照顾者($P＜0.05$)。

分析其影响因素,肿瘤患者照顾者心理负担程度与照顾者自身、患者状况、社会支持等多种因素有关。这些因素包括:照顾者对疾病照护的认知状态、照顾者年龄、患者躯体症状、疾病进展、病程长短、照顾者与患者的关系、家庭经济状况、社会支持的利用度等。对照顾者相关因素的研究显示,女性照顾者焦虑分值明显高于男性,推测这种性别差异的可能原因与性别间生理特性、社会角色及角色冲突等的不同有关。然而,对肿瘤患者男性家庭照顾者照护体验的定性现象学研究却表明,在照护肿瘤患者过程中,男性家庭照顾者不仅伴有不同程度的各种心理问题,同时表现为情感难以表达的状况。提示虽然照顾经历存在性别差异,但临床专业人员应依据不同性别对照顾者进行有针对性的有效干预,以减轻其照顾负担,从而提高生活质量。照顾时间与抑郁水平关系的研究表明,随着照顾时间的延长,照顾者抑郁程度表现为先下降后上升的趋势。对患者因素的研究表明,患者神经精神症状与其家庭照顾者的抑郁水平呈正相关关系;不同性质肿瘤对焦虑、抑郁的影响亦有区别,如照顾者焦虑、抑郁水平在预后相对较好(乳腺癌、结肠癌)的肿瘤患者中明显低于恶性程度高、进展快(肝癌、肺癌)的肿瘤患者家庭照顾者的焦虑和抑郁水平。中、晚期肿瘤患者照顾者的焦虑、抑郁水平高于早、中期的肿瘤患者照顾者的焦虑、抑郁水平。与多次住院的肿瘤患者照顾者相比,首次住院的肿瘤患者照顾者的心理问题发生率比较高。此外,由于传统文化对肿瘤病情的告知是先通知家庭照顾者及其他家庭成员,而肿瘤病情是否告知患者本人则由家人决定,这无疑也会进一步加重家庭照顾者的负担,即患者对疾病的知晓程度也会影响照顾者心理或加重其心理负担。

尽管肿瘤患者家庭照顾者经历以上各种心理负担的表现,Vanderwerker 等的研究却发现在达到心理负担诊断标准的照顾者中,近半数照顾者没有寻求专业帮助,或未对其心理问题进行合理的治疗。因此,对照顾者进行适当的自我照顾的干预和健康教育将有助于减少照顾者心理负担,同时这将有利于照顾者更好地为患者提供照护服务。

(三)社会负担

社会负担指照顾者角色对照顾者日常生活规律、社会活动、与患者及其他家人关系的负面影响。由于肿瘤患者照顾者需要集中精力照顾患者,使得照顾者的社会活动明显减少。澳大利亚的一项研究显示,58.0%肿瘤照顾者认为照顾患者严重影响其对以下生活活动的时间安排:假期计划(45.4%)、外出旅游(30.2%)、兴趣爱好(25.6%)、个人感情(11.1%)和社会活动(15.6%)。这些时间限制的负面影响会导致照顾者感觉社会孤立(32.0%)、与家庭成员及其他人员关系紧张(25.0%)、忧伤和挫败感(24.0%)。

一般认为,肿瘤患者家庭照顾者所经历的时间受限及社会活动的减少会加重其照顾者负担。Price 等发现社会活动减少是影响卵巢癌患者照顾者焦虑和抑郁程度的因素之一。在照顾患者的过程中,尽管照顾者试图多参加一些社会活动,但多数只能因时间有限而放弃。这种影响尤其以年轻照顾者为主,对其整体需求的满足造成严重的影响。

肿瘤的诊断及治疗对婚姻关系的严重影响已越来越受到学者的关注。一般认为,肿瘤对夫妻的影响是作为一个整体,而非个体水平,使夫妻以一个"情绪系统"共同应对疾病。肿瘤的诊断所引起的夫妻角色和职责的改变,导致其婚姻关系变化的不确定性。从得知肿瘤诊断开始,夫妻需要共同面对一系列困难和挑战,包括如何向亲朋好友公开肿瘤诊断这一"坏消息";讨论应对职业及家庭角色改变策略;同时还要兼顾维持家庭正常运转及抚养子女的责任。

在应对整个肿瘤治疗及康复的过程中,肿瘤患者及配偶照顾者需要共同应对这些可能的变化。配偶照顾者不仅要对患者提供各种可能的照顾,同时还需要面临可能失去伴侣或爱人的痛苦。可见,肿瘤的诊断及治疗可以动态改变婚姻关系的状态,从而影响夫妻双方的生活质量及应对能力。即使对于婚姻质量较好的夫妻来说,肿瘤的诊断及治疗也是一个应激或压力事件,从而导致婚姻关系紧张,甚至会使离婚率增加。

除以上所述照顾者角色对照顾者自身产生各种负担外,也有研究指出照顾者有可能对照顾对象,即患者实施虐待。一项美国的研究表明,社区家庭护理中约 26.0%的患者经受潜在的被照顾者虐待现象。对于配偶照顾者的研究表明,患病前的婚姻关系好坏及照顾者负担均与可能的照顾者虐待行为相关。照顾者虐待行为的潜在危险因素包括:患者日常生活活动能力的受损程度、配偶照顾者、照顾者认知障碍、身体症状及抑郁等。

尽管研究结果显示,照顾者接受家庭与社会支持的多少与照顾者负担有关,如 Baider 发现,照顾者接受社会支持的程度与其经受的心理负担呈反比。但研究结果同时表明,虽然肿瘤照顾者经历以上各种身体、心理及社会负担,照顾者却很少寻求专业支持机构的帮助。这可能与肿瘤患者及其照顾者不愿意公开病情及面对肿瘤可能导致死亡这一事实有关。

(四)经济负担

经济负担是指在肿瘤的治疗照护过程中,由于家庭经济支出增多及家庭收入的减少,从而导致照顾者经济压力增大。来自美国的一项研究显示,在诊断肿瘤的 2 年内,家庭照顾者投入照顾患者的时间所产生的经济价值随肿瘤部位不同存在差异,由高到低依次为:肺癌($72 702,95% CI,$56 814~$88 590)、卵巢癌($66 210,95% CI,$40 750~$91 670)、非霍奇金淋巴瘤($59 613,95% CI,$43 423~$75 803)、乳腺癌($38 334,95% CI,$31 443~$45 236)。此外,其经济价值也与肿瘤病期有关,局部肿瘤较($40 973,95% CI,

＄35 326～＄46 620)远处转移者（＄71 278，95％CI，＄56 303～＄86 253)低。照顾者角色同时还减少照顾者被聘用的机会,许多照顾者甚至不得不辞去工作;或只能承担一些需要时间较少而薪酬较低的工作;有些兼顾在家照顾患者的同时做一些力所能及的赚钱工作。工作的减少不仅引起照顾者家庭收入减低,同时还会导致照顾者与社会隔离。尽管如此,多数照顾者并未寻求可能的经济援助。

肿瘤的长期及多疗程治疗会给肿瘤患者家庭照顾者,甚至整个家庭带来沉重的经济负担,昂贵的医疗费用是肿瘤患者和其家庭照顾者必须面对的现实问题,尤其是在医疗保险制度尚不够完善的我国更是如此。有研究发现,肿瘤患者是否参加社保的肿瘤患者家庭照顾者的症状自评量表总分存在显著差异,即未参加社保者症状自评量表得分显著高于参加社保组。也有报道显示,家庭经济条件的好坏及社会地位的高低与肿瘤患者家庭照顾者的忧伤或不幸等表现相关。国内学者的另一项调查分析还发现,肿瘤治疗的经济成本与其家庭照顾者的生活质量之间表现出显著相关性。此外,为了更好地照顾患者,当患者病情加重,或患者身体功能丧失时,许多家庭照顾者不得不放弃他/她们的工作,这将导致其家庭收入进一步减少。可见,治疗费用的增多及家庭收入的减少共同作用,使得照顾者及整个家庭经济压力进一步加重。

综上所述,由于肿瘤患者家庭照顾者无偿地给患者提供身体、心理、社会及经济等各方面的支持,他/她们往往忽视自身需求,导致上述各种照顾者负担进一步加重。因此有学者建议照顾者应该依据其权利享有"被照顾者"待遇,应该通过一些有效干预措施减少照顾者负担。然而一项对1983—2009年的相关干预措施的Meta分析表明,多数干预项目仍然以帮助患者为主,照顾者只是辅助干预对象,极少有针对照顾者的有效干预措施。显然,照顾者具有他/她们自身的需求,有效满足其需求,降低照顾者负担的干预措施不仅有利于改善照顾者自身状况,同时有利于照顾者更好地照顾患者。对照顾者负担的全面评估将有利于对家庭照顾者提供高效的干预措施。

第三节　照顾者负担量表概念及研究进展

研究表明,照顾者主观负担（SB）与客观负担（OB）之间仅存在中等程度相关。且主观负担对照顾者影响更为明显,客观负担对照顾者的影响也主要是通过主观负担而实现的。因此,在照顾者负担量表研究中应重视照顾者自身感受的测量,研制合适的照顾者负担自我测量量表。

一、照顾者负担量表概念及与PRO的关系

量表（scale）是由若干自我评分的条目或问题组成的标准化测定表格,以对研究对象的某种个性行为特质或态度等进行测量。本研究所研制的肿瘤患者照顾者负担量表即指由若干自我评分的条目组成的标准化测定表格,用于对肿瘤患者照顾者负担这一抽象概念进行测量。由此可见,照顾者负担量表属于照顾者自我报告结局（self-reported outcome,SRO）指标范畴,是对患者报告结局（patient-reported outcome,PRO）指标在肿瘤患者家庭照顾者研究领域的具体应用。

20世纪70年代以来,随着对患者主观感觉或自我报告结局（PRO）在临床实践中重要性的逐渐认识,对PRO的开发和研究也在不断增多。PRO是指基于患者自身报告的结局指标,以区别于由医务人员或照顾者报告的结局。证据表明,2000年以来,PRO在肿瘤患者临床实

践中的应用逐渐增多。在肿瘤实践中,PRO 可以提供有关患者健康状况的宝贵资料,尤其是涉及多维及主观感受的指标,如生活质量。由于这种方法可以直接反映患者本人的主观感受,因而具有其他方法所无法替代的效果。研究显示,PRO 的有效应用还有利于预测疾病预后及加强医患沟通的效果,后者可进一步推动共同决策模式在临床实践中的应用。

二、照顾者负担量表研究进展

随着肿瘤患者生存期的延长,肿瘤患者对家庭照顾者的需求及这种照顾需求对照顾者带来的照顾负担方面的研究亦不断增多。在此背景下,照顾者负担测量工具的研究也经历了由单一维度的测量发展为双维度、甚至多维度测量的演变过程。以下主要介绍几种近年来在国内肿瘤患者家庭照顾者负担研究中有所应用的照顾者负担量表。

(一)照顾者负担量表

虽然照顾者负担量表(Zarit Caregiver Burden Interview,ZBI)涵盖了与家庭照顾者负担体验相关的多方面内容,如身体健康、心理健康、经济、社会生活、家庭照顾者与患者之间的关系,但由于 ZBI 主要反映照顾者的主观体验,因此一般将 ZBI 归为单维度负担量表。该量表是 Zarit 等在护理负担测量理论指导下,结合临床应用开发研制的。ZBI 最初主要用于照顾者主观负担的评价,其照顾对象主要为老年痴呆症患者。ZBI 的后期应用较为广泛,不仅用于其他疾病照顾者负担的评估,如脑卒中、乳腺癌等患者;同时,ZBI 还被翻译为多个不同版本,在 10 余个国家得到进一步使用和验证。ZBI 的 22 个条目分值均为 0～4 分,整个量表的总分范围介于 0～88 分。ZBI 的评价标准是:当得分为 21～40 分时,说明照顾者负担程度为无负担或伴有轻度负担;当得分为 41～60 分时,则反映照顾者负担程度介于中度到重度之间。对其信度检测结果为:间隔 4～12 周的重测信度为 0.71,内部一致性 Cronbach's α 系数为 0.88～0.92。

对 ZBI 的因子分析结果显示,其具有个人负担和责任负担两个维度,然而进一步分析表明,此两个维度方面高度相关($r = 0.75, P < 0.001$),且研究者未对其因子分析方法进行详细报道。因此,有学者建议 ZBI 最好用于总体单维度照顾者负担的测量。

2001 年有学者探讨基于 ZBI 的 ZBI-12 条目的简捷版和 ZBI-4 条目的筛选版在老年人认知障碍照顾者中的应用。结果表明:ZBI-12 的简捷版和 ZBI-4 的筛选版与 ZBI 的相关系数范围分别为 0.92～0.97 和 0.83～0.93。提示简化条目后并未改变原始 ZBI 的特性,且有利于临床应用。近期有学者比较研究 6 种不同简捷版 ZBI(ZBI-12、ZBI-8、ZBI-7、ZBI-6、ZBI-4 和 ZBI-1)在晚期肿瘤、老年痴呆和脑损伤患者照顾者的应用情况。结果表明 6 种不同简捷版 ZBI 均具有较好的信度和效度。ZBI-12 被认为是最好的一种简捷版本,居于其后的为 ZBI-7、ZBI-6、ZBI-4 和 ZBI-1,较适合于对照顾者负担进行初步筛选,但 ZBI-1 对肿瘤患者照顾者有效性较低。

该量表于 2006 年被译制成中文,同时对中文版 ZBI 在我国人群中的适用性进行了评价。结果显示中文版 ZBI 具有较好的信度,Cronbach's α 达 0.87。ZBI 也成为国内学者在该研究领域应用较多的量表之一。采用 ZBI 对肿瘤患者照顾者负担与生活质量关系的研究显示:照顾者负担不仅可直接影响照顾者生活质量,同时还可作为其他因素,诸如患者日常生活能力和照顾者相关特征等对其生活质量影响的中介,即患者或照顾者的其他因素可通过影响照顾者负担,而对照顾者生活质量产生间接影响。对晚期肺癌患者家庭照顾者照顾负担的 ZBI 研究结果表明：在伴有照顾者负担的照顾者(76.7％)中,超过半数(53.7％)的照顾者表现为轻度负担。对照顾者负担影响因素的进一步分析表明,照顾者自身及其家庭因素均可影响照顾者负担。这些因素包括：照顾者的性别、身体健康状况、文化水平、家庭经济状况等。目前尚未见有对各种简捷版 ZBI 在国内照顾者负担测量中的应用报道。

尽管 ZBI 应用较为广泛,但该量表的不足之一是其单维度特性。如前所述,照顾者负担是一个多维度概念,因此这种单维度的量表不利于反映照顾者负担多维度的丰富内涵。然而其简捷版,如 ZBI-12、ZBI-7、ZBI-6 和 ZBI-4,均可作为临床对肿瘤患者照顾者负担的初步评估和筛选。

(二)照顾者压力指标

1983 年,Robinson 等开发研制了对照顾者负担进行测量的包含 13 个负性评价条目的照顾者压力指标(Caregiver Strain Index,CSI)。CSI 可用于评价照顾者主观和客观两方面的照顾压力,其评价维度可以涵盖照顾者身体、心理、经济及社会工作等诸多方面。尽管 CSI 最初并非为肿瘤患者照顾者所研发,但近年已逐渐用于肿瘤患者家庭照顾者的负担评价的相关研究中。由于 CSI 每个条目的回答方式均为“是”或“否”两种方式,因此其计分方式也相应地采用：“是”为 1 分,“否”为 0 分。CSI 的各条目不仅可单独用于评估照顾者在个别方面的压力,还可将各条目得分累加得出 0～13 分的总分,以作为判断照顾者负担程度的指标。照顾者负担随 CSI 总分的升高而有增高的趋势,累计得分≥7 分,提示存在照顾者负担。

CSI 的信效度评价结果均达到良好标准：内容效度指数(content validity index,CVI)为 1,内容一致性 Cronbach's α 系数介于 0.75～0.56。Van Exel 等通过在脑卒中患者照顾者负担测量的研究中,将 CSI 与其他两种量表,即能力感受问卷、照顾者反应评估量表进行比较,结果表明 CSI 具有调查实施容易、研究对象配合程度高、量表信度及效度好、灵敏度高等特点。中文版的 CSI 具有良好的信度和效度,Cronbach's α=0.828。

应用 CSI 对肿瘤患者照顾者负担的研究表明：照顾者角色可对照顾者的工作、学习、生活娱乐等方面产生不同程度的影响,导致照顾者出现各方面的负担。其负担程度从轻到重依次为身体负担、心理负担、社会负担及经济负担。对其影响因素的进一步分析表明,患者配偶、每日护理时间超过 8h 的主要照顾者的照顾负担较重。

CSI 虽然可以对照顾者负担从身体、心理、社会及经济等维度进行评估,但由于该量表条目较少,且其对条目的回答方式采用较为简单的“是”或“否”形式,因此只能对照顾者负担作出简单的定性评价,如判断照顾者是否存在压力或负担,不能对照顾者负担进行定量评价,CSI 在国内的应用研究较少。近年有学者对包含 5 个积极条目的 CSI＋(18 个条目)进行本土化研究,并在肿瘤患者家庭照顾者中对量表进行初步评价。结果表明,中文版 CSI＋具有良好的信度、效度、反应性和可行性等,提出该量表可以应用于中国肿瘤患者照顾者负担的评估。但目前尚缺乏对该量表进一步评价检测及应用的报道。

(三)照顾者反应评估量表

照顾者反应评估量表(Caregiver Reaction Assessment,CRA)是美国学者 Given 等于 1992 年为评估老年患者照顾者对长期照顾的反应而开发设计的。CRA 包含 5 个维度和 24 个条目,可同时测量照顾者的负性和正性经历或体验。负性体验的 4 个维度分别为：日常生活被打乱维度、健康问题维度、经济问题维度、缺乏家庭支持维度。正性体验只有 1 个维度：即自尊维度。同时包含对负性和正性经历的评价也是 CRA 区别于其他照顾者负担量表的特点之一。

研究者最初选取 377 名老年肿瘤患者、老年痴呆症患者和他们的照顾者(主要是配偶)作为研究对象,对量表研制初期所包含的 5 个维度和 40 个条目进行检测。经过应用因子分析方法筛除不合适条目,最终形成了目前较为广泛应用的包含 5 个维度和 24 个条目的 CRA。证据表明,在用 CRA 对脑卒中患者照顾者负担进行评估时,其 Cronbach's α 介于 0.62～0.83。

经过 20 多年的临床应用及不断验证,CRA 已经成为一个成熟的照顾者负担评价工具。CRA 适用人群较广,是一个可用于评估多种慢性病患者(如肿瘤、老年痴呆、脑卒中、慢性躯体及精神障碍等)照顾者负担的可信及有效的工具。

国内学者于 2008 年应用中文版 CRA 对骨髓瘤患者照顾者负担进行研究。结果证实 CRA 在我国肿瘤患者照顾者负担评价中具有可适用性和可行性。应用 CRA 对肺癌患者照顾者负担评价的研究结果显示:在 CRA 的 5 个维度中,得分最低的是家庭支持缺乏维度,其次是健康问题维度,经济问题与时间安排受打扰维度得分则依次提高,得分最高的是自尊维度。但台湾学者对中文版 CRA 的应用研究表明,其经济问题维度次量表的信度较差,有待进一步修订及测试。因此,该量表在我国的广泛应用尚需要更进一步的研究修改与评价。

(四)照顾者负担问卷

照顾者负担问卷(Caregiver Burden Inventory,CBI)是 Novak 和 Guest 于 20 世纪 90 年代末期,采用定量研究和定性研究相结合的方法,在文献回顾(8 个条目来源)和对照顾者访谈(16 个条目)的基础上编制而成的包含 24 个条目的照顾者负担量表。经因子分析证实该量表共包含 5 个维度。5 个维度与 24 个条目的对应关系如下:其中时间依赖性负担和发展受限性负担维度各包含 5 个条目,分别为第 1～5 条目和第 6～10 条目;身体性负担和社交性负担维度分别包含 4 个条目,其对应关系分别为第 11～14 条目和第 15～18 条目;余下的 6 个条目,即第 19～24 条目,则对应于情感性负担维度。条目评分采用 Likert 法计分为 0～4,因此每个维度的得分最低为 0 分,最高则 24 分;量表总分范围为 0～96 分。CBI 得分与照顾者负担程度相关,即分数越高,照顾者负担越重。CBI 5 个因子的 Cronbach's α 系数分别对应:0.85、0.85、0.86、0.73 和 0.77。CBI 的完成时间介于 15～20min。

为进一步对量表进行科学性评价,Marvardi 等采用多中心对 419 名老年痴呆患者照顾者进行研究。结果显示:CBI 具有较好的信度,其 Cronbach's α 均>0.50。与原量表包含 5 个因子维度不同,该研究中因子分析结果只发现 4 个维度。然而,对中文版 CBI 的因子分析结果却提取了 5 个因子,5 个因子对变异解释的累计贡献率为 69.6%,各条目载荷范围介于 0.49～0.76。中文版 CBI 信度的检测结果表明,3 种信度检测指标(折半信度、重测信度和 Cronbach's α)的系数均大于 0.90,表现出较好的信度。

采用 CBI 对肿瘤患者照顾者负担的调查研究表明:肿瘤患者照顾者负担总分为 39.97 ± 9.43;5 个维度压力负担中得分最高的为时间依赖性负担维度,得分最低的维度是情感性负担维度。进一步分析表明:肿瘤患者抑郁水平与其主要照顾者负担呈正相关($r=0.262,P< 0.05$)。

虽然中文版 CBI 能够更好地反映原始量表,并且 CBI 各条目的等效性及 CBI 的整体内容均可以适用于中国文化背景,但是,由于我国的传统文化使得发展、社交及情感负担等维度缺乏独立性,台湾学者 Chou 等指出,CBI 在我国的推广和应用还需要对量表进一步区分和验证。

(五)国内研究中的自制负担量表

近年来,国内学者在肿瘤患者照顾者负担研究方面也采用了一些自制量表,如戈晓华等对采用自制照顾者负担量表的研究发现:胃癌术后患者家庭照顾者表现较为明显的心理及社会负担。分析其原因,照顾者总负担、身体负担及心理负担均与肿瘤患者病情、照顾者与患者关系等因素相关;照顾者心理负担则与照顾者性别相关;然而,照顾者社会负担与各影响因素间均不存在相关性。

蔡长月等利用自编的照顾者负担量表的研究表明,直肠癌患者照顾者负担与其社会支持程度之间存在着负性相关,即社会支持越高,则照顾者负担越低。其中身体负担与可能的技术支持关系密切,经济负担则与照顾者可能利用的物质支持关系最为密切。该结果提示:在临床实践工作中,为有效降低直肠癌患者家庭照顾者的照顾者负担水平,应尽量提高其社会支持度。

以上2个自制量表虽然在其研究中均出现阳性结果,但对量表未进行严格信度、效度的检测,同时也未发现对该量表进一步发展和应用的报道。

综上所述,以上照顾者负担测量量表虽然各有其优点,且有些量表应用较为广泛,如 ZBI 和 CRA,但由于这些量表最初多是为老年痴呆患者照顾者所设计,虽有应用于肿瘤患者照顾者的报道,但其适用性尚有待进一步探讨。同时这些量表也各有不足之处,如 ZBI 的单维度特性不利于反映照顾者负担多维度的丰富内涵;CSI 只能定性测量是否存在负担,不能量化负担的程度;CRA 虽然曾用于评价肿瘤患者照顾者负担,但其局限性在于研究对象多为正在肿瘤治疗期间的肿瘤患者照顾者。虽然中文版 CBI 能较好地反映原量表,但是,由于我国的传统文化背景使得发展、社交及情感负担等维度缺乏独立性,CBI 在我国的推广和应用尚需要进一步区分和验证。也有学者提出应对照顾者负担所处特异文化背景进行相关性研究。结合定性研究的结果研制和开发照顾者负担量表则是对这种特异文化背景的一种较好阐释。徐丽等在量表建模研究的基础上建议,在量表研制初始阶段,应综合采用文献复习、焦点小组讨论和 Delphi 法产生问卷内容。

第四节　肿瘤患者家庭照顾者的自我照护

照顾自己所爱的人可以是一个很愉快的经历。例如,有些人认为照顾加强了彼此之间的关系。但是同时压力也非常大。很多照顾者感觉这像是一份全职工作。如果您有许多其他职责(如工作、抚养小孩),照顾将会变成一项具有挑战性的工作。对于照顾者来说,照顾好自己、保持身体健康是非常重要的。

一、照顾好自己的身体

下面是一些关于照顾者身体健康方面的提示。

1. 坚持锻炼　专家建议每天至少锻炼 30min。活动可以包括快走、慢跑或者骑单车。记住您不一定要花费很多时间去锻炼——您可以融入到每天的生活中。例如,用爬楼梯代替电梯,或者把车停到比平时远一点的地方。

2. 注意饮食　照顾好自己很重要的一点就是要均衡饮食。在您的三餐里,要食用一些水果及蔬菜。坚果、酸奶、豆类富含蛋白质,是人体主要能量的来源物质。如果您陪您爱人去医院看医生,包中可以带一些这样的小吃。

3. 保持充足的睡眠　照顾患者是一项情感和体力上都消耗很大的工作。您很有可能发现自己比平时疲倦很多。所以,您要尝试保持充足的睡眠,一旦犯困时就适当休息一下。

4. 有规律的休息　作为照顾者,即使有时间休息,您会发现自己很难放松。深呼吸、打坐或轻微的伸展运动可以帮助您缓解压力。

5. 保证自己的健康体检,筛查和药物治疗　您的健康是非常重要的。您需要定期进行健康体检,如果有需要记得吃药以保持身体健康。

二、管理自己的情绪

照顾患者是一项能影响人的情绪的工作。学会照顾好您亲人的同时,调节好自己的情绪。很多人在应对家人病情时很情绪化,这是正常现象。

(一)照顾者可能会出现以下情绪体验

1. 愧疚　有时照顾者因为自己身体健康而感到愧疚,一些人会因为家人无法享受愉悦的生活而难过。同时,还有一些照顾者感觉自己没有能提供足够的帮助。

2. 愤怒　照顾者可能会对恶性肿瘤本身、患病的家人、家庭成员、医生或者其他人感到愤怒。定位愤怒的原因能帮您更好地控制情绪。

3. 悲伤　您关爱的人得了很严重的疾病,悲伤是正常的。您或许会怀念亲人没有患病时的美好生活。

4. 气馁　照顾恶性肿瘤患者是一条艰难的漫漫长路,特别是看到患者身体情况差的时候,照顾者很容易会气馁、失望。

5. 不堪重负　照顾者很普遍的会出现不堪重负的感觉。对恶性肿瘤患者提供身心支持感觉就像是在做一份全职工作。

6. 焦虑和绝望　焦虑意味着您十分担心,不能放松下来,感到紧张或者恐慌。一些人担心医药费,担心恶性肿瘤影响家庭,当然也担心他们患者的情况。绝望一般出现在持续性悲伤2个星期后。如果这些症状影响到您的正常生活,请咨询您的医疗服务人员。不要认为您自己不需要任何帮助就可以走出来,他们可以采用一些方法来缓解您的这种情绪。

7. 希望和无望　您的家人接受治疗时,有时您会充满希望,然而有时又会失望,有时您的希望也会发生改变。大多数的时候,您希望疾病可以治愈,而有时您会希望安静、舒服、快乐。如果您无法摆脱绝望的情绪,可以与您信任的家人、朋友聊聊天,作为照顾者,应当充满希望快乐地度过。

8. 孤独　作为一个照顾者,尽管您有许多朋友陪伴,您也会感到孤独。很容易就会觉得没人懂您正在经历的事。您会感到孤独是因为您没什么时间看望别人并做您以前常做的事。

(二)控制情绪的建议

您也许会无法摆脱这些情绪,但是您可以学会控制这些情绪,以下建议可以帮助您。

1. 知道您愤怒的根源　患者可能会生您的气,对亲近的人发泄情绪是十分正常的。他们的压力、恐慌、担心可能会导致愤怒的情绪。不要认为这是针对您。有些时候患者不会意识到他们的愤怒对别人的影响。所以,可以在他们冷静下来后及时沟通,让他们理解您的感受,这会对他们有帮助。记住,这些愤怒并不是因为您而来。

2. 痛哭或者表达您的感受　您不必总是表现得很乐观或者假装开心。给自己时间来妥善处理好您所经历的改变。可以痛哭,也可以表现出您的难过、心烦。

3. 意识到自己的极限　记住每天只有那么多时间。当别人让您做一些您没时间或者没精力完成的任务时,别害怕拒绝。专注于那些您觉得值得花时间和精力的事。其他事情先放在一边。例如,您累的时候就不要做家务了,抓紧利用时间休息一会。

4. 休息　如果可能,定期花些时间休息一下。即便就是几分钟,也要出去放松一下自己。做自己喜欢做的事情可以让自己精神焕发,例如,听音乐、散步,可以让自己的头脑更清醒。

5. 写日记　写作有时候能帮助人理清思绪并想出一些实用的问题解决方法。记下您的想法、感受和记忆也能增强您的精神力量,让自己更自信。

6. 释放您自己　有时,您可以感觉做一些与众不同的事情,试着不要对自己太过严苛,专心做好为自己所爱的人的积极的事,您不可能是完美的,其他人也不是,我们能做的最好的事就是从错误中吸取教训,不断进步,继续做好能够做好的事并且不要对自己期望过高。

7. 向朋友或家人敞开心扉　在您有压力时,问问朋友或家人是否有空愿意立即陪您聊聊,或者定期约时间相聚,以减轻心理压力。

8. 向专业人士倾诉　很多照顾者会感到压力很大或孤单,向更多的朋友倾诉,与咨询师或专业人员交流有助于您减压或减少孤单感。

9. 满足自身精神需求　对于有的人来说,精神需求就是参加一些宗教活动;对于有的人来说,是多接近大自然。无论您的信仰是什么,满足自身的精神需求可以给您带来舒适感。

三、寻求多元化支持

1. 寻求更多照顾者的支持　与其他照顾者交流可以缓解自己的孤独感,有些组织可以提供一个平台,让照顾者们相互学习,相互分享。

2. 寻求其他人的帮助　作为照顾者,了解自己的极限,获取大家支持照顾好您自己和您爱的人。正确认识和安排好哪些工作您自己可以做,哪些工作您需要帮助。

3. 与家人和朋友协调好　询问家人、朋友、可信行的机构、邻居或其他人是否可以帮助您?他们通常都很乐意帮助。您只需要说一声,告诉他们您需要什么样的帮助,记录好每个人的任务。

4. 了解暂居照顾服务项目　暂居照顾服务项目可以让朋友或家人得到休息。当您有自己的事情或需要有自己的时间时,暂居照顾者(或临时护工)可以暂时照顾您的亲人,他们可以照顾患者吃饭、洗澡等生活需要。

5. 保持希望　保持希望但要预料到最坏情况是一个很艰难的考验,您的情感在充满希望和毫无希望中改变了许多次。当您左右为难时,一定要坚持下去,即使表面看上去已经没有希望,但是仍有很多人充满希望地得到了帮助。

总之,作为肿瘤患者家庭照顾者需要花大量时间照顾自己的亲人,很容易把自己的需要和感觉放在一边。他们常常忽略了自己的需要,例如,忘记吃饭、锻炼。值得提醒的是,对于照顾者来说,照顾好自己、保持身体健康才能更好地照顾自己的亲人,这样可以减少照顾带来的压力。因此,为了自己的亲人,也为了自己,请您首先照顾好自己!

第六篇

监测篇

第20章

肿瘤监测概论

近年来,恶性肿瘤发病率和病死率不断增加,它不仅严重威胁着人类的生命健康,更给家庭、社会、国家带来沉重的负担,是非常突出的公共卫生问题,预防和控制恶性肿瘤已成为全球性的卫生战略重点之一。要做好肿瘤的预防和控制工作,仅仅依靠临床诊断、治疗是远远不够的,做好肿瘤监测和登记工作同样关键。

第一节　肿瘤监测概述

肿瘤监测是以社区医疗服务网和肿瘤防治网等为依托,对肿瘤发生的分布和动态变化及其影响因素进行长期连续观察,细致收集病情及各种基本的卫生资料进行分析研究。将信息迅速地反馈到各有关部门,为制订肿瘤的防治对策和措施提供科学、系统的依据,完善对肿瘤的预防和治疗。

一、肿瘤监测的目的

根据肿瘤监测的定义,监测的目的是为卫生行政主管部门卫生决策、肿瘤的预防和控制提供信息,可概括为以下五个方面。

(1)估计区域(或者社区)人群中肿瘤的发生频率及肿瘤发病的人、时、地分布,动态监测肿瘤的变化趋势。

(2)根据肿瘤发病率和现患率的变化评价干预措施的效果。

(3)发现肿瘤的高危人群,有针对性地采取干预措施。

(4)预测肿瘤的流行趋势,验证预测结果。

(5)为制订肿瘤控制策略确定优先突破点。

二、我国肿瘤监测系统的管理模式及各自特点

(一)肿瘤研究机构管理模式

肿瘤研究机构管理模式是以肿瘤研究机构为核心的肿瘤监测登记系统模式。该模式的主要特点是3级上报、4级审核的报告程序,肿瘤发病、病死数据来自覆盖地区所有医院提供的肿瘤发病登记卡及死亡报告证明书,因此该管理模式的上报数据来源可靠、质量高,但不利之处在于上报过程烦琐,某一环节拖延,便会影响整个登记工作进程。

(二)肿瘤防疫机构管理模式

防疫机构管理模式是以防疫机构为核心的肿瘤监测登记系统模式。该模式将肿瘤登记处

设在防疫机构内,由医院门诊或住院医生填写肿瘤病例报告卡,保健科医生收集、整理、核对和登记卡片后,寄往肿瘤登记室,最后送防疫机构内的肿瘤登记处,全部卡片经手工整理、审核、排重,并录入计算机,建立肿瘤登记数据库。此种模式的优势在于整个上报过程中,分工明确,并且运用了计算机系统,不利之处在于工作量大且受人员本身素质因素影响较大。

(三)城市社区管理模式

社区管理模式是将社区肿瘤监测工作与社区卫生保健工作相结合,结合社区实际情况和肿瘤发病特点开展肿瘤监测工作的模式。社区医生负责肿瘤发病和死亡的报告;肿瘤监测点的肿瘤医生负责收集和上报肿瘤发病和死亡资料;社区肿瘤监测中心的工作人员负责社区肿瘤监测网的管理、检查和考核;社区肿瘤发病和死亡资料的收集、管理和分析,定期写出分析报告和汇总表;收集社区环境监测资料和组织开展社区居民行为监测调查。此种模式便于开展社区环境、居民行为的监测调查,但此种模式的局限性在于只适用于在社区发达、机构健全的地区开展。

(四)慢性病防治机构管理模式

慢性病防治机构管理模式是以慢性病防治机构为核心的肿瘤监测登记系统模式。该模式的基本框架是建立恶性肿瘤 3 级报告网络。3 级为各医疗单位防保科的兼职人员,负责该院报告卡的收集、核查、汇总登记和上报工作;2 级为卫生防疫机构慢病科的兼职人员,负责报告卡的收集、复核和电脑录入,对监测资料进行统计分析汇总,按时向慢性病防治机构(1 级)传送月报、季报、年报,形成 3 级报告网络组成的恶性肿瘤报病监测体系。该模式优势在于由兼职人员负责,节省人力,适合应用于人员、经费紧缺的地区,但不利之处在于兼职人员在一定程度上缺乏专业知识、技能和责任心。

三、世界主要发达国家、地区肿瘤监测情况

(一)欧洲肿瘤监测(登记)网络

1. 概况　作为欧盟的"欧洲抗癌计划"网络的一部分,欧洲肿瘤登记网(European Network of Cancer Registries,ENCR)于 1989 年成立。ENCR 目标为促进肿瘤发病资料的质量、可比性和有用性;建立欧盟内肿瘤发病和死亡的监测基础;常规提供欧洲内关于肿瘤负担的信息;促进肿瘤登记处在肿瘤控制、卫生保健计划和研究的利用。ENCR 在各登记处成员内分享欧洲肿瘤发病死亡数据库(EUROCM)信息,目前该数据库涵盖了 40% 欧盟人群的肿瘤信息,发布、发表了各种根据不同研究及政策需要的分地区、国家及肿瘤人群的统计信息。ENCR 还提供了全欧洲共享的 3 个主要癌症数据库:EUCAN、EUROPE95 和 EUROCARE。

北欧 5 国(丹麦、芬兰、挪威、瑞典和冰岛)是世界上肿瘤登记系统最发达和完善的地区,资料覆盖全人群,并累计了近 60 年的数据。由于数据质量高、完整性好,北欧肿瘤登记协会(Association of the Nordic Cancer Registries,ANCR)在该地区还建立了专门的 NORDCAN 软件,对北欧国家的肿瘤状况进行更深入、细致的分析,为全球的肿瘤病因、预防和治疗提供了先进、完备的研究基础。

2. 特点　①起步早;②监测目标明确;③覆盖面广;④监测数据持续时间长、质量高、完整性好;⑤应用专门软件对统计数据进行深入分析,信息分享;⑥有长期、稳定的政府经费支持。

(二)北美肿瘤监测(登记)系统

1. 概况　北美肿瘤登记中心协会(North American Association of Central Cancer Regis-

tries，NAACCR)建于 1987 年，负责协调、指导北美所有致力于促进肿瘤登记数据质量和使用的各肿瘤登记处、政府机构、专业协会组织及私人团体的工作。

美国的肿瘤发病、生存等信息由美国国立癌症研究所的 SEER (Surveillance Epidemiology and End Results) 系统收集和发布。该系统建于 1973 年，现有 17 个肿瘤登记处，覆盖约 26％的美国人口。肿瘤死亡数据由隶属于美国疾病控制与预防中心（Centers for Disease Control and Prevention，CDC)的国家人口统计系统负责收集、整理。与此同时，美国疾病控制中心提出了如下几条标准以实现对监测系统进行及时、准确的评价。①简明性：既指监测系统的组成是否简单高效，也指系统是否容易操作。②灵活性：指监测系统能根据监测的需要，方便快速地改变监测内容、资料管理方式和工作程序。③可接受性：指地方行政部门和社区居民对肿瘤监测系统的支持。④敏感性：是指监测系统能否及时察觉出肿瘤流行的变化。⑤阳性预测值：指监测系统报告的病例占该社区真实病例总数的比例，阳性预测值越高，表示漏报的病例少，报告质量好。⑥代表性：指抽样布点监测的内容能否代表整个社区人群总的情况。⑦即时性：反映监测系统中资料在各环节的运作速度。除此之外，美国肿瘤登记有行政或立法保障，并能够长期、稳定地得到政府的经费支持。

2. 特点　①起步早；②政府机构主持工作，其他分支机构、社会组织、私人团体共同完成；③覆盖面广；④运用计算机规范登记工作，定期分析发布肿瘤监测信息；⑤肿瘤登记有行政或立法保障；⑥有严格质量控制体系；⑦有长期、稳定的政府经费支持。

(三)澳洲肿瘤监测

1. 概况　澳洲肿瘤登记协会（Australian Association of Cancer Registries，AACR)由 8 个澳大利亚州及地区级肿瘤登记处、新西兰肿瘤登记处及澳大利亚卫生福利研究所（Australian Institute of Health and Welfare，AIHW)的国家肿瘤统计信息交换所组成。肿瘤登记有行政或法律保障。AACR 执委会每年举行会议，对澳洲的肿瘤登记进行协调、指导及促进。

2. 特点　①由协会对肿瘤登记工作进行指导、协调；②有行政、立法保障。

四、我国肿瘤监测系统存在的问题与不足

(一)肿瘤监测覆盖面不足，机构分布不均，登记资料不规范

目前，我国部分地区实行了肿瘤登记制度，总覆盖人口仅 5.96％，不及人口总数的 1/10。肿瘤登记处多数分布在东中部或肿瘤高发区，如上海、北京、天津、武汉、江苏启东、浙江嘉善、福建长乐、河北磁县。肿瘤登记覆盖人口的不足及分布不均衡使得肿瘤登记资料代表性差，况且这些上报资料的登记点中除上述 8 个登记中心，其余均未被国际认可。同时，我国人口的流动性大造成了人口资料的获取和个体确认的难度增加。

(二)肿瘤监测缺少专业人员，缺乏长期稳定的经费支持

合格的登记人员短缺、登记处运作资金支持不足、资料处理设备缺乏等问题长期困扰着我国的肿瘤监测、登记工作。在全国开展肿瘤登记的地区中，部分地区肿瘤登记工作没有得到地方政府财政支持，肿瘤登记人员中仍有相当比例的兼职人员，部分登记处没有配备必要的计算机设备。

(三)肿瘤监测缺乏必要的质量控制

部分肿瘤登记资料的完整性较差，肿瘤随访数据信息缺乏或质量低，数据的可利用率低。在被调查的肿瘤登记处中，存在门诊病例信息流失，死亡资料未充分利用的情况，并且没有使

用计算机系统管理资料和评估数据。

(四)肿瘤监测成果未充分开发利用

相比世界发达国家而言,我国的肿瘤登记机构没有定期向公众发布肿瘤信息,即便是全国肿瘤防治办公室公布的全国肿瘤发病率、病死率的资料也仅仅来自这些建立肿瘤登记点的地区,并不能代表全国的水平,部分地区肿瘤监测信息资料,从不或很少用于生存分析、制定防治规划和医疗服务评价。

五、对我国肿瘤监测工作的建议与展望

(一)国家应加大对肿瘤监测工作长期、稳定的经费支持,扩大登记工作的覆盖面,加强肿瘤登记人员的培训和交流

肿瘤监测系统所提供的信息可以用来对肿瘤防控工作进行规划、实施和评价。一个比较完善的肿瘤监测系统,可以连续、全面地反映肿瘤本身及其影响因素的状况和变化,其提供的信息在各项癌症防控工作中均有广泛的应用。因此,国家及政府相关部门应加大对肿瘤监测、登记工作的经费支持,配备足够数量的专业人员及完善的信息设备,开展该项工作,从省会中心城市到地县级城市、到乡镇,逐步扩大登记工作的覆盖面,没有开展肿瘤登记的省(自治区)应尽快建立登记点。逐渐开展工作的同时,注重加强肿瘤登记人员的培训和交流,扩大肿瘤登记人员的队伍,从而规范和提高全国肿瘤登记工作的质量和水平。

(二)建立、健全肿瘤监测网络,完善肿瘤登记管理制度

建立、健全适合于当地可利用资源的肿瘤登记处,为逐步建立具有代表性的中国肿瘤登记网络奠定基础;建立全国性逐级登记、报告和审核系统及各级数据库管理制度,如果有可能将肿瘤登记工作纳入行政、立法程序。

(三)规范肿瘤报告制度,统一标准,提高报告质量

肿瘤病例资料的质量是肿瘤登记工作的关键,根据我国实际情况和肿瘤监测需要,借鉴国内外实践经验,在肿瘤登记试行规范基础上制定我国肿瘤登记规范。建立全国性逐级登记、报告和审核系统及各级数据库管理制度,定期公布癌症统计和研究报告。可通过以下方面实现:①加强管理,规范医院肿瘤报告工作;②制定质量控制方案,加强过程管理;③大力推广肿瘤学ICD-10编码,使肿瘤监测工作与国际接轨;④完善相关法律、法规,使肿瘤登记报告制度成为具有法律效应的条文,约束相关责任者的行为。

(四)建立肿瘤监测信息系统,使肿瘤登记报告和管理模式由传统手工化向计算机化转变

当前,随着卫生信息化工作的全面展开,尤其是医院信息系统(Hospital Information System,HIS系统)的建立和规范化,电子病历的普及及患者全面医疗信息的计算机管理,使利用现代计算机信息管理技术、软件和网络技术,实现肿瘤病例报告、整理和统计分析的计算机化和网络化成为可能。

肿瘤病例的报告和管理分新发病例和死亡病例两部分,相应的计算机管理系统也从以下两方面着手:①肿瘤新发病例报告、资料管理和统计分析的计算机化;②各疾病预防控制中心恶性肿瘤死亡报告、病例资料管理和统计分析的计算机化。

建立肿瘤监测信息系统的优势在于:①肿瘤报告信息传递及时、准确;②计算机管理系统将实现计算机自动查重、编码和逻辑检查,同时完成对肿瘤病例数据库的查询、统计分析和报表制作等,大大降低基层工作人员的劳动强度,减少人为误差,提高工作效率。

(五)建立肿瘤监测评价系统,对监测系统的效率和作用进行评价

为促进肿瘤监测系统的效率,为人群健康带来更大的效益,对监测系统的效率和作用进行评价是很有必要的。肿瘤监测效果评价的原则首先是监测系统是否为肿瘤预防、控制服务,是否达到了建立该系统的预期目的;其次,评价监测系统的效率及运转情况。我国相关管理部门可以借鉴美国疾病控制中心提出的系统评价标准作为参考,及早制定和完善符合我国国情的肿瘤监测系统评价体系。恶性肿瘤的综合防治已成为我国疾病防治战略的重要领域。准确掌握中国的肿瘤发生和死亡情况,有计划、有步骤地开展肿瘤登记和监测工作,动态了解肿瘤的发病、死亡的变化趋势,对于了解我国肿瘤发病现状及制定我国卫生事业发展规划、肿瘤控制计划和评价防治效果、探讨肿瘤的流行规律及病因学线索等方面有重要意义。

肿瘤登记资料为我们提供了可靠的数据资源,随着登记病例数量的累积、登记时间跨度的延长,登记资料的价值会越来越大。肿瘤登记工作既服务于我国卫生行政部门制定正确的防治策略,同时也为广大科研人员从事肿瘤研究提供相关数据支持,相信我国肿瘤监测、登记工作必将受到国家及政府有关部门的重视和大力支持。

六、肿瘤"全程关护"中监测环节的内涵

监测为"全程关护"6 个环节的最后 1 个环节,其内涵主要包括两方面:一是调动可利用的社会资源,为肿瘤患者提供各方面的支持,鼓励和帮助患者重返社会(该方面内容可参见肿瘤健康管理篇的相关内容);二是注重肿瘤患者的姑息治疗,对于病情恶化或终末期肿瘤患者,应指导和实施临终关怀服务,保护患者的尊严,减轻患者的痛苦。同时应做好家属的支持和指导服务,包括居丧期家属的心理支持。

第二节　肿瘤姑息治疗概述

根据程度的不同,肿瘤治疗可分为根治性治疗和姑息性治疗。根治性治疗对肿瘤尽可能起到治愈的效果;而姑息性治疗侧重于缓解患者的不适症状,尽量帮助那些不可治愈或严重威胁生命疾病的患者及家属获得最佳生活质量。姑息性治疗的核心是评估并缓解疾病给患者带来的生理、心理等负担。对于肿瘤患者,姑息治疗应始于疾病确诊之时。尽管抗肿瘤治疗和症状治疗给大多数肿瘤患者带来治愈期望,但对于病情不断恶化的肿瘤晚期患者,其重心应当由抗肿瘤治疗为主的策略转变为以充分支持治疗和症状治疗为主的姑息性诊疗的策略。

一、姑息治疗的概念与内容

20 世纪 60—70 年代,尽管存在姑息治疗的治疗理念,但对其概念和内容的理解并没有得到统一。1984 年,Doyle 提出"当死亡从一种可能变为现实的时候,姑息治疗应着重于解除患者在生命的最后几年或几个月中可能存在的身体、情绪、社会和心灵方面的痛苦;姑息医学是对患有活动性、进行性晚期疾病患者的研究和处理,他们的预后不佳,且医疗照顾的中心是生活质量"。因此,在 1987 年,英国将姑息治疗定义为:姑息医学的对象是活跃进展性和预后不佳的晚期患者,处理的目标主要是提高患者的生活质量。1990 年,WHO 综合了世界各国姑息治疗的情况,将其定义为对于不能治愈患者的积极整体照顾,包括疼痛和其他症状的控制,

并着重解决患者心理学、社会学和心灵方面的问题。

随着姑息治疗临床实践的不断深入和完善,人们发现姑息医学的范围远远超出了躯体症状的缓解,它追求的是躯体、精神、心理、社会等要素的整体照护,使患者可能充分地、积极有益地适应死亡的到来。因此,2002 年 WHO 将姑息治疗定义修改为:姑息治疗是一门临床学科,通过早期识别、积极评估、控制疼痛和其他痛苦症状,包括躯体、社会、心理和心灵的困扰,以预防和缓解身心痛苦,改变因疾病而面临生命威胁的患者和他们家属的生命质量。

肿瘤姑息治疗的内涵包括:①肿瘤患者疼痛的处理;②肿瘤患者其他躯体常见症状的处理;③肿瘤患者的社会心理问题;④肿瘤患者的精神方面支持;⑤肿瘤患者的营养及护理;⑥对患者家庭和亲友的支持。

二、姑息治疗在肿瘤治疗中的地位

全世界每年有 1000 多万的新生恶性肿瘤患者,其中死于恶性肿瘤的患者达 700 多万(70%)。尽管经过努力,有的恶性肿瘤可以治愈,即使不能治愈也有 5 年甚至 10 年以上的生存时间,但每天仍有数百万的恶性肿瘤患者遭受着痛苦和濒临死亡的折磨。就我国而言,每年约有 200 多万的新发肿瘤病例,死亡人数约有 140 多万。但由于国人对于死亡看法的偏见及医疗制度和条件的限制,晚期恶性肿瘤患者基本处于一种束手无策的状态,导致大量晚期肿瘤患者因得不到合理治疗和妥善安置而遭受巨大的精神及肉体的痛苦。

从以往的观念来看,姑息治疗是治愈性治疗失败后的医疗措施(图 20-1),但事实上对于肿瘤患者而言,肿瘤的姑息治疗并不是仅仅针对晚期肿瘤患者的临终关怀,而是根据疾病的具体变化,贯穿于肿瘤治疗的全过程。其形式可分为三种:①对于可以或可能治愈的患者,姑息治疗作为辅助治疗,可缓解患者症状和治疗过程中出现的不良反应,提高患者在治疗期间的生活质量,使其接受完整治疗疗程;对于部分患者,在经过对症、支持治疗后使原本不能治愈的患者变为可能。②对于无法根治的晚期肿瘤患者,姑息治疗可作为主要治疗措施来缓解患者症状,减轻痛苦,改善生活质量。③对于终末期肿瘤患者,提供临终关怀治疗和善终服务,对患者家属提供安抚和咨询。

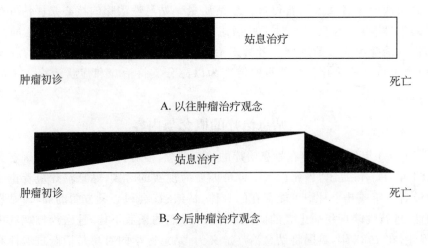

A. 以往肿瘤治疗观念

B. 今后肿瘤治疗观念

图 20-1 肿瘤姑息治疗观念的演变

多学科综合治疗是目前肿瘤治疗的方向,如何做到按照循证医学的方法合理安排肿瘤的治疗,与患者共同制订治疗方案,是现阶段需要面对的问题,尤其是对于晚期肿瘤患者更是如此。把目前现有的治疗方法如手术、放疗、化疗、中医、姑息治疗、心理治疗、生物治疗、康复治疗等融合在肿瘤治疗中,既是一门科学,也是一门艺术。姑息治疗作为肿瘤多种治疗方法的一种,它可以根据疾病的具体变化,贯穿于肿瘤治疗的全过程。

第三节　死亡教育

死亡教育是引导人们科学、人道地认识死亡,对待死亡及利用医学死亡知识服务于医疗实践和社会的教育。死亡教育也是生命教育,死亡只是生命的另一种表现形式,生命的本质原来就蕴含着死亡。从事临终关怀的工作人员应首先持有正确的生死观,这样才能教育指导临终患者坦然地面对死亡,接受死亡,珍惜那即将结束的生命价值。

一、死亡概述

死亡是机体生命活动和新陈代谢的终止。死亡的过程分为临床死亡和生物学死亡两个阶段。临床死亡是指反射消失,心跳、呼吸停止,但组织细胞仍进行着微弱的代谢活动;生物学死亡是指机体的生理功能陷于不能恢复的状态,细胞的功能停止。

传统的死亡标准是以心肺功能的停止为标志,这一标准沿袭了数千年之久。1968 年在日内瓦召开的世界医药科学组织评议会借鉴了美国哈佛医学院提出的"脑功能不可逆性丧失"的脑死亡的标准,提出了判断脑死亡的标准:对周围环境没有反应,完全没有反射和肌肉张力;没有自主呼吸;如果不用人工辅助器,动脉压会骤降,脑电图呈直线反应。目前,脑死亡的定义和标准普遍被医学界和社会接受,并通过立法确认"脑死亡标准"的权威性。

死亡态度是人们对死亡的思考或看法。死亡态度有三种类型。

1. 接受死亡　认为死亡是不可避免的,生老病死,是人类自然规律。

2. 蔑视死亡　多见于有宗教信仰的人。认为死亡是一种解脱或新生活的开始。

3. 否认死亡　认为医学的发展可以让人永生。

人类对死亡和濒死的态度受多种因素影响,可概括成社会性因素和个人因素两大类。社会性因素包括居住地域的传统文化、生活习惯、政治环境等。不同的历史时期,不同国家、民族、地域由于其物质文明和精神文明发展不同步,人们对死亡和濒死的态度差异性很大。西方国家自 1960 年起,死亡教育就已经成为学校教育的一门学科,人们不再认为死亡是需要回避的话题。但在当前,中国人对待濒死和死亡普遍存在不接受的态度,对死亡具有很高的排斥性,人们多忌讳和谈及死亡。此外,人们对死亡的态度还受到个人因素的影响,包括个人的年龄、性别、文化程度、社会阅历、宗教信仰、健康状况等因素。

二、对医护人员开展死亡教育的必要性

医学职业是接受死亡的职业,医护人员又是特殊的死亡教育者。但在临床实践中发现,医护人员自身对死亡没有正确的认识,他们对死亡持反感态度,不愿意理睬临终患者或与临终患者在一起,医护人员对临近死亡的患者感到害怕和焦虑,采用不同的防护措施保护自己;对主动谈及死亡的患者和家属回避或加以阻止;以非人格化的态度对待临终患者。另外,医护人员

缺乏对死亡的心理调适和处理技能,不知道如何与临终患者及其家属沟通;缺乏对临终患者对死亡态度及心理阶段的评估知识;不了解死亡过渡阶段医护人员应起的作用;缺乏帮助死亡患者家属减轻悲伤的知识和技能等。因此,肿瘤科医护人员必须首先接受死亡教育,才能对临终患者及家属进行死亡教育。

对医护人员开展死亡教育的目的包括以下四个方面。

1. 帮助人们形成科学的人生观和死亡观,能够正确对待死亡的问题。

2. 提高护理人员照顾临终患者的护理质量,帮助患者安详、有尊严地逝去。

3. 提高护理人员与患者及其家属沟通的能力,更好地帮助患者和家属接受和坦然对待死亡。

4. 提高护理人员照顾临终患者的知识和能力,以减轻工作中的压力。

三、如何实施死亡教育

1. **尊重患者的权利**　患者有知情权和参与权、选择权。护理人员必须尊重患者的权利,了解临终患者的需求,应在全面评估的前提下告之病情信息,尊重患者对临终或濒死阶段的治疗和抢救措施的意见,不应采取回避或敷衍的态度,引导患者正确坦然地对待死亡。

2. **针对患者不同心理阶段实施死亡教育**　肿瘤患者从诊断、治疗、复发、转移到临终阶段,每一阶段都有复杂的心理体验,特别是在临终阶段,有的患者否认自己的疾病阶段,不肯接受现实;有的患者情绪激动,焦虑不安;有的患者感到绝望和极度的悲伤。护理人员应准确评估患者对死亡的心理反应,针对不同心理阶段进行死亡教育,适时给予辅导和支持。

3. **对患者不同的死亡观念及言行不妄加评断**　患者对待死亡的态度受个人因素和社会文化因素的影响各有不同,护理人员应尊重患者的文化和信仰,理解患者对死亡的态度和观念,不应取笑或刻意纠正患者的说法。

4. **全面评估患者的意愿而不应勉强患者谈及死亡**　有的患者会问这样的问题"护士,你说我是不是快死了?"其实,这其中有些患者实际上并没有在心理上做好准备接受坏消息,而是希望医护人员做否定的回答。此时,护理人员可以通过给患者提问题来确认他们是否已经准备好,如"你怎么会这么想呀,你为什么觉得自己快要死了?"有的患者可能转移话题,这部分患者实际上并没有做好接受快要死亡消息的准备,这时,医护人员不应勉强患者谈论死亡。

5. **告知患者信息的选择性**　告知患者的信息内容应依据患者希望知道的信息、患者的实际想法和愿望及患者以往应对危机的能力进行选择。护理人员应运用恰当的沟通技巧,引导临终患者提出问题。对于在心理上准备好接受"死亡临近"这一消息的患者,鼓励患者说出对死亡的顾虑和担忧,并结合患者的具体情况给予充分的解释。例如,患者说"我死前会不会很痛?"那么护理人员不要说"不会的,你不会感到任何疼痛"。回答患者的问题应现实,更恰当的说法是告之患者:"我们会采取有效的方法控制您的疼痛,将尽所能做好,减少您的痛苦。"

6. **对患者家属的死亡教育**　在患者即将离开亲人时,家属的某些心理和行为会导致患者不能够表达自己的愿望,不能自己选择离开的方式。如有的家属自身对死亡有恐惧心理而疏远患者,有的家属把亲人的死亡归咎于自己对其关心不够,有的家属不征求患者的意见而执意要求医生抢救,有的家属为阻止患者死亡而不停地对患者说"你会好起来的"。因此,及时评估家属关于死亡的想法,指导他们正确面对死亡并克服自身的恐惧,才能够有效支持患者,帮助他们平静安详地离开。如有的患者愿意讨论自己死亡相关的问题,家属不要回避,生前遗嘱对于患者和家属都有着很重要的意义。在患者濒死期,告诉家属可以坐下来陪伴、触摸、倾诉,表达他们对亲人的爱。同时,向患者保证他离开后你会好好活着,让患者毫无牵挂地离开。

第四节　肿瘤患者的临终关怀

近年来,虽然恶性肿瘤的治疗取得了很大进步,但肿瘤的发生和发展始终会与死亡相关联,许多晚期恶性肿瘤患者忍受着无情病痛的折磨,恐惧而无奈地接受死亡,在极度身心痛苦中走完生命的旅程,这些都使得临终关怀成为社会的迫切需求。社会的进步和科学技术的发展,人们比任何时候更加关注和重视生命的质量与价值,在人生的最后阶段,每个人都希望生命在微笑与安宁中逝去,带着尊严、平静、舒适地走向终点,享受临终关怀是肿瘤患者的一项基本权利。

一、临终与临终关怀的概念

1. 临终(dying)　是指由疾病或意外事故而造成人体主要器官的生理功能趋于衰竭,生命活动即将结束、濒临死亡的状态和过程。临终是死亡的前奏,死亡是临终的结果。关于临终的时间范围,各国学者有不同的见解,如日本把只能存活 2～6 个月的患者称为临终患者;美国将预计存活 6 个月的患者确认为临终患者;我国对"临终"未有具体时限规定,一般认为,患者在经过积极治疗后仍无生存希望,直至生命结束之前这段时间称为"临终"。

2. 临终关怀(hospice)　世界公认权威性的美国国立医学图书馆出版的"医学主题词表"把 Hospice 解释为:"对临终患者和家属提供姑息性和支持性的医护措施。"Hospice Care 被翻译成中文"临终关怀"并在我国采用,始于 1988 年天津医学院建立的第一所临终关怀研究中心。

临终关怀的核心是"关心",目的是尽最大努力、最大限度地减轻患者的痛苦,稳定情绪,缓和患者面对死亡的恐惧与不安,维护患者的尊严,提高患者尚存的生命质量,使临终患者在亲切、温暖的环境中离开世界。护理人员是临终患者的主要照顾者之一,临终护理的对象不仅仅是临终患者,也包括临终患者的家属。

二、临终关怀的发展及组织机构

(一)临终关怀的发展

临终关怀在西方最早可以追溯到中世纪西欧的修道院和济贫院,那里可以作为危重患者和濒死的朝圣者、旅游者得到照料的场所,使其得到最后的安宁。

现代临终关怀的创始人是桑德斯。1967 年,桑德斯博士在英国伦敦创办了世界上第一家现代临终关怀院,即圣克里斯托弗临终关怀院,这被誉为"点燃了世界临终关怀运动的灯塔"。临终关怀运动在全世界迅速发展起来,到 20 世纪 70 年代,已经有 60 多个国家先后建立了临终关怀机构,到了 1989 年,全世界临终关怀机构已达 2000 多所。

在中国,临终关怀服务首先在香港和台湾地区得到了相当发展,1982 年,台湾、香港建立了自己的临终关怀机构。1988 年 7 月,在黄天中博士的资助下,天津医学院(现天津医科大学)成立了中国内地第一所临终关怀研究机构。中国内地临终关怀的起步以天津医学院临终关怀研究机构开始,崔以泰主任被誉为"中国临终关怀之父"。1988 年 10 月,中国第一所临终关怀医院"南汇护理院"在上海诞生。我国的临终关怀实践有了长足发展,目前国内已有临终关怀机构 100 多家,我国的临终关怀事业正朝着理论深入化、教育普及化、实施适宜化和管理规范化方向发展。

(二)临终关怀的组织机构

世界范围内临终关怀机构和服务呈现多样化、本土化的特点。如英国临终关怀注重临终关怀院的发展,以住院照料方式为主;美国广泛开展社区服务,以家庭临终关怀服务为主;我国正处在探索符合当前国情的临终关怀服务模式,目前较为普遍的形式是临终关怀病房。

1. 独立的临终关怀院 具有医疗、护理设备,娱乐设施,家庭化的危重病房设置,提供适合临终关怀的陪护制度,配备一定数量和质量的专业人员。为临终患者提供临终服务,如上海南汇护理院。

2. 附设临终关怀机构 是指在医院、养老院、护理院等机构中设置的"临终关怀病房""临终关怀病区"等。临终关怀病房和临终关怀病区分为综合病种的临终关怀病房和专为肿瘤患者设立的临终关怀病房,为临终患者提供医疗、护理和生活照料。

3. 居家式临终关怀 适用于不愿意离开自己家的临终患者的临终关怀服务。医护人员根据临终患者的病情每日或每周进行相应次数的访视,提供临终照料。由患者家属在家里照顾患者,在医护人员的指导下患者家属为患者做基本的日常照料。居家式临终关怀也称居家照护,临终患者由于在家里被照料,能感受到亲人的关心和体贴,可以减轻生理上和心理上的痛苦,最后安宁舒适地离开人间。

4. 肿瘤患者俱乐部 是具有临终关怀性质的群众性自发组织。宗旨是促进肿瘤患者互相关怀、互相帮助,愉快地度过生命的最后旅程。

三、肿瘤患者临终关怀的意义

1. 临终关怀是现代社会文明的重要标志之一 临终阶段是人生中的特殊阶段。虽然医学手段已无法挽留人的生命,但现代社会文明的发展与科技的进步,可为临终患者的生活质量提高及基本权利满足提供可靠的保障。它一方面,把医务人员、红十字会、工会及民政部门等社会工作者联合起来共同为临终患者及家属提供全方位的社会服务;另一方面为临终患者提供医疗照顾、心理支持,使其摆脱恐惧,有尊严舒适地度过人生的最后旅程,使患者家属平稳地度过居丧期。这正是社会进步的表现,是现代社会文明发展的重要标志之一。

2. 临终关怀是人道主义精神的集中体现 临终关怀的起源和发展,充满着跨种族、跨国界、跨阶层的人道主义善的内涵。在临终关怀中,医护人员对生命垂危、即将走向生命终点的临终患者的精心照护、关怀和照顾,满足他们的各种生理、心理、社会方面的需求,最大限度地消除或减轻患者的身心痛苦,使他们在临终过程中感受到人间的温暖,平静地离开人世,这是医护人员人道主义精神的最集中、最突出的表现。

3. 临终关怀是新的医学、护理模式的客观要求 随着医学、护理模式的转变,新的生物、心理、社会医学模式及责任制整体护理模式的产生,要求护理工作把患者看作是生理、心理、社会因素的综合体,对患者实施全身心的整体护理。作为处于人生最后阶段的临终患者,只要他们的生命没有终止,就仍然有生活的权利,有满足他们生理、心理和社会等方面需求的权利。尤其是在患者躯体疾病不能治愈的情况下,对他们施以精神上的慰藉、心理上的呵护和生活上的关怀、照顾,显得更为重要。临终关怀的基本内容是:在生理上,消除患者躯体疼痛等症状的困扰；在心理上，慰藉指导临终患者接受死亡、缓解对死亡的恐惧，安抚家属的悲伤情绪；在社会方面，寻求社会支持，解决临终者及其家属有关的社会问题等。这些充分体现了临终者的"人"的意义，全面适应了新的医学护理模式的客观要求。

四、肿瘤临终关怀护理内容及目标

(一)肿瘤临终关怀护理内容

1. 以对症为主的"舒缓疗护"　肿瘤临终关怀护理的理念，是将以治愈为主的治疗，转变为以对症为主的"舒缓疗护"。一个患者处于不可逆转的临终状态，一般观念下的"治疗"对其已经毫无意义。因此，在临终关怀情境下，将"治疗"改称为临终"舒缓疗护"，用"关怀""照护"(care)取代"治疗""治愈"(cure)。

临终关怀中几乎一切针对患者的操作措施只有"照护""关怀"方面的意义，并无一般的"治疗"意义可言。在临终关怀过程中的一切操作措施，尽管也有与一般治疗相同的操作措施，例如控制疼痛等症状药物的使用，或者为了缓解症状而使用的手术、放疗、化疗等，这一切都不能归纳为一般"治疗"范畴，只能归于"照护"的范畴，因为它们对于病因的去除、功能的改善和健康的恢复失去意义，在临终关怀伦理范畴内淡化"治疗"的观念，可以使社会、家庭和临终患者处在一种公正合理与协调的氛围状态中，有利于卫生资源的合理分配。而医护人员、家庭和社会真挚地对临终患者进行关怀，不必受治疗效果牵制或干扰，从而真正地维护了临终关怀人道主义的真谛，使得临终患者感受到亲情的温馨，感受到纯真的人间温暖。

2. 以丰富患者有限生命，提高生命质量为宗旨　现代临终关怀，不以延长患者的生存时间为目的，而是以丰富患者有限的生命，提高其临终阶段生命质量为宗旨，遵照人道主义、全方位照护原则，对临终患者进行 24h 全天候的生理、心理、社会等方面的全面照护与关心，维护肿瘤临终患者作为人的尊严与价值，提供给他们一个安静、舒适、有意义、有尊严、有希望的生活，使其在有限的时间里，能有清醒的头脑，在可控制的症状中接受关怀，享受人生最后的乐趣。

3. 以关怀与照护家属为护理延伸内容　与其他疾病患者不同，肿瘤临终患者多以死亡为结局，其患者去世对家属的刺激十分强烈。故临终关怀理念在服务对象和内容方面，要求延伸到对患者家属的关护。

(二)肿瘤临终关怀的护理目标

临终关怀的核心目的在于减轻临终患者的痛苦、控制疾病相关症状，给予患者心理和精神支持，提高患者生活质量，使其善终。肿瘤临终关怀护理的目标不是"治疗模式"，而是"满足模式"。即以患者为中心从满足患者要求的角度出发，提供全面的细致的照顾，尽量满足他们的各种需求，使其在这一非常时期内，尽可能实现患者的死而无憾，生者的问心无愧。

五、临终肿瘤患者的心理发展

(一)临终患者心理发展理论

1. 库伯勒·罗斯的临终心理发展阶段理论　库伯勒·罗斯经过 2 年多的时间，对 400 名临终患者进行了深入科学的研究，通过系统的谈话和细致的观察，总结出临终患者从获知病情到濒临死亡时的心理反应过程包括 5 个阶段。这 5 个阶段分别如下。

第 1 阶段：否认期(denial)。当患者知道自己的疾病已进入晚期即将离开人世时，最初的反应是震惊、焦虑、恐惧，并在强烈求生欲的支配下，出现否认疾病的反应，认为医生判断有误，要求复查,企图逃避现实。这种反应是人的一种防卫机制,可减缓疾病不良信息的刺激。

第2阶段:愤怒期(anger)。患者得知病情及治疗预后不佳,求生愿望无法达到,责怪命运不公,内心充满痛苦、愤怒和怨恨,常以漫骂或各种破坏性行为向家属及医护人员发泄,拒绝配合治疗。

第3阶段:协议期(bargaining)。患者开始承认疾病严重的事实,心理上存在着茫然、焦虑,试图用合作的态度和良好表现乞求、期待医护人员能妙手回春,以换取自己生命的延续或其他愿望的实现。此时患者能积极配合治疗护理,情绪较稳定,看到医生就讲自己的病情,希望医生能重视他,采取最好的治疗方案。

第4阶段:抑郁期(depression)。患者意识到自身疾病的治愈无望,想到不久的将来要离开人世,心理上感到悲伤、忧郁、绝望而情绪消沉、低落。在行为上,有时会痛哭流涕,有时又沉默不语,要求最后会见亲人或自己思念的人,以表达对世间的留恋,或者急于向家属交代后事。

第5阶段:接受期(acceptance)。患者已正视死亡的现实,听天由命地为自己后事做安排,这时患者虽然少言寡语,并常常要求来访、陪伴者保持安静,但情绪、心理已趋于稳定和安宁,静静地等待死亡的到来。

2. 威斯曼的濒死心理反应阶段理论　威斯曼(Weisman)研究恶性肿瘤末期濒死患者的心理反应过程后,将其归纳为4个阶段,具体如下。

第1阶段:可怕境况(existential flight)。在此阶段,患者一旦发现自己遭受疾病的侵袭,马上就会感觉到这种灾难的不可避免,从而感到震惊和害怕,并进一步感觉到这种可怕的状况将笼罩自己的整个生活。这个阶段的时间大多是从确定诊断开始,可以持续一段时间。

第2阶段:缓和顺应期(mitigation and accommodation)。由于疾病的复发或不断恶化,使得患者感到要想生存就必须依据自己的身体现状和现实环境,尽量配合医护人员的治疗以减少痛苦。此时的患者心态还比较正常,要求身体舒适,关心自己的工作和家庭,关心自己的社交活动,思考自我存在的意义和价值。

第3阶段:衰退和恶化期(decline and deterioration)。这一阶段的患者感觉到自己的病情严重,心理上威胁很大。虽然不断地求得适应现状,但随着疾病的恶化和体质的衰弱,意识到死亡即将到来。由于此时患者的意识尚较清楚,所以还可以根据自己的意愿能力,对一些事情做出适当的安排。

第4阶段:濒死期(pre-terminality and terminality)。此时临终患者已然感到治愈无望,因而处处显示出绝望的情绪。虽然还可能有求生的欲望,但因为病情的日益恶化,迫使自己必须放弃一切活动,惟求解脱,默默地等待死亡的到来,以便平静地接受死亡。

3. 帕蒂森的临终心理发展2阶段理论　帕蒂森(Pattison)关于临终患者心理发展的2阶段理论是在前面讲述的威斯曼临终患者心理发展4阶段理论基础上提出的。

第1阶段:急性危机期(acute crisis phase)。患者已经发现自己面临死亡,此阶段的心理反应以焦虑为主,焦虑水平在这一时期达到高峰。

患者的焦虑有5个特征:①情境压力和危机无法解除;②遇到的问题超越了个人应对的能力;③死亡威胁着自我实现的目标;④危机的发展随着心理自卫的形成,呈先上升后下降的趋势;⑤危机具有复合性,易引发未解决的其他心理冲突。

第2阶段:慢性生存-濒死期(chronic living-dying phase)。这一时期是从个体意识到死亡的威胁,再到死亡的发生。其焦虑水平逐渐降低,慢慢适应面对恐惧,直至接受濒死的事实。

(二)临终肿瘤患者的心理特点

1. 求生求知心理 在临终阶段,患者除了生理上的痛苦之外,更重要的是对死亡的恐惧,自己无法相信和无法接受的现实,恐惧万分,由此背上了沉重的包袱,害怕自己会离开人世,求生的欲望油然而生。为了延长生命会向医师寻求各种治疗的方法,急于了解病情和治疗方案。美国的一位临终关怀专家就认为:"人在临死前精神上的痛苦大于肉体上的痛苦。"因此,一定要在控制和减轻患者机体上的痛苦的同时,做好临终患者的心理关怀。

2. 解除痛苦的心理 疾病进入濒死阶段时,患者最初往往不承认自己病情的严重,否认自己病情的严重程度,总希望有治疗的奇迹出现以避免死亡。当患者得知病情无挽救希望,预感已面临死亡时,由于不堪忍受疾病的折磨,患者表现为恐惧、烦躁、经常无故地暴怒,发脾气,训斥医护人员,不配合治疗等,用这样的方式发泄生理上的痛苦。有的临终患者甚至想用自杀来结束自己的生命,结束痛苦。

3. 没有痛苦地死去 当患者确信死亡已不可避免,想从极度疲劳中挣脱出来,此时患者反而沉静下来等待死亡的来临,不愿与家人及医护人员交流,心情沉重,终日沉默不语。这个阶段患者的需求就是能够没有痛苦地死去。

六、肿瘤临终关怀护理的基本措施

关怀照护是护理专业的核心和精髓,对不同的肿瘤临终患者,对护理的需求是不同的,护理人员要认真进行评价,找出肿瘤临终患者的需求,有针对性地实施护理。

(一)强化基础护理,满足临终患者的生理需求

护理人员要了解临终患者生活、生理上的需求,掌握他们的生活习惯、风俗等,在生活上给予全面、周到的照顾,帮助患者解决环境、饮食、排泄、睡眠、安全等多方面的问题。具体措施如下。

1. 改善病室环境,提供洁净、安静、舒适的临终环境 临终病房应保持安静、洁净、空气新鲜。房间面积不宜太大,一般为 $15m^2$ 左右;室内布局应合理、颜色协调,以浅蓝或浅绿色为主色调;病室内要经常打扫,保持患者床单位及被服的整洁、温暖、舒适,一旦污染及时更换;病房内可摆放一些绿色植物、鲜花,以净化病房空气。

2. 做好患者的基础护理,满足其基本的生活需要 肿瘤临终患者的基础生活护理包括:饮食护理、口腔与皮肤护理、排泄护理、睡眠护理等。

(1)饮食护理:肿瘤晚期患者由于肿瘤组织迅速增长及代谢异常往往会引起不同程度的食欲缺乏、体质衰弱及恶病质等现象,若无必要的营养支持,患者很快会衰竭死亡。因此应适当地补充营养与水分,每餐配备高热量、高蛋白、高维生素的饮食。当摄入量不足时,应及时采取营养支持疗法,可以经鼻饲或经胃肠道造瘘供给营养,也可以经静脉供给以延长生命。此外应该注意营养液的均衡配制,并且定期复查患者的相关生化指标,以维持水电解质等的平衡。

(2)口腔与皮肤护理:肿瘤患者化疗药物的应用,其口腔经常会出现炎症、出血、溃疡,引起味觉改变甚至造成咽喉部或呼吸道的炎症。同时,肿瘤临终患者的长期卧床,压疮发生率很高。因此,加强口腔与皮肤护理至关重要。首先,应注意加强病情观察,采用各种护理措施,保持口腔清洁与舒适、去除异味、减少并发症。其次,提供患者良好舒适的体位并定时翻身;对已发生的压疮应积极治疗。

(3)排泄护理:具体措施包括:①患者排便后,房间及时开窗通风换气,喷洒空气清新剂,以

去除异味;②对小便失禁患者可采用一次性防漏且较松软的"尿不湿"或尿垫,必要时安置尿管体外引流;③采用热敷、针灸、插肛管等措施,帮助腹胀、便秘患者去除肠内积气;④通过口服蜂蜜、缓泻药、肛门栓剂、少量不保留灌肠等方法,帮助便秘患者排便等。

(4)睡眠护理:临终患者因焦虑、恐惧和孤独感等心理问题,经常出现睡眠紊乱。因此,帮助患者获得较高质量的睡眠也是护理人员的重要职责。其护理措施包括:①提供安静、光线幽暗、空气清新、温度适宜(冬暖夏凉)、被褥柔软、舒适的睡眠环境;②尽量减少夜间护理操作,但对恐惧、孤独感严重者应多加巡视;③指导患者睡前采取正确卧位,做一些散步、按摩穴位、听轻音乐等松弛活动,饮热牛奶,用热水擦身等,以促进入睡;④必要时,还可给予适量的镇静药或安眠药。

3. 实施优质护理,最大限度避免患者的躯体痛苦

(1)丰富疼痛控制的方法:疼痛是肿瘤临终患者最普遍、最主要的症状,有关调查显示,60%～90%晚期肿瘤患者伴有不同程度的疼痛,40%以上的患者的疼痛得不到满意控制,以至于癌症疼痛成为患者的心理定势,严重影响患者的生命质量及医疗活动的进行。晚期肿瘤患者的疼痛可使患者和家属产生绝望,随着疼痛的加剧和延长,患者甚至可能会发生人格的改变,同时,痛苦的哭啼或呻吟,会使每一个接近患者的亲友陷入继续接近与撒手不管的矛盾之中,也使参与治疗的医护人员承受内疚和失职的压力。为此,WHO 已将缓解患者躯体疼痛问题提到重要地位,列为首要任务。

2005 年美国国立综合癌症网络癌痛治疗指南特别强调两个方面,一是疼痛强度是选择治疗的依据,尽管疼痛是主观感受,但必须对疼痛强度进行量化评估,此外还需要综合评估和动态评估,可见对疼痛缺乏充分的评估是一个全球性问题;二是合理应用止痛药,强调掌握合理剂量和预防不良反应的发生。疼痛的治疗 3 阶梯治疗原则包括五个方面:①首选无创(口服、透皮等)给药;②按阶梯用药;③按时用药;④个体化给药;⑤注意具体细节。

护理人员要动态、量化评估患者疼痛的强度,除按医嘱给药外还要做好疼痛的心理治疗,如支持疗法、生物反馈及放松训练,从而在一定程度上转移患者对疼痛的注意力,达到减轻疼痛的效果。

(2)减轻患者呼吸困难:呼吸困难是肿瘤临终患者的严重并发症之一。呼吸困难可使临终患者产生濒死感、窒息感,从而加重患者的焦虑与恐惧。因此,采取各种方式缓解患者的呼吸困难,是消除或减轻患者躯体痛苦的必要措施。其具体要求包括:注意观察临终患者的躯体症状,一旦发现患者出现呼吸困难,立即采取扶助患者取坐位或半坐卧位,给予氧气吸入,使用解除支气管平滑肌痉挛的药物等。

(二)实施良好的心理支持,让肿瘤临终患者走出心灵沼泽

临终肿瘤患者已由求生求知的需要、希望治愈而转向情感需要和对症状的控制、舒适的需要,此时给患者情感和心理上的支持,往往比生理上的治疗更重要。常用的心理支持方法如下。

1. 心理疏导法　对于临终患者的情绪反应看作是一种正常的、健康的适应性反应,千万不要反击患者,对患者的某些不礼貌行为应忍让,并给予理解、宽容和关爱。倾听其心声,了解患者心愿,满足患者的要求,给患者以亲人般的温暖和关爱。帮助患者与家人、亲朋联系,以体现生存价值,减少孤独感。帮助患者正确认识疾病,积极配合诊断治疗,激发患者潜在的生存意识,以脱离痛苦和恐惧,恢复一定程度的和谐与平衡,尽可能在舒适和放松中走完人生旅程。

2. 认知疗法 患者此时最大的愿望是能尽量延长生命,所以要改变患者对死亡的看法,正确地理解死亡。

3. 运用音乐疗法,增进临终关怀 即将走向生命终点的患者,情绪是复杂的,常有焦虑、抑郁和恐惧。音乐疗法可以帮助临终患者平静、安详地离去。资料表明,临终患者静听音乐后,收缩压明显下降,焦虑和抑郁明显改善,同时音乐疗法还能减轻化疗引起的恶心、呕吐。遇到沟通困难的患者,护理人员用微笑的表情安抚患者,让患者听音乐,使之情绪稳定。

(三)面对死亡,陪伴旅行

"陪伴人生最后的旅程",是现代临终心理关怀的基本方法之一。它体现了人与人之间真诚的、实实在在的、平等坦率信任的关系。临终肿瘤患者所面对的最大的威胁是死亡。为了实现临终心理关怀的目标,医务人员必须帮助患者能够面对死亡。人们对死亡的态度与年龄、性别、受教育程度、宗教信仰和社会背景等因素有关。不愿意接受病情、畏惧死亡的心理必然给患者造成极大的精神压力,患者可以表现为悲伤、狂躁、自暴自弃、拒绝治疗及自杀行为等。

因此,医护人员应做到以下几点。①正确对待死亡:加深对死亡观的认识,培养自控能力,才能帮助临终患者从死亡的恐惧与不安中解脱出来。②加强死亡教育:使患者认识到死亡是生命的自然阶段,解脱其心理冲突,当死亡不可避免时能泰然处之。只有面对死亡,正确认识死亡威胁才能使患者从恐惧、愤怒、焦虑和抑郁等不良情绪中解脱出来。

(四)度过危机

临终心理关怀需要从不同的层次水平提供关怀与帮助,促进临终患者面对危机,发展自我,超越自我。

第五节 临终肿瘤患者家属的心理关怀

临终患者的家属仍是值得医护人员关护的个体。在亲人即将离世时,家属不仅要承担经济、照顾等工作,而且需要心理上的转变和适应;死亡是患者痛苦的结束,同时又是家属悲哀的高峰。因此,对临终肿瘤患者的家属实施心理疏导是十分必要的。有研究表明,对家属有效地心理护理可以降低家属的病死率。

一、临终患者家属的心理反应

对于家庭而言,任何一个成员濒临死亡,其他成员都难以面对这一事实。从患者确诊到死亡甚至到患者死亡之后,对其家庭成员来讲,是一个持续的哀伤过程,他们可能和患者一样会经历否认、愤怒、讨价还价、抑郁等发展阶段。常见患者家属的心理反应有以下几个方面。

1. 震惊(shook) 突然知道自己的亲人患了绝症或即将离开人世,家属出现一系列反常行为,举止及言谈出现怪异现象,并否认亲人患绝症或临终的事实,出现不知所措无法做出理性的选择。这种现象一般经历数小时至 1 周。

2. 内疚罪恶感(guilt) 感到自己对患者患绝症或死亡负有责任,责备自己没有好好对待患者或死者,甚至责难或怀疑医护人员出现疏忽。

3. 失落与孤单(loss and loneliness) 患者临终或已逝,物在人亡,家属会见物忆人而出现一系列的情绪,如反复无常、悲伤、无助、挫折、失落与孤独感。

4. 解脱(relief) 认清逝者已逝,折磨已成为过去,尤其在照顾一个临终患者后,死亡不仅是临终患者本身的解脱，也是照顾者的解脱，包括精神上的和其他方面的解脱。

5. 重组（reorganization） 重组的过程是渐进的，主要表现为对死者的回忆，并且以前的社交功能开始逐渐恢复，自己可以找到新的生命意义。个人重新寻找生活的方向，准备开始新的生活。

临终肿瘤患者家属要经历上述的 5 个阶段，需要一定的时间。

二、临终肿瘤患者家属心理关怀的目的

1. 增加患者家属对现实的了解 许多肿瘤患者去世后，他们的亲人往往不愿面对现实，甚至选择逃避现实。所以应该帮助肿瘤患者家属增加对失去亲人的认可，帮助患者家属面对亲人死亡的现实，重新开始新的生活。

2. 能够正确处理负面情绪 家属在居丧期表现出的各种负面情绪，包括过度悲伤、抑郁、绝望等。因为许多家属在负面情绪的影响下，往往自己不知所措，辅导者的安慰、鼓励、支持犹如雪中送炭，可以使之在关键的时候对自己所表现的负面情绪得到正确处理，顺利度过居丧期。

3. 健康地对死者撤离感情 肿瘤患者家属对亲人的感情眷恋，是悲伤持续不断的重要原因，是建立新生活的主要障碍。肿瘤患者家属心理疏导的最终目标，就是设法使临终患者家属健康地对死者撤离情感上的联系，然后顺其自然地把自己的情感投入到新生活中。

三、临终肿瘤患者家属的心理关怀

临终肿瘤患者家属的心理关怀贯穿着临终肿瘤患者护理的始终，对临终肿瘤患者家属的心理安慰与支持，协助他们解决有关的心理、社会、经济问题，并帮助做好居丧服务是临终关怀的重点。通过对临终肿瘤患者家属的心理关怀，能够在很大程度上减轻患者死亡对家属生活、工作及情绪的影响。

（一）在患者进入临终阶段，帮助家属面对患者即将到来的死亡

1. 重视肿瘤患者家属的预感性悲伤 在临床工作中，有家属会说："一想起来他/她（患者）过几天就要离开我，说没就没了，心理就难受。"这就是预感性悲伤。预感性悲伤是指个人感知到有可能失去对自己有意义有价值的人或事物时，在改变自我概念过程中所出现的理智和情感的反应和行为。实际上，这种悲伤自从患者诊断肿瘤就已经开始了，只是到了患者临终阶段表现得尤为严重。

以往文献报道仅限于对居丧期家属悲伤的护理，并未提及预感性悲伤的护理。除外肿瘤合并急症引起的突然死亡，肿瘤患者从出现临终征兆、进入濒临期到临床死亡这一过程通常有一段时间。实践中发现，在这一阶段，及时评估家属的悲伤程度，鼓励家属倾诉，适时提供关于疾病的治疗和转归、持续的病情变化信息，并及时提供心理情绪支持，对于预防和减轻丧亲后的悲伤，顺利度过悲伤期非常重要。

2. 与家属保持连续性沟通 与患者及家属建立信任的护患关系是有效沟通的前提。作为肿瘤科护理人员，应首先有能力判断患者是否已经进入临终阶段，协助医生提供给家属准确的病情信息，与家属保持连续性的沟通，帮助家属面对患者即将到来的死亡。评估此时家属对患者的死亡存在的顾虑和担忧，对家属提出的具体问题应避免粗略回答或应付了事的态度。例如，家属最常见的问题是"他/她（患者）还有多长时间？""死的时候会不会很痛苦？""我现在

能做些什么?"这些问题常常很难回答,因此,护理人员应掌握一定的沟通技巧,根据患者的具体情况给予恰当的回答,例如:"我们能够理解您的心情,但是对于他/她来说,这可能是一种解脱"。同时向家属表示我们医护人员将尽力让患者舒适地离开。

3. 全面评估患者及其家属的文化背景和信仰　当患者进入临终阶段,全面评估患者及其家属的文化背景及有无信仰,可以帮助护理人员理解他们对死亡的理解和应对方式。例如,有的患者有宗教信仰,希望在安魂曲的感召下离开。作为护理人员不应加以阻止,而应给予适当的支持,如提供安静舒适的环境,帮助患者安详地离开,完成患者的心愿,有助于减轻家属丧亲后的悲伤。

(二)在患者濒死期医护人员对家属的护理

通知家属死亡已经临近并给予必要的指导。患者濒临死亡,护理人员应通知家属死亡已经临近,让家属在心理上有准备,这一缓冲时间通常可以减轻亲人突然逝去已成事实时家属的过度悲伤。这时,家属得知亲人的死亡就在眼前会感到很茫然,不知所措,或不相信,或表现得情绪很激动。这时,护理人员的支持和指导对于家属很重要。

1. 鼓励家属参与照顾　让家属尽可能做一些力所能及的照顾,如多与肿瘤患者沟通、陪伴患者,给予心理支持。鼓励家属共同参与,及时了解患者病情进展,使家属有接受最坏消息的心理准备。临终者最需要的是被真正的爱,尤其是在生命的终点最需要的是家属的关心和陪伴。

2. 提醒家属通知其他希望在场的亲属和朋友及时赶到,不要给生者留下遗憾。指导家属做一些必要的准备,如寿衣,对患者有重要意义的物件,家属希望陪伴亲人的饰物、照片等。

3. 为家属提供患者当前病情的准确信息,并给家属足够的时间提问和表达担忧,家属可能会重复询问很多问题,护理人员应耐心给予解答并给予恰当的指导。

(三)对居丧期家属的护理

1. 对急性悲伤期家属的护理　丧亲之后,家属会出现一系列急性悲伤反应。有的家属由于极度悲伤可能会突然发生晕厥、心脑血管意外等急症。因此,提前评估家属的健康状况是必要的。这时,护理人员应将处于急性悲伤期的家属安排到安静的房间,陪伴和抚慰是对他们最好的支持。并告诉他/她们"我们已经尽力了,您也已经尽力了",以减轻家属愧疚和自责的感觉。在尸体料理过程中,允许逝者的亲属或朋友参与,尽量遵照他们的习俗和意愿料理。

2. 帮助家属顺利度过正常悲伤期　失去亲人后的几天,家属经历着悲伤的痛苦,痛苦的程度和表达方式各不相同。有的家属回到医院办理后续手续,常会向主管护理人员反复讲述逝者生前的事情,通过这种方式来表达他/她的悲伤。护理人员应认真倾听,与他们一同回忆与逝者生前共同经历的事情,并表示理解。有的家属可能会出现一些寻找行为,希望回到熟悉的场所重新体会与逝者生前共同度过的时光。这时,护理人员应尽量满足家属的要求,以减轻其悲伤。

以后的时间家属会经常感受到分离的痛苦,感到绝望,生活一片空白,没有意义。对于无法接受死亡现实的家属,应倾听家属的诉说,鼓励其发泄出心中的感受,并在适时情况下激发家属的家庭责任感及社会责任感,让其勇敢面对现实,担负起应尽的责任。有的家属试图回避,拼命工作,或借烟酒、吃药排遣时间,减轻悲伤。事实上,这种不良的适应方式会带来更严重的后果。有调查资料显示,居丧第一年的家属,自杀率明显升高,意外事故、心血管疾病、感染的发生率也增加。另外,有 10%～20% 的家属存在临床抑郁。因此,对居丧期家属的随访支持非常重要。

随着社会的进步,卫生事业的发展,人们已经越来越清楚地认识到,社会卫生保健体系中应该包括3个相互关联的基本组成部分,即预防、治疗和临终关怀。临终关怀不仅是社会发展的需要,也是人类文明的一个重要标志。如何将临终关怀事业做到最好,使临终患者安详、舒适并有尊严而无悔地走完人生最后的一段时光,并给予临终患者的家属支持与安抚是医务人员应不断探索的课题。

第 *21* 章

肿瘤患者替代应激人群的护理

在恶性肿瘤的诊断和治疗中,肿瘤患者及其患者家属、朋友等都可能经历一系列复杂的心理问题,如焦虑、抑郁等。这些心理问题不仅会影响肿瘤患者自身的心身健康,也会给肿瘤患者周围的人群带来影响,导致他们出现焦虑、抑郁、恐惧和无助等,即通过各种形式表现出来的替代性应激。

对于替代性应激的人群不能采取简单的否定、回避等心理防御机制,化解自己的压力,那样做反而会压抑其负面情绪,一段时间后会对其心理造成极大损害,必须采取科学的方法预防和化解心理问题,对他们的心身平衡进行有效调节。

第一节　替代应激人群的概念

一、替代性创伤相关概念

1. 替代性创伤　1996 年 Saakvitne 和 Pearlman 给替代性创伤下了一个定义:"它是一种助人者的内在经验的转变,是同理投入于案主的创伤题材所产生的结果。"助人者内在经验的转变有正向与负向之分,我们说的替代性创伤的焦点主要是放在负向的转变上。在危机事件中,许多人成了幸存者创伤的目击者,在治疗关系中,心理干预者在个案再现创伤经验时,他们成了个案的目击者和个案的参与者。

2. 灾后替代性创伤　主要是指救援人员在目击大量悲惨、破坏性场景或耳闻创伤者遭遇的心理创伤后,其损害程度超过自身的心理和情绪的耐受极限,从而间接导致各种心理异常的现象。

3. 替代性应激　是根据替代性创伤的定义引申而来的,即指引起替代性创伤的危机事件及其与之相关的后续救援或抢救的过程。

4. 替代性创伤现象　在危机事件出现后,从事灾难援助的工作者,如医务工作者、消防官兵、军人、警察、媒体记者及与受害者或幸存者来往的人等,都会不同程度地受到危机事件的影响,并出现不同程度的创伤,这种现象被称为替代性创伤现象。

5. 替代应激人群　指与危机事件发生相关的周围人群。

二、肿瘤相关替代应激人群

(一)肿瘤患者的替代性应激

肿瘤患者的替代性应激是指肿瘤患者患病,这一事件成为应激源,使得肿瘤患者周围人群产生应激反应并出现各种心理异常的现象。

1. 患者家属和朋友 肿瘤患者在发病和治疗的过程中经受着巨大的痛苦和心理压力,而肿瘤患者家属的心理压力并不亚于患者本人。虽然患病的是患者本身,但是作为至亲的家属也会为了亲人的病痛而痛心,并且家属在与患病亲人的长期生活中,需要面对沉重的经济负担、长期的照顾及无情的病魔等,这些因素在无形中也成为肿瘤患者家属的应激源。不少家属由于应激产生了各种心理不适,这种心理不适如不及时疏导,可能会导致严重的心理问题,这种现象即为替代性应激。

2. 专业人员 专业人员在治病救人的过程中,不断要面对啼哭声、呻吟声,每天都要接触肿瘤患者及其家属,体会他们的痛苦,因而他们也成了替代应激的主要人群。多数专业人员在工作中出现疲劳,并伴有失眠、食欲下降、身体不适等应激反应,还有的专业人员由于不能有效救治肿瘤患者,见证他们从痛苦到死亡的过程,会出现自责、忧伤、焦虑等负性情绪,出现替代性应激现象。

(二)肿瘤患者替代性应激人群

1. 患者家属和朋友 害怕失去亲人、朋友,对疾病、死亡有恐惧感的患者家属、朋友。

2. 专业人员 对患者有同情心、过分自责的专业人员。

第二节 肿瘤患者替代应激人群的构成

一、肿瘤患者家属和朋友

肿瘤患者家属、朋友往往是最了解肿瘤患者心身需求的群体,是肿瘤患者最重要的看护者、保护者和社会支持者,他们能够给予患者精神上的支持,在患者的病情发展和诊治过程中起着非常重要的作用。同时,他们又因患者的病情而痛心、难过,在这个过程中,患者家属、朋友背负着巨大的压力,极容易出现心理问题。

(一)患者家属的替代性应激

1. 恶性肿瘤治疗效果 恶性肿瘤治疗的效果在影响患者亲属心理状态的诸多因素中占有重要比例。大多数的肿瘤患者都要经历手术、放疗、化疗等漫长的治疗过程,在这个过程中,患者家属也经受了痛苦的心理煎熬,心理承受能力也在承受痛苦的过程中变得越来越差。治疗肿瘤的各种手术方式虽然已经比较成熟,但术后仍存在诸多不确定因素,如感染、各种并发症、复发和转移等。这些可能导致患者家属出现各种心理问题,如担心、焦虑、抑郁等,甚至出现躯体症状。

2. 患者生活质量 如一些肿瘤患者成功地接受了手术并度过了危险期,患者家属的心理状态也趋于平稳,但此时患者术后的生活质量仍是患者家属最关心的问题,也是影响患者家属心理状态最重要的因素。手术虽然已经顺利完成,患者今后的生活质量仍是问题,特别是发现患者病情已经到中晚期,家属对患者病情及预后的担忧;还有就是反复多次的化疗、放疗引起的不良反应会给患者带来巨大的身心痛苦,也使家属产生巨大的心理压力;有些患者病情已属晚期,治疗效果较差,生存期很短,家属会产生即将失去亲人的焦虑和恐惧心理。

3. 照顾患者 目前,我国优质护理刚刚起步,住院患者的照顾任务基本由家属承担,出院后受疾病的影响,患者的生活还需家属长期照顾,长期照顾患者必然会影响家属的工作和生活,最后导致心身疲惫。

4. 医疗费用　肿瘤治疗,如手术、反复的放疗、化疗等可产生巨额的医药费,会造成家属沉重的经济负担,而患者可能无力承担这些费用,或者是家庭经济状况本身就不是很好,患者的治疗费用无疑是雪上加霜,而这些重担都要由患者家属来承担,使得家属的心里更加疲惫不堪。

5. 患者对病情的知情状况　许多家属为了避免或减少恶性肿瘤给患者带来沉重的打击,害怕患者知道病情后会使病情加重,他们常常采取隐瞒的态度。无论是不知情或知情的患者,医护人员都无法和他们进行医疗沟通,只能借助于家属,与家属沟通相关事宜,家属们为了隐瞒病情,绞尽脑汁,不让患者知道具体情况,致使他们身心疲惫不堪,在强烈的压力中,很容易就出现心理问题。

(二)患者朋友的替代性应激

除了亲属,肿瘤患者的主要社会支持者就是接触较多的朋友。作为要好的朋友,目睹肿瘤患者所经历的痛苦和心理创伤,一定也感到心痛,同情朋友的遭遇,如果肿瘤患者已是晚期,甚至是死亡,作为朋友会更加伤心难过。同时,多数患者的朋友可能是年龄、性格相仿,看到患者的现状,体会了疾病和死亡的无情,难免会联想到自身,害怕疾病,害怕死亡,从而产生恐惧、焦虑、抑郁的负性心理,成为肿瘤患者的替代性应激人群。

二、专　业　人　员

恶性肿瘤是一种常见病、慢性病,很难医治,虽然一些早期的、较轻微的恶性肿瘤可以通过手术治愈,但是多数情况下的恶性肿瘤都很难治愈。专业人员需要长期接触肿瘤患者,有些患者在治疗过程中,需要进行手术、放疗和化疗等,在这个过程中患者非常痛苦,要忍受病痛的折磨。专业人员在为他们治疗的过程中,面对的是患者的呻吟声和家属的痛哭声,这对专业人员的心理会造成一定的影响,并且一些恶性肿瘤患者特别是肿瘤晚期患者,在经受了痛苦的治疗过程之后,由于多种原因,病情非但没有好转,反而更加严重,甚至导致死亡,这些都可能让肿瘤患者相关的专业人员出现自责、忧伤、焦虑等负性情绪,最终导致专业人员成为肿瘤患者替代性应激人群。

第三节　肿瘤患者替代应激的症状及预防

肿瘤患者周围人群在照顾和护理肿瘤患者的过程中,要及时了解自己的压力源,并做出适当的调整和积极预防。

一、替代性应激的症状

1. 绝望、软弱、内疚感　在多数人心目中,恶性肿瘤是一种不治之症,一旦患上,就很容易死亡。当肿瘤患者家属得知亲人患上肿瘤后,会为此感到特别茫然和绝望,有时为自己的力量过于渺小而自责,尤其是无法为患病的亲人提供帮助时,内心会特别压抑,并产生内疚感。

2. 出现畏食、睡眠障碍、噩梦等问题　肿瘤患者替代性应激人群在照顾和护理肿瘤患者的过程中会变得十分焦虑,可能出现食欲缺乏、畏食、出现不安全感、噩梦等替代性应激的表现。

3. 内心本体感和平衡感的变化,难以体验强烈的情感　肿瘤患者替代性应激人群长期处于创伤情景中,他们很容易出现本体感和平衡感失衡状态,表现为麻木、忧郁、肢体僵硬、难以放松等。

4. 职业倦怠和耗竭　肿瘤患者医护人员产生替代性应激,可能出现人际沟通困难、自我情绪耗竭和个人成就感下降的现象,这些都是职业倦怠的表现。此外,职业倦怠也会出现体能下降、动机缺乏,认为自己想做的事情与现实差距太大,无法实现自己的工作目标等,有时甚至什么都不想做,也无法去做,这些都会影响肿瘤相关医护人员的工作,同时也不利于对肿瘤患者的治疗。

5. 怀疑自己职业的价值　肿瘤患者的专业人员在为患者治疗的过程中,接触的时间久了,会同情患者及其家属。如果没有治愈患者的病,或者是肿瘤患者最终死亡,他们会开始怀疑自己的职业价值,并对自己的工作意义产生怀疑。

二、替代性应激的预防

预防替代性应激要遵循 3 个基本原则:觉察、平衡和联系。

1. 觉察　觉察是指肿瘤患者周围人群要接纳和关注自己的不平衡状态,如觉察自己在需要、情绪等方面是否存在不协调。援助者要觉察到自己内心是否发生变化,发生了哪些变化,通过觉察恢复自己情绪上的平衡。

2. 平衡　平衡主要是指肿瘤患者周围人群的生活步调是否平稳,是否能维持心态的平衡。同时平衡也包含了内在的觉察和专注及找到放松和缓解压力的方法。在对肿瘤患者的治疗和护理过程中,要给自己足够的时间与精力,来处理自己所出现的心理问题,重建心理和社会功能,建设新的平衡。

3. 联系　联系是指肿瘤患者周围人群能够与他人和外界保持良好的沟通渠道,不断加强联系,开拓自己的内在需要、经验和知觉。肿瘤患者周围人群加强自己和他人的联系是抵抗替代性应激产生孤独和错误认知的有效手段。

第四节　肿瘤患者替代应激人群的护理干预

替代性应激给肿瘤患者周围人群带来诸多负面影响,如焦虑、抑郁、悲伤等,导致替代应激人群对生活、工作、学习丧失信心。因此,对替代性应激要进行有效护理和干预。

一、肿瘤患者家属和朋友的干预策略

本书对肿瘤患者家属的心理社会支持已在肿瘤患者的不同阶段进行描述,如肿瘤诊断阶段(第 8 章)、肿瘤治疗阶段(第 15 章)、肿瘤健康管理阶段(第 18 章)及临终阶段(第 20 章)。本节只是进行一般概括性和总结性描述。

(一)肿瘤患者家属心理问题产生的原因

1. 个人需要推迟或放弃　例如,有的肿瘤患者考虑家庭的经济情况后,会考虑放弃治疗等,这些原本的计划改变后,可能会影响家属的心理。有些家属会因为照顾肿瘤患者而牺牲或推迟个人的需要,长期照顾患者会导致压抑与疲惫的感觉。

2. 家庭中成员角色与职务的调整与再适应　家庭调整有关成员的角色,如慈母兼严父等,以保持家庭的相对稳定,这些也在无形中增加了家庭成员的压力。

3. 压力增加　家属在照料肿瘤患者期间,必定带来精神的悲伤,体力、财力的消耗,最后感到心力交瘁,有些家属就可能对患者产生欲其生,又欲其死,以免连累全家的矛盾心理,这种想法也常引起家属的内疚与罪恶感。

4. 社交减少　长期照顾患者是一件很辛苦的事情,家属也就减少了与其他人的社会交往,大多数人在压抑自我悲伤的同时,又要努力对患者隐瞒病情,此时家属的心理压力会更大,因为他们不能与其他人分享内心的悲伤感受,向他人倾诉或谈论有关死亡的感觉或彼此安慰鼓励,反而还要在患者面前掩饰自己内心真实的情感,抑制自己的悲伤,这些都更加重了患者家属的身心压力。

5. 肿瘤遗传性　研究表明,某些肿瘤有一定的遗传相关性,有 10%～15% 的肿瘤是可以遗传的,这也给家属带来沉重的思想负担。

6. 患者家庭角色　患者家庭角色会影响一些家属的焦虑、抑郁情绪,若患者是家中的经济支柱,由于失去主心骨,其家人就会特别难以接受事实,感到未来渺茫。

(二)对肿瘤患者家属的干预措施

肿瘤患者家属接触最多、最信任的就是专业人员,因此对肿瘤患者的心理干预最有效最直接的方法,就是专业人员在做好肿瘤患者治疗和护理的同时,对肿瘤患者的家属采取一定的心理干预措施。

1. 及时沟通　及时与家属进行沟通与交流,有以下好处。

(1)帮助患者家属找出焦虑、抑郁、恐惧的原因,针对原因采取相应的心理疏导,消除其不良心理反应。

(2)减轻患者家属的后顾之忧。①向家属及时说明费用情况,对于某些特殊治疗,应特别向患者家属说明并且征得其同意,使家属有思想准备。②医院要了解患者及家属的基本经济状况,减少不必要的开支,做到合理用药、合理收费,在经济方面减少患者家属和朋友的压力。③对治疗过程中可能出现的问题提前和家属沟通,避免患者出现不良反应时家属过于惊慌。

2. 做好患者的各项治疗护理工作　在为肿瘤患者治疗过程中,做好患者的各项治疗护理工作,可以在一定程度上减轻家属的焦虑、抑郁情绪。如依据患者病情发展情况或疾病阶段的不同,进行合理的治疗与护理,预防各种并发症的发生,提高治疗效果和患者生活质量。对于晚期肿瘤患者,尽量减轻和消除患者的疼痛症状,做好临终关怀,减少患者的痛苦。这些均会使家属得到一定程度的安慰,减少其压抑、内疚等心理负担。

此外,在肿瘤病房开展优质护理服务,护理人员为所负责的患者提供全面、全程、连续的护理服务,最大限度地为患者提供陪伴、交谈和照顾,以减少家属的照顾时间,为其减轻负担,减少压力。

3. 做好家属的健康宣教工作

(1)对患者的照顾技巧:向家属传播有关肿瘤的相关知识、治疗原则、一些检查的必要性、可能出现的问题及防护措施等,同时指导家属如何配合护理人员按照护理计划实施各项治疗,如何护理患者、给患者提供合理的膳食营养等,这些可以帮助患者家属更加从容地面对患者的护理工作。

(2)对肿瘤的正确认识:通过对家属进行健康教育,使他们建立"癌症可防可治,癌症不等于死亡"的观念,并且在患者和家属中树立起战胜肿瘤的信心,以提高他们的心理健康水平,也有利于患者的疾病治疗。

（3）对治疗的合理预期：根据患者家属的文化程度，对疾病的认识程度，对死亡所持的态度，采取个别教育法，向家属详细解释疾病的发展与变化情况，从而避免家属对治疗产生过高的期望值，最后失望。

（4）死亡教育：对家属进行死亡教育，和家属一起讨论死亡问题，帮助他们适应患者的病情变化和死亡，缩短悲伤的过程，并认识自身继续生存的社会意义和价值。

（5）自我保健：肿瘤患者家属因长期遭受精神痛苦和体力疲劳，容易导致各种疾病的发生，身体状况很容易影响心理情绪的变化。指导家属平衡饮食、合理休息、学习放松技术、自我调节情绪等。

4. 情绪支持　及时了解家属的需求和心理障碍的原因，通过介绍医院环境、医院的综合技术力量、主管医师、责任护士等，使家属产生安全感。在治疗护理中，注重与家属的沟通交流，及时发现家属情绪变化。针对家属出现的孤独、抑郁、焦虑等不良情绪反应，进行有效的心理疏导，提供适当的场所和机会让家属宣泄内心的悲伤，鼓励家属将内心的痛苦和真实想法说出来。耐心倾听家属的诉说，理解与尊重家属的失落感和悲伤情绪，并给予适当的安慰，为家属提供最大限度的情绪支持。

5. 家属相互支持　可以介绍家属互相认识，让他们有机会交流护理经验和体会，给他们相互诉说、相互宣泄情感的平台，有助于家属发泄不良情绪，相互帮助、劝导。

6. 开展活动　增加一些娱乐活动，如听音乐、画画、说笑话，或让其闭上双眼回忆过去的趣事，转移其注意力。建立家属"加油站"，请生存期延长或者抗肿瘤成功的患者家属介绍他们的成功经验，使其他家属树立信心和高度的责任感，以积极乐观的态度和患者共同携手抗击肿瘤。这些活动一方面使患者家属暂时忘记各种担忧，另一方面可调动患者共同参加活动，增进彼此间的交流，有助于情绪的宣泄。

7. 心理干预技术

（1）放松技术：该放松技术主要采用感受呼吸温差放松法，表现在大脑意识沉静和放松。

具体操作方法：首先请闭上双眼，让大脑的注意力集中在气流、鼻腔上，然后感受鼻腔气流的温度。其次让气流随着呼吸往下直到肺部，让自己感觉气流在肺部、体内的交换，感觉到氧气的吸入、二氧化碳的呼出。最后感受呼出来气流的温度，此时的温度要比吸入时候的高。如此往复，让自己感受这种吸气时的凉，呼出时的热，让自己感受这种呼吸温差的变化，达到放松。在这个训练中，当事人感受到的温差越清晰，说明他的情绪越稳定，注意力越集中。

（2）图片：情绪表达技术。

1）鼓励成员准确地描述救援中对自己影响最大的、总在脑海中闪回的痛苦画面。

2）鼓励他们具体地表达他们的负性情绪是什么，如恐惧、悲伤、内疚等。之后，将这些负性情绪和图片一起打包。随着打包的进行，家属的不良感受会逐渐模糊。完成后大家进行鼓掌，鼓励自己的勇敢。鼓励大家谈出宣泄前后的感受。

3）描述出让自己感到温暖的画面，该画面一定要让自己感觉到幸福、温暖。当把温暖的画面通过不断强化后，将它慢慢地放置到原来被负性情绪占用的空间，并定格在脑海里。这时成员们要长时间的鼓掌鼓励。转移有效，精神达到了真正的放松，使心理应激源对家属的影响减弱，尽快恢复了家属的正常情绪。

肿瘤患者家属的心理健康状况不容乐观，其心理疾病发生率等于或大于肿瘤中患者，存在明显的焦虑、抑郁等负性情绪,对患者病情及预后的担忧、长期的照顾陪护、巨额经济负担、承担更多的义务与责任、慢性失眠、人际交往的缺乏都影响着肿瘤患者家属的心理健康。肿瘤患者主要照顾者的心理问题不仅影响其自身的心理健康,而且对患者的康复也会带来不良的影响。可喜的是,国内的专业人员已认识到对肿瘤患者家属进行心理干预的重要性,与他们进行沟通、针对性健康教育、心理疏导等干预措施,对缓解肿瘤患者家属、亲友的心理问题有着重要的意义。

二、肿瘤专业人员的干预策略

在给肿瘤患者进行治疗和护理的过程中,专业人员不仅要与肿瘤患者紧密接触,而且一些专业人员还会对肿瘤患者产生共情,因此专业人员也是心理问题的高危人群。他们自己可以通过一些干预技术进行调整,如自我肯定、积极的自我暗示、体育锻炼、乐观心态等。除了这些方法还有如下的缓解替代性应激策略。

1. 理解替代性应激,接受不良的心理反应　肿瘤患者出现替代性应激时不要有自责、愧疚或羞耻的态度,也不要质疑自己的职业选择和能力,最重要的是理解替代性应激发生的可能性,并能接受自己不良的心理反应,尝试着去了解自己出现替代性应激的原因,并去处理这种情绪。

2. 限制暴露　肿瘤患者专业人员替代性应激的形成,与对患者及患者家属的过分关注有直接关系。因此,专业人员在帮助患者及家属时,要尽量减少自己在应激事件下暴露,以保护自己。专业人员在倾听、目睹患者的经历的过程中,承担了额外的痛苦或过于悲痛的、不必要的应激事件。因此,应该限制暴露,以便进行自我保护,更好地进行医务救治。

3. 定期释放压力　专业人员在工作后,应定期释放自己的压力,若将在工作中接触的过多的悲痛或应激事件压抑在心中,会导致负性情绪,产生心理问题。因此,在工作之余,学会用自己喜欢的方式释放压力,对于维护专业人员的心理健康和提高专业水平非常重要。

4. 有充足的休息与娱乐时间　在肿瘤患者治疗期间,无论条件如何,专业人员都要保证日常作息,因为身体最基本的工作条件是充分的休息,不要因为休息和娱乐感到内疚。尽管有大量工作需要完成,但是工作之余一定要安排好休息或娱乐时间,如果不能保证自己的生活和休息,情绪也会受到影响,再加之负性应激事件,就容易产生心理问题。

5. 同伴的支持　每个人都需要有同伴,因为有同伴支持,能够帮助他们了解自己现在的状况,并有机会与同伴共同探讨处理方法,让自己获得心理健康。因此,专业人员应注意团队间的互相支持与陪伴。

6. 建立良好的社会支持系统　专业人员需建立一个良好的社会支持系统,以获得他人的支持和帮助。建立并维护好社会支持系统是专业人员自我保护、避免替代性应激的重要条件。

第五节　肿瘤专业人员的职业防护

放射治疗、化学治疗在恶性肿瘤的治疗过程中起着重要作用,但这些治疗方法在杀灭肿瘤细胞的同时,对正常组织也有一定程度的抑制作用。对于参与肿瘤治疗过程的专业人员而言,放疗、化疗均会对人体带来一定程度的危害。因此,要求肿瘤专业人员在放疗、化疗过程中必须遵守操作规程,正确采取安全防护措施,加强肿瘤专业人员的职业保护。

一、放 疗 防 护

(一)概述

1. 放疗的职业危害 放射治疗的职业危害是引起放射性损伤,即一定量的电离辐射作用于人体后所引起的病理反应。

2. 放疗防护的目的和任务

(1)目的:防止非治疗性照射,对接触放射线的医疗护理工作者将照射剂量减少到安全照射剂量之下。

(2)任务:利用完善的放射防护体系,在进行有益于人类的实践活动的同时,最大限度地预防和缩小电离辐射的危害。

3. 放疗的防护现状 自伦琴发现 X 线和居里夫妇发现放射性镭之后,放射治疗从镭锭、深部 X 线机、钴-60 治疗机、医用电子直线加速器等发展到今天,已经走过了漫长的 100 多年。随着现代科学技术的进步,放疗技术近 20 年发展十分迅速,目前发展的主要趋势和方向是现代精确放射治疗技术,即强调在确保最大限度保护人体正常组织或器官的条件下,有效摧毁人体内的肿瘤病灶,明显降低患者在放疗中的非正当照射剂量,有效做到患者的防护。由于现代放疗设备不断更新,机房屏蔽要求严格,防护到位,正常工作情况下,医护工作者的受照剂量明显下降。

(二)放射损伤的分类

1. 全身性损伤和局部性损伤

2. 急性效应和远期效应

(1)急性效应:指一次或短期内接受大剂量放射线引起的急性生物效应,表现为头痛、头晕、食欲缺乏、睡眠障碍甚至死亡等。

(2)远期效应:由超过允许水平的小剂量长期照射引起,可导致恶性肿瘤和白内障等,缩短个体寿命和产生遗传效应。

(三)放射防护的基本原则

放射治疗必须遵循医疗照射防护的基本原则,即辐射实践的正当性、辐射防护的最优化和个体剂量限制。

1. 正当性要求 减少放射源的污染,按国家规定做好放射源的防护和管理,做好放射污染突发事件的应急措施。必须建立严格的处方管理制度,只有具备相应资格的肿瘤科医务人员才可以根据患者的病情进行放疗的正当性分析和判断,严格把握放疗的适应证,为患者选择最佳的放疗方案,避免不正当的放疗。

2. 优化放疗计划

(1)对患者已进行的放疗与非放疗进行分析。

(2)根据患者病情拟订治疗方案。

(3)根据现有设备选择合适的照射方式。

(4)保护患者的正常组织和重要器官,尽量使其所受的照射剂量保持在可接受范围内。

3. 个体剂量限值 在实施正当性和最优化两项原则时,要同时保证个人所接受的剂量当量不应超过国家规定的相应限值。

正常安全照射量范围:①职业性放疗人员全身、晶状体、红骨髓、性腺的照射剂量最大为 5

当量,其他器官为 15 当量;②在工作场所相邻及附近地区的工作人员和居民,每年放射限制剂量晶状体、红骨髓、性腺最大均为 0.5 当量,其他器官为 1.5 当量;③避免任何情况的暴射。

(四)专业人员的防护要求

(1)参与放疗工作的放疗医生、物理师、技师、护理人员都应经过放射卫生防护和相应专业知识的卫生培训,经考核合格方可上岗。

(2)各放疗治疗机房都应建立合理的操作规程,安装可靠的防护装置。

(3)工作人员应熟练掌握操作技术,在工作期间必须佩戴个人剂量计。尽量减少放射线对人体的照射,包括减少照射时间、增加与放射源的距离和采取屏蔽措施。

(4)辐射期间必须有两名工作人员同时在岗,且通过监视器密切观察患者的治疗情况,发生意外情况时应及时处理。

(5)由于放疗所使用的放射线能量较高,因此在放疗过程中除患者外,治疗室一般情况下不允许其他人员滞留。

(6)使用 50 kV 以下治疗机时,治疗室内操作者必须穿戴防护手套和不小于 0.25mm 的铅防护裙,并尽量远离放射源。

(7)对被放射源污染的物品和器械、敷料及排泄物、体液等,必须去除放射性污染后才可常规处理,处理时应戴双层手套。

(五)健全的保健制度

(1)准备参加放疗工作人员必须先进行体检,合格者方可上岗。

(2)每年定期对工作人员进行体检。如特殊情况,例如一次外照射超过年最大允许剂量者,应及时进行体检并做必要的处理,放疗职业病的诊断需由专业机构进行。

(3)体检除一般检查内容外。应注意血象、晶状体、皮肤、毛发、指甲、毛细血管等方面的情况,并做肝、肾功能检查。

(4)建立放疗工作人员健康档案,及时了解工作人员的健康状况。

二、化 疗 防 护

化疗是恶性肿瘤的治疗手段之一,静脉用药为主要途径,它可以杀死肿瘤细胞、抑制肿瘤细胞的生长繁殖、促进肿瘤细胞的分化,对原发灶、转移灶和亚临床转移灶均有治疗作用。目前,我国肿瘤患者有逐年递增的趋势,护理人员接触化疗药物的机会越来越多,由于化疗药物具有近期和远期毒性,这类药物的靶器官多是脱氧核糖核酸(DNA),而且其中的某些药物已被证实在治疗剂量下有致突变作用,甚至致肿瘤作用,严重危害着医务工作人员,尤其是护理人员的安全与健康。因此,了解化疗药物的危害性,采取适宜的防护措施尤为重要。

(一)概述

1. **专业人员接触化疗药物的主要环节**　包括:①配制化疗药;②执行化疗;③处理化疗药溢出;④处理化疗污染物和患者的排泄物。进行上述工作的量越多,接触化疗药的量就越多,危险性就越大。

2. **化疗药物进入专业人员体内的主要途径**

(1)皮肤吸收:①常见的是在配药时注射器针头松脱导致药液外漏,或是在用溶媒溶解药物时未注意抽出瓶内空气,瓶内压力过高,如遇上针头松脱就会导致药液外溢;②处理被污染的器械、患者床单、衣物、排泄物引起皮肤污染;③不慎被吸过化疗药的注射器针头或药瓶碎片刮破皮肤等,都会导致皮肤吸收。

(2)消化道吸收:上述皮肤污染后未彻底清洗双手就进食,或是在配制和执行化疗时吃东西、嚼口香糖等。

(3)呼吸道吸入:配制粉剂化疗药物时药物的飞尘吸入,或不慎打破已配好的化疗药溶液瓶,致工作场所空气污染,药液的烟雾状颗粒从呼吸道吸入。

(二)化疗药物的职业危害

(1)皮肤黏膜反应:经常接触化疗药物的护理人员,难免会有药物喷落于皮肤上,造成局部皮肤的刺激症状,如红斑、水疱、溃疡等,甚至会造成过敏。这类药物主要有:氮芥、吡柔比星、博来毒素、顺铂、达卡巴嗪(氮烯咪胺)、柔红霉素、长春碱类。如果将化疗药物吸入,则可引起头晕、头痛、恶心。频繁接触药物偶尔还可出现脱发症状。

(2)骨髓抑制:化疗药物对人体最严重的毒性作用就是骨髓抑制,特别是氮芥、吡柔比星、丝裂霉素、环磷酰胺、依托泊苷、铂类等均可引起中、重度抑制骨髓的不良反应,除可引起外周白细胞下降外,还可导致外周血小板降低,血中粒细胞和单核细胞受到不同程度的影响。因此,应建立护理人员的健康档案,定期对相关科室护理人员进行健康检查,有症状者需立即体检。

(3)脱发和月经异常:脱发是抗肿瘤药物对皮肤的毒性反应,常见于蒽环类(吡柔比星等)、紫杉类(紫杉醇、多西紫杉醇等)、鬼臼类(VP16、VM26等)及烷化剂(环磷酰胺等)。护理人员应清晰认识,脱发是化疗药物常见的不良反应,药物不同,其头发脱落的程度也不尽相同。据报道,环磷酰胺、长春新碱等药物均可引起原发性卵巢功能衰竭和闭经。有文献报道,随着护理人员在肿瘤科工作时间的延长,月经异常和脱发的发生率明显增加。若护理人员发生头发变得比较稀疏或月经异常,应考虑防范措施是否到位,操作流程是否规范。

(4)远期毒性作用:接触化疗药物的女性可引起畸胎、异位妊娠和流产。有研究发现,有流产史的女性中,怀孕头3个月接触化疗药的发生率比没有接触者高出2倍,且可致胎儿心脏缺陷、唇裂、腭裂;妊娠中后期接触化疗药可致流产或胎儿发育迟缓、中枢神经系统损害和各类血细胞减少。

(三)化疗职业防护对策

1. **完善防护设施,提供有利于健康的工作环境**　目前,很多医院建立了静脉用药集中调配中心,模式是科学的集中式管理,即由经过培训的专业人员在防护设备齐全的静配中心负责化疗药物的配制和供应。既能保证配制药液的质量、节省人力和设备,也最大限度地限制抗肿瘤药物的接触人群和空间,有利于职业安全和环境保护。

我国的《医疗机构药事管理规定》要求医疗机构要根据临床需要逐步建立静脉用药集中调配中心,实行集中式管理。为保证操作人员的职业安全,要求配制细胞毒药物需在垂直层流生物安全柜(BSC)内进行。由于操作柜内形成负压状循环气体,不会将沾染化疗药物的空气吹向操作者,既保证了操作区域的洁净度,又避免了操作人员受到伤害,可以提供双方面的保护。

2. **进行岗前知识培训,强化安全防护教育**　美国健康监护联合委员会对参加肿瘤治疗工作的医、药、护等有关人员提出要求,即进行岗前系统知识培训。内容包括:肿瘤药物资料的详细介绍,如FDA(美国食品与药物管理局)批准的药品说明书和使用情况、注意事项、不良反应、剂量限制、输注方式、成年人与儿童剂量、单药与联合用药剂量及各种肿瘤治疗信息、重要药品知识、特殊药品剂量使用表等,通过系统学习,取得相当于"上岗证"的合格证书后方能从事肿瘤治疗工作。国内有学者对 32 名肿瘤科职业接触化疗药物护理人员进行防护干预的效果表明,干预后职业接触抗肿瘤药物的护理人员白细胞减少、脱发、月经异常等临床不良反应发生率下降了 56.6%;对化疗防护不当所致后果知晓率提高了 53.12%。根据研究结果作者建议:对于职业接触化疗药物的护理人员要定期健康体检,获得相关证书后方可上岗。

3. **提高护理技术水平,防止职业暴露的发生** 利用各种会议、查访、讲座、质量分析会,进行职业安全教育,增强护理人员的全面防护意识,使他们在规范操作中,熟练使用个人防护用品,严格遵守职业安全制度,积极防止职业暴露的发生。如配制化疗药物时要穿着防尘、防静电、非透过性的工作服,帽子遮住头发及耳朵,戴双层口罩、护目镜及双层手套。一旦手套破损立即更换,以保持有效的防护效果。

正确使用生物安全柜,生物安全柜的设计要依据药物特性,考虑到安全柜内垂直风的压力大于配置间内空气压力,任何物体都不能阻挡吸风口并保持空气流通一致性,维持相对负压,如没有专用配药室时必须在空气流通、人流较少的室内进行。应遵守下列操作规程。

(1)操作前:①接触化疗药物的护理人员操作前要穿防护衣,戴一次性口罩,防止由呼吸道吸入;②戴一次性帽子,戴乳胶手套,减少皮肤接触,有条件的戴目镜,戴手套前及脱离手套之后应认真洗手。

(2)操作时:①打开玻璃安瓿时,应用无菌纱布包裹,以免有溅出的危险;②溶解药物时,溶媒应沿安瓿壁缓慢注入瓶底,待药粉浸透后再搅动;③使用针腔较大的针头抽取药液,所抽药液不宜超过注射器容量的 3/4,防止药液外溢;④如果药液不慎溅入眼内或皮肤上,应立即用清水或 0.9%氯化钠溶液反复冲洗;⑤撒在桌面或地面的药液,应及时用纱布吸附并用乙醇冲洗。一些亲组织性化疗药物在 24h 后仍可在局部残留,如吡柔比星等,故清洗一定要彻底,氮芥、多柔比星、长春新碱皮肤接触后冲洗 15min 以上,氮芥接触皮肤后用 2%硫代硫酸钠冲洗10min 以上;⑥操作时应确保空针及输液管接头处衔接紧密,以免药液外漏;⑦用注射器抽吸药液后排空气时,用纱布块放在针头周围,以免药液外流污染。

(3)操作后:①药液输完后拔针时应戴橡胶手套,接触化疗药物的用具污物应放入专用袋内集中封闭处理,化疗废弃物应放在带盖的容器中,并注明标记;②顺气流方向由内向外、由上而下认真仔细用乙醇擦洗各台面,防止药液残留,医护人员有条件的戴目镜,戴手套前及脱离手套之后应认真洗手;③与患者分开使用厕所,护理人员处理化疗患者的尿液、粪便、呕吐物或分泌物时必须戴手套,并用漂白粉净化消毒;④配制化疗药物和脱掉防护衣后,护理人员应仔细用六部洗手法彻底洗手和洗脸,有条件的应淋浴;⑤严禁在操作室内进餐、饮水、吸烟和化妆,以减少药物对人体的损害。

4. **基础防护措施** ①落实护理人员保健措施,对经常接触化疗药物的护理工作者应建立健康档案,定期进行健康检查。每隔 6 个月抽血检查肝功能、血常规及免疫功能等,并可通过生物学方法定期检查尿样,如出现抗肿瘤药物的毒副作用症状及体征应及时离离。②怀孕的护理人员应避免接触抗肿瘤药物,以防胎儿畸形。③护理人员要注重饮食调养,如摄入高蛋白或完全蛋白食品及 B 族维生素和大量维生素 C 等以提高机体的防御与耐受能力,积极参加体育锻炼,增强体质。

护理人员因工作对象、环境、社会地位、护患关系等造成心理紧张,工作压力比一般职业突出,其心理健康水平明显低于一般人群。要积极应对各种压力,调整心态。同时给予护理人员心理辅导,减轻心理压力。

　　肿瘤专科及经常接触化疗药物护理人员的职业防护得到了各有关部门的高度重视,我国很多医院设置了静脉用药集中调配中心,将细胞毒药物集中配制。同时重视培养化疗专职护理人员,加强化疗防护的培训,提高了护理人员的自我防护能力。希望肿瘤科等相关科室护理人员能认识职业危害因素;有关部门应针对职业危害的主要途径建立职业防护对策并及时采取适宜的防范措施,持续改进和完善操作流程,不断总结方法和临床经验。因为肿瘤专科护理在防治肿瘤中起着不可替代的重要作用,肿瘤科护理人员要不断丰富专业知识,在护理患者、化疗药物配制操作过程中要注意个人防护,增强自我保护和环境保护意识;生活中加强体育锻炼,增强体质。只要遵循化疗的防护原则,认真执行自我防护的具体内容,可以将化疗药物的职业危害降到最低。随着医学科学的发展和肿瘤护理专业的进步,医护工作者对肿瘤治疗的职业危害的认识将进一步深化,有关化疗药物职业防范的措施将更为科学有效。

参 考 文 献

阿杰特.2014.眺望光明:一位癌症患者的康复手记.合肥:安徽科学技术出版社

蔡长月,陈秋莲,柳静.2012.直肠癌患者家庭主要照顾者负荷度与社会支持度的相关性研究.预防医学情报杂志,28(010):779-782

蔡小俐.2011.癌症病人抑郁程度与主要照顾者压力负荷的相关性研究.护理研究,(6):1423-1424

陈国斌,李晴,刘植华.2010.宫颈癌筛查现状与展望.中国肿瘤,19(7):438-441

陈虹,姜潮,孙月吉,等.2002.晚期癌症病人主要照顾者心身障碍及影响因素.中国行为医学科学,11(5):575

陈丽莉,张美芬,吴仙蓉,等.2006.晚期肝癌患者家属照顾者承受压力与应对方式的相关性研究.解放军护理杂志,23(3):22-24

陈璐.2013.癌症患者的心理疏导技术.北京:人民卫生出版社

褚爱桂,戴敏,鲍文卿.2009.膀胱癌患者主要照顾者的心理状况分析.解放军护理杂志,10:15

段娇博.2012.癌症患者照顾者生活质量和负担评估量表的本土化研究.西安:第四军医大学出版社

方积乾,柳青.2002.我国恶性肿瘤筛查的问题与对策.中国肿瘤,11(1):10-11

冯桂芬,甘宝姗,周捷.2013.宫颈癌筛查技术应用的现状及进展.实用医学杂志,29(22):3779-3781

冯素文,来军,袁芳,等.2006.影响妇科癌症患者家属生活质量的相关因素研究.中华护理杂志,41(5):402-404

戈晓华,夏海鸥,尹涛,等.2009.胃癌术后患者家庭照顾者负担及其影响因素分析.护理管理杂志,9(11):1-2

戈晓华.2009.胃癌患者家庭照顾者照顾负荷、应对方式及照顾知识需求研究.上海:复旦大学出版社

龚杨明,彭鹏,吴春晓,等.2012.大肠癌筛查策略和进展.环境与职业医学,29(10):660-665

韩万菁,洪舒展译.2013.不要和癌症抗争:要跟它做朋友.西安:陕西师范大学出版总社有限公司

何裕民.2009.癌症只是慢性病.2版.上海:上海科学技术出版社

洪淑惠,林淑媛.2010.癌末病患家属照顾者照顾负荷量表之发展:前驱研究.志为护理-慈济护理杂志,9(6):66-77

黄雪薇.2011.癌症的整合医学心理防治.北京:人民卫生出版社

江莉,谢丰丽.2012.宫颈癌筛查方法的研究现状.中国医药指南,10(12):472-473

姜桂春.2015.肿瘤护理学.上海:上海科学技术出版社

兰君,孙方利,吴军,等.2014.结直肠肿瘤筛查对其检出率影响的研究进展.齐鲁医学杂志,29(5):465-467

李鹏,丁惠国.2015.肝癌危险因素及早期诊断与筛查.中国实用内科杂志,35(3):193-195

李秋萍,Loke AY.2012.癌症患者家庭照顾者的研究现状.中华护理杂志,47(12):1132-1135

李秋萍.2014.护患沟通技巧.2版.北京:人民军医出版社

李英芬,蔡所云,张泽芸.2008.末期癌症病人之主要照顾者的负荷相关因素探讨.安宁疗护杂志,13(4):394-410

梁文珍,谭文娟,舒放.2008.癌症患者家属心理健康状况调查.临床心身疾病杂志,14(2):136-137

凌志军.2012.重生手记:一位癌症患者的康复之路.长沙:湖南人民出版社

刘爱琴,陈小红,吴美华.2006.住院化疗的癌症患者主要照顾者心理状况分析.中华护理杂志,41(3):224-226

刘建晓,高辉.2014.肿瘤护理学.济南:山东大学出版社

罗世香,汪艳,唐丽丽,等.2015.心理社会肿瘤学的专业发展进展.中国护理管理,15(1):17-19

莫淼,柳光宇,吕力琅,等.2012.乳腺癌筛查研究进展.肿瘤,32(9):748-754

强福林,杨俐萍,葛艺东.2015.临床肿瘤学概论.北京:科学出版社

任宁,吴中亮,朱霞,等.2007.癌症患者主要照顾亲属的抑郁状况及影响因素.第四军医大学学报,28(19):1816-1818

荣志宏.2006.癌症患者家庭成员心理卫生状况调查分析.中国健康心理学杂志,14(1):119-120

宋家民,郝建军.1995.癌症的早期发现与早期诊断.北京:中国中医药出版社

孙晓北,黎彬.2009.国内外肿瘤监测体系比较分析.医学研究杂志,38(5):115-118

唐旭,李黎,谢杰荣.2006.参加社保与未参加社保癌症患者及其直系亲属的心理状况调查分析.广东医学院学报,24(5):546-548

王春洁,苏兰若.2010.肺癌化疗病人主要照顾者反应及影响因素分析.护理研究.24(30):2755-2757

王建荣,罗沙莉.2013.肿瘤疾病护理指南.北京:人民军医出版社

王林,王祖义,汪国文.2014.肺癌筛查的研究进展.中国胸心血管外科临床杂志,21(2):258-263

王颀,连臻强.2011.中国乳腺癌筛查与早期诊断的现状及挑战.肿瘤学杂志,17(5):321-324

王艳秋,张莉莉.2011.癌症病人照顾者负担研究现状.护理实践与研究,8(16):116-118

魏素臻,李贵新,王爱红,等.2010.肿瘤预防诊治与康复护理.北京:人民军医出版社

吴孝雄,罗明.2013.你能战胜癌症.上海:第二军医大学出版社

席雯,穆新林.2013.肺癌筛查方法与早期诊断.中国临床医生,41(9):7-9

徐波.2008.肿瘤护理学.北京:人民卫生出版社

徐光炜.2013.乳腺癌筛查的思考.中国肿瘤,22(3):186-189

徐光炜.2011.肿瘤可防可治.3版.北京:人民卫生出版社

徐建文,朱建萍,姜秀文.2007.首次和多次住院肿瘤患者家属情绪障碍调查.护理学杂志,22(9):11-13

徐丽.2008.中国人亚健康量表的统计建模研究.西安:第四军医大学出版社

杨筱多,姜亚芳.2007.脑卒中患者照顾者负担的常用评估工具.中华护理杂志,42(3):271-274

杨钊,叶兆祥.2015.肺癌筛查中的问题和研究进展.国际医学放射学杂志,38(6):544-547

岳鹏,付艺,尚少梅,等.2006.照顾者负担问卷的信度和效度检验.中国心理卫生杂志,20(8):562-564

张莉莉,张立杰,黄晓兰.2011.肺癌晚期患者照顾者负担状况及其影响因素分析.中华护理教育,8(12):531-533

张秀萍(译).2011.癌症预防手册.北京:人民卫生出版社

张亚灵,杜娟.2011.常用家庭照顾者负担评估工具.继续医学教育,25(5):11-13

张颖,邱秀敏,杨婴,等.2010.癌症患者主要照顾者的负荷及研究进展.上海护理,10(2):80-83

郑亚萍,楼妍,王惠琴.2008.中文版照顾者反应评估量表信效度研究.中华护理杂志,43(9):856-859

中国抗癌协会肝癌专业委员会,中国抗癌协会,临床肿瘤学协作专业委员会.2009.中华医学会肝病学分会肝癌学组原发性肝癌规范化诊治的专家共识.中华肝脏病杂志,17(6):403-410

中国抗癌协会乳腺癌专业委员会.2015.中国抗癌协会乳腺癌诊治指南与规范(2015版).中国癌症杂志,25(9):692-754

中华医学会消化病学分会(2011年10月14~15日于上海).2011.中国大肠肿瘤筛查早诊早治和综合预防共识意见.胃肠病学和肝病学杂志,20(11):979-995

中华医学会消化内镜学分会,中国抗癌协会肿瘤内镜学专业委员会.2014.中国早期胃癌筛查及内镜诊治共识意见.胃肠病学,19(7):408-427

中华医学会消化内镜学分会,中国抗癌协会肿瘤内镜专业委员会.2015.中国早期食管癌筛查及内镜诊治专家共识意见.中国实用内科杂志,35(4):320-337

郏萍,付菊芳,郭丝锦,等.2012.乳腺癌患者男性照顾者照顾体验的质性研究.解放军护理杂志.29(15):9-12

Aranda SK,Hayman-White K.2001.Home caregivers of the person with advanced cancer:an Australian perspective.Cancer Nurs,24(4):300-307

Arora NK.2009.Importance of patient-centered care in enhancing patient well-being:a cancer survivor's perspective.Quality of Life Research,18(1):1-4

Bachner YG,Karus DG,Raveis VH.2009.Examining the social context in the caregiving experience:correlates of global self-esteem among adult daughter caregivers to an older parent with cancer.J Aging Health,21(7): 1016-1039

Baider L,Ever-Hadani P,Goldzweig G,et al.2003.Is perceived family support a relevant variable in psychological distress? A sample of prostate and breast cancer couples.J Psychosom Res,55(5):453-460

Bastawrous M.2013.Caregiver burden—A critical discussion.Int J Nurs Stud,50(3):431-441

Beach SR,Schulz R,Williamson GM,et al.2005.Risk factors for potentially harmful informal caregiver behavior.J Am Geriatr Soc,53(2):255-261

Beesley VL,Price MA,Webb PM. 2011.Australian Ovarian Canc Study Grp,Australian Ovarian Canc Study-Qual.Loss of lifestyle:health behaviour and weight changes after becoming a caregiver of a family member diagnosed with ovarian cancer. Support Care Cancer,19(12):1949-1956

Blum K,Sherman DW.2010.Understanding the experience of caregivers:a focus on transitions.Semin Oncol Nurs,26(4):243-258

Braun M,Mikulincer M,Rydall A,et al.2007.Hidden morbidity in cancer:spouse caregivers.Journal of Clinical Oncology,25(30):4829-4834

Bédard M,Molloy DW,Squire L,et al.2001.The Zarit Burden Interview A New Short Version and Screening Version.Gerontologist,41(5):652-657

Cain R,MacLean M,Sellick S.2004.Giving support and getting help:informal caregivers' experiences with palliative care services.Palliat Support Care,2(3):265-272

Carter PACNS.2003.Family Caregivers' Sleep Loss and Depression Over Time.Cancer Nurs,26(4):253-259

Chen ML,Chu L,Chen HC.2004.Impact of cancer patients'quality of life on that of spouse caregivers.Supportive Care in Cancer,12(7):469-475

Chou K,Jiann-Chyun L,Chu H.2002.The reliability and validity of the Chinese version of the caregiver burden inventory.Nurs Res,51(5):324-331

Chou K.2000.Caregiver burden:a concept analysis.J Pediatr Nurs,15(6):398-407

Clauser SB,Wagner EH,Bowles EJA,et al.2011.Improving Modern Cancer Care Through Information Technology.Am J Prev Med,40(5):S198-S207

Colgrove LA,Kim Y,Thompson N.2007.The effect of spirituality and gender on the quality of life of spousal caregivers of cancer survivors.Ann Behav Med,33(1):90-98

Dankoski ME,Pais S.2007.What's love got to do with it? Couples,illness,and MFT.Journal of Couple and Relationship Therapy,6(1-2):31-43

Donelan K,Hill CA,Hoffman C,et al.2002.Challenged to care:informal caregivers in a changing health system. Health Aff,21(4):222-231

Emanuel EJ,Fairclough DL,Slutsman J,et al.2000.Understanding economic and other burdens of terminal illness:the experience of patients and their caregivers.Ann Intern Med,132(6):451-459

Fergus KD,Gray RE.2009.Relationship vulnerabilities during breast cancer:Patient and partner perspectives. Psycho-Oncology,18(12):1311-1322

Fletcher B,Miaskowski C,Given B,et al.2012.The cancer family caregiving experience:An updated and expanded conceptual model.European Journal of Oncology Nursing,16(4):387-398

Girgis A,Lambert S,Johnson C,et al.2012.Physical,Psychosocial,Relationship,and Economic Burden of Caring for People With Cancer:A Review.Journal of Oncology Practice,9(4):197-202

Given B,Wyatt G,Given C,et al.2004.Burden and depression among caregivers of patients with cancer at the end of life.Oncol Nurs Forum,31(6):1105-1117

Given BA,Given CW,Kozachik S.2001.Family support in advanced cancer.CA Cancer J Clin,51(4):213-231

Given CW,Given B,Stommel M,et al.1992.The caregiver reaction assessment (CRA) for caregivers to persons with chronic physical and mental impairments.Res Nurs Health,15(4):271-283

Glajchen M.2004.The emerging role and needs of family caregivers in cancer care.The Journal of Supportive Oncology,2(2):145-155

Goldstein NE,Concato J,Fried TR,et al.2004.Factors Associated With Caregiver Burden Among Caregivers of Terminally Ill Patients With Cancer.J Palliat Care,20(1):38-43

Grbich CF,Maddocks I,Parker D.2001.Family caregivers,their needs and home-based palliative cancer services. Journal of Family Studies,7(2):171-188

Grunfeld E,Coyle D,Whelan T,et al.2004. Janz T.Family caregiver burden:results of a longitudinal study of breast cancer patients and their principal caregivers.Can Med Assoc J,170(12):1795-1801

Hagedoorn M,Sanderman R,Bolks HN,et al.2008.Distress in couples coping with cancer:a meta-analysis and critical review of role and gender effects.Psychol Bull,134(1):1-30

Haley W.2003.The costs of family caregiving:implications for geriatric oncology.Crit Rev Oncol/Hematol,48 (2):151-158

Haley WE,LaMonde LA,Han B,et al.2001.Family caregiving in hospice:effects on psychological and health functioning among spousal caregivers of hospice patients with lung cancer or dementia.Hosp J,15:(4):1-18

Haley WE,LaMonde LA,Han B,et al.2003.Predictors of depression and life satisfaction among spousal caregivers in hospice:application of a stress process model.J Palliat Med,6(2):215-224

Higginson IJ,Gao W,Jackson D,et al.2010.Short-form Zarit Caregiver Burden Interviews were valid in advanced conditions.J Clin Epidemiol,63(5):535-542

Higginson IJ,Gao W.2008.Caregiver assessment of patients with advanced cancer:concordance with patients, effect of burden and positivity.Health & Quality of Life Outcomes,6:(42):1-8

Kayser KP,Watson LEM,Licsw, et al.2007. Cancer as a "We-Disease":Examining the Process of Coping From a Relational Perspective.Families,Systems,& Health,25(4):404-418

Kim Y,Baker F,Spillers RL.2007.Cancer caregivers' quality of life:effects of gender,relationship,and appraisal.Journal of Pain & Symptom Management,34(3):294-304

Lambert SD,Girgis A,Lecathelinais C,et al.2013.Walking a mile in their shoes:Anxiety and depression among partners and caregivers of cancer survivors at 6 and 12 months post-diagnosis.Supportive Care in Cancer,21 (1):75-85

Lambert SD,Jones BL,Girgis A.2012.de Mathématiques Appliquées,Christophe Lecathelinais DESS.Distressed partners and caregivers do not recover easily:adjustment trajectories among partners and caregivers of cancer survivors.Annals of Behavioral Medicine,44(2):225-235

Li Q,Loke AY.2014.A literature review on the mutual impact of the spousal caregiver-cancer patients dyads: "communication","reciprocal influence",and "caregiver-patient congruence".European Journal of Oncology Nursing,18(1):58-65

Li Q,Loke AY.2013.A spectrum of hidden morbidities among spousal caregivers for patients with cancer,and differences between the genders:A review of the literature.European Journal of Oncology Nursing,17(5): 578-587

Li Q,Mak YW,Loke AY.2013.Spouses' experience of caregiving for cancer patients:A literature review.Int Nurs Rev,60(2):178-187

Longo CJ,Fitch M,Deber RB,et al.2006.Financial and family burden associated with cancer treatment in Ontario,Canada.Supportive Care in Cancer,14(11):1077-1085

Lopez V,Copp G,Molassiotis A.2012.Male caregivers of patients with breast and gynecologic cancer:Experiences from caring for their spouses and partners.Cancer Nurs,35(6):402-410

Marvardi M,Mattioli P,Spazzafumo L,et al.2005.The Caregiver Burden Inventory in evaluating the burden of caregivers of elderly demented patients:results from a multicenter study.Aging clinical and experimental research,17(1):46-53

Maughan K,Heyman B,Matthews M.2002.In the shadow of risk.How men cope with a partner's gynaecological cancer.Int J Nurs Stud,39(1):27-34

Milbury K,Badr H,Fossella F,et al.2013.Longitudinal associations between caregiver burden and patient and spouse distress in couples coping with lung cancer.Supportive Care in Cancer,21(9):2371-2379

Montgomery RJ,Gonyea JG,Hooyman NR.1985.Caregiving and the experience of subjective and objective burden.Family relations,1:19-26

Nijboer C,Tempelaar R,Triemstra M,et al.2001.Dynamics in cancer caregiver's health over time:Gender-specific patterns and determinants.Psychol Health,16(4):471-488

Nijboer C,Triemstra M,Tempelaar R,et al.1999.Measuring both negative and positive reactions to giving care to cancer patients:psychometric qualities of the Caregiver Reaction Assessment (CRA).Soc Sci Med,48(9):1259-1269

Nijboer C,Triemstra M,Tempelaar R,et al.2000.Patterns of caregiver experiences among partners of cancer patients.Gerontologist,40(6):738-746

Northouse L,Templin T,Mood D.2001.Couples' adjustment to breast disease during the first year following diagnosis.J Behav Med,24(2):115-136

Northouse LL,Katapodi MC,Song L,et al.2010.Interventions with family caregivers of cancer patients meta-Analysis of randomized trials.Ca-a Cancer Journal for Clinicians,60(5):317-339

Northouse LL,Mood D,Templin T,et al.2000.Couples' patterns of adjustment to colon cancer.Soc Sci Med,50(2):271-284

Papastavrou E,Charalambous A,Tsangari H.2009.Exploring the other side of cancer care:The informal caregiver.European Journal of Oncology Nursing,13(2):128-136

Payne S,Smith P,Dean S.1999.Identifying the concerns of informal carers in palliative care.Palliat Med,13(1):37-44

Pearlin L,Mullan J,Semple S,et al.1990.Caregiving and the Stress Process-an Overview of Concepts and their Measures.Gerontologist,30(5):583-594

Price MA,Butow PN,Costa DS,et al.2010.Australian Ovarian Cancer Study G,Australian Ovarian Cancer Study Group Quality of Life Study,Investigators.Prevalence and predictors of anxiety and depression in women with invasive ovarian cancer and their caregivers.Med J Aust,193(5 Suppl):S52-S57

Robinson BC.1983.Validation of a Caregiver Strain Index.J Gerontol,38(3):344-348

Schulz R,Sherwood PR.2008.Physical and Mental Health Effects of Family Caregiving.Am J Nurs,108(9):23-27

Sharpe L,Butow P,Smith C,et al.2005.The relationship between available support,unmet needs and caregiver burden in patients with advanced cancer and their carers.Psycho-Oncology,14(2):102-114

Sisk RJ.2000.Caregiver burden and health promotion.Int J Nurs Stud,37(1):37-43

Smith BD,Smith GL,Hurria A,et al.2009.Future of cancer incidence in the United States:burdens upon an aging,changing nation.Journal of Clinical Oncology,27(17):2758-2765

Stenberg U,Ruland CM,Miaskowski C.2010.Review of the literature on the effects of caring for a patient with cancer.Psycho-Oncology,19(10):1013-1025

Thomas C,Morris SM,Harman JC.2002.Companions through cancer:The care given by informal carers in cancer contexts.Soc Sci Med,54(4):529-544

van Exel NJ,Scholte op Reimer WJ,Brouwer WB,et al.2004.Instruments for assessing the burden of informal caregiving for stroke patients in clinical practice:a comparison of CSI,CRA,SCQ and self-rated burden.Clin Rehabil,18(2):203-214

Vanderwerker L,Laff R,Kadan-Lottick N,et al.2005.Psychiatric disorders and mental health service use among caregivers of advanced cancer patients.J Clin Oncol,23(28):6899-6907

Weitzner MA,McMillan SC,Jacobsen PB.1999.Family caregiver quality of life:differences between curative and palliative cancer treatment settings.J Pain Symptom Manage,17(6):418-428

Yabroff KR,Kim Y.2009.Time costs associated with informal caregiving for cancer survivors.Cancer,115 (SUPPL.18):4362-4373.